中高职贯通

中高职一体化课程改革（护理专业）配套教材

临床护理与思维训练

（下册）

LINCHUANG HULI YU SIWEI XUNLIAN

组　编◎浙江省教育厅职成教教研室
主　编◎王晓燕　骆海燕
副主编◎洪丽霞　王　华　赵　华　周　丹

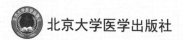

北京师范大学出版集团
BEIJING NORMAL UNIVERSITY PUBLISHING GROUP
北京师范大学出版社
北京大学医学出版社

图书在版编目(CIP)数据

临床护理与思维训练. 下册 / 王晓燕，骆海燕主编. 北京：北京师范大学出版社：北京大学医学出版社，2024. --ISBN 978-7-303-30035-8

Ⅰ. R47

中国国家版本馆 CIP 数据核字第 20247EQ467 号

图书意见反馈：zhijiao@bnupg.com
营销中心电话：010-58802755　58800035
编 辑 部 电 话：010-58807663

出版发行：北京师范大学出版社　www.bnupg.com
　　　　　北京市西城区新街口外大街 12-3 号
　　　　　邮政编码：100088
印　　刷：北京同文印刷有限责任公司
经　　销：全国新华书店
开　　本：889 mm×1194 mm　1/16
印　　张：28.25
字　　数：547 千字
版　　次：2024 年 11 月第 1 版
印　　次：2024 年 11 月第 1 次印刷
定　　价：96.00 元

策划编辑：鲁晓双　赵　欣　　责任编辑：刘陶陶　鲁晓双
美术编辑：焦　丽　　　　　　装帧设计：焦　丽
责任校对：陈　民　赵　悦　　责任印制：马　洁　赵　龙

中高职一体化课程改革（护理专业）配套教材编写委员会

主　　任　朱永祥

编　　委　程江平　崔　陵　于丽娟　陈晓燕　潘惠英

本书编写组

主　　编　王晓燕　骆海燕

副 主 编　洪丽霞　王　华　赵　华　周　丹

编　　者　（以姓氏笔画为序）

王　华（宁波明州医院）

王晓红（永康卫生学校）

王晓燕（浙江舟山群岛新区旅游与健康职业学院）

安晨凤（舟山市妇女儿童医院）

杨　洋（桐乡市卫生学校）

吴湘杰（金华职业技术大学）

汪海英（永康卫生学校）

陈怡琼（金华职业技术大学）

周　丹（舟山市妇女儿童医院）

周　莉（浙江舟山群岛新区旅游与健康职业学院）

周清平（衢州职业技术学院）

赵　华（衢州职业技术学院）

胡新燕（桐乡市卫生学校）

洪丽霞（金华职业技术大学）

姚慧娇（宁波卫生职业技术学院）

骆海燕（宁波卫生职业技术学院）

夏佳颖（绍兴职业技术学院）

曹莎莎（浙江舟山群岛新区旅游与健康职业学院）

梁　夏（衢州职业技术学院）

董国玺（浙江东方职业技术学院）

鲁小兰（绍兴职业教育中心）

虞优娜（舟山市妇女儿童医院）

前言

《临床护理与思维训练（下册）》是护理专业必修的职业能力素质核心课程配套教材，是认真贯彻落实《国家职业教育改革实施方案》《浙江省中高职一体化课程改革方案》，落实立德树人、德技并修根本任务，让职业素养教育贯穿始终，多校合编、校企联合的新形态职业教育教材。

本教材以项目分类，以任务引领，以案例导入。每个任务设有学习目标，通过分析案例，进行任务实施和实践训练以达成学习目标。其中拓展任务利用临床案例，进一步提升学生的临床护理思维能力。“知识窗”展现了与任务相关的知识、治疗方法等，拓展视野。“任务评价”从专业知识、专业能力、职业素质三个方面着手，通过自我评价、学生互评、教师评价建立评价体系，帮助和促进学生的多元化学习和发展。每个项目后还有相应的练习题，帮助学生课后复习。

本教材具有以患者为中心、以问题为导向、以证据为基础的三大特点。本教材以妇产科、儿科临床案例为导向，理论联系实际，结合妇产科、儿科临床护理工作的现状与发展趋势，直面临床需求，优化课程内容，培养学生的临床观察、分析、判断及实施护理能力，训练学生临床思维能力。本教材通过设置典型案例，直观展现任务内容，激发学生的联想力和学习护理的兴趣，拓展学生对知识的理解与运用。本教材具有实用性、适用性，注重护理实战能力及职业规范化的培养，突出护理职业岗位特点。

本教材以纸质教材为载体，配套数字资源，真正实现了多媒体与课堂教学的融合，更好地帮助师生高效地教与学。

本教材的编者是来自各院校的“双师型”教师和相关行业的专家学者。在编写过程中，本教材得到了各参编院校和医院妇产科、儿科同仁们的大力支持，在此衷心地表示感谢！由于编者水平有限，书中可能有错漏不当之处，敬请专家同仁和读者批评指正。

本书编写组

目录

■临床护理与思维训练妇产科护理部分■ 1

■临床护理与思维训练儿科护理部分■ 252

目录

临床护理与思维训练妇产科护理部分

项目一　妇科疾病患者的护理

项目聚焦

妇科疾病是女性生殖系统疾病的总称，每位女性一生当中都可能患妇科疾病。妇科疾病的范围很广，包含女性生殖系统炎症、肿瘤、损伤、内分泌疾病、滋养细胞疾病、子宫内膜异位症、不孕症等。不同的妇科疾病有不同的临床表现和处理原则。常用的处理原则有药物治疗和手术治疗。积极治疗后，一般临床症状均能得到改善。一般情况下，女性很多疾病都与性激素有关，因此女性调节好自身的情绪、保证睡眠、注意饮食，一些妇科疾病的发生就会相应减少。学习妇科疾病的病因、病理和临床表现有助于对疾病的认识和诊断，做出认真、全面的护理评估，包括患者的健康史、身心状况及其他相关的辅助检查结果。进行全面的分析后，提出准确的护理问题，实施整体、优质、有效的护理措施。

目标描述

通过学习，学生能对妇科常见病、多发病患者进行病情观察、对疾病进行初步评估、对诊疗反应进行初步判断。能运用临床思维，识别病情变化，配合医生有效处理，实施及时、准确的整体护理。坚定以患者为中心的服务理念，具备良好的心理素质和沟通能力，具备终身探究学习、分析问题、解决问题的能力。

任务一　女性生殖系统解剖与生理

·任务目标·

1. 知识目标　掌握女性内生殖器官的形态与功能。熟悉女性外生殖器官的形态与功能；月经生理；雌、孕激素的生理作用；卵巢和子宫内膜的周期性变化及其关系。熟悉月经周期的调节。

2. 能力目标　能进行女性月经期的保健护理，提高女性生殖保健意识；能进行孕前咨询的护理配合，使女性了解优生知识。

3. 素养目标　能关爱、尊重、理解女性，具有良好的职业道德。学会与患者进行良好的沟通，尊重生命，具有高度的爱心、责任心及团队合作意识。

·临床案例·

田女士，28岁，在一所小学任教，3个月前结婚，婚姻生活幸福，准备生育一个小孩，前来妇产科门诊咨询。目的：做全身检查和妇科检查；选择一个合适的怀孕时间；了解怀孕前的注意事项及优生优育知识。

思维引导

1. 对于田女士的生育需求，护士应该如何给小田做全身检查和妇科检查？

2. 对于田女士的优生优育需求，护士应该如何给田女士进行怀孕时机、孕前注意事项及优生优育知识的健康宣教？

·任务实施·

一、护理评估

（一）健康史

了解患者的姓名、年龄、婚姻、籍贯等一般情况。了解患者就诊的主要症状、病程和护理经过。了解患者月经史、生育史，既往健康情况，重点了解妇科及重要脏器疾病，以及与现病史有关的手术史，药物、食物过敏史。了解个人嗜好、工作性质等情况。了解家族史，是否有遗传性疾病、遗传倾向性疾病及传染病史。

（二）身体状况

评估患者相关症状，对其进行全身体格检查，评估有无明显的器质性病变。妇科检查内、外生殖器情况。

（三）心理-社会状况

评估患者有无因工作压力、家庭社会因素等引起的焦虑、紧张情绪等。

（四）辅助检查

血、尿、便三大常规检查，血型检查；肝肾功能及空腹血糖检查；胸部X线片、腹部B超及心电图检查；卵巢功能测定；甲状腺功能测定；性传播性疾病检测等。

（五）处理原则

全身及盆腔健康体检，及时发现异常，及时治疗，做好孕前健康宣教。

二、护理思维与实践训练

新婚燕尔，希望在良好身心状态下生一个健康宝宝
↓
知识缺乏 1

(一)护理目标　满足患者渴望了解自己身体健康情况的愿望。

(二)护理措施

- 全身检查：通过视、触、叩、听进行体格检查，通过实验室检查来了解心脏、肺、肝、脾、肾的功能，以及内分泌和传染性疾病情况。

新婚燕尔，希望在良好身心状态下生一个健康宝宝
↓
知识缺乏 2

(一)护理目标　满足患者渴望了解自己妇科健康情况的愿望。

(二)护理措施

- 盆腔检查注意事项宣教：态度严谨、排空膀胱、防止交叉感染、取膀胱截石位、避免月经期检查、无性生活史者做直肠-腹部诊、男医护实施检查需有其他医护人员在场。
- 盆腔检查：通过视诊、阴道窥器检查、双合诊或三合诊检查、直肠-腹部诊检查，可了解外生殖器、内生殖器情况，酌情向患者做知识讲解。

- 外生殖器：阴阜、大阴唇、小阴唇、阴蒂、阴道前庭。
- 内生殖器：阴道、子宫、输卵管、卵巢。

阴道：性交器官，同时也是月经排出及胎儿娩出的通道。黏膜、肌层和纤维组织膜构成阴道壁；复层鳞状上皮细胞覆盖阴道黏膜，无腺体，受性激素影响，有周期性变化。

子宫：是月经、妊娠、分娩的主要器官。子宫的形状如倒扁梨形，位于骨盆的中央。宫体壁自内向外由子宫内膜层、肌层和浆膜层构成；子宫颈主要由结缔组织构成，含少量平滑肌纤维、血管及弹力纤维。子宫有 4 对韧带，圆韧带、阔韧带、主韧带、骶骨韧带，以维持子宫盆腔中央的位置。

输卵管：是受精的场所，也是输送卵子、精子与受精卵的通道。输卵管由内向外分为间质部、峡部、壶腹部(受精部位)、伞端(拾卵作用)。

卵巢：是产生卵子和性激素的性腺器官。卵巢表面无腹膜，卵巢组织自外向内由生发上皮、白膜、皮质(有卵泡)、髓质组成。

- 邻近器官：女性生殖器官与尿道、膀胱、输尿管、直肠及阑尾相邻近。

骨盆：是躯干和下肢之间的骨性连接，由骶骨、尾骨及左右两块髋骨组成，每块髋骨由髂骨、坐骨和耻骨融合而成。骨盆以耻骨联合上缘、髂耻缘及骶岬上缘的连线为界，将骨盆分为假、真骨盆两部分。

盆底：由外、中、内三层肌肉和筋膜构成，封闭骨盆出口，主要功能是承载与维持盆腔脏器于正常位置。

会阴：广义会阴是指封闭骨盆出口的所有软组织；狭义会阴是指阴道口和肛门之间的软组织，又称会阴体。

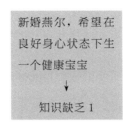

血管、淋巴及神经：女性生殖器官的血管与淋巴管伴行。内、外生殖器官的血液供应主要

来自卵巢动脉、子宫动脉、阴道动脉和阴部内动脉。内、外生殖器官由躯体神经(外生殖器)和自主神经(内生殖器)支配。

新婚燕尔，希望在良好身心状态下生一个健康宝宝 ↓ 知识缺乏 3	(一)护理目标　满足患者渴望知道最佳受孕时机的愿望。 (二)护理措施 • 帮助患者了解女性生殖系统生理。酌情向患者做知识讲解。 • 女性一生分期：胎儿期、新生儿期、儿童期、青春期、性成熟期、绝经过渡期、绝经后期。

• 卵巢的周期性变化及功能：

卵泡的发育和成熟：青春期后，女性卵巢中的卵泡在垂体分泌的卵泡刺激素(FSH)的作用下生长发育。卵泡的生长过程分为原始卵泡、窦前卵泡、窦状卵泡和成熟卵泡 4 个阶段。排卵前卵泡由卵泡外膜、卵泡内膜、颗粒细胞层、卵泡腔(腔内卵泡液)、卵丘(卵细胞深藏其中)、放射冠、透明带和卵母细胞组成。性成熟期每月一般只有一个优势卵泡可以成熟并排出卵细胞。

排卵：是卵细胞和它周围的卵冠丘复合体结构一起从卵巢排出的过程。排卵过程包括卵母细胞完成第一次减数分裂和排卵孔形成后卵子的排出。排卵通常在下次月经来潮前 14 天左右发生。

黄体的形成和退化：排卵后卵泡壁的颗粒细胞和卵泡内膜细胞在黄体生成素(LH)的作用下分别形成黄体细胞。排卵后 7～8 日，黄体成熟，如卵子未受精，在排卵后 9～10 日，黄体开始退化，最后纤维化形成白体。从排卵日至月经来潮，称为黄体期，一般为排卵后 14 日。

• 卵巢性激素的生理功能

1. 雌激素在排卵前由卵泡的颗粒细胞和卵泡膜细胞分泌，排卵后由黄体细胞分泌，以雌二醇、雌酮、雌三醇 3 种形式存在。其生理功能如下。

(1)促进子宫肌细胞增生和发育，肌层增厚，增加子宫对缩宫素的敏感性；使子宫内膜发生增生期变化；使子宫颈黏液分泌增多，变稀薄。

(2)促进输卵管的发育和蠕动。

(3)协同 FSH 促进卵泡的发育。

(4)促进阴道上皮细胞增生角化，增加细胞内糖原，使阴道维持酸性环境。

(5)促进阴唇发育、丰满、色素加深。

(6)促进乳腺管增生，女性其它第二性征发育；大量雌激素可抑制乳汁分泌。(7)促进水钠潴留和钙盐沉着；促进高密度脂蛋白合成，抑制低密度脂蛋白合成。

(8)对下丘脑和垂体产生正、负反馈调节。

2. 孕激素主要由卵巢黄体细胞分泌。以孕酮为主，其生理功能为：

(1)抑制子宫收缩，降低子宫对缩宫素的敏感性；使子宫内膜由增生期转化为分泌期；使宫颈黏液分泌减少、变稠。

(2)抑制输卵管蠕动。

(3)加快阴道上皮细胞脱落。

(4)促进乳腺腺泡发育。

(5)促进水钠排泄。

(6)对下丘脑和垂体产生负反馈。

(7)能兴奋下丘脑体温调节中枢，使基础体温在排卵后升高 0.3℃～0.5℃。

3. 雄激素　女性体内有少量雄激素，主要来源于肾上腺皮质，极少量来自卵巢髓质。女性体内的雄激素主要有睾丸酮，可促进蛋白质合成、骨骼发育。

• 子宫内膜及其他器官的周期性变化

1. 子宫内膜的周期性变化

(1)月经期：月经周期的第 1～4 天，子宫内膜功能层从基底层剥脱出血，表现为月经来潮。

(2)增生期：月经周期的第 5～14 天，相当于卵巢周期的卵泡期，子宫内膜在雌激素的作用下修复、增生、变厚，腺体增多变弯曲，血管增生、延长，呈弯曲状。

(3)分泌期：月经周期的第 15～24 天，相当于黄体发育期。增生期子宫内膜在雌、孕激素的共同作用下，发生分泌期改变，即子宫内膜腺体增大弯曲，腺腔扩大，腺上皮分泌糖原入腺腔，子宫内膜增厚，血管蜷曲更明显，间质疏松、水肿，适合受精卵着床。月经周期的第 25～28 天，相当于黄体退化期，雌、孕激素水平逐渐下降，最后子宫内膜失去性激素的支持，导致子宫内膜螺旋小血管痉挛性收缩，内膜缺血、坏死、剥脱出血，月经来潮。

2. 子宫颈及阴道黏膜的周期性变化

(1)子宫颈：在卵泡期，随着卵泡发育，雌激素分泌量逐渐升高，宫颈黏液分泌增多、稀薄而透明，在排卵期达高峰，可拉成 7～10cm 的细丝，似蛋清，此时干燥后镜检能见典型羊齿植物叶状结晶。排卵后，在孕激素的作用下，宫颈黏液分泌减少，稠厚而混浊，拉丝时易断裂，月经周期第 22 天左右镜检可见成行排列的椭圆体，而羊齿状结晶消失。

(2)阴道：排卵前，阴道上皮细胞增生角化；排卵后，阴道上皮细胞脱落。

• 月经及经期保健

1. 月经是指随着卵巢周期性变化而出现的子宫内膜周期性脱落及出血。

(1)初潮：第一次月经来潮称为初潮。初潮年龄一般在 11～16 岁，多数在 13～14 岁。初潮年龄受遗传、气候、体质等影响，营养不良者初潮可能延迟。

(2)月经周期：出血的第一天为月经周期的开始，两次月经第 1 日的间隔时间称为一个月经周期。一般为 21～35 天，平均 28 天。月经持续的天数称为月经期，一般为 2～8 天，平均 4～6 天。正常月经量为 20～60 ml，超过 80 ml 为月经过多。

(3)月经性状：月经血呈碱性，色暗红，无臭味，黏稠而不凝固。月经血含有血液、子宫内膜碎片、宫颈黏液及阴道脱落上皮，还含有前列腺素和纤维蛋白溶酶。

2. 白带是由阴道黏膜渗出液，宫颈管、子宫内膜及输卵管腺体分泌物和它们的脱落细胞混合而成。正常白带呈蛋清样或白色糊状，一般无气味，量多少不等，与雌激素水平高低及生殖器官充血情况有关。

3. 月经期护理

(1)对青春期女性进行月经生理和经期卫生的心理健康教育，消除月经是污秽的错误观念。

(2)养成良好卫生习惯：

①教会女性在月经来潮时注意观察月经量、月经周期和经期，以便及时发现异常。

②使用经过消毒的卫生护垫，不能使用存放过久、包装破损、霉变的卫生垫。

③宜穿棉质、宽松的内衣内裤。

④月经期禁止盆浴和性生活，避免进行妇科检查和阴道冲洗。

⑤月经期注意外阴清洁，每天用清水或消毒液擦洗外阴 1～2 次；洗澡宜采用淋浴；便后，由前往后擦拭肛门，以避免交叉感染。

(3)减轻经期不适：B 类维生素有助于减轻焦虑和抑郁；注意月经期应减少辛辣食物的摄入；月经期应避免激烈运动和重体力劳动；热敷和按摩下腹部可缓解痛经。

• 月经周期调节机制：月经来潮，雌、孕激素水平降至最低，解除了对下丘脑、垂体的抑制。下丘脑开始分泌促性腺激素释放激素(GnRH)，GnRH 促使垂体分泌 FSH 和 LH。FSH 使卵泡逐渐发育并分泌雌激素，雌激素的作用使子宫内膜发生增殖期变化。卵泡逐渐发育，接近成熟时卵泡分泌的雌激素达到 200 pg/ml 以上，形成第一次高峰并持续 48 h，对下丘脑和垂体产生正反馈作用，形成 LH 和 FSH 峰，两者协同促使成熟卵泡排卵。

排卵后，LH 和 FSH 急剧下降，在少量 LH 和 FSH 的作用下，卵巢黄体形成并开始发育，黄体分泌雌、孕激素，使增殖期的子宫内膜转变为分泌期，排卵后的第 7～8 天，黄体成熟，孕激素达到高峰，雌激素同时也达到又一高峰，对下丘脑和垂体产生负反馈作用，这时垂体分泌 LH 和 FSH 减少，黄体开始萎缩，雌、孕激素骤然减少，子宫内膜失去性激素的支持，开始萎缩、坏死、脱落、出血，最终月经来潮。

随着雌、孕激素对下丘脑和垂体的负反馈解除，下一个月经周期重新开始。

三、健康指导

1. 指导患者经期保健 月经期注意保持外阴清洁干燥，避免阴道冲洗、盆浴、游泳及性生活；少吃寒凉食物，忌食辛辣等刺激性食物；注意防寒保暖，避免淋雨、冷水浴；避免举重、剧烈运动和体力劳动。

新婚燕尔，希望在良好身心状态下生一个健康宝宝，因知识缺乏而不安
↓
焦虑

(一)护理目标　满足患者渴望知道孕前保健知识的愿望。

(二)护理措施

- 帮助患者了解月经的生理机制、月经的临床表现及经期保健。
- 帮助患者制订备孕计划：

提前 1 年做全身体格检查。

提前 1 年开始自我排卵观测：观察宫颈黏液及基础体温。

提前 1 年养成良好的生活习惯：夫妻双方均要戒烟、戒酒、戒咖啡等。多吃新鲜的水果和蔬菜，适当进行有氧运动。

提前 1 年注射乙肝疫苗：按照 0、1、6 的程序注射。

提前 8 个月注射风疹疫苗。

提前 6 个月注射流感疫苗。

提前 6 个月考虑停服某些有致畸作用的药物。

提前 6 个月进行口腔检查。

提前 3 个月补充维生素。如补充叶酸。

提前 2 个月放松心情。

- 帮助患者缓解焦虑情绪：解答患者疑虑，鼓励患者提前做身体检查，发现异常及时治疗，积极预防感染性疾病，帮助患者建立社会支持系统。

2. 鼓励患者适度运动，运动能改善抑郁情绪，缓解压力，提高自身机体免疫功能，每周进行 3 次早上的有氧运动，每次坚持 30 min。

知识窗

性行为是指为满足性欲和获得性快感而出现的动作和活动。狭义的性行为专指性交，广义的性行为则泛指接吻、拥抱、爱抚等和性有联系的行为。

性行为是人类的一个生理过程，其完成涉及生殖系统、神经内分泌系统的调节与控制。主要由腰骶丛的交感神经和副交感神经刺激阴蒂、阴道壁，引起阴蒂勃起、阴道壁充血、阴道平滑肌收缩而产生快感。内分泌系统也参与性生活过程的调节。雌激素和孕激素可能间接调节女性性功能，目前认为调节女性性欲明显的激素是雄激素。在临床上，切除卵巢和绝经后，性欲无明显改变，但同时切除肾上腺或垂体则性欲明显减退。雌激素治疗对改善性欲不明显，但小剂量雄激素则可明显恢复性欲。女性在性生活过程中会发生阶段性变化模式，即性兴奋期、性持续期、性高潮期和性消退期。

四、护理评价

通过优质有效的护理实施，患者焦虑情绪得到明显缓解；掌握了女性生殖系统解剖结构常识、最佳受孕时机及孕前预防保健知识。

议一议

以小组为单位讨论：

1. 如何判断女性排卵期？

2. 月经周期调节中，两次雌激素高峰各有什么意义？

· 任务拓展 ·

患者信息

姓名：田某某	性别：女	年龄：28 岁
民族：汉	婚姻：已婚	职业：教师
身高：158 cm	体重：55 kg	供史者：本人

现病史：田某某，3 个月前结婚，婚姻生活幸福，准备生育一个小孩，前来妇产科门诊咨询。精神好，食欲可，二便无特殊。

既往史：平时身体健康，否认有重大脏器疾病史，否认药物过敏史，否认传染病史，无手术外伤史。

个人史：无疫区居住史，无吸烟、饮酒嗜好，无吸毒及冶游史。

月经婚育史：14 岁月经初潮，月经周期为 3～5 天/28～30 天，末次月经为 2021-05-10，量中，暗红，无痛经。已婚，0-0-0-0。

家族史：父母兄妹身体健康，否认家族成员中有遗传病、精神病、肿瘤等病史。

体格检查：T 36.3 ℃，P 72 次/分，R 20 次/分，BP 125/72 mmHg，神志清楚，精神好，心肺听诊阴性。妇科检查：阴道畅，宫颈光滑，子宫前位，正常大小，质中，可活动，无压痛。双侧附件区未扪及增厚、包块和压痛。

初步诊断：生育保健咨询。

辅助检查：白细胞(WBC)4.5×10^9/L，血红蛋白(Hb)136 g/L；肝功能：丙氨酸转氨酶(ALT)26 U/L，天冬氨酸转氨酶(AST)20 U/L；肾功能：尿素 5.40 mmol/L，肌酐 73 μmol/L，尿酸 256 μmol/L；B 超示子宫、附件无异常。

· 任务落实(分组角色扮演、情景模拟) ·

1. 如何对小田实施护理评估？

2. 目前应对小田哪些方面做重点健康宣教？

· 任务评价 ·

评价内容	内容细分	分值	评分记录分配			备注
			自我评价	学生互评	教师评价	
专业知识						
专业能力						
职业素养						

· 项目检测 ·

项目检测及参考答案

任务二 妇科疾病患者护理计划的制订、妇科手术患者的围手术期护理及常用妇科检查技术

· 任务目标 ·

1. 知识目标　掌握妇科疾病病史的采集方法及妇科护理的步骤。熟悉妇科疾病患者护理的病历书写规格。掌握腹部手术、外阴阴道手术术前准备及术后的护理措施。掌握常用妇科检查技术。

2. 能力目标　能根据采集的妇科疾病病史进行妇科护理病历书写。能按护理程序制订妇科护理计划，能进行妇科检查的护理配合。能够指导患者正确配合术前各项准备及术后护理。

3. 素养目标　能关爱、尊重、理解女性，具有良好的职业道德。学会与患者进行良好的沟通，尊重生命，具有高度的爱心、责任心及团队合作意识。

· 临床案例 ·

陈女士，48 岁，因“尿频半年，发现下腹包块 2 月”入院。既往体健，平素月经规律，量中，无痛经，末次月经 2021 年 8 月 20 日。近半年无诱因出现尿频，有时尿急，无尿痛，未在意，2 月前晨起无意中触摸下腹部，发现有一个硬块，可活动，无压痛。

体格检查：体温正常，P 78 次/分，BP 130/75 mmHg，心肺听诊(—)。腹部触诊耻骨联合上方 2 横指处可扪及一个质硬包块，可活动，表面不平，无压痛。

妇科检查：阴道畅，宫颈肥大，宫颈外口有中度糜烂样改变，子宫增大如孕 14 周大小，表面不平，触及多个结节，质硬，无压痛，双附件未触及异常。血红蛋白 120 g/L，TCT(—)。盆腔 B 超：子宫增大，形态失常，肌壁间及浆膜下可见多发中低回声，最大者直径达 5 cm，子宫内膜厚约 7 mm，双侧附件区未见异常。个人史家族史无殊。

思维引导

1. 对于患者出现的症状，护士应该如何采集妇科病史?
2. 对于患者的病情，护士应该如何制订妇科护理计划?
3. 对于患者的病情，护士应该如何进行围手术期护理?
4. 患者对妇科检查和妇科手术感到紧张焦虑，护士应该如何护理?

妇科疾病患者护理计划的制订

·任务实施·

妇科疾病患者护理计划包括护理评估、护理诊断、护理目标、护理措施和护理评价。

一、护理评估

(一)妇科病史

采集妇科病史的方法有交谈法、阅读法、观察法及身体评估。

妇科病史内容包括一般项目、主诉、现病史、既往史、月经史、婚育史、个人史、家族史等。

主诉是指促使患者就诊的主要症状(或体征)和持续时间，通过主诉初步估计疾病的大致范围，通常不超过 20 个字。

现病史是指本次疾病发生、发展、诊疗的全过程，应按时间顺序书写。

既往史是指患者既往健康和疾病情况，着重描述心肺疾病、肝肾疾病、内分泌疾病、传染病及妇科疾病等重大脏器疾病史，了解有无手术外伤史、输血史、药物过敏史。

月经史包括初潮年龄、月经周期、经期、经量、绝经年龄(或末次月经)、经期伴随症状。常规询问末次月经日期(LMP)及其经量和行经天数，若末次月经异常时，还应了解末次月经前一次的月经日期(PMP)。

婚育史包括婚姻、生育及计划生育等情况，询问生育史包括足月产、早产和流产次数及现存子女数，以足－早－流－存或孕几产几的形式表示，了解末次分娩或流产日期，采用何种计划生育措施及其效果。

家族史是指父母、兄弟、姐妹及子女健康情况，家族成员中有无遗传性疾病(如血友病、白化病)，有无可能与遗传有关的疾病(如糖尿病、高血压、癌肿、精神分裂症)，有无传染病(如结核病)。

（二）身体状况

身体状况包括全身检查、腹部检查及盆腔检查。

全身检查包括测量体温、脉搏、呼吸、血压、体重和身高，检查神志、精神状态、面容、全身发育、毛发、皮肤，浅表淋巴结(左锁骨上和腹股沟淋巴结)，检查头面部、颈部、乳房(注意有无包块、分泌物及皮肤凹陷等)、心肺、脊柱及四肢等。

腹部检查包括观察腹部形态，有无腹壁瘢痕、静脉曲张、妊娠纹等，有无压痛、反跳痛及肌紧张，肝、脾、肾等腹部脏器有无增大及压痛，能否触及包块，叩诊时注意有无移动性浊音，必要时听诊肠鸣音情况。

盆腔检查又称妇科检查，包括外阴部检查、阴道窥器检查、双合诊、三合诊、直肠-腹部诊。

外阴部检查是指观察外阴发育和阴毛分布情况，外阴有无畸形、炎症、肿块，阴道有无前后壁膨出、子宫脱垂或尿失禁情况等。

阴道窥器检查可观察阴道前后壁和侧壁黏膜有无畸形、炎症、肿块，阴道分泌物量及性状等情况。同时还要观察子宫颈大小、颜色及外口形状，子宫颈有无炎症、肿块、畸形和分泌物等。

双合诊检查是指检查者一手食指和中指放入阴道，另一手在腹部配合检查，可用于检查阴道、子宫颈、子宫体、输卵管、卵巢、宫旁结缔组织和骨盆腔内壁，并了解有无异常。

三合诊检查是指一手食指放入阴道，中指插入直肠，另一手在腹部配合检查。可查清后倾后屈子宫、骨盆后部、直肠子宫陷凹部、子宫骶韧带、阴道直肠隔、直肠内有无病变，尤其在生殖器官肿瘤、结核、子宫内膜异位症的检查时较重要。

直肠-腹部诊是指一手食指放入直肠，另一手在腹部配合检查。适用于无性生活史、阴道闭锁和经期或其他原因不宜行双合诊的患者。

（三）心理-社会状况

心理-社会评估方法有观察法、交谈法、心理测验和医学检测法等。心理评估内容包括①个体疾病发展中的心理过程：包括自我概念、认知、情绪、情感及行为反应等，以识别现存和潜在的健康问题。②评估个性心理特征：包括能力、性格、气质等。③评估个体的压力源、压力反应及其应对方式。④评估心理因素对疾病的影响：包括对健康的保护和(或)损害情况。

（四）辅助检查

血、尿、大便常规检查，病情相关的血生化检查如肝肾功能、电解质，病情相应的物理检查如 B 超、X 线、心电图、CT 及磁共振。

二、护理思维与实践训练

隐私暴露、隐私部位有异味，担心生育功能、手术治疗效果、术后性生活、失去女性特征

↓

焦虑、恐惧

自我形象紊乱

(一)护理目标　缓解患者焦虑、恐惧情绪，确认女性生命价值的多重性。

(二)护理措施

- 一般心理护理：和患者建立良好的护患关系，帮助患者建立家庭社会支持系统，为患者创造良好的治疗休养环境，加强相关疾病的健康教育。
- 支持性心理疗法：运用专业知识，通过倾听、沟通、解释、分析、安慰、鼓励等方法帮助患者改变对疾病认识，从而改善不良情绪，提高战胜疾病的信心。

各类妇科疾病

↓

知识缺乏

(一)护理目标　患者能了解相关疾病的预防、治疗及护理方法。

(二)护理措施

- 向患者介绍相关疾病的发病高危因素、病因、临床表现。
- 向患者介绍相关疾病需做哪些实验室检查，以及检查前如何准备。
- 向患者介绍相关疾病的护理方案，以及患者应该如何配合。

各相关妇科疾病临床表现或手术前、后临床表现

↓

皮肤完整性受损

性生活形态改变

自尊紊乱

疼痛

尿潴留

舒适的改变

活动无耐力

潜在并发症

(一)护理目标　患者通过药物和或手术治疗，身体恢复康复。

(二)护理措施

- 观察患者。
- 促进舒适。
- 用药指导。
- 手术配合护理。
- 出院随访方法。

三、健康指导

1. 出院后饮食营养指导。
2. 出院后运动及社会活动指导。
3. 出院后用药指导。
4. 出院后性生活指导。
5. 出院后随访指导。

知识窗

妇科检查结束后，应将检查结果按解剖部位的先后顺序记录。

外阴：发育及婚产式(未婚、已婚未产或经产式)。

阴道：是否通畅，黏膜情况，分泌物量、色、性状、有无臭味。

子宫颈：大小、硬度，有无糜烂样改变、肥大、息肉、腺囊肿，有无接触性出血、宫颈举痛。

子宫体：位置、大小、硬度、活动度，有无压痛。

附件：有无压痛、增厚或块状物。若触及块状物，则需记录肿块的位置、大小、硬度，是否光滑，活动度如何，有无压痛、与子宫及盆壁关系。左右两侧情况分别记录。

四、护理评价

通过优质有效的护理措施，患者的焦虑、紧张情绪得到有效缓解；患者的身体得到有效康复；患者掌握了相关疾病的防治护理知识；患者能进一步完善生活运动习惯。

议一议

以小组为单位讨论：妇科疾病患者做妇科检查前应注意哪些事项？根据对患者妇科疾病的评估，可以制定哪些护理措施？

妇科手术患者的围手术期护理——腹部手术前护理

·任务实施·

一、护理评估

（一）健康史

了解心肺、肝、肾等重大脏器疾病史，药物或其他过敏史，手术史。了解所患疾病及拟施行的手术种类。

（二）身体状况

评估体温、脉搏、呼吸及血压情况，评估全身体格检查、妇科检查情况。

（三）心理-社会状况

评估患者因担心手术治疗效果、担心术后性生活满意度下降、担心切除卵巢或子宫后失去了女性特征等引起的焦虑、紧张、恐惧程度。评估患者的社会支持系统。

（四）辅助检查

血、尿、大便常规检查，血型、凝血功能、交叉配血试验检查，血糖、血脂、肝肾功能、电解质检查，胸部 X 线检查、心电图、B 超检查等。

（五）处理原则

根据患者年龄、病情、生育要求等综合评估后，制定手术方案。

二、护理思维与实践训练

担心手术治疗效果、术后性生活、失去女性特征
↓
焦虑恐惧

(一)护理目标　缓解患者焦虑、恐惧情绪。

(二)护理措施

- 说明手术的目的、必要性和可靠性。
- 让患者了解手术前、后的注意事项及如何配合，使患者对避免术后并发症有掌控感。
- 安排患者与接受同类手术且完全康复的病友交流沟通。
- 帮助患者建立亲属支持系统。

妇科腹部手术前护理
↓
知识缺乏

(一)护理目标　患者能配合腹部手术前准备。

(二)护理措施

1. 遵医嘱做准备　做血型及交叉配血试验，做好输血准备，做药物过敏试验。

2. 皮肤准备　手术前1日淋浴、更衣、剪指甲，备皮的范围即上至剑突下，两侧至腋中线，下至两大腿上1/3处及外阴部的皮肤，也可手术日备皮。

3. 阴道准备　子宫全切的患者，术前3日行阴道冲洗，每日1～2次，用1∶5000的高锰酸钾、0.02%聚维酮碘或1∶1000的苯扎溴铵(新洁尔灭)液。

4. 胃肠道准备　一般腹部手术即术前1日应清洁肠道，口服缓泻剂如番泻叶导泻，1%肥皂水清洁灌肠。术前12 h禁食，术前4 h严格禁水。可能涉及肠道的手术即肠道准备从术前3日开始，术前3日进无渣半流质食物，遵医嘱口服肠道抑菌药物；术前2日患者进流质食物；术前1日禁食，静脉补液，并行清洁灌肠；手术当日清晨清洁灌肠，至排泄物中无粪渣。

5. 休息与镇静　术前1日，睡眠不佳者，给予镇静安眠药，如地西泮。

6. 手术日护理

- 手术当日早晨：测量体温、脉搏、呼吸、血压，询问有无月经来潮等异常情况，若有及时报告医生，并推迟手术。
- 子宫全切术的患者：手术当日晨行阴道冲洗，在子宫颈、阴道穹窿部涂1%甲紫，做标记。
- 术前半小时：留置导尿管。目前临床上多在麻醉后留置导尿管；肌内注射阿托品0.3 mg、苯巴比妥钠0.1 g。
- 进入手术室前：患者取出活动义齿、发卡及首饰等，交由患者家属保管；核对好患者病历资料，备好患者术中用药；送患者至手术室门口，并与手术室护士交接，患者进入手术室。
- 病房护士回病房：做好接待术后患者的准备工作。

三、健康指导

1. 术后患者常因伤口疼痛导致咳嗽和翻身困难，因而在术前要指导患者进行适应性功能锻炼，如学会胸式呼吸，练习床上翻身和起床的技巧，练习床上使用便器。

2. 术前指导患者摄入高蛋白、高热量、高维生素及低脂肪的全营养饮食。

四、护理评价

通过优质有效的护理措施，患者焦虑情绪得到改善和缓解；患者手术得到顺利实施，无术中并发症；患者掌握预防术后并发症的自我护理技能。

妇科手术患者的围手术期护理——腹部手术后护理

·任务实施·

一、护理评估

（一）健康史

患者被送回病室，责任护士应与手术室护士在床边进行交接班，了解术中麻醉方式、手术范围、出血、是否输血、尿量、输液、用药情况。

（二）身体状况

评估患者生命体征；评估神志、麻醉恢复状况、全麻未清醒者注意瞳孔及神经反射；评估切口敷料是否干燥、清洁，有无渗血、渗液；麻醉针孔处有无渗血；留置导尿管患者，评估导尿管是否畅通，尿液的量、性质、颜色；留置腹腔、盆腔引流管患者，评估引流管是否畅通，引流液的量、性质、颜色；手术中是否有腹腔内用药；术后疼痛的部位、性质、程度及用镇痛药后疼痛的缓解程度。

（三）心理-社会状况

评估患者术后焦虑、紧张程度及社会支持系统。

（四）辅助检查

术后根据患者情况，酌情做相关生化检查。

（五）处理原则

预防术后感染，加强护理，促进康复。

二、护理思维与实践训练

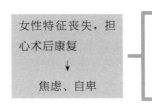

女性特征丧失，担心术后康复
↓
焦虑、自卑

（一）护理目标　缓解患者焦虑、自卑情绪。

（二）护理措施

- 倾听患者诉说，及时与患者沟通，安慰鼓励患者，认识到女性生命的多重性。
- 鼓励家属给予患者精神、物质支持。
- 给予安静、整洁、空气清新的修养室。

妇科腹部手术后护理
↓
知识缺乏

（一）护理目标　患者能积极配合手术后护理。

（二）护理措施

1. 术后一般护理

- 体位：术后根据麻醉方式安置患者体位。全麻未清醒的患者取去枕平卧位，头偏向一侧；硬膜外麻醉患者平卧 4～6 h；腰麻患者去枕平卧 6～8 h，防止术后头痛；术后次日取半坐卧位，减轻腹部张力。
- 未涉及肠道手术者手术后 6～8 h 摄入流食，避免牛奶、豆浆等产气食物；肛门排气后，摄入半流食；排便后进普食。
- 涉及肠道手术者术后禁食至肛门排气后进食流质，以后逐渐过渡到普食。
- 保持外阴清洁：每日擦洗外阴 2 次，勤换消毒会阴垫。

妇科腹部手术后护理
↓
知识缺乏

2. 病情观察

• 生命体征观察：监测血压、脉搏、呼吸，术后 24 h 内，15～30 min 监测一次，平稳后 4～6 h 监测一次；24 h 后，监测 3～4 次/日；3 日后，如无异常，监测 1 次/日。

• 切口的观察：观察切口有无出血、渗液，周围皮肤有无红、肿、热、痛；阴道残端有无出血及阴道分泌物的量、颜色、性质如何；术后 7～14 日，阴道如有少量粉红分泌物，无需处理。

• 导尿管的护理：一般留置导尿管 24～48 h，保持导尿管的通畅，注意尿液的颜色、性质、量；广泛性子宫切除及盆腔淋巴结清扫术后保留导尿管 7～14 日，拔导尿管前 3 日，试行夹尿管，放尿 1 次/3～4 h。

• 引流管的护理：观察引流管固定情况及是否通畅，引流液的颜色、性质、量，术后 24 h 内引流液不超过 200 ml，为淡血性或浆液性。引流液>100 ml/h 并为鲜红色，考虑有内出血，立即通知医生。

3. 对症护理

• 疼痛：可选用镇痛药、自控止痛泵，术后次日晨取半坐卧位。

• 恶心、呕吐及腹胀：一般术后呕吐无需特殊处理，头偏向一侧，清理呕吐物；若 48 h 未排气，腹胀严重者，排除肠梗阻后，给予热敷腹部、针灸、肛管排气。

• 感染：腹部手术切口红、肿、热、痛给予抗感染治疗。

三、健康指导

1. 嘱患者术后 3 个月内避免一些增加腹压的活动。
2. 伤口出现红肿、硬结、疼痛或发热等症状及时就医。
3. 嘱患者术后 3 个月内禁止性生活及盆浴。
4. 嘱患者出院后 1 个月随访复查。

知识窗

会阴部手术女性的一般护理

会阴部手术前的护理：

皮肤准备即术前 1 日皮肤准备，范围上至耻骨联合上 10 cm，下至会阴、肛门周围，两侧达腹股沟、臀部、大腿内侧上 1/3，备皮后清洗皮肤。

膀胱准备即手术当日，患者去手术室前插入导尿管，患者排空膀胱，根据手术需要，术中、术后留置导尿管。

阴道及肠道术前 3 天开始准备，方法同妇科腹部手术前护理。

其余同妇科腹部手术前护理。

会阴部手术后的护理：

根据不同的手术采取相应的体位。行处女膜闭锁切开术、阴道成形术者，术后取半卧位；行外阴癌根治术者，术后应平卧，双腿取外展屈膝位，膝下垫软枕头；行阴道修补术、子宫脱垂者，术后取平卧位；行尿瘘修补术者，术后取健侧卧位。

保持外阴部清洁干燥，每日外阴冲洗或擦洗 2 次。

术时阴道内填塞纱条应在术后 12～24 h 如数取出。

控制首次排便的时间，排气后抑制肠道蠕动，口服复方樟脑酊，术后第 5 日用缓泻剂，如服用液状石蜡。

其余同妇科腹部手术后护理。

四、护理评价

通过优质有效的护理措施，患者疼痛消失，无感染及其他并发症发生；掌握术后护理相关知识；能以平和、自信的心态面对今后的生活。

议一议

以小组为单位讨论：

1. 全子宫切除患者如何在术前、术后做好阴道护理？

2. 做广泛子宫切除加盆腔淋巴结清除术患者如何在术前、术后做好肠道护理？

知识窗

腹腔镜检查与治疗的护理配合

腹腔镜手术过程： 麻醉→消毒腹部及外阴阴道，留置导尿管，放置举宫器→人工气腹→放置腹腔镜→腹腔镜下腹盆腔观察→腹腔镜手术→手术结束。

护理配合： 术前告知患者腹腔镜检查或手术的目的、方法，介绍操作过程，缓解患者紧张、恐惧情绪。

术前实验室检查、肠道准备、备皮范围同妇科腹部手术。特别注意脐孔的清洁。

术中连接好各内镜附件，打开各设备电源开关，确认腹腔镜处于完好备用状态。

协助医生常规消毒阴道，放置举宫器。根据医嘱调整各种设备参数。

协助医生建立人工气腹：患者先取平卧位，医生于脐孔处插入气腹针后，协助连接 CO_2

气腹机，以1～2 L/min的速度充入CO_2，当腹腔内充气1 L后，放低床头并倾斜15°～25°，调整至头低臀高位，继续充气，使腹腔压力达15 mmHg，机器停止充气。

术毕协助医生用0.9%氯化钠冲洗盆腔。清点敷料和器械。

评估患者术后心理状况、生命体征、切口有无渗出、引流液的性状和量。

评估有无与气腹相关的并发症，如皮下气肿、上腹不适及肩痛。

术后常规留置导尿管24 h。

指导患者平卧24～48 h，可在床上翻身活动，避免过早站立导致CO_2上移刺激膈肌，引起上腹部不适及肩痛。

嘱患者按时复查，如有发热、出血、腹痛等应及时到医院就诊。

2周内禁止性交。

议一议

以小组为单位讨论：

1. 对拟做腹腔镜手术的患者，如何做好术前护理？
2. 对拟做腹腔镜手术的患者，如何做好术中、术后的护理？

·任务拓展·

患者信息

姓名：陈某某	性别：女	年龄：46岁
民族：汉	婚姻：已婚	职业：职员
身高：162 cm	体重：60 kg	供史者：本人

主诉：发现“子宫肌瘤”2个月伴尿频尿急半年。

现病史：患者近半年无诱因出现尿频、有时尿急，无尿痛，未在意，2月前晨起无意中触摸下腹部，触及一包块，质硬，无压痛，可活动，当地医院B超检查提示：子宫肌瘤。自发病以来，食欲尚好，大小便通畅，睡眠一般，偶有失眠。

既往史：平时体健，否认有心、肺、肝、肾等重大脏器疾病史，否认药物过敏史，否认传染病史，否认有内分泌疾病史，无手术外伤史。

个人史：大专毕业，无疫源、疫水接触史，无烟酒嗜好，无吸毒及冶游史。

月经婚育史：13岁月经初潮，月经周期为3～5天/28～30天，末次月经：2021-08-20，经量中等，颜色暗红，无痛经。已婚，2-0-2-2，最小孩子3岁，两胎均顺产。

家族史：父母兄妹均体健，否认家族成员中有遗传病、精神病、肿瘤等病史。

体格检查：T 36.6℃，P 78 次/分，R 18 次/分，BP 130/75 mmHg，神志清楚，精神状况好，心肺听诊阴性。腹部检查：肝脾未及，耻骨联合上方 2 横指可扪及质硬包块，可活动，表面不平，无压痛。妇科检查：阴道畅，宫颈肥大，宫颈外口有中度糜烂样改变，子宫增大如孕 14 周大小，表面不平，触及多个结节，质硬，无压痛，双附件未触及异常。

初步诊断：多发性子宫肌瘤，慢性宫颈炎。

辅助检查：血常规：WBC 5.2×10^9/L，Hb 120 g/L；肝功能：丙氨酸转氨酶(ALT)30 U/L，天冬氨酸转氨酶(AST)26 U/L；肾功能：尿素 5.60 mmol/L，肌酐 80 μmol/L，尿酸 356 μmol/L；TCT(－)。盆腔 B 超：子宫增大，形态失常，肌壁间及浆膜下可见多发中低回声，最大者直径达 5 cm，子宫内膜厚约 7 mm，双侧附件区未见异常。

· 任务落实(分组角色扮演、情景模拟) ·

1. 如何对患者实施护理评估？

2. 如果对患者拟行腹腔镜下子宫次全切除术，如何进行手术前后护理？

3. 术前还需做哪些检查？

· 任务评价 ·

评价内容	内容细分	分值	评分记录分配			备注
			自我评价	学生互评	教师评价	
专业知识						
专业能力						
职业素养						

常用妇科检查技术

· 情境导入 ·

患者，53 岁，绝经 2 年，阴道反复流黄色水样臭味白带 3 个月，量时多时少，到医院妇科门诊就医，拟做妇科检查。

· 任务目标 ·

1. 知识目标　掌握妇科检查注意事项及操作方法。

2. 能力目标　能进行阴道窥器检查和白带检查。能进行女性双合诊检查、三合诊检查及直肠-腹部诊检查。

3. 素养目标　在护理操作中关爱女性、尊重隐私。

一、操作目的

评估女性盆腔健康状况。

二、适应证

各类妇科疾病。

三、操作步骤

妇科检查操作方法

操作前准备	
1. 环境准备	环境隐秘、温湿度适宜、灯光柔和
2. 物品准备	(1)妇科检查模型、妇科检查床、立灯、显微镜
	(2)消毒窥器、宫颈钳、卵圆钳、长镊子、刮片、玻片、试管。消毒手套、无菌手套、长棉签、大棉球、一次性消毒垫巾、污物桶
	(3)10%氢氧化钾溶液、温生理盐水、消毒液状石蜡油
3. 操作者准备	衣帽整洁、戴口罩、洗手、戴手套
4. 患者准备	排空膀胱，脱去一侧裤腿，取截石位，暴露外阴，臀下垫消毒巾
操作步骤	
核对、评估	核对患者信息。评估患者病情、月经情况和合作程度；在检查前 24～48 h 内有无性交、阴道冲洗、上药等情况。解释妇科检查的目的及配合技巧，消除紧张以取得配合
外阴检查	观察外阴发育情况：阴毛分布、大小阴唇、阴道前庭、尿道口、阴道口和处女膜 观察外阴炎症情况：有无皮炎、溃疡；有无色素减退、增厚、变薄或萎缩；尿道口有无充血、水肿、脓性分泌物、赘生物 观察外阴肿瘤情况：有无赘生物、肿块 嘱患者用力向下屏气，观察阴道前后壁有无膨出、有无子宫脱垂或尿失禁等
阴道窥器检查	放置窥器：检查者戴消毒手套，润滑窥器两叶前端(如需取白带，不用润滑油)，窥器将其两叶合拢沿阴道侧后壁斜行插入阴道内，边旋转边向深处推进，逐渐转正打开两叶，暴露子宫颈、阴道和阴道穹窿 观察：子宫颈的大小、颜色、外口形状，有无糜烂、息肉、赘生物、肿瘤等。旋转窥器，观察阴道前后侧壁黏膜的颜色、皱襞，有无畸形、炎症、肿瘤等。注意阴道分泌物的量、性状、颜色、气味等，白带异常者应取分泌物做白带检查 取出窥器：将窥器两叶先合拢后再退出，以免损伤阴道壁和小阴唇

续表

操作步骤	
白带检查	方法：白带异常者，窥器扩张阴道后固定，将1小滴温生理盐水(检查阴道毛滴虫)，或1小滴10%氢氧化钾溶液(检查假丝酵母菌)滴于玻片上，在直视下用无菌长棉签于阴道穹窿后部取少许白带，混于玻片上液体中，在低倍显微镜下观看
双合诊检查	方法：检查者戴消毒手套，一手的食指和中指放入阴道，另一手放在腹部上配合检查 检查内容： 阴道：了解阴道的通畅度和深度，有无畸形、肿块；阴道穹窿是否饱满、有无触痛 子宫颈：了解子宫颈形态、大小、硬度和宫颈外口情况，了解子宫颈有无接触性出血和宫颈举痛 子宫：将阴道内的2指移至子宫颈后方，向上向前抬举，另一手手掌心自平脐处向下往后按压下腹部，两手配合检查，扪清子宫的位置、形态、大小、质地、活动度、有无压痛。正常子宫一般是前倾略前屈位，位于盆腔中央，可活动，质地中等，无压痛 附件和宫旁组织：将阴道内2指移至一侧阴道穹窿，另一手指腹从同侧下腹部的髂嵴水平由上往下按压配合检查，触摸该侧附件区有无肿块、压痛或增厚，若触及肿块，应注意肿块的位置、形状、大小、软硬度、活动度、有无压痛及与子宫的关系。偶可扪及正常卵巢，触之稍有酸胀感。不能扪及正常输卵管
三合诊检查	方法：一手食指放入阴道，中指插入直肠，另一手在腹部配合检查。可扪清后倾后屈位子宫的大小、骨盆后部、直肠子宫陷凹部、子宫骶韧带、阴道直肠隔及直肠内有无病变 三合诊检查多用于生殖器官肿瘤、结核病、子宫内膜异位症的检查
直肠—腹部诊检查	方法：一手食指放入直肠，另一手在腹部配合检查 适用于无性生活史、阴道闭锁或正在经期及有其他原因不宜行双合诊检查的患者
操作后安置	
安置患者	协助患者下床、穿好裤子、鞋子。
物品整理归位	按医院感染控制要求把用物分类处理。

四、注意事项

1. 检查者应尊重患者，做到态度严肃、语言亲切，动作轻柔。

2. 检查前嘱患者排空膀胱，必要时予以导尿，大便充盈者应在排便或灌肠后检查。

3. 为避免交叉感染，每检查一人，应更换臀垫、手套及器械。

4. 月经期应避免做盆腔检查。若为异常阴道流血则必须检查，检查前严格消毒外阴，用无菌手套及器械，避免发生感染。

5. 无性生活史者禁做双合诊检查和阴道窥器检查，可行直肠-腹部诊。确有检查必要，应获得患者及其家属同意。

6. 男医师进行检查时，需有其他医护人员在场，避免患者紧张和误会。

7. 考虑有盆腔内病变可能的腹壁肥厚、高度紧张不合作、未婚患者，盆腔检查不满意时，可行B超检查，必要时麻醉下行盆腔检查。

·项目检测·

项目检测及参考答案

任务三　生殖系统炎症患者的护理

·任务目标·

1. 知识目标　掌握女性生殖系统炎症患者的身体状况、护理问题和护理措施；熟悉生殖系统炎症的病因、临床表现、处理原则及预防方法。

2. 能力目标　能对女性生殖系统炎症患者进行全面的护理评估，针对出现的护理问题，提供整体护理和健康指导，能进行阴道及子宫颈的上药操作。

3. 素养目标　能关爱、尊重、理解女性，具有良好的职业道德。学会与患者进行良好的沟通，尊重生命，具有高度的爱心、责任心及团队合作意识。

子任务1　阴道炎患者的护理

·临床案例·

患者，女性，28岁。自感外阴、阴道奇痒，伴有尿频、尿痛到医院就诊。

妇科检查： 阴道分泌物呈豆渣样，阴道黏膜上有白色块状物附着，擦拭后露出红肿黏膜面。

思维引导

1. 对于患者出现的症状，护士应该采取哪些护理措施？

2. 疾病涉及隐私部位，反复发作，患者感到焦虑、羞涩而讳疾忌医，护士应该如何进行心理护理？

·任务实施·

一、护理评估

（一）健康史

了解患者日常的个人卫生习惯、性伴侣和发病后接受治疗的过程及效果。询问患者白带有无出现异常和外阴瘙痒等情况。了解患者有无重大脏器疾病史、生殖系统疾病史及影响免疫功能的药物治疗史。

（二）身体状况

评估外阴瘙痒的部位，阴道分泌物的量、性状，以及身体状况与月经周期的关系和规律。评估患者其他相关症状，对其进行全身体格检查及妇科检查。

（三）心理-社会状况

评估患者对疾病相关知识的认知，以及有无焦虑、担忧、羞涩等情绪。评估时还应注意患者家属对其患病情况的理解与配合程度。

（四）辅助检查

取阴道分泌物送实验室进行悬滴法检查，在分泌物中找到病原体可明确诊断。

（五）处理原则

明确病原体，针对性用药。滴虫性阴道炎以全身用药为主，夫妇同治；外阴阴道假丝酵母菌病以局部用药为主。

二、护理思维与实践训练

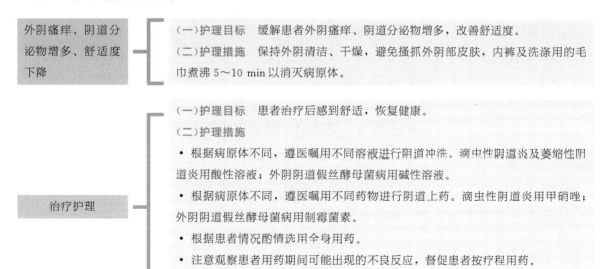

外阴瘙痒、阴道分泌物增多、舒适度下降

（一）护理目标　缓解患者外阴瘙痒、阴道分泌物增多，改善舒适度。

（二）护理措施　保持外阴清洁、干燥，避免搔抓外阴部皮肤，内裤及洗涤用的毛巾煮沸 5～10 min 以消灭病原体。

治疗护理

（一）护理目标　患者治疗后感到舒适，恢复健康。

（二）护理措施

- 根据病原体不同，遵医嘱用不同溶液进行阴道冲洗。滴虫性阴道炎及萎缩性阴道炎用酸性溶液；外阴阴道假丝酵母菌病用碱性溶液。
- 根据病原体不同，遵医嘱用不同药物进行阴道上药。滴虫性阴道炎用甲硝唑；外阴阴道假丝酵母菌病用制霉菌素。
- 根据患者情况酌情选用全身用药。
- 注意观察患者用药期间可能出现的不良反应，督促患者按疗程用药。
- 根据病原体不同安排复诊时间。经后连续 3 次检查均为阴性，为治愈。
- 治疗期间禁止性生活，做到夫妇同治。

健康指导

（一）护理目标　患者养成良好的个人卫生习惯，避免复发。

（二）护理措施

- 保持外阴清洁、干燥，避免与他人共用浴盆、浴巾等，避免交叉和重复感染。
- 嘱患者治愈后，每日用温水清洗外阴，避免冲洗阴道，破坏自身防御功能。
- 萎缩性阴道炎的患者可以根据医嘱进行微量激素替代疗法。

知识窗

临床常见的阴道炎：

1. 滴虫性阴道炎　典型的白带性状为灰白色泡沫样。外阴瘙痒在月经后明显。实验室检查需做到恒温、及时送检，用悬滴法镜检。宜用酸性溶液进行冲洗。

2. 外阴阴道假丝酵母病　典型的白带性状为豆腐渣样或凝乳块状。外阴瘙痒在月经前明显。宜用碱性溶液进行冲洗。

3. 萎缩性阴道炎　由卵巢功能衰退，雌激素水平降低，阴道自净作用减弱，致病菌过度繁殖引起。治疗宜增加阴道酸度，抑制细菌繁殖，可用雌三醇软膏局部涂抹。

三、护理评价

通过优质有效的护理措施，患者相关症状消失，病原体实验室检查阴性；患者了解阴道炎的相关知识；养成并坚持良好的个人卫生习惯；明白出现症状早期就医早期治疗的重要性。

议一议

以小组为单位讨论：该患者属于哪种阴道炎？要明确病原体，还需做什么检查？如何对该患者进行护理？

子任务 2　宫颈炎患者的护理

·临床案例·

患者，女性，38 岁。常规体检发现宫颈Ⅱ度糜烂样改变。自述近半年来阴道分泌物增多，无明显外阴瘙痒等症状。

思维引导

1. 对于患者出现的症状，护士应该采取哪些护理措施？
2. 患者知道病情以后情绪低落，怀疑自己癌变，该如何应对？

·任务实施·

一、护理评估

（一）健康史

询问患者婚育史，有无阴道分娩、妇科手术等造成的宫颈损伤。有无出现白带增多，病程时间，治疗过程和效果。有无卫生习惯不良、有无性传播疾病史。

（二）身体状况

1. 急性宫颈炎 大部分患者无症状，有症状者主要表现为黏液脓性阴道分泌物增多，阴道分泌物可引起外阴瘙痒及灼热感。此外还出现性交后出血、月经间期出血等症状。妇科检查可见子宫颈出现充血水肿、黏膜外翻，甚至从子宫颈管流出黏液脓性分泌物。子宫颈管黏膜质脆，容易诱发出血。

2. 慢性宫颈炎 多数无症状，少数可有阴道分泌物增多，接触性出血。妇科检查可见宫颈息肉或宫颈肥大，有的子宫颈外口的子宫颈阴道部呈细颗粒状的红色区，称为宫颈糜烂样改变，临床上根据糜烂面积的大小进行分度：糜烂面积占子宫颈面积＜1/3 为Ⅰ度，1/3～2/3 为Ⅱ度，＞2/3 为Ⅲ度。

（三）心理-社会状况

患者分泌物增多，容易出现焦虑、烦躁等情绪。性交后出血，使患者焦虑、不安或怀疑恶变。

（四）辅助检查

子宫颈糜烂样改变者需进行子宫颈细胞学检查和（或）HPV 检测，必要时行阴道镜和宫颈活体组织检查，来排除宫颈上皮内瘤变或宫颈癌。

（五）处理原则

及时、足量、使用具有针对性的抗生素，规范治疗；符合适应证的采用物理治疗。

二、护理思维与实践训练

阴道分泌物增多

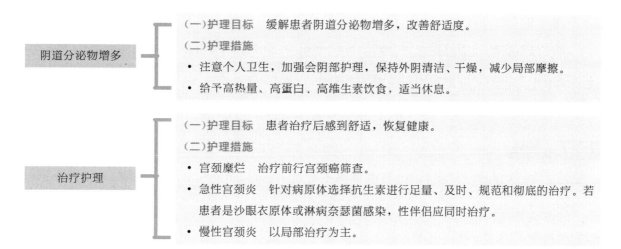

（一）护理目标 缓解患者阴道分泌物增多，改善舒适度。

（二）护理措施

- 注意个人卫生，加强会阴部护理，保持外阴清洁、干燥，减少局部摩擦。
- 给予高热量、高蛋白、高维生素饮食，适当休息。

治疗护理

（一）护理目标 患者治疗后感到舒适，恢复健康。

（二）护理措施

- 宫颈糜烂 治疗前行宫颈癌筛查。
- 急性宫颈炎 针对病原体选择抗生素进行足量、及时、规范和彻底的治疗。若患者是沙眼衣原体或淋病奈瑟菌感染，性伴侣应同时治疗。
- 慢性宫颈炎 以局部治疗为主。

心理护理
健康指导

(一)护理目标　患者消除顾虑，积极配合治疗。

(二)护理措施

- 向患者耐心解释，消除焦虑，鼓励患者积极配合治疗。允许患者表达心理感受，并给予心理支持。
- 积极治疗急性子宫颈炎；指导患者定期做妇科检查；宣传住院分娩，自然分娩时或阴道助产时避免损伤子宫颈；产后发现宫颈裂伤应及时正确缝合。

知识窗1

慢性宫颈炎的病理类型

1. 慢性子宫颈管黏膜炎　子宫颈管黏膜皱襞较多，柱状上皮抵抗力弱，感染后容易形成持续性子宫颈黏膜炎。

2. 子宫颈息肉　炎症刺激使子宫颈管局部黏膜增生，并向宫颈外口突出而形成带蒂的赘生物。息肉可单发，也可多发，色红、质软而脆，易出血。

3. 子宫颈肥大　炎症长期刺激，使子宫颈组织充血、水肿，子宫颈腺体及间质增生。

知识窗2

物理治疗的注意事项：治疗前行宫颈癌筛查及白带常规检查等；急性生殖道炎症列为禁忌证；治疗时间选择在月经干净后3～7日进行；保持会阴部清洁，在创面尚未愈合期间(4～8周)禁止性生活、盆浴及阴道冲洗；物理治疗后若阴道分泌物增多，甚至有黄色液体流出，则应保持会阴清洁，注意观察阴道流血量、颜色和气味变化；若出血量多，则应及时就医处理。治疗后于两次月经干净后3～7日进行复查，复查时观察创面愈合情况、有无子宫颈管狭窄。

三、护理评价

通过优质有效的护理措施，患者相关症状消失；及时发现或排除宫颈癌或癌前病变，做到早诊断早治疗。患者了解定期妇科检查的必要性。

子任务3　盆腔炎患者的护理

·临床案例·

患者，女性，30岁。半月前行宫腔镜手术，近10天以来，下腹坠胀隐痛，阴道分泌物增多，呈脓血性。

妇科检查：阴道分泌物略增，宫颈轻度糜烂，子宫前位常大，活动良好，有压痛，右侧附件增厚，压痛明显，左侧附件，轻压痛。

思维引导

1. 对于患者出现的症状，护士应该采取哪些护理措施？
2. 该患者若病情加重不及时治疗，会出现什么后遗症？如何预防？

· 任务实施 ·

一、护理评估

（一）健康史

了解有无分娩、流产及宫腔内手术后感染史，有无经期性生活、经期卫生不良及性生活紊乱史，有无阑尾炎、腹膜炎蔓延至盆腔或慢性盆腔炎急性发作病史。

（二）身体状况

1. 盆腔炎性疾病 轻者无症状或症状轻，常见症状有下腹痛伴发热和阴道分泌物增多，腹痛为持续性，活动或性生活后加重。妇科检查可有宫颈举痛或子宫压痛或附件区压痛。

重者可有头痛、寒战、高热、食欲下降等。如在月经期发病可出现经期延长、经量增多。发生腹膜炎时可出现恶心、呕吐、腹泻等。若形成脓肿，可有局部压迫症状和腹部包块。身体检查发现：患者呈急性病容，体温升高，下腹部出现压痛、反跳痛和腹肌紧张，肠鸣音减弱甚至消失。盆腔检查：阴道有大量脓性分泌物伴臭味，宫颈举痛明显，宫体活动受限，附件区增厚，有明显压痛，于附件区或盆腔后方可能触及肿块且有波动感。

2. 盆腔炎症后遗症 患者有时会出现低热、乏力等，临床多表现为异位妊娠、不孕、慢性盆腔痛或盆腔症反复发作等症状。盆腔检查：子宫多呈后位；宫旁组织增厚，子宫骶韧带增粗，有触痛；附件区可触及条索状物和包块。若子宫被固定或封闭于周围瘢痕化组织中，则呈"冰冻骨盆"状态。

（三）心理-社会状况

急性炎症的患者因发热、疼痛而焦虑不安；慢性炎症及炎症后遗症的患者因病程长、慢性盆腔痛、反复发作，甚至引起不孕等，而焦虑、情绪低落，对治疗缺乏信心。

（四）辅助检查

血常规提示白细胞升高，脓液或血液培养可以查找致病菌。B超可以确定盆腔炎性包块的大小、位置，必要时可行腹腔镜检查。

（五）处理原则

及时、足量、足疗程的抗生素治疗，必要时手术治疗。盆腔炎症后遗症以综合治疗控制炎症，缓解症状，增加受孕机会为原则。

二、护理思维与实践训练

一般护理 病情观察

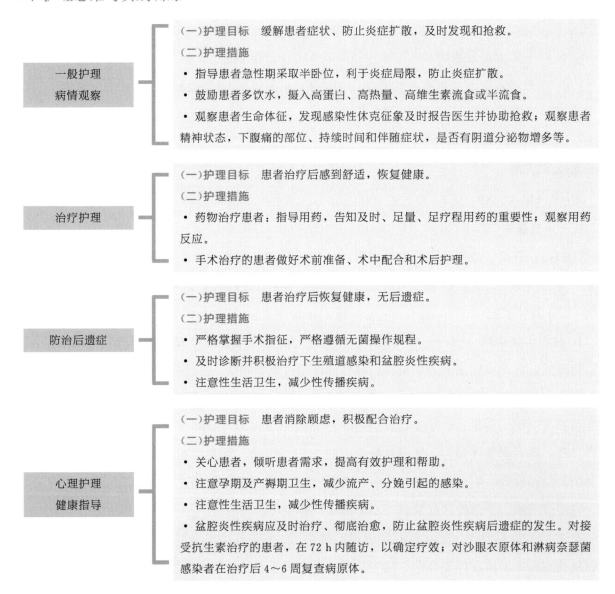

(一)护理目标　缓解患者症状、防止炎症扩散，及时发现和抢救。

(二)护理措施

- 指导患者急性期采取半卧位，利于炎症局限，防止炎症扩散。
- 鼓励患者多饮水，摄入高蛋白、高热量、高维生素流食或半流食。
- 观察患者生命体征，发现感染性休克征象及时报告医生并协助抢救；观察患者精神状态，下腹痛的部位、持续时间和伴随症状，是否有阴道分泌物增多等。

治疗护理

(一)护理目标　患者治疗后感到舒适，恢复健康。

(二)护理措施

- 药物治疗患者：指导用药，告知及时、足量、足疗程用药的重要性；观察用药反应。
- 手术治疗的患者做好术前准备、术中配合和术后护理。

防治后遗症

(一)护理目标　患者治疗后恢复健康，无后遗症。

(二)护理措施

- 严格掌握手术指征，严格遵循无菌操作规程。
- 及时诊断并积极治疗下生殖道感染和盆腔炎性疾病。
- 注意性生活卫生，减少性传播疾病。

心理护理 健康指导

(一)护理目标　患者消除顾虑，积极配合治疗。

(二)护理措施

- 关心患者，倾听患者需求，提高有效护理和帮助。
- 注意孕期及产褥期卫生，减少流产、分娩引起的感染。
- 注意性生活卫生，减少性传播疾病。
- 盆腔炎性疾病应及时治疗、彻底治愈，防止盆腔炎性疾病后遗症的发生。对接受抗生素治疗的患者，在 72 h 内随访，以确定疗效；对沙眼衣原体和淋病奈瑟菌感染者在治疗后 4～6 周复查病原体。

三、护理评价

通过优质有效的护理措施，患者相关症状好转或消失。患者清楚孕期、产褥期保健，性生活卫生的重要性。盆腔炎症得到有效治疗，无盆腔炎症后遗症发生。

子任务 4　阴道宫颈上药技术

·情境导入·

患者，已婚女性，38 岁。近 3 个月来阴道分泌物增多。检查：外阴正常，阴道分泌物增加，宫颈Ⅲ度糜烂样改变。拟用治糜灵栓宫颈上药治疗。

·任务目标·

1. 知识目标　掌握阴道或宫颈上药的目的和适应证。
2. 能力目标　掌握阴道或宫颈上药护理技术。

3. 素养目标　在护理操作中关爱女性、尊重隐私。

一、目的

治疗阴道和子宫颈炎症。

二、适应证

1. 各种阴道炎及宫颈炎。
2. 手术后阴道残端炎。
3. 阴道与宫颈局部出血。

三、操作步骤

阴道/宫颈上药操作方法

操作前准备	
1. 环境准备	环境隐秘、温湿度适宜、灯光柔和
2. 物品准备	(1)一次性臀垫1块，一次性手套1副
	(2)弯盘1只，便盆1个，窥器1只，卵圆钳或长镊子1把，消毒长棉签、消毒干棉球、带尾线的大棉球、无菌干纱布若干
	(3)遵医嘱准备药物
3. 操作者准备	衣帽整洁、戴口罩、洗手、戴一次性手套
4. 患者准备	排空膀胱，脱去一条裤腿，取截石位，暴露外阴，臀下垫治疗巾
操作步骤	
核对、评估	核对患者床号、姓名，评估会阴情况，向患者解释阴道/宫颈上药的目的、方法，以及操作过程中患者的配合方法
第一步	阴道冲洗后，用窥器暴露阴道和子宫颈，用长镊子夹取消毒干棉球擦干子宫颈、阴道穹窿及阴道壁周围的黏液或炎性分泌物。
第二步	**纳入法：**适用于片剂、丸剂、栓剂或胶囊状药物。常用于阴道炎、慢性宫颈炎等患者的治疗。也可指导患者自行放置，于睡前洗净双手或戴无菌手套，用一手食指将药片或栓剂推进阴道后壁至食指完全进入为止。每晚1次，7～10次为1个疗程
	涂擦法：适用于液体或软膏状药物，用长棉签蘸药物在阴道或宫颈病变部位均匀涂擦，常用于治疗宫颈炎、阴道炎
	喷撒法：适用于粉末状药物。常用于阴道炎、慢性宫颈炎的治疗。可用喷雾器喷撒，使药物粉末均匀散布在炎性组织表面
	宫颈棉球上药：适用于亚急性或急性宫颈炎伴出血患者。常用药物有消炎止血粉、抗生素等。操作时，用窥器暴露子宫颈，用长镊子夹持带尾线的蘸药棉球塞压子宫颈出血面，按压片刻后轻轻取出窥器，再取出长镊子，将子宫颈棉球留于阴道，尾线露出于阴道口外，嘱患者12～24 h后可自行牵尾线取出

续表

操作后安置	
安置患者	整理衣裤及床单位，协助患者取舒适卧位
物品整理归位	按医院感染控制要求把用物分类处理

四、注意事项

1. 用非腐蚀性药物时，转动窥器，使药物尽可能均匀地涂擦到阴道四壁。

2. 用腐蚀性药物时，注意保护好阴道壁和周围正常组织，上药前用纱布或干棉球垫于阴道后壁及阴道穹窿后部，以免药液灼伤阴道正常组织。药液涂擦完毕后用干棉球吸干，并如数取出所垫的纱布及棉球。

3. 必须捻紧涂药用棉签，涂药时按同一方向旋转，避免棉花落入阴道。

4. 栓剂或片剂最好晚上睡前上药，防止起床后脱出，影响疗效。

5. 未婚女性上药不可用窥器，用细长棉签涂擦或送入。

6. 经期或子宫出血者不宜行阴道或宫颈上药。

7. 用药期间禁止性生活。

知识窗1

阴道/宫颈上药常用药物

阴道穹窿后部塞药法：常用甲硝唑片、制霉菌素片等。

局部非腐蚀性药物：常用1%甲紫、大蒜液、新霉素等。

局部腐蚀性药物：常用20%～50%硝酸银溶液。

子宫颈棉球上药：常用止血药、消炎止血粉和抗生素等。

喷雾器上药：常用磺胺嘧啶、呋喃西林、己烯雌酚等。

·任务拓展·

患者信息

姓名：陈某某　　性别：女　　年龄：21岁

民族：汉　　婚姻：已婚　　职业：待业

身高：160 cm　　体重：52 kg　　供史者：本人

主诉：下腹痛1周，发热3天。

现病史：1周前无明显诱因地出现下腹痛，程度轻，为持续性隐痛，无他处放射痛，无恶心、呕吐等不适，患者未就诊治疗；3天前出现发热，最高温度39℃，畏寒寒战，下腹痛无明显好转，无恶心呕吐，无阴道流血等不适，就诊于我院急诊，查血常规＋CRP提示：白细胞计数(WBC)15.34×10^9/L，红细胞计数(RBC)4.31×10^{12}/L，中性粒细胞%(NE%)91.6%，超敏C-反应蛋白(CRP)62.25 mg/L，全腹CT提示：左肾稍高密度灶，予环丙沙星葡萄糖注射液0.4 g静脉滴注(st)、头孢地尼分散片0.1 g口服，一日三次(tid)，抗感染治疗，患者未重视未复查。3天来患者未测体温，下腹痛较前明显好转，休息时无明显疼痛，活动或改变体位后稍感隐痛。今日患者再次出现发热，测体温38.4℃，无明显腹痛等不适，再次就诊于我科门诊，查血常规＋CRP：白细胞(WBC)19.61×10^9/L，血红蛋白(Hb)130 g/L，血小板(PLT)362×10^9/L，中性粒细胞比例(NE%)86%，超敏C-反应蛋白(CRP)18.01 mg/L"，血hCG(－)，妇科超声提示：子宫双卵巢未见明显异常。考虑盆腔炎性疾病，建议住院治疗。门诊拟"盆腔炎症"收住入院。

既往史：平素身体健康，否认高血压、糖尿病、冠心病、肾病史；否认肝炎、结核、细菌性痢疾、伤寒等传染病史；否认手术、外伤、输血史；否认磺胺类药物、链霉素、庆大霉素、青霉素、头孢菌素、鱼虾等药物食物过敏史；预防接种史不详。

个人史：生于原籍，否认长期外地居住史，文化程度大学专科，无业人员，否认新型冠状病毒肺炎疫区居留史，否认新型冠状病毒肺炎十大症状，否认新型冠状病毒肺炎重点管控人员接触史，否认特殊化学品及放射性接触史，否认吸烟、饮酒史，否认冶游史，家庭关系和睦。

月经婚育史：13岁月经初潮，末次月经：2022年05月05日，经量适中，无痛经，否认异常阴道流血史，白带正常匀质，已婚，有性生活，丈夫体健。0-0-0-0。未严格避孕，暂无生育要求。

家族史：父母体健，有1妹，体健。否认两系三代内传染性疾病、代谢性疾病、遗传倾向性疾病及遗传性疾病史。

体格检查：T 38.5℃，P 90次/分，R 20次/分，BP 135/70 mmHg，神志清楚，精神状况欠佳。妇科检查：外阴已婚未产式，阴道畅，内见中等量白色分泌物，宫颈光滑，触之无出血，宫颈举痛(＋)、子宫摇摆痛(＋)，前位子宫，正常大小，质中，压痛明显，活动尚可，双侧附件区压痛明显。

初步诊断：盆腔炎症。

辅助检查：超声检查示子宫双卵巢未见明显异常。胸部CT平扫未见明显异常。

实验室检查：白细胞(WBC)15.34×10^9/L，红细胞(RBC)4.31×10^{12}/L，血红蛋白(Hb)128 g/L；中性粒细胞比例(NE%)91.6%；C-反应蛋白(CRP)62.25 mg/L。

·任务落实(分组角色扮演、情景模拟)·

1. 如何对患者实施护理评估？

2. 目前应对患者哪些方面做重点观察？

3. 在药物治疗后，护士该如何实施护理？

·任务评价·

评价内容	内容细分	分值	评分记录分配			备注
			自我评价	学生互评	教师评价	
专业知识						
专业能力						
职业素养						

·项目检测·

项目检测及参考答案

任务四 生殖系统肿瘤患者的护理

·任务目标·

1. 知识目标　掌握女性生殖系统肿瘤患者的身体状况、护理问题和护理措施；熟悉宫颈癌的病因、临床表现、处理原则；了解宫颈癌的转移途径和临床分期。

2. 能力目标　能对女性生殖系统肿瘤患者进行全面的护理评估，针对出现的护理问题，提供整体护理和健康指导。

3. 素养目标　能关爱、尊重、理解女性，具有良好的职业道德。学会与患者进行良好的沟通，尊重生命，具有高度的爱心、责任心及团队合作意识。

子任务1　宫颈癌患者的护理

·临床案例·

张女士，47岁，已婚。半年前出现同房后出血，量少、色红，无腹痛，无发热。阴道镜下活检，病理示：宫颈鳞状细胞浸润癌，门诊医生建议住院手术治疗。患者拿到病理报告后，特别担心自己子宫切除之后会受别人歧视，晚上无法入睡。今来我院就诊，拟行手术收住入院。

体格检查：T 36.5℃，P 84 次/分，R 20 次/分，BP 110/64 mmHg，神志清醒，精神状况欠佳。

妇科检查：阴道右侧穹窿增厚，子宫颈 7 点和 8 点之间有一个约 0.5 cm 大小的菜花状赘生物，触之易出血，子宫稍大，双附件未触及异常。

辅助检查：宫颈活检病理提示宫颈鳞状细胞浸润癌。

思维引导

1. 患者得知自己患癌，感到恐惧、焦虑、无法接受，护士应该如何护理？
2. 患者住院期间，护士为配合医生的治疗应该采取哪些护理措施？

·任务实施·

一、护理评估

（一）健康史

在询问病史中应注意患者的婚育史、性生活史，以及是否有与高危男子性接触的病史。倾听有关主诉，如年轻患者可诉说月经期和经量异常；老年患者常诉说绝经后不规则阴道流血。注意识别与发病有关的高危因素及高危人群。详细记录既往妇科检查发现、宫颈刮片细胞学检查结果及处理经过。

（二）身体状况

早期患者一般无自觉症状，多由普查中发现异常的宫颈刮片试验。患者随病程进展出现典型的临床症状，表现为点滴样出血或因性交、阴道灌洗、妇科检查而引起接触性出血，出血量增多或出血时间延长可致贫血；恶臭的阴道排液使患者难以忍受；当恶性肿瘤穿透邻近器官壁时可形成瘘管；晚期患者则出现消瘦、贫血、发热等全身衰竭症状。

通过双合诊检查或三合诊检查进行盆腔检查可见不同临床分期患者的局部体征：子宫颈鳞状上皮内病变、镜下早期浸润癌及极早期宫颈浸润癌患者局部无明显病灶，子宫颈表面光滑或与慢性宫颈炎无明显区别。随着宫颈浸润癌的生长发展，根据不同类型，子宫颈局部表现不同。外生型癌可见子宫颈表面有呈息肉状或乳头状突起的赘生物向外生长，继而向阴道突起形成菜花状赘生物；合并感染时表面有灰白色渗出物，触之易出血。内生型则表现为宫颈肥大、质硬、子宫颈管膨大如桶状，子宫颈表面光滑，有表浅溃疡。晚期患者因癌组织坏死脱落，宫颈表面形成凹陷性溃疡或被空洞替代，伴恶臭。癌灶浸润阴道壁时，局部可见赘生物；宫旁组织受侵犯时，妇科检查可扪及宫旁双侧增厚，结节状，质地与癌组织相似；浸润盆腔者形成冰冻骨盆。

（三）心理-社会状况

早期宫颈癌患者在普查中发现报告异常时会感到震惊和疑惑，为进一步确诊常激发多次就医行为。确诊后患者会产生恐惧感，会害怕疼痛、被遗弃和死亡等。与其他恶性肿瘤患者一样会经历分别称之为否认、愤怒、妥协、忧郁、接受期的心理反应阶段。

（四）辅助检查

1. 宫颈细胞学检查 是目前最常用、最简单、最有效的早期发现宫颈癌的普查方法。筛查应在性生活开始 3 年后或 21 岁以后，并定期复查。

2. 高危型人乳头瘤病毒(HPV)DNA 检测 其敏感性较高，特异性较低。可与细胞学检查联合用于宫颈癌筛查。

3. 阴道镜检查 利用放大原理，直接观察子宫颈表面有无变异上皮，以提高诊断率。

4. 宫颈及颈管活组织检查 是临床确诊和鉴别宫颈癌最可靠且不可缺少的方法。选择子宫颈鳞-柱状上皮交接处的 3、6、9、12 点做多点宫颈活检或宫颈黏膜碘试验、阴道镜指导下取材活检。

5. 宫颈锥切术 适用于宫颈细胞学检测多次检查为阳性，而宫颈活检多次为阴性，或活检为 CINⅡ和 CINⅢ需确诊者，可行宫颈锥切术。

6. 其他检查 宫颈癌确诊后，需根据具体情况进行胸部 X 线检查、淋巴造影、直肠镜检查、膀胱镜、计算机体层成像(CT)、磁共振成像(MRI)、正电子发射计算机体层显像(PET/CT)等影像学检查，以确定临床分期。

（五）处理原则

根据临床分期、患者年龄、全身情况等综合分析后给予个体化的治疗方案，一般为手术放疗为主、化疗为辅的综合治疗方案。

1. 手术治疗 主要是根据病情选择不同术式，如筋膜外子宫全切术、改良广泛性子宫切除术或广泛性子宫切除术及盆腔淋巴结切除术，用于ⅠA～ⅡA 的早期患者，无严重内外科合并症、无手术禁忌证者。必要时行腹主动脉旁淋巴结清扫术或取样。对于未生育的年轻患者可根据病情选择宫颈锥切术或广泛性宫颈切除术及盆腔淋巴结清扫术。手术治疗的优点是让年轻的患者可以保留卵巢和阴道。

2. 放射治疗 适用于部分ⅠB2 期和ⅡA2 期及ⅡB～ⅣA 期患者；全身情况不适宜手术的早期患者；子宫颈局部病灶较大者术前放疗；手术后病理报告显示存在高危因素需辅助放疗者。放疗包括腔内照射和体外照射。早期病例以局部腔内照射为主，体外照射为辅；晚期患者则以体外照射为主，腔内照射为辅。放疗的优点是疗效高，危险少；缺点是个别患者对放疗不敏感，并能引起放射性直肠炎、放射性膀胱炎等并发症。

3. 化学药物治疗 主要用于宫颈癌灶＞4 cm 的手术前的辅助化疗；与放疗同步化疗，增强放疗的敏感性；不能耐受放疗的晚期或复发转移患者的姑息治疗。常采用以铂类为主的联合化疗，常用的药物有顺铂、卡铂、紫杉醇、吉西他滨、托泊替康。

二、护理思维与实践训练

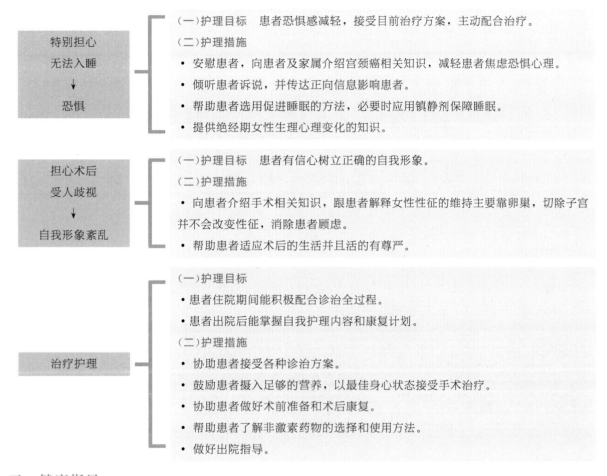

特别担心无法入睡 → 恐惧

(一)护理目标　患者恐惧感减轻，接受目前治疗方案，主动配合治疗。

(二)护理措施

- 安慰患者，向患者及家属介绍宫颈癌相关知识，减轻患者焦虑恐惧心理。
- 倾听患者诉说，并传达正向信息影响患者。
- 帮助患者选用促进睡眠的方法，必要时应用镇静剂保障睡眠。
- 提供绝经期女性生理心理变化的知识。

担心术后受人歧视 → 自我形象紊乱

(一)护理目标　患者有信心树立正确的自我形象。

(二)护理措施

- 向患者介绍手术相关知识，跟患者解释女性性征的维持主要靠卵巢，切除子宫并不会改变性征，消除患者顾虑。
- 帮助患者适应术后的生活并且活的有尊严。

治疗护理

(一)护理目标

- 患者住院期间能积极配合诊治全过程。
- 患者出院后能掌握自我护理内容和康复计划。

(二)护理措施

- 协助患者接受各种诊治方案。
- 鼓励患者摄入足够的营养，以最佳身心状态接受手术治疗。
- 协助患者做好术前准备和术后康复。
- 帮助患者了解非激素药物的选择和使用方法。
- 做好出院指导。

三、健康指导

1. 提供预防保健知识，开展性卫生教育，提倡晚婚、少育，普及防癌知识，尤其要注意防治人乳头瘤病毒的感染。积极治疗慢性宫颈炎，及时诊治宫颈上皮内瘤变(CIN)，以阻断宫颈癌的发生。

2. 指导女性定期普查，做到早发现、早诊断、早期治疗。已婚女性，尤其是绝经过渡期及绝经后女性有异常阴道流血或接触性出血者应及时就诊。

3. 为宫颈癌手术患者制订出院康复计划，要求患者做到定期随访。出院后第1年，出院后1个月行第1次随访，以后每隔2～3个月复查1次；出院后第2年，每3～6个月复查1次；出院后第3～5年，每半年复查1次；第6年开始每年复查1次。如有症状随时检查。

知识窗

宫颈癌预防——HPV疫苗接种

世界卫生组织(WHO)关于HPV疫苗接种的主要建议：WHO 2014年发表关于HPV疫苗的立场文件，指出WHO高度重视已成为全球公共卫生问题的宫颈癌和其他HPV相关疾病，建议具备条件的国家引入HPV疫苗常规接种。HPV疫苗应作为预防宫颈癌和其他

HPV 相关疾病综合策略的一部分，HPV 疫苗的引入不应该影响宫颈癌的筛查策略。由于高危型 HPV 亚型不仅限于 HPV16/18 型，故接种疫苗后，仍需要接受宫颈癌筛查。WHO 推荐 9～13 岁女性应常规接种 HPV 疫苗。凡是 15 岁之前接种了第一剂 HPV 疫苗的女性，可以采用两剂接种方案，两剂疫苗的接种间隔为 6 个月。没有规定两剂疫苗的接种最长时间间隔，但是建议间隔时间不要超过 12～15 个月。免疫功能低下者(包括 HIV 感染)和 15 岁及以上年龄的女性同样需要接种 HPV 疫苗，并且需要三剂接种方案(分别在 0 个月、1～2 个月、6 个月接种)以得到充分保护。

四、护理评价

1. 患者恐惧感基本消失，接受治疗方案，主动配合，达到了预期治疗效果。

2. 患者能接受现实，适应术后的生活方式。

议一议

以小组为单位讨论：宫颈癌都有哪些近期和远期并发症状？根据患者不同的身体状况，该如何开展护理措施？

·任务拓展·

患者信息

姓名：张某某	性别：女	年龄：47 岁
民族：汉	婚姻：已婚	职业：教师
身高：163 cm	体重：60 kg	供史者：本人

现病史：患者半年前出现同房后出血，量少、色红，无腹痛，无发热。行阴道镜下活检，病理示：宫颈鳞状细胞癌，门诊医生建议住院手术治疗。患者拿到病理报告后，特别担心自己子宫切除之后会受别人歧视，晚上无法入睡。今来我院就诊，拟行手术收住入院。

既往史：平时体健，否认药物过敏史，否认传染病病史，否认高血压、糖尿病、肿瘤等家族史，无手术外伤史。

个人史：无吸烟、饮酒嗜好，无吸毒及冶游史。

月经婚育史：12 岁月经初潮，月经周期规律 30 天，经期 5～7 天，量中，色暗红，无痛经。末次月经：2022-04-20。已婚，育有一子，流产两次。

家族史：否认家族成员中遗传病、精神病、肿瘤等类似的病史。

体格检查：T 36.5℃，P 84 次/分，R 20 次/分，BP 110/64 mmHg，神志清醒，精神状况欠佳。妇科检查：阴道右侧穹窿增厚；子宫颈 7 点和 8 点之间有一个约 0.5 cm 大小的菜花状赘生物，触之易出血；子宫稍大；双附件未触及异常。

初步诊断：宫颈鳞癌。

辅助检查：宫颈活检提示宫颈鳞状细胞浸润癌。

·任务落实(分组角色扮演、情景模拟)·

1. 如何对患者实施护理评估？
2. 术前应协助医生做好哪些准备？
3. 在手术治疗后，护士该如何实施护理？

·任务评价·

评价内容	内容细分	分值	评分记录分配			备注
			自我评价	学生互评	教师评价	
专业知识						
专业能力						
职业素养						

子任务 2　子宫肌瘤患者的护理

·临床案例·

王女士，42 岁，已婚。两年前无明显诱因地出现经量增多伴经期延长，经量增至既往两倍，经期延长至 10～14 天，近半年来感头晕，于妇科门诊就诊。

体格检查：T 36.6℃，P 89 次/分，R 20 次/分，BP 103/62 mmHg，神志清醒，面色苍白，精神状况欠佳。

妇科检查：外阴阴道无异常，子宫颈光滑，前位子宫，如孕 2 月余大小，且外形不规则，质硬，活动度好，无压痛。双侧附件无包块，无压痛。

实验室检查：血常规示 Hb 70 g/L，B 超示：子宫多发肌瘤。

思维引导

1. 患者长期月经过多，现头晕不适，护士应该采取哪些护理措施？
2. 患者得知自己患有子宫肌瘤，害怕是恶性，顾虑重重；对于下一步治疗方案的选择显得很无助；对此护士应对其采取哪些护理措施？
3. 患者因接受手术治疗感到恐惧、不安，护士应该采取哪些护理措施？

· 任务实施 ·

一、护理评估

(一)健康史

询问患者既往月经史、生育史，是否有(因子宫肌瘤所致的)不孕或自然流产史；评估并记录是否存在长期使用女性性激素的诱发因素；发病后月经变化情况；曾接受的治疗经过、疗效及用药后机体反应。同时，注意收集因子宫肌瘤压迫所伴随其他症状的主诉，并排除因妊娠、内分泌失调及癌症所致的子宫出血。虽然子宫肌瘤恶变的机会极少，但当肌瘤迅速增大或停经后仍有症状出现者应排除其他可能。

(二)身体状况

多数患者无明显症状或无自觉症状，仅在妇科检查时偶然发现。当肌瘤大到使腹部扪及包块时，患者会有“压迫”感，尤其是子宫浆膜下肌瘤患者下腹部可扪及包块，清晨膀胱充盈时尤为显著。肌瘤生长向前方突起压迫膀胱可致排尿困难、尿潴留；向后方突起压迫直肠可致排便困难。患者因长期月经量过多可导致贫血，并伴有倦怠、虚弱和嗜睡等症状。

通过双合诊/三合诊检查发现，不同类型子宫肌瘤有相应的局部体征。检查时可发现子宫不规则或均匀增大，表面呈结节状，质硬、无压痛。子宫黏膜下肌瘤可突出宫颈口或阴道内，呈红色，表面光滑；伴有感染时表面则有渗出液覆盖或形成溃疡。

(三)心理-社会状况

当患者得知患有子宫肌瘤时，首先害怕患了恶性肿瘤，随之会为如何选择处理方案而显得无助，或因需要手术治疗而恐惧、不安，迫切需要咨询指导。

(四)辅助检查

1. **B超**　可区分子宫肌瘤与其他盆腔肿块。

2. **MRI**　可准确判断肌瘤的大小、数目和位置。

3. 宫腔镜、腹腔镜等内镜检查及子宫输卵管造影，可协助明确诊断。

(五)处理原则

根据患者的年龄、症状，肌瘤的大小和数目、生长部位及患者对生育功能的要求等情况进行全面分析后选择处理方案。

1. 保守治疗

(1)随访观察：适用于肌瘤小、症状不明显，或近绝经期的女性，可每3～6个月随访一次，若子宫肌瘤明显增大或出现症状可考虑进一步治疗。

(2)药物治疗：适用于症状不明显或较轻者，尤其近绝经期或全身情况不能手术者，在排除子宫内膜癌的情况下，可采用药物对症治疗。常用雄激素如丙酸睾酮注射液来对抗雌激素，促使子宫内膜萎缩；直接作用于平滑肌，使其收缩而减少出血。还可用促性腺激素释放激素类似物，通过抑制 FSH 和 LH 的分泌作用，降低体内雌激素水平，以缓解症状并抑制肌瘤生长使其萎缩，但停药后又会逐渐增大到原来大小。米非司酮可作为术前用药或提前绝经使用，但不宜长期使用，因其拮抗孕激素后，子宫内膜长期受雌激素刺激，增加子宫内膜增生的风险。此外，某些中药制剂也可用于子宫肌瘤的药物治疗，如桂枝茯苓胶囊、宫瘤消胶囊。

2. 手术治疗 手术仍然是目前子宫肌瘤的主要治疗方法。适应证包括月经过多致继发性贫血，药物治疗无效患者；严重腹痛、性交痛或慢性腹痛、由蒂扭转引起的急性腹痛患者；有膀胱、直肠压迫症状患者；能确定肌瘤是不孕或反复流产的唯一原因患者；肌瘤生长较快，怀疑有恶变患者。

手术可经腹、经阴道或采用宫腔镜及腹腔镜进行操作，术式有以下几种。

(1)肌瘤切除术：年轻又希望保留生育功能的患者。术前排除子宫及子宫颈的癌前病变后可考虑经腹子宫肌瘤切除术或腹腔镜子宫肌瘤切除术，保留子宫。

(2)子宫切除术：肌瘤大、个数多、临床症状明显患者，或经保守治疗效果不明显、又无需保留生育功能的患者可行子宫全切术或次子宫全切术。术前应行常规检查排除宫颈恶性病变；术中根据具体情况决定是否保留附件。

(3)其他：随着医学科学的发展，目前出现了许多新的微创治疗手段，例如冷冻疗法、射频消融术、高强度聚焦超声、子宫动脉栓塞术，各有优缺点，疗效还不明确。

二、护理思维与实践训练

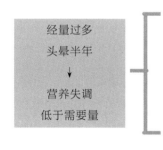

经量过多
头晕半年
↓
营养失调
低于需要量

(一)护理目标 患者贫血及时得到纠正，恢复健康状态。

(二)护理措施

- 注意休息，加强营养，多进食高蛋白、高维生素和含铁量丰富的食物，帮助患者改善营养失调。
- 教会患者哪些食物含铁丰富并容易吸收，对使用补充铁剂患者做好用药护理。
- 宣传贫血相关的知识。

害怕恶性
治疗方案选择困难
↓
知识缺乏

(一)护理目标 患者恐惧感减轻，确信子宫肌瘤属于良性肿瘤并能选择合适的治疗方式，消除其思想顾虑。

(二)护理措施

- 通过连续性护理活动与患者建立良好的护患关系，讲解有关疾病知识，纠正其错误认识。使患者确信子宫肌瘤属于良性肿瘤，并非恶性肿瘤的先兆，消除其不必要的顾虑，增强康复信心。
- 给患者分析子宫肌瘤各种治疗的利弊，帮助患者选择最适合的治疗方案，给患者情感支持，减轻患者无助感。

治疗护理

(一)护理目标

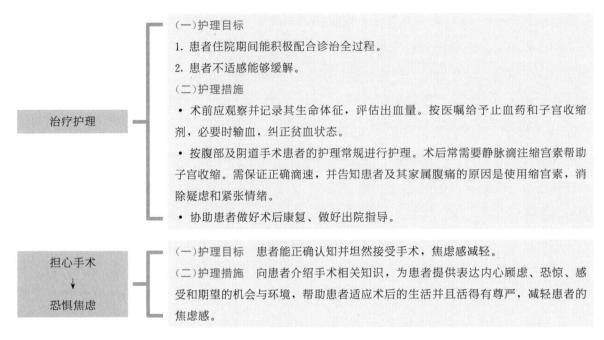

1. 患者住院期间能积极配合诊治全过程。

2. 患者不适感能够缓解。

(二)护理措施

• 术前应观察并记录其生命体征，评估出血量。按医嘱给予止血药和子宫收缩剂，必要时输血，纠正贫血状态。

• 按腹部及阴道手术患者的护理常规进行护理。术后常需要静脉滴注缩宫素帮助子宫收缩。需保证正确滴速，并告知患者及其家属腹痛的原因是使用缩宫素，消除疑虑和紧张情绪。

• 协助患者做好术后康复、做好出院指导。

担心手术 → 恐惧焦虑

(一)护理目标　患者能正确认知并坦然接受手术，焦虑感减轻。

(二)护理措施　向患者介绍手术相关知识，为患者提供表达内心顾虑、恐惊、感受和期望的机会与环境，帮助患者适应术后的生活并且活得有尊严，减轻患者的焦虑感。

三、健康指导

1. 护士要努力使接受保守治疗的患者明确随访的时间、目的及联系方式，主动配合并按时接受随访指导。

2. 向接受药物治疗的患者讲明药物名称、用药目的、剂量、方法、可能出现的不良反应及应对措施。例如，选用雄激素治疗者，丙酸睾酮注射液 25 mg 肌内注射，每 5 日 1 次，每月总量不宜超过 300 mg，以免发生男性化改变。促性腺激素释放激素类似物，一般使用长效制剂，每月皮下注射 1 次，常用药物有亮丙瑞林每次 3.75 mg 或戈舍瑞林每次 3.6 mg，用药 6 个月以上可产生绝经综合征、骨质疏松等副作用，因此长期用药受到限制。

3. 应该使手术患者了解术后 1 个月返院检查的内容、具体时间、地点及联系人等，患者的性生活、日常活动恢复均需通过术后复查、评估后确定。出现不适或异常症状时需及时就诊。

知识窗

子宫肌瘤合并妊娠者的护理

子宫肌瘤合并妊娠占肌瘤患者的 0.5%～1%，占妊娠者的 0.3%～0.5%，肌瘤小且无症状者常被忽略，因此实际发生率高于报道。子宫黏膜下肌瘤可影响受精卵着床导致早期流产；较大的子宫肌壁间肌瘤因子宫腔变形或内膜供血不足等可引起流产；肌瘤也可影响胎先露正常下降，导致胎位异常、产道梗阻等情况。子宫肌瘤合并妊娠者应该及时就诊，主动接受并配合医疗指导。子宫肌瘤合并中晚期妊娠者需要定期接受孕期检查，多能自然分娩，无需急于干预；但要警惕妊娠期及产褥期肌瘤发生难产时，应遵医嘱做好剖宫产术前准备及术后护理。

四、护理评价

1. 积极补充营养，患者未发生贫血或贫血得到及时纠正。

2. 患者能叙述子宫肌瘤的治疗方法及术后的效果。

3. 患者出院后有能力和信心适应术后的生活。

议一议

以小组为单位讨论：子宫肌瘤都有哪些近期和远期并发症状？根据患者不同的身体状况，该如何开展护理措施？

· 任务拓展 ·

患者信息

姓名：王某某	性别：女	年龄：42 岁
民族：汉	婚姻：已婚	职业：工人
身高：160 cm	体重：58 kg	供史者：本人

现病史：患者既往月经规律，两年前无明显诱因地出现经量增多伴经期延长，经量增至既往两倍，经期延长至 10～14 天，近半年来自觉头晕，无腹痛、发热等不适。今来我院就诊，门诊拟“子宫肌瘤”收住入院。

既往史：平时体健，否认药物过敏病史，否认传染病病史，否认高血压、糖尿病、肿瘤等家族史，无手术外伤史。

个人史：无吸烟、饮酒嗜好，无吸毒及冶游史。

月经婚育史：14 岁月经初潮，既往月经周期规律 28～35 天，经期 5～7 天，量中，色暗红，无痛经。末次月经：2022-02-06。已婚，育有 1 女，流产 1 次。

家族史：否认家族成员中遗传病、精神病、肿瘤等类似的病史。

体格检查：T 36.6 ℃，P 89 次/分，R 20 次/分，BP 103/62 mmHg，神志清醒，精神状况欠佳。妇科检查：外阴阴道无异常，子宫颈光滑，前位子宫，如孕 2 月余大小，且外形不规则，质硬，活动度好，无压痛。双侧附件无包块，无压痛。**初步诊断：**子宫肌瘤。

辅助检查：血常规示：Hb 70 g/L，B 超示：子宫多发肌瘤。

· 任务落实(分组角色扮演、情景模拟) ·

1. 如何对患者实施护理评估？

2. 术前应协助医生做好哪些准备？

3. 在手术治疗后，护士该如何实施护理？

· 任务评价 ·

评价内容	内容细分	分值	评分记录分配			备注
			自我评价	学生互评	教师评价	
专业知识						
专业能力						
职业素养						

子任务3　子宫内膜癌患者的护理

· 临床案例 ·

刘女士，65岁，已婚。患者既往月经规律，8年前自然绝经。近2月来出现少量阴道出血，量少，色红，无腹痛，无发热。上周来院门诊行诊刮术，术后病理示：子宫内膜癌，医生建议住院手术治疗。患者拿到病理报告后，特别震惊，无法接受，感觉对生活失去了信心，今为进一步治疗来院。

体格检查：T 36.8℃，P 80次/分，R 18次/分，BP 105/59 mmHg，神志清醒，精神状况欠佳。

妇科检查：阴道内见少量鲜红色血液，子宫颈表面光滑，子宫正常大小，双附件未触及异常。

辅助检查：病理示子宫内膜癌，B超示：子宫及双附件未见明显异常。

思维引导

1. 患者得知自己患癌，感到恐惧、焦虑，无法接受，护士应该如何护理？
2. 患者住院期间，护士为配合医生的治疗应该采取哪些护理措施？

· 任务实施 ·

一、护理评估

（一）健康史

收集病史时应高度重视患者的高危因素，如老年、肥胖、绝经期推迟、少育、不育，以及停经后接受雌激素补充治疗等病史；了解近亲家属中是否有乳腺癌、子宫内膜癌、林奇综合征等病史；高度警惕育龄期女性曾用激素治疗效果不佳的月经失调史。对确诊为子宫内膜癌者，需详细询问并记录发病经过、有关检查治疗及出现症状后机体反应等情况。

（二）身体状况

1. 阴道流血　评估患者阴道流血的量、色、质，有无臭味。

2. 阴道排液　详细了解患者阴道排液的量、色、质和气味等。

3. 晚期癌症状　评估患者疼痛的部位、性质、程度及有无放射痛。评估患者有无贫血、消瘦、发热、恶病质等晚期癌表现。

（三）心理-社会状况

子宫内膜癌多发于绝经后的女性，患者常有孤独感，再有本病的发生增加了患者的心理应激，可产生严重的焦虑。

（四）辅助检查

1. 分段诊断性刮宫　是目前早期诊断子宫内膜癌最常用且最有价值的诊断方法。分段诊断性刮宫的优点是能鉴别子宫内膜癌和子宫颈管腺癌；同时可以明确子宫内膜癌是否累及宫颈管，为制定治疗方案提供依据。该方法通常要求先环刮宫颈管后探宫腔，再行宫腔搔刮内膜，标本分瓶做好标记送病理检查。病理检查结果是确诊子宫内膜癌的依据。

2. 细胞学检查　将特制的宫腔吸管或宫腔刷放入宫腔，吸取分泌物做细胞学检查，供筛选检查用。

3. 宫腔镜检查　可直接观察子宫腔及宫颈管内有无病灶存在、了解病灶的生长情况，并在直视下取可疑病灶活组织送病理检查。可减少对早期患者的漏诊，但有促进癌组织扩散的可能。

4. B 超检查　经阴道 B 超检查可了解子宫大小、形状、宫腔内有无赘生物、子宫内膜厚度，子宫肌层有无浸润及浸润深度等，为临床诊断及处理提供参考。

（五）处理原则

目前子宫内膜癌的治疗方法包括手术治疗、放疗、化疗和孕激素治疗。治疗方案需根据肿瘤累及范围和组织学类型，结合患者年龄及全身情况制定。早期患者以手术治疗为主，术后根据高危因素选择辅助治疗方法；晚期患者则采用手术治疗、放疗、化疗等综合治疗方案。

手术治疗是患者首选的治疗方法，通过手术切除病灶，同时进行手术-病理分期。根据病情选择手术方案，如筋膜外子宫全切术及双侧附件切除术；或行广泛性子宫切除术及双侧附件切除术，同时行盆腔淋巴结清扫术及腹主动脉旁淋巴结清扫术；或肿瘤细胞减灭术。

二、护理思维与实践训练

治疗护理

（一）护理目标

- 患者住院期间能积极配合诊治全过程。
- 患者出院后能掌握自我护理内容和康复计划。

（二）护理措施

- 协助患者接受各种诊治方案。
- 鼓励患者摄入足够的营养，以最佳的身心状态接受手术治疗。
- 为需要接受手术治疗的患者提供腹部及阴道护理；将手术切除标本及时送交进行常规病理学检查，癌组织还需要进行雌、孕激素受体检测，以作为术后进行辅助治疗的依据。患者术后 6～7 日阴道残端羊肠线吸收或感染时可致残端出血，需严密观察并记录出血情况；此期间患者应减少活动。
- 帮助患者了解抗癌药物（大剂量孕激素、他莫昔芬）的选择和使用方法。
- 做好出院指导。

得知患癌 → 恐惧、焦虑	(一)护理目标　患者恐惧感减轻，接受目前治疗方案，主动配合治疗。 (二)护理措施 • 安慰患者，向患者及家属介绍子宫内膜癌相关知识，减轻患者焦虑、恐惧心理。 • 倾听患者诉说，并传达正向信息影响患者。 • 帮助患者选用促进睡眠的方法，必要时应用镇静剂保障睡眠。 • 提供绝经期女性生理心理变化的知识。

三、健康指导

1. 普及防癌知识，大力宣传要定期进行防癌检查。中老年女性应每年接受一次妇科检查，注意子宫内膜癌的高危因素和人群。严格掌握雌激素的用药指征，加强用药期间的监护、随访措施。督促围绝经期、月经紊乱及绝经后出现不规则阴道流血女性，进行必要检查帮助排除子宫内膜癌的可能，并接受正规治疗。对大多数女性，不建议进行子宫内膜癌的常规筛查。林奇综合征女性罹患子宫内膜癌的风险显著增加，应进行子宫内膜癌筛查及最终行子宫切除术来降低风险。

2. 使患者了解孕激素治疗的作用机制，可能是直接作用于癌细胞并与孕激素受体结合形成复合物进入细胞核，延缓 DNA 复制和 RNA 转录过程，从而抑制癌细胞的生长。常用各种人工合成的孕激素制剂，如醋酸甲羟孕酮、己酸孕酮。孕激素应高效、大剂量、长期应用，至少应用 12 周以上方能评定疗效，患者需要有配合治疗的耐心和信心。用药的不良反应为水钠潴留、药物性肝炎等，但停药后即好转。

3. 使接受放疗的患者理解术前放疗可缩小病灶，为手术创造条件。术后放疗是子宫内膜癌患者最主要的术后辅助治疗方法，可减少局部复发，提高生存率。接受盆腔内放疗者，事先灌肠并留置导尿管，以保持直肠、膀胱空虚状态，避免放射性损伤。盆腔内置入放射源期间，保证患者绝对卧床，但应进行床上肢体运动，以免出现因长期卧床而出现的并发症。取出放射源后，鼓励患者渐进性下床活动并承担生活自理项目。

4. 出院指导　患者完成治疗后应进行定期随访，及时发现异常情况，确定后续处理方案，同时建议恢复性生活的时间及体力活动的程度。随访时间为术后 2～3 年内每 3 个月 1 次，3 年后每 6 个月 1 次，5 年后每年 1 次。随访内容包括详细病史(包括新的症状)、盆腔检查、细胞学检查、胸部 X 线检查、血清 CA125 检测等，必要时可做 CT 及 MRI 检查。子宫根治术后、服药或放射治疗后，患者可能出现阴道分泌物减少、性交痛等症状，需要为患者提供咨询指导服务，例如指导患者局部使用水溶性润滑剂等以增进性生活舒适度。

知识窗

免疫与靶向治疗联用：子宫内膜癌治疗新视角

子宫内膜癌(endometrial carcinoma)作为女性生殖系统三大恶性肿瘤之一，近年来发病率在世界范围内呈上升趋势。复发或转移性子宫内膜癌的预后较差，一线治疗包括铂类药物化疗或激素治疗，目前尚无标准的后续疗法。近年来，人们对子宫内膜癌分子生物学基础的认识有了很大进展，并找到了治疗子宫内膜癌的潜在靶点。靶向治疗如聚腺苷二磷酸核糖聚合酶［poly(ADP-Ribose)polymerase，PARP］抑制剂和免疫治疗如程序性死亡蛋白-1(programmed death-1，PD-1)及程序性死亡蛋白配体-1(programmed death ligand-1，PD-L1)抑制剂有可能有效对抗特定亚型的子宫内膜癌。临床研究表明，联合使用这些药物可能产生协同效应。

四、护理评价

1. 住院期间，患者主动参与治疗过程并表现出积极配合的行为。
2. 出院时，患者如期恢复体能并承担生活自理。

议一议

以小组为单位讨论：子宫内膜癌都有哪些近期和远期并发症状？根据患者不同的身体状况，该如何实施护理措施？

·任务拓展·

患者信息

姓名：刘某某	性别：女	年龄：65 岁
民族：汉	婚姻：已婚	职业：农民
身高：158 cm	体重：65 kg	供史者：本人

现病史：患者既往月经规律，8 年前自然绝经。近 2 月来出现少量阴道出血，量少，色红，无腹痛，无发热。上周来院门诊行诊刮术，术后病理示：子宫内膜腺癌，医生建议住院手术治疗。患者拿到病理报告后，特别震惊，无法接受，感觉对生活失去了信心，今为进一步治疗来院。

既往史：平时体健，否认药物过敏史，否认传染病病史，有高血压病史，否认糖尿病、肿瘤等家族史，无手术外伤史。

个人史：无吸烟、饮酒嗜好，无吸毒及冶游史。

月经婚育史：13岁月经初潮，既往月经周期规律32天，经期4～7天，量中，色暗红，无痛经。8年前自然绝经。近2月来出现少量阴道出血，量少，色红，无腹痛，无发热。已婚，育有3子，流产1次。

家族史：否认家族成员中遗传病、精神病、肿瘤等类似的病史。

体格检查：T 36.8℃，P 80次/分，R 18次/分，BP 105/59 mmHg，神志清醒，精神状况欠佳。妇科检查：阴道内见少量鲜红色血液，子宫颈表面光滑，子宫正常大小，双附件未触及异常。

初步诊断：子宫内膜癌。

辅助检查：子宫内膜活检病理示子宫内膜腺癌，B超示子宫及双附件未见明显异常。

·任务落实(分组角色扮演、情景模拟)·

1. 如何对患者实施护理评估?

2. 术前应协助医生做好哪些准备?

3. 在手术治疗后，护士该如何实施护理?

·任务评价·

评价内容	内容细分	分值	评分记录分配			备注
			自我评价	学生互评	教师评价	
专业知识						
专业能力						
职业素养						

子任务4　卵巢肿瘤患者的护理

·临床案例·

吴女士，女，27岁，已婚未育，因同房后突发右下腹剧痛2 h来我院急诊。患者2 h前同房后突感右下腹剧痛难忍，同时出现肛门坠胀感，伴恶心、无呕吐，无发热，无放射性疼痛，排便后腹痛未缓解。患者平素月经周期为5天/30天，经量适中，无痛经。

入院后妇科检查：外阴正常，阴道畅，子宫颈光滑，有举痛，后位子宫，正常大小，质中，活动好。右附件区及一个约4 cm×4 cm×5 cm大小的包块，囊性，界不清，有压痛。

辅助检查：人绒毛膜促性腺激素(hCG)(—)，B超示：盆腔囊性肿块，卵巢囊肿蒂扭转可能。

思维引导

1. 患者得知自己可能是卵巢囊肿蒂扭转，害怕卵巢被切除，影响生育，也害怕是恶性肿瘤，因此压力很大，对此护士应该采取哪些护理措施？

2. 患者因为接受手术治疗感到恐惧、不安，护士应该采取哪些护理措施？

·任务实施·

一、护理评估

（一）健康史

早期患者多无特殊症状，通常于妇科普查中发现盆腔肿块而就医。了解患者与发病有关的高危因素，根据患者年龄、病程长短及局部体征等，判断是否为卵巢肿瘤、有无并发症，并对肿瘤的良恶性做出初步判断。

（二）身体状况

体积小的卵巢肿瘤早期不易诊断，尤其肥胖女性或妇科检查时腹部不放松的患者很难发现。被确定为卵巢肿块的患者，在定期追踪检查过程中应注意肿块生长速度、质地，以及伴随出现的腹胀、膀胱直肠的压迫症状，营养消耗、食欲下降等恶性肿瘤的临床特征，出现并发症时，患者也将出现相应的临床症状和体征。

随着卵巢肿瘤增大，妇科双合诊检查/三合诊检查时通常发现：阴道穹窿部饱满，可触及瘤体下极，宫体位于肿瘤的侧方或前后方，宫旁一侧或双侧可扪及囊性或实性包块，子宫表面光滑或凹凸不平，活动或固定不动。通过盆腔检查可以了解卵巢肿块的质地、大小、单侧或双侧、活动度、肿块与子宫及周围组织的关系，初步判断有无恶性可能。

卵巢肿瘤常见并发症：

1. 蒂扭转　是妇科常见的急腹症，约10%卵巢肿瘤可能发生蒂扭转。蒂扭转好发于瘤蒂长、活动度大、中等大小、重心偏于一侧的肿瘤（如畸胎瘤）。患者体位突然改变、妊娠期或产褥期由于子宫大小和位置的改变、腹压骤降均易引发蒂扭转。卵巢肿瘤的蒂由患侧的骨盆漏斗韧带、卵巢固有韧带和输卵管组成。急性蒂扭转后因静脉回流受阻，瘤内极度充血，瘤体可迅速增大，后因动脉血流受阻瘤体发生坏死变为紫黑色，可继发破裂和感染。患者的典型症状为突发的一侧下腹剧痛，常伴恶心、呕吐甚至休克。盆腔检查可触及张力较大的肿物，瘤蒂处压痛最明显，并有肌紧张。若是不全扭转有时可自然复位，患者腹痛也随之缓解。蒂扭转一经确诊应尽快手术。

2. 破裂　约有3%卵巢肿瘤可能发生破裂，有外伤性破裂及自发性破裂两种。外伤性破裂常因腹部受到重压、穿刺、分娩、性交、盆腔检查等所致；自发性破裂则因肿瘤生长过速所致，多数为恶性肿瘤浸润性生长侵蚀囊壁引起。症状轻重取决于肿瘤的性质及流入腹腔的囊液量，轻者仅感到轻微腹痛，重者表现为剧烈腹痛、恶心、呕吐、腹膜炎症状及休克。妇科检查可触及腹部压痛、腹肌紧张，甚至腹水征，原有的肿块不能扪及或扪及缩小的低张性肿块。怀疑肿瘤破裂时应立即剖腹探查。

3. 感染 较少见，多因肿瘤扭转或破裂引起，也可因邻近器官感染灶如阑尾脓肿扩散引起。患者表现为发热、腹部压痛、反跳痛、肌紧张及白细胞计数升高等腹膜炎征象。发生感染者应先用抗生素抗感染，后行手术切除肿瘤，若短期内无法控制感染则宜即刻手术。

4. 恶变 肿瘤迅速生长，尤其双侧性应警惕恶变可能，确诊后尽早手术。

(三)心理-社会状况

患者及其家属在等待确定卵巢肿瘤性质期间，是一个艰难而又恐惧的时段，护理对象迫切需要相关信息支持，并渴望尽早得到确切的诊断结果。当患者了解自己患有可能致死的疾病、该病的治疗将改变自己的生育状态及既往生活方式时，会产生极大压力，需要护士协助应对这些压力。

(四)辅助检查

1. B 超 可了解肿块的部位、大小、形态及性质，从而对肿块来源做出定位，并与腹水和结核性包裹性积液进行鉴别。但对于直径<1 cm 的实性肿瘤不易测出。

2. 腹腔镜检查 可直视肿块的大体情况，必要时在可疑部位取多点活检，抽吸腹水行细胞学检查。

3. 细胞学检查 通过腹水、腹腔冲洗液和胸腔积液查找癌细胞，确定患者临床分期并选择治疗方案。

4. 细针穿刺活检 用长细针(直径 0.6 mm)经阴道或直肠直接刺入肿瘤，在真空情况下进行抽吸，边抽边退出穿刺针，将抽得的组织或液体做涂片或病理切片检查以明确诊断。

5. 放射学诊断 卵巢畸胎瘤行 X 线检查，可显示牙齿及骨质等。淋巴造影可判断有无淋巴道转移，CT 检查能清晰显示肿块。

6. 肿瘤标志物 通过免疫学、生物化学等方法测定患者血清中的肿瘤标志物，用于辅助诊断及病情监测。

(1)血清 CA125：敏感性较高，特异性较差。80%卵巢上皮性癌患者血清 CA125 水平升高，90%以上患者 CA125 水平与病情缓解或恶化相关，因此可用于监测病情。

(2)血清 AFP：对卵黄囊瘤有特异性诊断价值，对未成熟畸胎瘤、混合性无性细胞瘤中含卵黄囊成分患者同样有协助诊断意义。

(3)人绒毛膜促性腺激素(hCG)：对原发性卵巢绒毛膜癌有特异性诊断价值。

(4)性激素：颗粒细胞瘤、卵泡膜细胞瘤会分泌较高水平的雌激素，浆液性、黏液性囊腺瘤等有时也可分泌一定量的雌激素。

(5)人附睾蛋白4(HE4)：是一种新的卵巢癌肿瘤标志物，在卵巢癌的早期检测、鉴别诊断、治疗监测及预后评估中可用，目前推荐与CA125联合应用，帮助诊断卵巢癌。

(6)CA199和癌胚抗原(CEA)：卵巢上皮肿瘤患者会升高，对卵巢黏液性癌的诊断价值较高。

（五）处理原则

卵巢肿瘤一经确诊，首选手术治疗。患者的肿瘤性质、病变累及范围、对侧卵巢情况、年龄、生育要求、对手术的耐受力等决定了手术范围及方式。

1. 良性肿瘤 年轻、单侧良性卵巢肿瘤女性可行患侧卵巢肿瘤剥除术或卵巢切除术，保留患侧正常卵巢组织或对侧正常卵巢；双侧良性肿瘤女性应行肿瘤剥除术。绝经后期女性可行子宫及双侧卵巢切除术，术中需判断卵巢肿瘤的良恶性，必要时做冰冻切片组织学检查，确定肿瘤的性质以明确手术范围。

2. 交界性肿瘤 主要手术治疗。年轻希望保留生育功能的Ⅰ期患者，可以保留正常的子宫和对侧卵巢，晚期患者同恶性肿瘤。

3. 恶性肿瘤 以手术治疗为主，辅以化、放疗的综合治疗方案。晚期卵巢癌患者进行肿瘤细胞减灭术，切除所有原发灶，尽可能切除所有转移灶，残余肿瘤直径越小越好。

4. 卵巢肿瘤并发症 一经确诊立即手术，考虑卵巢瘤样病变且囊肿直径小于5 cm者可进行随访观察。

二、护理思维与实践训练

治疗护理

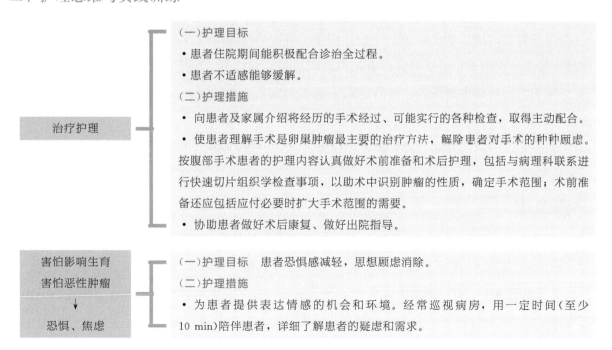

(一)护理目标
- 患者住院期间能积极配合诊治全过程。
- 患者不适感能够缓解。

(二)护理措施
- 向患者及家属介绍将经历的手术经过、可能实行的各种检查，取得主动配合。
- 使患者理解手术是卵巢肿瘤最主要的治疗方法，解除患者对手术的种种顾虑。按腹部手术患者的护理内容认真做好术前准备和术后护理，包括与病理科联系进行快速切片组织学检查事项，以助术中识别肿瘤的性质，确定手术范围；术前准备还应包括应付必要时扩大手术范围的需要。
- 协助患者做好术后康复、做好出院指导。

害怕影响生育 害怕恶性肿瘤 → 恐惧、焦虑

(一)护理目标 患者恐惧感减轻，思想顾虑消除。

(二)护理措施
- 为患者提供表达情感的机会和环境。经常巡视病房，用一定时间(至少10 min)陪伴患者，详细了解患者的疑虑和需求。

害怕影响生育 害怕恶性 ↓ 恐惧、焦虑	• 评估患者焦虑的程度及应对压力的技巧；耐心向患者讲解病情，解答患者的提问。安排访问已康复的病友，分享感受，增强治愈信心。 • 鼓励患者尽可能参与护理活动，接受患者无破坏性的应对压力方式，以维持其独立性和生活自控能力。 • 鼓励家属参与照顾患者，为他们提供单独相处的时间及场所，增进家庭成员间互动作用。

三、健康指导

1. 做好随访工作

(1)卵巢非赘生性肿瘤直径<5 cm者，应定期(3～6个月)进行复查并详细记录。

(2)手术后患者根据病理报告结果配合治疗：良性者术后1个月常规复查，恶性肿瘤患者常需辅以化疗，按照组织类型制定不同化疗方案，疗程多因个案情况而异。早期患者常采用静脉化疗3～6个疗程，疗程间隔4周。晚期患者可采用静脉腹腔联合化疗或静脉化疗6～8个疗程，疗程间隔3周。老年患者可用卡铂或紫杉醇单药化疗。护士应配合家属督促、协助患者克服实际困难，努力完成治疗计划以提高疗效。

(3)卵巢癌易于复发，患者需长期接受随访和监测。随访时间：术后1年内，每月1次；术后第2年，每3个月1次；术后3～5年视病情每4～6个月1次；5年以上者，每年1次。随访内容包括临床症状与体征、全身及盆腔检查、B超检查等，必要时做CT或MRI检查；根据病情需要测定血清CA125、AFP、hCG等肿瘤标志物。

2. 加强预防保健意识

(1)向女性宣传卵巢癌的高危因素，并提倡高蛋白、富含维生素A的饮食，避免高胆固醇饮食，高危女性可预防性口服避孕药。

(2)做好普查普治工作，30岁以上女性应每年进行一次妇科检查，高危人群不论年龄大小最好每半年接受一次检查，必要时进行B超检查和检测CA125等肿瘤标志物。

(3)卵巢实性肿瘤或囊性肿瘤直径>5 cm者应及时行手术切除，盆腔肿块诊断不清或药物治疗无效患者应尽早行腹腔镜检查或剖腹探查术。

(4)乳腺癌、子宫内膜癌、胃肠癌等肿瘤患者，术后随访中应定期接受妇科检查，以明确有无卵巢转移癌。

知识窗1

妊娠合并卵巢肿瘤患者的护理

妊娠合并卵巢肿瘤的患者比较常见，其危害性较非孕期大，恶性肿瘤患者很少妊娠。合并良性肿瘤患者：早孕者可等待孕12周后手术，以免引起流产；妊娠晚期发现肿瘤者可等待至妊娠足月行剖宫产术，同时切除卵巢。需为患者提供相应的手术护理。合并恶性肿瘤患者：诊断或考虑为恶性肿瘤患者，应及早手术并终止妊娠，其处理和护理原则同非孕期。

知识窗 2

卵巢癌靶向治疗研究进展

多项研究提示以二磷酸腺苷核糖聚合酶抑制剂和抗血管生成药物为主的靶向药物用于维持治疗能显著延缓复发并改善患儿的生存预后。此外，用于多线治疗后复发的单药治疗也初显疗效。虽然免疫检查点抑制剂单药治疗效果有效，但联合其他靶向或化疗药物可不同程度地提高免疫活性。

四、护理评价

1. 患者在住院期间，能与同室病友交流并积极配合各种诊治过程。
2. 患者能描述造成压力、引起焦虑的原因，并表示用积极的方式面对现实健康问题。
3. 患者出院后有能力和信心适应术后的生活。

议一议

以小组为单位讨论：卵巢肿瘤都有哪些近期和远期并发症状？根据患者不同的身体状况，该如何开展护理措施？

·任务拓展·

患者信息

姓名：吴某某	性别：女	年龄：27 岁
民族：汉	婚姻：已婚	职业：工人
身高：162 cm	体重：56 kg	供史者：本人

现病史：因同房后突发右下腹剧痛 2 h 来我院急诊。患者 2 h 前同房后突感右下腹剧痛难忍，同时出现肛门坠胀感，伴恶心、无呕吐，无发热，无放射性疼痛，排便后腹痛未缓解。急诊查血 hCG(－)，B 超示：盆腔囊性肿块，卵巢囊肿扭转可能。

既往史：平时体健，否认药物过敏史，否认传染病病史，否认高血压、糖尿病、肿瘤等家族史，无手术外伤史。

个人史：无吸烟、饮酒嗜好，无吸毒及冶游史。

月经婚育史：12 岁月经初潮，既往月经周期为 30 天，经期 5 天，量中，色暗红，无痛经。末次月经：2022-05-08。已婚，未育，3 年前流产一次。

家族史：否认家族成员中遗传病、精神病、肿瘤等类似的病史。

体格检查：T 36.3℃，P 78 次/分，R 18 次/分，BP 101/62 mmHg，神志清醒，精神状况欠佳。妇科检查：外阴正常，阴道畅，子宫颈光滑，有举痛，子宫后位，常大，质中，活动度好。右附件区扪及一个约 4 cm×4 cm×5 cm 大小的包块，囊性，界不清，有压痛。

初步诊断：腹痛待查：卵巢囊肿蒂扭转可能？

辅助检查：B 超示：盆腔囊性肿块，卵巢囊肿扭转可能，血 hCG(－)。

·任务落实(分组角色扮演、情景模拟)·

1. 如何对患者实施护理评估？
2. 术前应协助医生做好哪些准备？
3. 在手术治疗后，护士该如何实施护理？

·任务评价·

评价内容	内容细分	分值	评分记录分配			备注
			自我评价	学生互评	教师评价	
专业知识						
专业能力						
职业素养						

阴道擦洗

·情境导入·

患者，已婚女性，29 岁。近一周来感外阴瘙痒伴阴道分泌物增多。检查：外阴可见抓痕，阴道分泌物呈脓性，量多，有腥臭味，子宫颈表面充血。拟行阴道擦洗。

·任务目标·

1. 知识目标　掌握阴道擦洗的目的和适应证。
2. 能力目标　掌握阴道擦洗护理技术。
3. 素养目标　养成操作认真、负责的态度且在护理操作中关爱女性、尊重隐私。

一、目的

治疗阴道和子宫颈炎症、术前准备。

二、适应证

1. 各种阴道炎及宫颈炎。
2. 子宫切除术前阴道准备、经阴道手术前阴道准备。

三、操作步骤

阴道擦洗操作方法

操作前准备	
1. 环境准备	环境隐秘、温湿度适宜、灯光柔和
2. 物品准备	(1)一次性臀垫 1 块，无菌手套 1 副
	(2)会阴擦洗包(内含弯盘 1 对、卵圆钳 2 把、消毒小药杯 1 个)、大镊子、敷料罐(内含消毒干棉球)、窥器 1 只、消毒长棉签、消毒干棉球、聚维酮碘(碘伏)原液 100 ml 或 0.1%苯扎溴铵 100 ml
	(3)打开会阴擦洗包，取 3～5 只已充分浸渍消毒液的棉球放入小药杯中
3. 操作者准备	衣帽整洁、戴口罩、洗手、戴一次性手套
4. 患者准备	排空膀胱，脱去一条裤腿，取膀胱截石位，暴露外阴，臀下垫臀垫
操作步骤	
核对、评估	操作者戴手套，取窥器涂润滑油，保持窥器闭合状态，操作者用一手食指及拇指分开双侧小阴唇，暴露阴道口。另一手持窥器避开阴蒂敏感部位，成 45°沿阴道侧后壁轻轻置入阴道，边推边旋缓慢张开两叶，充分暴露阴道壁、子宫颈及穹窿后部，固定窥器
第一步：放窥器	阴道冲洗后，用窥器暴露阴道和子宫颈，用长镊子夹取消毒干棉球擦干子宫颈、阴道穹窿及阴道壁周围的黏液或炎性分泌物
第二步：擦洗阴道	将擦洗弯盘放在一次性臀垫上，用一把(清洁)卵圆钳夹取 3 只已充分浸渍消毒液的棉球放于一个弯盘(清洁)中，拟用(清洁)卵圆钳分别钳取已充分浸渍消毒液的棉球递给另一把卵圆钳进行阴道擦洗
第三步：转窥器擦洗	操作者左手松开窥器固定处，但仍左手扶住窥器，右手取卵圆钳夹取已充分浸渍消毒液的棉球擦洗子宫颈、阴道宫颈穹窿、阴道壁。右手擦洗左手轻轻转动窥器，并围绕子宫颈轻轻上下左右移动，确保穹窿和阴道壁各个侧面均被擦到
第四步：再次擦洗	再固定窥器。再用(清洁)卵圆钳夹取一个已充分浸渍消毒液的棉球递给另一把卵圆钳进行再次阴道擦洗，直至阴道与子宫颈及穹窿部清洁
第五步：退窥器	松窥器并闭合，再次成 45°轻轻退出阴道
操作后安置	
安置患者	整理衣裤及床单位，协助患者取舒适卧位
物品整理归位	按医院感染控制要求把用物分类处理、洗手记录

四、注意事项

1. 天冷时注意保暖，注意保护患者隐私。

2. 擦洗时注意观察阴道内分泌物情况。如分泌物多，异味重，则应多用几个棉球擦洗，并注意棉球上分泌物，及时更换。

3. 擦洗过程中操作要轻柔，卵圆钳不宜插入过深，以免损伤阴道壁或子宫颈引起出血。

4. 在擦洗时，应轻轻转动窥器，并围绕子宫颈轻轻上下左右移动，确保穹窿和阴道壁各个侧面均被擦到，达到理想的擦洗效果。

5. 未婚者不做阴道擦洗，必要时可做外阴擦洗。

· 项目检测 ·

项目检测及参考答案

任务五 生殖系统损伤患者的护理

· 任务目标 ·

1. 知识目标　掌握生殖系统损伤患者的身体状况、护理问题和护理措施；熟悉外阴阴道损伤的病因、临床表现、处理原则。

2. 能力目标　能对生殖系统损伤患者进行全面的护理评估，针对出现的护理问题，提供整体护理和健康指导。

3. 素养目标　能关爱、尊重、理解女性，具有良好的职业道德。学会与患者进行良好的沟通，尊重生命，具有高度的爱心、责任心及团队合作意识。

子任务 1　外阴阴道损伤患者护理

· 临床案例 ·

陈女士，28 岁，孕 39 周，臀位助产，婴儿体重 3600 g，总产程 16 h，会阴未破裂，产后观察 2 h 送回病房，大约 1 h 后自觉右部臀部疼痛，不能坐起。患者因右臀部疼痛剧烈，情绪烦躁。立即做阴道检查，触及右侧阴道壁距阴道口 3 cm 处，有约 5 cm×7 cm 大小的肿块，向阔韧带伸展，上界不清，拟进一步手术处理。

体格检查：T 36.8℃，P 90 次/分，R 18 次/分，BP 102/60 mmHg，神志清醒，精神状况欠佳。

阴道检查：触及右侧阴道壁距阴道口 3 cm 处，有约 5 cm×7 cm 大小的肿块，向子宫阔韧带伸展，上界不清。

思维引导

1. 患者产后感右侧臀部疼痛剧烈，感到烦躁、恐惧，护士应该如何护理？

2. 护士为配合医生的治疗应该采取哪些护理措施？

·任务实施·

一、护理评估

（一）健康史

了解创伤的原因，判断是因外伤、遭强暴所致，还是分娩创伤未及时缝合所致。

（二）身体状况

评估外阴或阴道裂伤的部位、程度，观察血肿的部位、大小，局部组织有无红肿及脓性分泌物。评估疼痛的程度、性质及出血量；损伤轻者出血量少，疼痛轻微；损伤大者会有大量出血，疼痛难以忍受，患者常有休克及贫血表现；感染者体温升高，局部有红、肿、热、痛等炎性反应。

（三）心理-社会状况

患者及家属常由于突然发生的意外事件而表现出惊慌、焦虑。护士需评估患者及家属对损伤的反应，识别其异常的心理反应。

（四）辅助检查

实验室检查结果显示，出血多患者红细胞计数及血红蛋白值下降，有感染患者白细胞数目增高。

（五）处理原则

处理原则为止血、止痛、防治感染和抗休克。

二、护理思维与实践训练

患者疼痛
烦躁恐惧
↓
恐惧、急性疼痛

（一）护理目标　患者恐惧感减轻，疼痛减轻，接受目前治疗方案，主动配合治疗。

（二）护理措施

- 突然的创伤常导致患者和家属恐惧、担忧，护士应在抢救休克、准备手术的过程中使用亲切、温和的语言安慰、鼓励患者，使其积极配合治疗。
- 同时做好家属的心理护理，使其能够为患者提供支持，更好地完成护理工作。

治疗护理

（一）护理目标

- 患者在治疗 24 h 内，无明显疼痛，生命体征正常。
- 住院期间患者和家属能积极配合治疗。

（二）护理措施

- 严密观察生命体征，预防和纠正休克。对于出血量多或血肿较大伴面色苍白者立即使患者平卧、吸氧，开通静脉通路，做好血常规检查及配血、输血准备；给予心电监护，密切观察患者血压、脉搏、呼吸、尿量及神志的变化。对于大的外阴、阴道血肿应在抢救休克的同时，配合医生进行止血，并做好术前准备；应做好配血、皮肤准备，嘱患者暂时禁食，充分消毒外阴及伤口，向患者及家属讲解

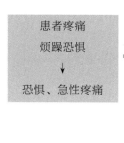

治疗护理	手术的必要性、手术的过程及注意事项，取得配合。有活动性出血者应按解剖关系迅速缝合止血。 • 术后护理外阴，阴道创伤手术后阴道内常填塞纱条、外阴加压包扎，患者疼痛明显，应积极止痛；阴道纱条取出或外阴包扎松解后应密切观察阴道及外阴伤口有无出血，患者有无进行性疼痛加剧或阴道、肛门坠胀等再次血肿的症状；保持外阴部清洁、干燥；遵医嘱给予抗生素防治感染。

三、健康指导

对于血肿小采取保守治疗者，嘱患者采取正确的体位，保持外阴部的清洁、干燥，每日外阴冲洗 3 次，大便后及时清洁外阴，遵医嘱及时给予止血、止痛药物。注意观察血肿的变化，24 h 内冷敷，降低局部血流速度及局部神经的敏感性，减轻患者的疼痛及不舒适感。也可用棉垫、丁字带加压包扎，防止血肿扩大，24 h 后可以热敷或行外阴部烤灯，以促进水肿或血肿的吸收。

知识窗

阴道血肿的高危因素

1. 妊娠合并症　当孕妇患有妊娠期高血压时，其全身小动脉会发生痉挛、血液浓缩、管腔狭窄及高凝状态，从而使组织缺氧，导致血管脆性增加及微血管病变。

2. 产程异常　当产妇有滞产、急产及巨大儿等情况发生时，特别是发生急产的初产妇，其阴部会相对较紧，软产道组织未得到足够扩张，且胎头的下降速度过于快速，其冲力会对软产道组织造成损伤且使血管发生断裂，从而引发血肿。

3. 会阴伤口缝合不佳　当产妇有难产、急产等现象时，通常会发生产道裂伤，而由于助产士对其进行缝合的技术不佳，使损伤部位的血管未被严实缝扎，有持续出血及渗血的情况发生，也会引起血肿的发生。

四、护理评价

1. 患者在治疗 24 h 内，无明显疼痛，生命体征正常。

2. 住院期间患者和家属能积极配合治疗。

议一议

以小组为单位讨论：外阴阴道损伤都有哪些近期和远期并发症状？根据患者不同的身体状况，该如何开展护理措施？

子任务 2　尿瘘患者护理

· 临床案例 ·

刘女士，32 岁，G_2P_1，停经 36 周，下腹阵痛 2 h 入院。第 1 胎因臀位于 1 年半前行剖宫产手术，遂再次行剖宫产术，术中见子宫不完全破裂，术中尿液色红，术后予抗感染、止血等治疗，术后第 2 天拔尿管后，产妇自觉小便失禁，产妇感觉非常担心，害怕小便不能自控，影响生活。

妇科检查：外阴已婚已产型、阴道通畅、子宫颈口见尿液流出，考虑膀胱宫颈瘘，拟进一步治疗。

思维引导

1. 患者产后自觉小便失禁，感到担心、害怕，护士应该如何护理？
2. 护士为配合医生的治疗应该采取哪些护理措施？

· 任务实施 ·

一、护理评估

（一）健康史

通过详细询问患者，了解是否有肿瘤、结核、接受放射治疗等相关病史。了解患者有无难产及盆腔手术史，找出患者发生尿瘘的原因。详细了解患者漏尿发生的时间和漏尿的表现，评估患者目前存在的问题。

（二）身体状况

询问患者漏尿的症状，漏尿的表现形式因漏孔的部位不同而异，一般膀胱瘘孔极小者在膀胱充盈时漏尿；尿道阴道瘘者在排尿时阴道有尿液流出；一侧输尿管阴道瘘者，由于尿液可经另一侧正常的输尿管流入膀胱，所以表现为漏尿同时仍有自主排尿；膀胱阴道瘘者通常不能控制排尿；若是较高位的膀胱内小漏孔则表现为患者在站立时无漏尿，而平卧时则漏尿不止。大的瘘孔通过阴道检查即可发现，明确瘘孔的部位、大小、数目及周围瘢痕情况等，若检查未发现瘘孔，仅见尿液自阴道穹窿一侧流出，多为输尿管阴道瘘。由于尿液长期刺激，部分患者外阴部存在湿疹，注意湿疹面积的大小、涉及的范围、有无溃疡等。

（三）心理 社会状况

由于漏尿影响患者正常生活，患者表现为不愿意出门、与他人接触减少，常伴有无助感，家属和周围人群的不理解加重了患者的自卑、失望等。了解患者及家属对漏尿的感受，有助于缓解护理对象的负性情感。

（四）辅助检查

1. 亚甲蓝试验　鉴别膀胱阴道瘘、膀胱宫颈瘘或输尿管阴道瘘。将 3 个棉球逐一放在阴道顶端、中 1/3 处和远端。将稀释好的 300 ml 亚甲蓝溶液经尿道注入膀胱后，再逐一取出棉球，根据蓝染棉球是在阴道上、中、下段估计瘘孔的位置。蓝色液体经阴道壁小孔溢出为膀胱阴道瘘，自宫颈口溢出为膀胱宫颈瘘，棉球无色或黄染，说明流出的尿液来自肾，则为输尿管阴道瘘。

2. 靛胭脂试验 将 5 ml 靛胭脂注入静脉，10 min 内若看见蓝色液体流入阴道，即可确诊输尿管阴道瘘。

3. 其他 膀胱镜检查可看见膀胱瘘；输尿管镜可明确输尿管阴道瘘；肾显像、排泄性尿路造影也可帮助尿瘘的诊断。

（五）处理原则

手术修补为主要治疗方法。由缺血坏死所致的产后或妇科手术后 7 日左右的漏尿者，一般采用较长时间留置导尿管、变换体位等方法，部分患者的小瘘口偶有自愈的可能。肿瘤、结核所致尿瘘者应积极治疗原发疾病。手术治疗要注意时间的选择。直接损伤的尿瘘应尽早手术修补；其他原因所致的尿瘘及瘘修补失败后应等待 3 个月，待组织水肿消退、局部血液供应恢复正常再进行手术；放疗所致尿瘘应 12 个月后再修补。

二、护理思维与实践训练

患者担心、害怕 → 恐惧、焦虑

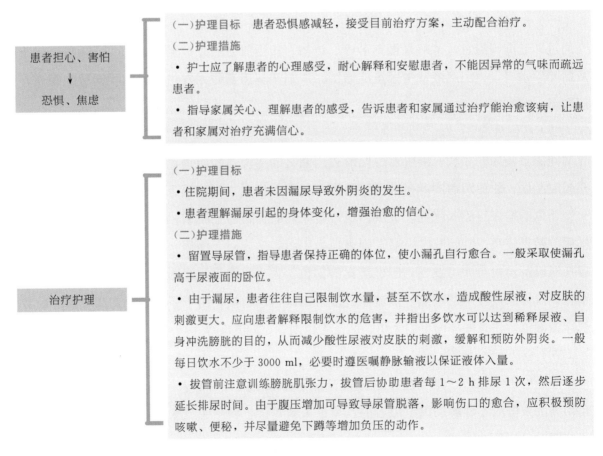

(一)护理目标　患者恐惧感减轻，接受目前治疗方案，主动配合治疗。

(二)护理措施

• 护士应了解患者的心理感受，耐心解释和安慰患者，不能因异常的气味而疏远患者。

• 指导家属关心、理解患者的感受，告诉患者和家属通过治疗能治愈该病，让患者和家属对治疗充满信心。

治疗护理

(一)护理目标

• 住院期间，患者未因漏尿导致外阴炎的发生。

• 患者理解漏尿引起的身体变化，增强治愈的信心。

(二)护理措施

• 留置导尿管，指导患者保持正确的体位，使小漏孔自行愈合。一般采取使漏孔高于尿液面的卧位。

• 由于漏尿，患者往往自己限制饮水量，甚至不饮水，造成酸性尿液，对皮肤的刺激更大。应向患者解释限制饮水的危害，并指出多饮水可以达到稀释尿液、自身冲洗膀胱的目的，从而减少酸性尿液对皮肤的刺激，缓解和预防外阴炎。一般每日饮水不少于 3000 ml，必要时遵医嘱静脉输液以保证液体入量。

• 拔管前注意训练膀胱肌张力，拔管后协助患者每 1～2 h 排尿 1 次，然后逐步延长排尿时间。由于腹压增加可导致导尿管脱落，影响伤口的愈合，应积极预防咳嗽、便秘，并尽量避免下蹲等增加负压的动作。

三、健康指导

出院后遵医嘱继续服用抗生素或雌激素药物；3 个月内禁止性生活及重体力劳动；尿瘘修补

手术成功者妊娠后应加强孕期保健并提前住院分娩；若手术失败，应教会患者保持外阴清洁的方法，尽量避免外阴皮肤的刺激，告知下次手术的时间，让患者有信心再次手术。

知识窗

尿瘘保守治疗——留置导尿管

临床上对分娩或手术后不久出现的膀胱阴道瘘，中小瘘(瘘孔大小分类按曹泽毅主编《中华妇产科学(第2版)》标准：1 cm为小瘘孔；1～3 cm为中等大小瘘孔；>3 cm为较大瘘孔)应放置持续开放导尿管，使膀胱内尿液引流彻底，这样有助于瘘孔挛缩自然愈合并同时应用有效的抗生素控制感染。长时间放置导尿管最大的顾虑莫过于感染，由于新的广谱抗生素的抗菌效果可靠，如果护理得当，多饮水，适当的膀胱冲洗，感染常可避免，延长导尿管放置时间也成为可能，因此，中等大小的手术损伤所致的膀胱阴道瘘保守治疗成功的可能性也在增加。

四、护理评价

1. 出院时，患者外阴、臀部的皮疹消失。
2. 患者能与其他人进行正常的沟通与交流。
3. 患者自我肯定，在治疗全过程能积极配合。

议一议

以小组为单位讨论：尿瘘都有哪些近期和远期并发症状？根据患者不同的身体状况，该如何实施护理措施？

子任务3　子宫脱垂患者护理

·临床案例·

林女士，54岁，G_2P_1。慢性咳嗽10余年，阴道口脱出肿物伴尿频尿急2年余。近半年症状加重，患者情绪烦躁严重影响生活，进一步治疗来院，门诊拟“子宫脱垂”收住入院。

体格检查：T 36.3℃，P 81次/分，R 18次/分，BP 112/68 mmHg，神志清醒，精神状况欠佳。

妇科检查：阴道前壁膨出，子宫颈脱出于阴道口外，子宫体在阴道内，子宫略小，水平位，两侧附件未触及。

思维引导

1. 患者情绪烦躁，严重影响生活，护士应该如何护理？
2. 护士为配合医生的治疗应该采取哪些护理措施？

·任务实施·

一、护理评估

（一）健康史

了解患者有无产程过长、阴道助产及盆底组织撕伤等病史。同时评估患者有无长期腹压增高情况，如慢性咳嗽、盆腹腔肿瘤、便秘。

（二）身体状况

了解患者有无下腹部坠胀、腰骶部酸痛症状，是否有大小便困难，是否在增加腹压时上述症状加重，卧床休息后症状减轻。注意评估脱垂子宫的程度及局部情况，长期暴露的子宫可见子宫颈及阴道壁溃疡，有少量出血或脓性分泌物。嘱患者在膀胱充盈时咳嗽，观察有无漏尿，即压力性尿失禁情况。评估阴道前后壁脱垂程度，应用单叶窥器进行检查：当压住阴道后壁，嘱患者向下用力，可显示阴道前壁膨出的程度及尿道走行的改变。同样压住阴道前壁时嘱患者向下用力，可显示阴道后壁、直肠膨出的程度及肠疝。肛门指诊是区别直肠膨出和肠疝的有效方法，同时亦可评估肛门括约肌的功能。

（三）心理-社会状况

由于长期的子宫脱出使患者行动不便，不能从事体力劳动，大小便异常、性生活受到影响，患者常出现焦虑，情绪低落，不愿与他人交往。

（四）辅助检查

1. **宫颈细胞学检查** 用于排除 CIN 及早期宫颈癌。

2. **膀胱功能检查** 包括尿液感染相关的检测，如尿常规、尿培养、残余尿量测定、泌尿系彩超及尿流动力学检查。

（五）处理原则

除非合并压力性尿失禁，无症状的患者无需治疗。有症状者可采用保守或手术治疗，治疗以安全简单和有效为原则。

（一）非手术治疗

1. **支持疗法** 加强营养，合理安排工作休息，避免重体力劳动；积极治疗便秘、慢性咳嗽及腹腔巨大肿瘤等增加腹压的疾病。

2. **盆底肌锻炼** 可增加盆底肌的张力。盆底肌（肛提肌）锻炼也称为凯格尔（Kegel）运动，指导患者行收缩肛门运动，用力使盆底肌收缩 3s 以上后放松，每次 10～15 min，每日 2～3 次。

3. **放置子宫托** 子宫托是支持子宫和阴道壁并使其维持在阴道内而不脱出的工具，尤其适合全身状况不适宜手术、妊娠期和产后患者，手术前放置可促进膨出面溃疡的愈合。常用的子宫托有喇叭形、环形和球形 3 种。子宫托使用 3 个月后需复查。

4. **中药和针灸** 可促进盆底肌张力恢复，缓解局部症状。

（二）手术治疗

凡非手术治疗无效或Ⅱ、Ⅲ度子宫脱垂者均可根据患者的年龄、全身状况及生育要求等采取个体化治疗。手术目的是缓解症状、恢复正常的解剖位置和脏器功能，有满意的性功能。常选择以下手术方法：阴道壁修补术加子宫主韧带缩短及子宫颈部分切除术——曼氏手术（Manchester 手术），经阴道子宫全切术及阴道前后壁修补术、阴道封闭术及盆底重建手术等。

患者情绪烦躁担心
↓
焦虑

（一）护理目标

• 患者能应用减轻疼痛的方法，出院以后疼痛消失。

• 住院期间患者和家属能积极配合治疗。

（二）护理措施

• 加强患者营养，卧床休息。积极治疗原发疾病，教会患者盆底肌锻炼方法。

• 教会患者子宫托的放取方法　以喇叭形子宫托为例，选择大小适宜的子宫托：放置前让患者排尽大小便，洗净双手，蹲下并两腿分开，一手持托柄，使托盘呈倾斜位进入阴道口，将托柄边向内推边向阴道顶端旋转，直至托盘达子宫颈，然后屏气，使子宫下降，同时用手指将托柄向上推，使托盘牢牢地吸附在子宫颈上（图 1-5-1）。放妥后，将托柄弯度朝前，对正耻骨弓后面便可。取子宫托时，手指捏住子宫托柄，上、下、左、右轻轻摇动，等负压消失后向后外方牵拉，即可自阴道滑出。在使用子宫托时应注意：①放置前阴道应有一定水平的雌激素作用。绝经后女性可选用阴道雌激素霜剂，一般在用子宫托前 4～6 周开始应用，并在放置的过程中长期使用。②子宫托应每日早上放入阴道，睡前取出消毒后备用，避免放置过久压迫生殖道而导致糜烂、溃疡，甚至坏死造成生殖道瘘。③保持阴道清洁，月经期和妊娠期停止使用。④开始使用子宫托以后，分别于第 1、3、6 个月时到医院检查 1 次，以后每 3～6 个月到医院检查 1 次。

• 做好术前准备　术前 5 日开始进行阴道准备，Ⅰ度子宫脱垂患者应每日坐浴 2 次，一般采取 1∶5000 的高锰酸钾或 0.2%聚维酮碘液；对Ⅱ、Ⅲ度子宫脱垂的患者，特别是有溃疡者，行阴道冲洗后局部涂含抗生素的软膏，并勤换内裤。注意冲洗液的温度，一般在 41～43℃为宜，冲洗后戴无菌手套将脱垂的子宫还纳于阴道内，让患者平卧于床上半小时；用清洁的卫生带或丁字带支托下移的子宫，避免子宫与内裤摩擦；积极治疗局部炎症，遵医嘱使用抗生素及局部涂含雌激素的软膏。

• 术后护理术后应卧床休息 7～10 日；留置导尿管 10～14 日；避免增加腹压的动作；术后用缓泻剂预防便秘；每日行外阴擦洗，注意观察阴道分泌物的特点；应用抗生素预防感染。其他护理同行一般会阴部手术的患者。

治疗护理

（一）护理目标　患者能表达焦虑的原因，并能有效地应对，焦虑程度减轻。

（二）护理措施

• 子宫脱垂患者由于长期受疾病折磨，往往有烦躁情绪，护士应为其讲解子宫脱垂的疾病知识和预后。

• 做好家属的工作，让家属理解患者，协助患者早日康复。

二、护理思维与实践训练

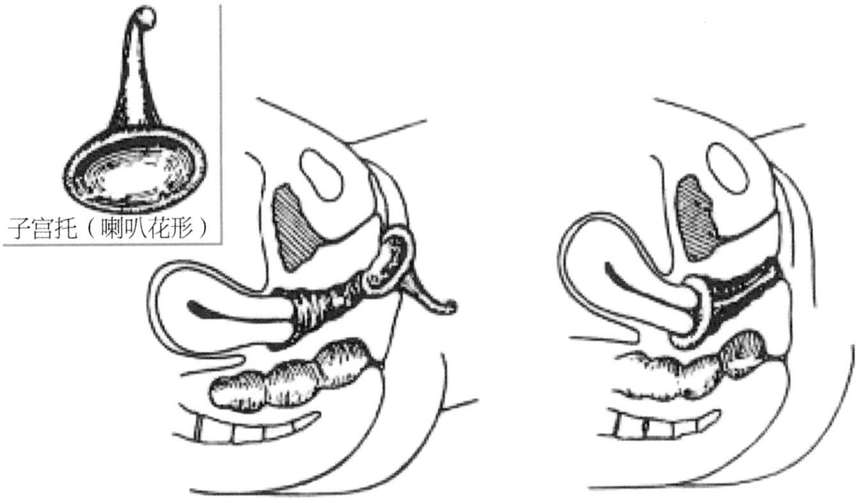

图 1-5-1　喇叭形子宫托放置方法

三、健康指导

术后一般休息 3 个月，禁止盆浴及性生活，半年内避免重体力劳动。出院后 1 个月到医院复查伤口愈合情况；3 个月后再到门诊复查，医生确认完全恢复以后方可有性生活。

知识窗

女性盆底功能障碍性疾病

女性盆底功能障碍性疾病(female pelvic floor dysfunctional，FPFD)又称盆底缺陷或盆底支持组织松弛，是各种病因导致的盆底支持结构缺陷或退化、损伤及功能障碍造成的疾病，包括盆腔器官脱垂、尿失禁、大便失禁、生殖道损伤、性功能障碍、慢性盆腔痛和瘘管等。这些疾病虽非致命性，却严重影响患者的生活质量。盆底作为一个器官，它参与了排便、控制排尿及维持正常生殖器官的位置的功能。过去的观念认为排便异常是直肠及肛门病变导致的，脱垂则主要是子宫及其韧带病变的结果。实际上这些功能的异常都不是单纯直肠、膀胱和子宫等器官的问题，而是盆底本身的功能出现障碍导致的。预防和治疗腹压增加的疾病，避免重体力劳动，提高产科质量、加强产后盆底康复锻炼等措施可以有效预防盆底功能障碍性疾病。随着社会经济的发展和人类对生活质量的注重，这类疾病越来越受到社会的广泛关注，逐渐成为热点问题。

四、护理评价

1. 患者能说出减轻焦虑的措施，并可以积极应用。

2. 患者自述不适感减轻或消失，住院期间患者和家属能积极配合治疗。

议一议

以小组为单位讨论：子宫脱垂都有哪些近期和远期并发症状？根据患者不同的身体状况，该如何实施护理措施？

·任务拓展·

患者信息

姓名：林某某　　性别：女　　年龄：54 岁

民族：汉　　婚姻：已婚　　职业：务农

身高：157 cm　　体重：63 kg　　供史者：本人

现病史：慢性咳嗽 10 余年，阴道口脱出肿物伴尿频尿急 2 年余。近半年来症状加重，患者情绪烦躁严重影响生活，现进一步来院治疗，门诊拟“子宫脱垂”收住入院。

既往史：平素体健，否认药物过敏史，否认传染病病史，否认高血压、糖尿病、肿瘤等家族史，无手术外伤史。

个人史：无吸烟、饮酒嗜好，无吸毒及冶游史。

月经婚育史：13 岁月经初潮，月经周期为 35 天，经期 5～7 天，量中，色暗红，无痛经。末次月经：2022-05-20。已婚，育有 1 子，流产 1 次。

家族史：否认家族成员中遗传病、精神病、肿瘤等类似的病史。

体格检查：T 36.3℃，P 81 次/分，R 18 次/分，BP 112/68 mmHg，神志清醒，精神状况欠佳。妇科检查：阴道前壁膨出，子宫颈脱出于阴道口外，子宫体在阴道内，子宫略小，水平位，双侧附件未触及。

初步诊断：Ⅱ度轻型子宫脱垂。

辅助检查：B 超示子宫双附件未见异常。

·任务落实(分组角色扮演、情景模拟)·

1. 如何对患者实施护理评估？
2. 术前应协助医生做好哪些准备？
3. 在手术治疗后，护士该如何实施护理？

·任务评价·

评价内容	内容细分	分值	评分记录分配			备注
			自我评价	学生互评	教师评价	
专业知识						

续表

评价内容	内容细分	分值	评分记录分配			备注
			自我评价	学生互评	教师评价	
专业能力						
职业素养						

·项目检测·

项目检测及参考答案

任务六 妊娠滋养细胞疾病患者的护理

·任务目标·

1. 知识目标 掌握葡萄胎和妊娠滋养细胞肿瘤的护理评估和护理措施；熟悉葡萄胎和妊娠滋养细胞肿瘤的病因、病理、临床表现、处理原则、常见护理问题；了解葡萄胎的概念和分类。

2. 能力目标 能对葡萄胎和妊娠滋养细胞肿瘤患者进行全面的护理评估，针对出现的护理问题，提供整体护理和健康指导。

3. 素养目标 能关爱、尊重、理解女性，具有良好的职业道德。学会与患者进行良好的沟通，尊重生命，具有高度的爱心、责任心及团队合作意识。

子任务1 葡萄胎患者的护理

·临床案例·

沈女士，28岁，新婚。自测验孕试纸阳性，停经11周时出现不规则阴道流血，反复发生，伴有小水泡样物流出。今晨流血量多，下腹剧痛，在丈夫陪同下来医院就诊。沈女士内心不安，担忧胎儿的情况，丈夫在旁安慰。

思维引导

1. 该患者需要如何进行护理评估？

2. 对于该患者，主要护理原则是什么？

3. 简述针对该患者的护理要点。

·任务实施·

一、护理评估

（一）健康史

询问患者的月经史、生育史；本次妊娠早孕反应发生的时间及程度；有无阴道流血等。若有阴道流血，询问阴道流血的量、质、时间，以及是否伴有腹痛，并询问是否有水泡状物质排出。询问患者及其家族的既往疾病史，包括滋养细胞疾病史。

（二）身体状况

患者往往有停经后反复不规则阴道流血症状，出血多又未得到适当的处理者可有贫血和感染的症状，急性大出血可出现休克。多数患者子宫大于停经月份，质软，扪不到胎体，无自觉胎动。患者因子宫快速增大可有腹部不适或阵发性隐痛，发生黄素囊肿急性扭转时则有急腹痛。有些患者可伴有水肿、蛋白尿、高血压等子痫前期征象。

（三）心理-社会状况

详细评估患者对疾病的心理承受能力，鼓励患者表达不能得到良好妊娠结局的情绪，对疾病、治疗手段的认识，确定其主要的心理问题。向患者及家属讲解有关葡萄胎的疾病知识，说明尽快实施清宫术的必要性，让患者以较平静的心理接受手术。

（四）辅助检查

1. 超声检查　是诊断葡萄胎的重要辅助检查方法，采用经阴道彩色多普勒超声效果更好。完全性葡萄胎子宫内无妊娠囊或胎心搏动，宫腔内遍布不均质密集状或短条状回声，呈“落雪状”，水泡较大时可形成大小不等的回声区，则呈“蜂窝状”。常可测到一侧或双侧卵巢囊肿。部分性葡萄胎宫腔内可见水泡状胎块、胎体及胎心搏动，胎儿常合并畸形。

2. 人绒毛膜促性腺激素(hCG)测定　是诊断葡萄胎的另一项重要辅助检查。患者的血、尿 hCG 处于高值范围且持续不降或超出正常妊娠水平。

3. 其他检查　DNA 倍体分析、母源表达印迹基因检测、胸部 X 线片等。

（五）处理原则

葡萄胎一经临床诊断，应及时清除子宫腔内容物，一般选用刮吸术。由于葡萄胎清宫时出血多，子宫大而软，容易穿孔，所以应在手术室进行，在输液、备血条件下，充分扩张子宫颈管，选用大号吸管吸引，待大部分组织吸出、子宫明显缩小后，改用刮匙轻柔刮宫。为减少出血和预防子宫穿孔，可在充分扩张子宫颈口和开始吸宫后使用缩宫素。对于子宫大于妊娠 12 周或术中感到一次刮净有困难的患者，可在 1 周后行第 2 次刮宫。卵巢黄素囊肿在葡萄胎清宫后会自行消退，一般无需处理。

二、护理思维与实践训练

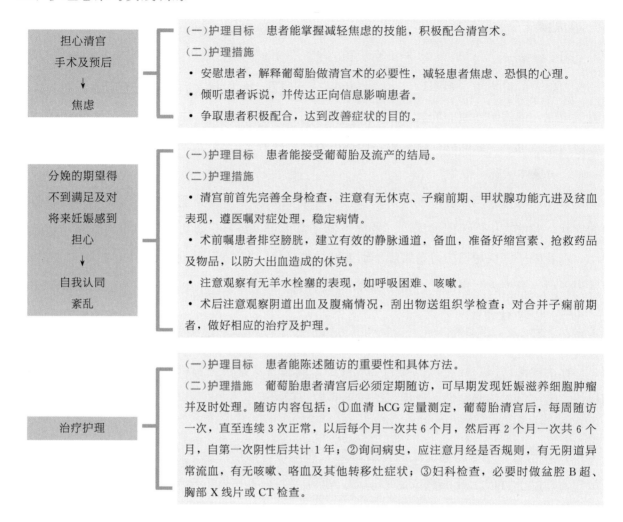

护理问题	护理目标与措施
担心清宫手术及预后 ↓ 焦虑	(一)护理目标　患者能掌握减轻焦虑的技能，积极配合清宫术。 (二)护理措施 • 安慰患者，解释葡萄胎做清宫术的必要性，减轻患者焦虑、恐惧的心理。 • 倾听患者诉说，并传达正向信息影响患者。 • 争取患者积极配合，达到改善症状的目的。
分娩的期望得不到满足及对将来妊娠感到担心 ↓ 自我认同紊乱	(一)护理目标　患者能接受葡萄胎及流产的结局。 (二)护理措施 • 清宫前首先完善全身检查，注意有无休克、子痫前期、甲状腺功能亢进及贫血表现，遵医嘱对症处理，稳定病情。 • 术前嘱患者排空膀胱，建立有效的静脉通道，备血，准备好缩宫素、抢救药品及物品，以防大出血造成的休克。 • 注意观察有无羊水栓塞的表现，如呼吸困难、咳嗽。 • 术后注意观察阴道出血及腹痛情况，刮出物送组织学检查；对合并子痫前期者，做好相应的治疗及护理。
治疗护理	(一)护理目标　患者能陈述随访的重要性和具体方法。 (二)护理措施　葡萄胎患者清宫后必须定期随访，可早期发现妊娠滋养细胞肿瘤并及时处理。随访内容包括：①血清 hCG 定量测定，葡萄胎清宫后，每周随访一次，直至连续 3 次正常，以后每个月一次共 6 个月，然后再 2 个月一次共 6 个月，自第一次阴性后共计 1 年；②询问病史，应注意月经是否规则，有无阴道异常流血，有无咳嗽、咯血及其他转移灶症状；③妇科检查，必要时做盆腔 B 超、胸部 X 线片或 CT 检查。

三、健康指导

让患者和家属了解坚持正规的治疗和随访是根治葡萄胎的基础，懂得监测 hCG 的意义。饮食中缺乏维生素 A、前体胡萝卜素和动物脂肪者发生葡萄胎的概率会显著增高，因此指导患者采用高蛋白、富含维生素 A、易消化饮食；适当活动，保证充足的睡眠时间和质量，以改善机体的免疫功能；保持外阴清洁，每次行刮宫术后禁止性生活及盆浴 1 个月以防感染。

知识窗

预防性化疗不常规推荐。对于年龄大于 40 岁、刮宫前 hCG 值异常升高、刮宫后 hCG 值不进行性下降、子宫比相应的妊娠月份明显大或短期内迅速增大、卵巢黄素囊肿直径>6 cm、滋养细胞高度增生或伴有不典型增生、出现可疑的转移灶或无条件随访的患者，可采用预防性化疗，但不能替代随访。

四、护理评价

通过优质有效的护理措施，患者相关症状和焦虑情绪得到改善和缓解；掌握葡萄胎会出现身心变化的相关知识；了解激素补充治疗的必要性和副作用，能以乐观、积极的心态面对葡萄胎，并坚持良好的生活习惯。

议一议

以小组为单位讨论：葡萄胎的避孕指导有哪些注意要点？

·任务拓展·

患者信息

姓名：沈女士　性别：女　年龄：28岁

民族：汉　婚姻：已婚　职业：公司职员

身高：160 cm　体重：58 kg　供史者：本人

现病史：自测验孕试纸阴性反应，停经11周出现不规则阴道流血，反复发生，伴有小水泡样物流出。今晨剧烈腹痛，急忙在丈夫陪同下来医院就诊。沈女士忧心忡忡，十分不安，丈夫在旁安慰。

既往史：平时月经规律，否认药物过敏史，否认传染病病史，否认高血压、糖尿病、肿瘤等家族史，无手术外伤史。

个人史：无吸烟、饮酒嗜好，无吸毒及冶游史。

月经婚育史：13岁月经初潮，末次月经：2020-10-07，前次月经：2020-07-21。已婚，无现存子女，流产1次。

家族史：否认家族成员中遗传病、精神病、肿瘤等类似的病史。

体格检查：T 36.5℃，P 80次/分，R 20次/分，BP 115/70 mmHg，恶心、呕吐频繁，剧烈腹痛，神志清醒，精神状况欠佳。妇科检查：子宫大小大于停经周数，质地极软。T_3、T_4升高。

初步诊断：葡萄胎。

辅助检查：B超检查示增大的子宫内呈“雪花状”或“蜂窝状”影像，右侧卵巢黄素囊肿。无胎体和胎心音。

实验室检查：hCG＞100 000 U/L。

·任务落实(分组角色扮演、情景模拟)·

1. 如何对患者实施护理评估？

2. 目前应对患者哪些方面做重点观察？

3. 在清宫治疗后，护士该如何实施护理？

·任务评价·

评价内容	内容细分	分值	评分记录分配			备注
			自我评价	学生互评	教师评价	
专业知识						
专业能力						
职业素养						

子任务2　妊娠滋养细胞肿瘤患者的护理

·临床案例·

沈女士，29岁，葡萄胎清宫术后5个月，阴道流血不止，时多时少。

入院检查：血hCG水平明显高于正常。

影像学检查：胸部有片状阴影。

组织病理学检查：子宫肌层可见绒毛结构。

思维引导

1. 该患者最可能的诊断是什么？
2. 该患者主要的治疗要点是什么？
3. 简述针对该患者的护理要点。

·任务实施·

一、护理评估

（一）健康史

采集个人及家属的既往史，包括滋养细胞疾病史、药物使用史及药物过敏史；若既往曾患葡萄胎，应详细了解第一次清宫的时间、水泡大小、吸出组织物的量等；以及清宫次数及清宫后阴道流血的量、质、时间，子宫复旧情况；收集血、尿hCG随访的资料；胸部X线检查结果等。

（二）身体状况

大多数患者有阴道不规则流血，出血量因人而异。当滋养细胞穿破子宫浆膜层时会出现腹腔内出血及腹痛；若发生转移，则要评估转移灶症状，因不同部位的转移病灶可出现相应的临床表现。若出血较多，患者可有休克表现。

（三）心理-社会状况

由于不规则阴道流血，患者会产生不适感、恐惧感，若出现转移症状，患者和家属还会担心疾病的预后，害怕化疗药物的毒副作用，甚至对治疗和生活失去信心。有些患者会感到悲哀、情绪低落，不能接受现实，因为需要多次化疗而发生经济困难，表现出焦虑不安。若需要手术，生育过的患者因为要切除子宫而担心女性特征的改变；未生育过的患者则因为生育无望而产生绝望，迫切希望得到丈夫及家人的理解、帮助。

（四）辅助检查

1. 血清 hCG 测定 hCG 水平是诊断妊娠滋养细胞肿瘤的主要依据。对于葡萄胎后滋养细胞肿瘤患者，符合下列标准中的任意一项、并且排除妊娠物残留或再次妊娠即可诊断：①hCG 测定 4 次呈平台状态（±10%），并持续 3 周甚至更长时间；②hCG 测定 3 次升高（>10%），并至少持续 2 周或更长时间。非葡萄胎后滋养细胞肿瘤的诊断标准：足月产、流产和异位妊娠后 hCG 多在 4 周左右转为阴性，若超过 4 周血清 hCG 仍持续处于高水平，或一度下降后又上升，在排除妊娠物残留或再次妊娠后即可做出诊断。

2. 影像学检查 B 超检查是诊断子宫原发病灶最常用的方法。胸部 X 线片是诊断肺转移的重要检查方法。肺转移的 X 线片见片状或小结节状阴影，典型表现为棉球状或团块状阴影。CT 主要可用于发现肺部较小病灶和肝、脑部位转移灶。MRI 主要用于脑、腹腔和盆腔病灶的诊断。

3. 组织学检查 在子宫肌层内或子宫外转移灶组织中如见到绒毛或退化的绒毛阴影则可诊断为侵蚀性葡萄胎；如仅见成片滋养细胞浸润和坏死出血，但未见绒毛结构则诊断为绒癌。

（五）处理原则

以化疗为主，手术和放疗为辅的综合治疗。

1. 化疗 常用一线化疗药物有甲氨蝶呤（MTX）、氟尿嘧啶（5-Fu）、放射菌素 D（Act-D）或国产放射菌素 D、环磷酰胺（CTX）、长春新碱（VCR）。化疗方案的选择则是低危患者采用单一药物，高危患者选择联合药物化疗，其中联合化疗首选 EMA-CO 方案或以氟尿嘧啶为主的联合化疗方案。

2. 手术 子宫切除、肺叶切除手术，对控制大出血等各种并发症、切除耐药病灶，减少肿瘤负荷和缩短化疗疗程方面有积极的作用。

3. 放射治疗 应用较少，主要用于肝、脑转移和肺部耐药病灶的治疗。

二、护理思维与实践训练

妊娠滋养细胞的相关知识匮乏

↓

焦虑

（一）护理目标 能理解并信任所采取的治疗方案和护理措施，配合治疗，树立战胜疾病的信心。

（二）护理措施

- 安慰患者，解释化放疗和手术的必要性，减轻患者焦虑、恐惧心理。
- 倾听患者诉说，并传达正向信息影响患者。
- 争取患者积极配合，达到改善症状目的。有转移灶者，提供对症护理。

化疗对患者的影响 ↓ 自我认同紊乱	(一)护理目标　患者能主动参与治疗护理活动。 (二)护理措施 • 安慰患者，接受化疗者按化疗患者的护理常规实施护理，手术治疗者按妇科手术前后护理常规实施护理。 • 有转移灶者，提供对症护理。 • 注意观察有无羊水栓塞的表现如呼吸困难、咳嗽。

三、健康指导

鼓励患者进食，推荐高蛋白、高维生素、易消化的饮食，增强机体的抵抗力。注意休息，有转移灶症状出现时应卧床休息，待病情缓解后再适当活动。注意外阴清洁，避免感染，节制性生活，做好避孕指导。出院后严密随访，警惕复发。第一次在出院后 3 个月，然后每 6 个月 1 次至 3 年，此后每年 1 次至 5 年，以后可以每 2 年 1 次。随访内容同葡萄胎患者。随访期间要求严格避孕，化疗停止 12 个月后方可考虑妊娠。

治疗护理	(一)护理目标　患者能陈述对转移灶护理的重要性和具体方法。 (二)护理措施 • 阴道转移患者的护理　禁止做不必要的检查和窥器检查，发生破溃大出血时，应立即通知医师并配合抢救，用长纱条填塞阴道压迫止血。填塞的纱条必须于 24～48 h 内如数取出，遵医嘱用抗生素预防感染。 • 肺转移患者的护理　卧床休息，有呼吸困难者给予半卧位并吸氧。大量咯血时有窒息、休克甚至死亡的危险，应立即让患者取头低患侧卧位并保持呼吸道的通畅，轻击背部，排出积血。 • 脑转移的护理　卧床休息，专人照护，以防瘤栓期的一过性症状发生时造成意外损伤。防止颅内压升高。采取必要的护理措施预防跌倒、咬伤、吸入性肺炎、角膜炎、压疮等发生。昏迷、偏瘫者按相应的护理常规实施护理，提供舒适环境，预防并发症的发生。

知识窗

化疗药物的常见毒副反应　①骨髓抑制：主要表现为外周血白细胞和血小板计数减少，最严重的时间为化疗后 7～14 日，恢复时间多为之后的 5～10 日，但存在个体差异性。②消化系统损害：最常见的表现为恶心、呕吐，多数在用药后 2～3 日开始，5～6 日后达高峰，停药后逐步好转，一般不影响继续治疗。③神经系统损害：长春新碱对神经系统有毒性作用，表现为指、趾端麻木，复视等。氟尿嘧啶大剂量用药可发生小脑共济失调。④药物中毒性肝炎：主要表现为用药后血转氨酶值升高，偶见黄疸。一般在停药后一段时间恢复正常，但未恢复时不能继续化疗。⑤其他：泌尿系统损伤、皮疹最常见于应用甲氨蝶呤后，脱发最常见于应用放线菌素 D。

四、护理评价

通过优质有效的护理措施，患者相关症状和焦虑情绪得到改善和缓解；掌握了葡萄胎会出现身心变化的相关知识；了解激素补充治疗的必要性和副作用。患者能以乐观积极的心态面对葡萄胎，并坚持良好的生活习惯。

议一议

以小组为单位讨论：葡萄胎的避孕指导有哪些注意点？

·任务拓展·

患者信息

姓名：沈某某　　性别：女　　年龄：29 岁

民族：汉　　婚姻：已婚　　职业：公司职员

身高：160 cm　　体重：58 kg　　供史者：本人

现病史：沈女士，29 岁，葡萄胎清宫术后 5 个月，阴道流血不尽，时多时少。入院检查：血中 hCG 水平明显高于正常。影像学检查：胸部 X 线片有片状阴影。组织病理学检查：子宫肌层可见绒毛结构。

既往史：平时月经规律，否认药物过敏史，否认传染病病史，否认高血压、糖尿病、肿瘤等家族史，有清宫史。

个人史：无吸烟、饮酒嗜好，无吸毒史。

月经婚育史：13 岁月经初潮，末次月经：2020-10-07，前次月经：2020-07-21。已婚，无现存子女，流产 1 次。

家族史：否认家族成员中遗传病、精神病、肿瘤等类似的病史。

体格检查：T 36.5 ℃，P 80 次/分，R 20 次/分，BP 115/70 mmHg，不规则阴道流血，Hb 96 g/L，偶有咯血。妇科检查：子宫稍大、质软，双侧附件未触及异常。血中 hCG 明显高于正常水平。

初步诊断：侵蚀性葡萄胎。

辅助检查：X 线示胸部有团块状阴影。组织病理学检查示子宫肌层可见绒毛结构。

实验室检查：hCG>100000 U/L。

·任务落实(分组角色扮演、情景模拟)·

1. 如何对患者实施护理评估？

2. 目前应对患者哪些方面做重点观察？

3. 在化疗后，护士该如何实施护理？

·任务评价·

评价内容	内容细分	分值	评分记录分配			备注
			自我评价	学生互评	教师评价	
专业知识						
专业能力						
职业素养						

·项目检测·

项目检测及参考答案

任务七 生殖内分泌疾病患者的护理

·任务目标·

1. 知识目标　掌握生殖内分泌疾病患者的身体状况和护理措施；熟悉生殖内分泌疾病患者的发病机制、处理原则和注意事项。

2. 能力目标　能对生殖内分泌疾病患者进行全面的护理评估，针对出现的护理问题，提供整体护理和健康指导。

3. 素养目标　能关爱、尊重、理解女性，具有良好的职业道德。学会与患者进行良好的沟通，有良好的人文关怀精神和协助精神。

子任务1　异常子宫出血患者的护理

·临床案例·

李女士，17岁，学生。自4年前月经初潮起，月经周期不规则，行经期长，近半年经量增多，此次阴道流血14天未止，于妇科门诊就诊。

体格检查：T 36.6℃，P 90次/分，R 20次/分，BP 94/62 mmHg，神志清醒，精神状况尚

佳。妇科检查(肛-腹诊)：外阴无异常，后位子宫，常大，质中，活动度好，无压痛。双侧附件(一)。

实验室检查：RBC 3.2×10^{12}/L，Hb 90 g/L。

思维引导

1. 对于患者目前的身体状况，护士能得出哪些诊断？
2. 针对患者的病情，护士应采取哪些护理措施？

·任务实施·

一、护理评估

（一）健康史

了解患者年龄、月经史、婚育史。了解月经异常的发生时间、持续时间、目前情况、用药情况等。了解与疾病相关的诱发因素，例如身体的过度劳累、精神情绪方面的改变、环境的改变。了解既往健康情况，有无代谢性疾病、肝病、血液病、高血压等慢性疾病病史。

（二）身体状况

评估患者相关症状，对其进行全身体格检查。评估患者精神和营养状态，评估生殖系统情况，妇科检查排除内、外生殖器器质性病变。

（三）心理-社会状况

评估患者有无因月经紊乱、异常出血导致的心理压力，产生焦虑和恐惧，影响正常的工作学习和身心健康。

（四）辅助检查

1. 实验室检查

(1)全血细胞计数：确定是否存在贫血或血小板减少性疾病。

(2)凝血功能检查：检查凝血酶原时间、部分凝血活酶时间、出凝血时间等，明确是否存在凝血和出血功能障碍性疾病。

(3)尿妊娠试验或血 hCG 检测：对于有性生活史者，可明确是否妊娠，以及排除妊娠相关疾病。

(4)生殖内分泌检查：测定血清孕酮水平，了解黄体功能，确定有无排卵。还可测定血清雌二醇(E_2)、卵泡刺激素(FSH)、促黄体素(LH)、睾酮(T)、催乳素(PRL)及促甲状腺素(TSH)等，以排除其他内分泌疾病。

(5)宫颈黏液结晶实验：经前检查，如出现羊齿植物叶状结晶提示无排卵。

2. 盆腔超声检查　了解子宫内膜厚度，明确有无宫腔占位病变及其他生殖道器质性病变。

3. 其他检查

(1)基础体温测定(BBT)：是判断排卵的简易可行方法。将女性月经周期每日测定的基础体温连成线呈双相曲线者，卵巢功能正常；无排卵性异常子宫出血者基础体温无上升改变而呈单相曲线。

(2)诊断性刮宫：简称诊刮，其目的是止血和明确子宫内膜的病理诊断。适用于有性生活的急性大出血和绝经过渡期患者。无性生活史患者，若激素治疗无效或疑有器质性病变，经患者或其家属知情同意后方可行诊刮。

(3)宫腔镜检查：直接观察子宫内膜情况，在宫腔镜直视下选择病变区进行活检，可排除各种宫腔内病变。

（五）处理原则

青春期的异常子宫出血以止血、调整周期为主，生育期的异常子宫出血需加促排卵治疗，绝经过渡期的异常子宫出血则是以止血、调整周期、减少经量、预防子宫内膜病变为主。

二、护理思维与实践训练

贫血致机体抵抗力下降 ↓ 有感染的风险

(一)护理目标　患者无感染发生。

(二)护理措施

- 严密观察患者与感染有关的征象。
- 遵医嘱做好止血措施，维持患者的正常血容量。
- 给予铁剂、维生素 C 和叶酸，必要时输血。
- 做好会阴护理，保持局部清洁。

子宫不规则出血，贫血 ↓ 疲乏

(一)护理目标　患者能完成日常活动，疲乏感消失。

(二)护理措施

- 保证充足的睡眠与休息，避免剧烈运动。
- 嘱患者食用含铁较多的食物。
- 加强营养，改善全身情况，补充铁剂、维生素 C 和蛋白质。

治疗护理

(一)护理目标　患者治疗后感到舒适，恢复健康。

(二)护理措施

- 帮助患者定时定量使用性激素，不得随意停服和漏服。
- 帮助患者使用性激素止血。
- 雌孕激素序贯或联合应用调整月经周期。
- 补血药物支持治疗。
- 抗生素预防感染治疗。

三、健康指导

1. 指导患者正确测量基础体温，并嘱在治疗时和治疗后要定期随访。

2. 嘱患者保持外阴清洁，勤换内裤和卫生用品。避免盆浴，出血期间避免性生活。

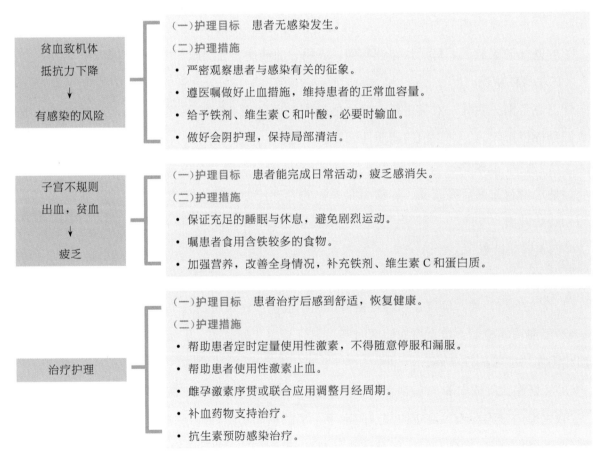

知识窗

	青春期异常子宫出血	生育期异常子宫出血	绝经期异常子宫出血
病因	下丘脑-垂体-卵巢轴不成熟	应激、肥胖、多囊卵巢综合征、高泌乳素血症/黄体功能不足、子宫内膜不规则脱落	卵巢功能衰退
症状	无规律子宫出血	月经周期缩短或经期延长	闭经、月经稀发、月经量过少
排卵情况	无排卵	无排卵/有排卵	无排卵
处理原则	止血、调整周期	止血、调整周期、促排卵	止血、调整周期、减少出血量、预防子宫内膜病变
性激素治疗	雌孕激素序贯疗法/孕激素法	雌孕激素序贯疗法/雌、孕激素合并应用	孕激素法
手术治疗	—	刮宫术	刮宫术、子宫切除术

四、护理评价

通过优质有效的护理措施，患者按规定正确服用性激素，出血停止，疲乏感消失，生命体征正常，未发生感染，贫血得到纠正。

议一议

以小组为单位讨论：异常子宫出血有哪些类型？不同的类型，该如何进行护理？

· 任务拓展 ·

患者信息

姓名：李某某　　性别：女　　年龄：17 岁

民族：汉　　婚姻：未婚　　职业：学生

身高：162 cm　　体重：46 kg　　供史者：本人

现病史：患者自 4 年前月经初潮起，出现月经周期不规则，行经期长，近半年经量增多，此次阴道流血 14 天未止，于妇科门诊就诊。半年前月经周期为 8～12 天/21～25 天，量多，中药调理效果不佳，未行性激素治疗。

既往史：平时体健，否认药物过敏史，否认传染病病史，否认高血压、糖尿病、肿瘤等家族史，无手术外伤史。

个人史：无吸烟、饮酒嗜好，无吸毒及冶游史。

月经婚育史：13 岁月经初潮，末次月经：2021-09-15，前次月经：2021-08-24。未婚未孕。

家族史：否认家族成员中遗传病、精神病、肿瘤等类似的病史。

体格检查：T 36.6℃，P 90 次/分，R 20 次/分，BP 94/62 mmHg，神志清醒，精神状况尚佳。妇科检查(肛-腹诊)：外阴无异常，后位子宫，正常大小，质中，活动度好，无压痛。双侧附件(一)。

初步诊断：青春期异常子宫出血。

辅助检查：实验室检查：RBC 3.2×10^{12}/L，Hb 90 g/L，性激素六项：FSH 8.35 IU/L，LH 7.20 IU/L，PRL 154.6 IU/L，E_2 326.2 pmol/L，T 1.15 nmol/L，孕酮(P)1.8 nmol/L。盆腔B超示子宫内膜厚 18 mm。

·任务落实(分组角色扮演、情景模拟)·

1. 如何对患者进行护理评估?
2. 应对患者实施哪些护理措施?
3. 性激素治疗中，要注意哪些问题?

·任务评价·

评价内容	内容细分	分值	评分记录分配			备注
			自我评价	学生互评	教师评价	
专业知识						
专业能力						
职业素养						

子任务 2　闭经患者的护理

·临床案例·

陈女士，23 岁，未婚，有性生活史。两年前出现月经不规则，周期 45～90 天，经期由 7 天缩短为 4 天，经量较前减少约 1/3，现闭经 6 月余，于妇科门诊就诊。

体格检查：身高 160 cm，体重 45 kg，BMI 17.6 kg/m^2。T 36.3℃，P 76 次/分，R 18 次/分，BP 112/72 mmHg，神志清醒，精神状况佳。双侧乳房发育正常，无溢乳。

妇科检查：外阴已婚未产式，阴道畅，内见少量白色分泌物，子宫颈光滑，子宫前位，正常大小，无压痛，双侧附件未及明显异常。

实验室检查：FSH 6.2 IU/L，LH 12.3 IU/L，E_2 98.71 pmol/L，P 1.08 nmol/L，PRL 167.7 mIU/L，T 0.74 nmol/L，TSH 0.87 mIU/L。

超声检查示：子宫常大，内膜厚0.2 cm，双侧卵巢多囊样改变。

思维引导

1. 对于患者目前的情况，护士还需要进行哪些护理评估？
2. 针对患者的病情，护士应采取哪些个体化护理措施？

·任务实施·

一、护理评估

（一）健康史

了解患者的年龄、月经史、婚育史。首先了解患者的第二性征发育情况，区分是原发性闭经还是继发性闭经。如是继发性闭经，了解本次疾病情况，详细询问患者月经史。掌握月经初潮年龄、月经周期、经期、经量、闭经时间和是否治疗等信息。了解患者发病前有无造成闭经的诱因，如精神因素、环境改变、体重下降或厌食、是否剧烈运动和其他各种疾病及用药情况。已婚女性需询问生育史，了解是否有产后大出血造成的希恩综合征。了解患者既往健康情况，有无先天性缺陷或其他疾病及家族史。

（二）身体状况

全身体格检查评估患者精神状态、营养及全身发育状况。测量患者身高、体重、智力情况及躯干和四肢的比例，检查患者五官生长特征、毛发分布情况、乳房有无溢乳等。妇科检查评估内、外生殖器发育情况，有无先天缺陷或畸形等。

（三）心理-社会状况

闭经患者的自我概念方面变化较大，担心闭经对自身的健康、性生活和生育能力造成影响。病程过长及反复治疗效果不佳者会加重自身及家属的心理压力，情绪低落导致其对治疗和护理丧失信心，进一步加重闭经症状。

（四）辅助检查

1. 血清激素水平测定 停用雌孕激素药物至少两周后行E_2、P、T、FSH、LH、PRL、TSH等激素测定，协助诊断。

2. 功能检查

(1)药物撤退试验：了解患者体内雌激素水平，确定闭经程度。

1)孕激素试验：口服孕激素或肌内注射黄体酮注射液，连用5天。停药后3～7天若出现撤退性出血(阳性反应)，提示子宫内膜已受一定水平雌激素影响，为Ⅰ度闭经。停药后若无撤退性出血(阴性反应)，提示体内雌激素水平低下，应进一步行雌孕激素序贯试验。

2)雌孕激素序贯试验：用于孕激素试验阴性的闭经患者。连续服用足够量的雌激素21天，最

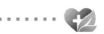

后10天加用孕激素，停药后3～7天若发生撤退性出血为阳性提示子宫内膜功能正常，排除子宫性闭经。闭经的原因是患者体内雌激素水平低下，为Ⅱ度闭经，需进一步寻找原因。若无撤退性出血则为阴性，应再重复一次试验，仍无出血，说明子宫内膜有缺陷或被破坏，可诊断为子宫性闭经。

(2)垂体兴奋试验：又称GnRH刺激试验，可以了解垂体对GnRH的反应性。如注射促黄体生成素释放激素(LHRH)后LH值升高，说明垂体功能正常，病变在下丘脑。若经多次重复试验，LH值无升高或升高不明显，说明垂体功能减退，如希恩综合征。

3. 影像学检查

(1)盆腔超声检查：观察盆腔有无子宫，以及子宫的形态、大小、内膜厚度，卵巢大小、形态、卵泡数目等。

(2)子宫输卵管造影：了解是否有宫腔病变和宫腔粘连。

(3)CT或MRI：行盆腔及头部蝶鞍区检查，可了解盆腔肿块和中枢神经系统病变性质，协助诊断卵巢肿瘤、垂体微腺瘤、下丘脑病变、空蝶鞍综合征等。

(五)处理原则

明确病因，针对病因予以治疗，可用性激素替代治疗。改善全身健康情况，同时进行心理治疗。

二、护理思维与实践训练

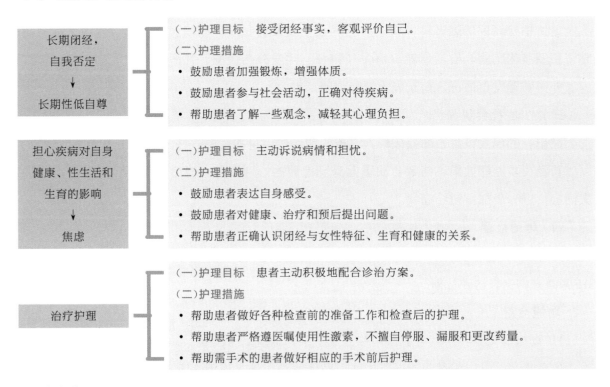

长期闭经，自我否定
↓
长期性低自尊

(一)护理目标　接受闭经事实，客观评价自己。

(二)护理措施

- 鼓励患者加强锻炼，增强体质。
- 鼓励患者参与社会活动，正确对待疾病。
- 帮助患者了解一些观念，减轻其心理负担。

担心疾病对自身健康、性生活和生育的影响
↓
焦虑

(一)护理目标　主动诉说病情和担忧。

(二)护理措施

- 鼓励患者表达自身感受。
- 鼓励患者对健康、治疗和预后提出问题。
- 帮助患者正确认识闭经与女性特征、生育和健康的关系。

治疗护理

(一)护理目标　患者主动积极地配合诊治方案。

(二)护理措施

- 帮助患者做好各种检查前的准备工作和检查后的护理。
- 帮助患者严格遵医嘱使用性激素，不擅自停服、漏服和更改药量。
- 帮助需手术的患者做好相应的手术前后护理。

三、健康指导

1. 指导患者合理用药，做好用药和治疗期间的随访和监测。
2. 指导患者进行心理调节，学会采用合适的减压方法。

知识窗

	下丘脑性闭经	垂体性闭经	卵巢性闭经	子宫性闭经
病变位置	中枢神经系统及下丘脑	垂体	卵巢	子宫
病因	精神因素、体重下降和神经性厌食、运动性因素、药物性因素、颅咽管瘤等	垂体肿瘤、垂体梗死(希恩综合征)、空蝶鞍综合征	卵巢早衰、卵巢功能性肿瘤、多囊卵巢综合征	子宫内膜损伤、子宫内膜炎、子宫腔粘连综合征
症状与体征	无月经或月经停止、疾病相关症状和体征	无月经或月经停止、疾病相关症状和体征	无月经或月经停止、疾病相关症状和体征	无月经或月经停止、疾病相关症状和体征
处理原则	全身治疗、雌孕激素替代治疗	对症治疗	激素治疗	治疗子宫病变

四、护理评价

通过优质有效的护理措施，患者能积极配合治疗，能客观评价自我，并保持良好心态，能主动与他人交流病情和治疗感受。

议一议

以小组为单位讨论：继发性闭经有哪些类型？不同的类型的护理评估和护理措施有何不同？

·任务拓展·

患者信息

姓名：陈某某　　性别：女　　年龄：23 岁

民族：汉　　婚姻：未婚　　职业：文员

身高：160 cm　　体重：45 kg　　供史者：本人

现病史：患者 2018 年开始健身，每日 1～2 h 有氧运动，同时采用高蛋白低碳水化合物饮食，至今体重缓慢减轻 10 kg。2019 年开始出现月经不规则，周期 45～90 天，经期由 7 天缩短为 4 天，经量较前减少约 1/3，现末次月经：2021-10-04，前次月经：2021-03-15。闭经 6 月余，于妇科门诊就诊。

既往史：平时体健，否认药物过敏史，否认传染病病史，否认高血压、糖尿病、肿瘤等家族史，无手术外伤史。

个人史：无吸烟、饮酒嗜好，无吸毒及冶游史。

月经婚育史：12岁月经初潮，既往月经规律，月经周期30天，经期7天，量中，无痛经。未婚未孕，0-0-0-0。

家族史：否认家族成员中遗传病、精神病、肿瘤等类似的病史。

体格检查：身高160 cm，体重45 kg，BMI 17.6 kg/m^2。T 36.3℃，P 76次/分，R 18次/分，BP 112/72 mmHg，神志清醒，精神状况佳。双侧乳房发育正常，无溢乳。妇科检查：外阴已婚未产式，阴道畅，内见少量白色分泌物，子宫颈光滑，子宫前位，正常大小，无压痛，双侧附件未及明显异常。

初步诊断：继发性闭经。

辅助检查：实验室检查：FSH 6.2 IU/L，LH 12.3 IU/L，E_2 98.71 pmol/L，P 1.08 nmol/L，PRL 167.7 mIU/L，T 0.74 nmol/L，TSH 0.87 mIU/L。超声检查示：子宫常大，内膜厚0.2 cm，双侧卵巢多囊样改变。

·任务落实(分组角色扮演、情景模拟)·

1. 如何对患者进行护理评估？
2. 应对患者实施哪些护理措施？
3. 如何对患者进行健康宣教？

·任务评价·

评价内容	内容细分	分值	评分记录分配			备注
			自我评价	学生互评	教师评价	
专业知识						
专业能力						
职业素养						

子任务3　痛经患者的护理

·临床案例·

姚女士，19岁，未婚。13岁月经初潮，月经规则5天/25～35天，量中等。两年前无诱因行经时自觉小腹发凉，腹痛不适，偶尔需去医院就诊。一天前月经来潮时严重腹痛，面色苍白，出冷汗，于妇科门诊就诊。

体格检查：身高162 cm，体重48 kg，T 36.2℃，P 96次/分，R 20次/分，BP 105/74 mmHg，神志清醒，精神欠佳，面色苍白，出冷汗，体检配合，头面部端正，甲状腺无肿大，胸部对称，心肺听诊无异常。

思维引导

1. 对于患者目前的情况，护士还需要进行哪些护理评估？
2. 针对患者的病情，护士应如何采取护理措施？

·任务实施·

一、护理评估

（一）健康史

了解患者的年龄、月经史与婚育史，了解诱发痛经的相关因素，患者疼痛与月经的关系，以及发生的时间、部位、性质和程度，疼痛时伴随的症状及自觉最能缓解疼痛的方法，疼痛时患者是否服用止痛药及用药量和持续时间。

（二）身体状况

评估患者下腹痛严重程度及伴随症状，注意与其他原因造成的下腹部疼痛症状相鉴别。

（二）心理-社会状况

痛经造成患者的疼痛，影响正常的生活，会使患者出现焦虑、紧张的情绪。

（四）辅助检查

盆腔B超检查、腹腔镜、宫腔镜检查、子宫输卵管造影等检查，排除继发性痛经和其他原因造成的疼痛，排除子宫内膜异位症、子宫腺肌病、子宫肌瘤、盆腔粘连、充血等引起的痛经。

（五）处理原则

心理疏导为主，药物治疗为辅。

二、护理思维与实践训练

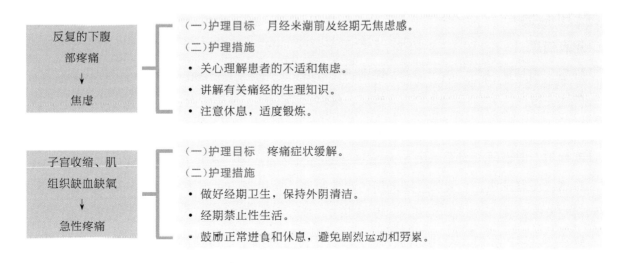

反复的下腹部疼痛 → 焦虑

（一）护理目标　月经来潮前及经期无焦虑感。

（二）护理措施

- 关心理解患者的不适和焦虑。
- 讲解有关痛经的生理知识。
- 注意休息，适度锻炼。

子宫收缩、肌组织缺血缺氧 → 急性疼痛

（一）护理目标　疼痛症状缓解。

（二）护理措施

- 做好经期卫生，保持外阴清洁。
- 经期禁止性生活。
- 鼓励正常进食和休息，避免剧烈运动和劳累。

治疗护理

(一)护理目标　患者主动积极的配合诊疗。

(二)护理措施

- 腹部局部热敷，进食热饮。
- 疼痛不能忍受时正确指导服药。
- 习惯服用镇痛药者要注意药物成瘾。

三、健康指导

1. 进行月经期保健教育。

2. 指导患者学会使用非药物镇痛方法。

知识窗

	原发性痛经	继发性痛经
病因	子宫内膜前列腺素增高	子宫内膜异位症、盆腔炎症、肿瘤等
年龄	青春期多见	生育期女性
症状出现的时间	行经前 12 h，月经第 1 天最严重	来潮后进行性加重
处理原则	心理疏导辅以药物治疗	药物治疗和手术治疗

四、护理评价

通过优质有效的护理措施，患者疼痛减轻，焦虑消除，舒适感增加，能说出减轻疼痛的应对措施。

议一议

以小组为单位讨论：原发性痛经和继发性痛经的区别。如何对原发性痛经进行护理评估和实施护理措施?

·任务拓展·

患者信息

姓名：姚某某　　性别：女　　年龄：19 岁

民族：汉　　婚姻：未婚　　职业：学生

身高：162 cm　　体重：48 kg　　供史者：本人

现病史：患者两年前无诱因在行经时自觉小腹发凉，腹痛不适，偶尔需去医院就诊。经治疗，腹痛仍反复发作，一天前月经来潮时严重腹痛，面色苍白，出冷汗，无法正常生活和学习，于妇科门诊就诊。

既往史：平时体健，否认药物过敏史，否认传染病病史，否认高血压、糖尿病、肿瘤等家族史，无手术外伤史。

个人史：无吸烟、饮酒嗜好，无吸毒及冶游史。

月经婚育史：13岁月经初潮，月经规则5天/25～35天，量中等，有痛经史。未婚未孕，0-0-0-0。

家族史：否认家族成员中遗传病、精神病、肿瘤等类似的病史。

体格检查：身高162 cm，体重48 kg，T 36.2℃，P 96次/分，R 20次/分，BP 105/74 mmHg，神志清醒，精神欠佳，面色苍白，出冷汗，体检配合，头面部端正，甲状腺无肿大，胸部对称，心肺听诊无异常。

初步诊断：痛经

·任务落实(分组角色扮演、情景模拟)·

1. 如何对患者进行护理评估？
2. 应对患者实施哪些护理措施？
3. 如何对患者进行健康宣教？

·任务评价·

评价内容	内容细分	分值	评分记录分配			备注
			自我评价	学生互评	教师评价	
专业知识						
专业能力						
职业素养						

子任务4　经前期综合征患者的护理

·临床案例·

张女士，女，30岁，经前烦躁易怒难以自控，伴头痛、乳房胀痛2年。自述2年前开始出现经前5天容易激动，心烦，常常伴有乳房胀痛、头胀痛，月经来潮后，症状自然消失。未曾服用任何药物治疗。

思维引导

1. 对患者进行护理评估时应注意哪些情况？
2. 应为其制定怎样的护理措施？

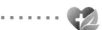

·任务实施·

一、护理评估

(一)健康史

经前期综合征的病因现在还不明确，可能和卵巢分泌的激素有关系。询问患者既往生理、心理方面的疾病史，既往妇科、产科等病史，排除精神痛。

(二)身体状况

了解患者经前是否有乳房胀痛不适、水肿、体重增加、腹胀、疲劳、腰背疼痛、头痛等经前期综合征的症状。

(三)心理-社会状况

经前期综合征(PMS)的发生、发展与心理社会因素有着密切联系，PMS 患者经历较多负性心理应激和较少的社会支持，心理健康状况较差，并存在着一定的人格缺陷，即情绪不稳定、不良个性和适应不良性应对方式。

(四)辅助检查

通过 X 线钼靶、性激素测定及 B 超检查、精神和神经系统检查、内分泌功能检查、血液学检查等，有助于鉴别一些有类似症状的器质性病变，黄体期体格检查能发现乳房触痛。

(五)处理原则

先采用心理疏导及饮食治疗，若无效可选择药物治疗。

1. 心理疏导　协助患者调整心理状态，保持良好的精神状态，了解疾病并建立勇气及自信心，可以缓解一部分人的病情。

2. 饮食治疗　选择高糖类低蛋白饮食，控制盐及咖啡的摄入量，补充维生素 E、维生素 B 和微量元素镁。

3. 药物治疗　以解除症状为主，如利尿、镇静、镇痛。常用药物有镇静药(艾司唑仑)、抗抑郁药(氟西汀)、利尿药(螺内酯)、激素(孕激素)、溴隐亭及维生素 B。

二、护理思维与实践训练

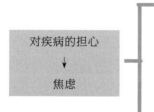

对疾病的担心
↓
焦虑

(一)护理目标　缓解患者焦虑。

(二)护理措施

- 向患者和家属讲解可能造成经前期综合征的原因。
- 指导患者记录月经周期。
- 争取患者积极配合，帮助患者获得家人支持，增加女性自我控制能力，以达到改善症状目的。

治疗护理

（一）护理目标　缓解经前期综合征症状。

（二）护理措施

- 配合医师指导患者进行放松训练、应付技巧训练及合理化情绪疗法。
- 指导饮食，减少盐、糖、酒精和咖啡因的摄入。在黄体后期给予糖类与低蛋白质饮食，以改善抑郁、紧张、易怒及悲伤等症状。
- 指导患者进行有氧活动，如慢跑、游泳和舞蹈。有氧运动可使内啡肽升高，从而改善情绪症状。
- 遵医嘱指导患者正确使用药物。

三、健康指导

护士向患者及家属讲解经前期综合征的原因、诱发因素和治疗措施，指导患者记录每次月经周期。同时，帮助患者获得家人的支持，增加女性自我控制的能力。

知识窗

经前期综合征的预防可以从以下几个方面入手加强生活调理：

1. 放松心情　不要对这几天有畏难情绪，保持乐观、自信的态度可帮助你应付甚至预防出现一些不适的症状。

2. 深呼吸　缓慢的深呼吸可以使心情放松。

3. 多运动　有氧运动如游泳、慢跑和跳舞，对身体的健康非常重要。在月经前的1～2周增加运动量，能缓解不适。

4. 补充纤维　多吃富含纤维素的食物，如蔬菜、豆类、全麦、荞麦及大麦（不仅纤维丰富，也含有大量的镁），能帮助清除体内过量的雌激素。

5. 补充营养素　维生素 B_5、B_6，维生素 C，生物类黄酮，维生素 E，钙及镁等营养素的补充能有效预防经前期综合征。

6. 少吃甜食　甜食会使人情绪不稳，焦虑。

7. 少吃动物性脂肪　动物性脂肪会提升雌激素的量，可进食含有植物性脂肪的食物。

8. 少喝酒　酒精会使头痛及疲劳更严重，并引发吃甜食的冲动。

四、护理评价

通过优质有效的护理措施，经前期综合征患者病情得以控制。患者情绪稳定，积极配合治疗和护理。

议一议

以小组为单位讨论：经前期综合征都有哪些症状？根据患者不同的身体状况，该如何实施护理措施？

·任务拓展·

患者信息

姓名：张某某　　性别：女　　年龄：30 岁

民族：汉　　婚姻：已婚　　职业：幼儿教师

身高：163 cm　　体重：53 kg　　供史者：本人

现病史：经前烦躁易怒难以自控，伴头痛、乳房胀痛 2 年，2 年前开始出现经前 5 天容易激动、心烦，常常伴有乳房胀痛、头胀痛，月经来潮后，症状自然消失。

既往史：平素体健，否认药物过敏史，否认传染病病史，否认高血压、糖尿病、肿瘤等家族史，无手术外伤史。

个人史：无吸烟、饮酒嗜好，无吸毒史。

月经婚育史：12 岁月经初潮，末次月经：2021-09-07，前次月经：2021-08-08。已婚，未孕。

家族史：否认家族成员中遗传病、精神病、肿瘤等类似的病史。

体格检查：T 36.3℃，P 78 次/分，R 16 次/分，BP125/75 mmHg，神志清醒，精神状况欠佳，体格检查发现乳房触痛。

初步诊断：经前期综合征。

辅助检查：乳房 X 线钼靶检查未见异常。

·任务落实(分组角色扮演、情景模拟)·

1. 患者诊断为经前期综合征的依据是什么？

2. 目前应对患者哪些方面做重点观察？

·任务评价·

评价内容	内容细分	分值	评分记录分配			备注
			自我评价	学生互评	教师评价	
专业知识						
专业能力						
职业素养						

子任务 5　绝经综合征患者的护理

·任务目标·

1. 知识目标　掌握绝经综合征患者的身体状况、护理问题和护理措施；熟悉绝经综合征的病因、临床表现、处理原则；了解绝经综合征的概念和分类。

2. 能力目标　能对绝经综合征患者进行全面的护理评估，针对出现的护理问题，提供整体护理和健康指导。

3. 素养目标　能关爱、尊重、理解女性，具有良好的职业道德。学会与患者进行良好的沟通，尊重生命，具有高度的责任心、爱心、团队协作精神。

·临床案例·

张女士，50岁，已婚。1年前月经周期出现不规则，间隔1～6个月不等，行经7～15天不等，经量时多时少，近半月余自觉阵发性面部潮热出汗，偶有头痛眩晕，心烦失眠，于妇科门诊就诊。

体格检查：T 36.5℃，P 80次/分，R 20次/分，BP 135/72 mmHg，神志清醒，精神状况欠佳。

妇科检查：外阴无异常，阴道畅，子宫颈光滑，前位子宫，正常大小、质软、活动度好、无压痛。双侧附件无包块，无压痛。

实验室检查：FSH 35 U/L，E_2 13 pg/ml。

思维引导

1. 对于患者出现的症状，护士应该采取哪些护理措施？
2. 患者对月经的紊乱、身体出现的改变，感到害怕、焦虑，护士应该如何护理？

·任务实施·

一、护理评估

（一）健康史

了解患者的年龄、婚姻等一般情况。了解绝经综合征出现和持续的时间，症状程度和诊疗经过等。了解月经史、生育史，既往健康情况，高血压及其他内分泌疾病病史，了解卵巢切除或盆腔放疗史等。了解患者有无慢性咳嗽、便秘等病史。

（二）身体状况

评估患者相关症状，对其进行全身体格检查，排除明显的器质性病变。妇科检查可见内、外生殖器萎缩性改变。

（三）心理-社会状况

评估患者有无因工作加重、家庭变故、社会环境等引起的焦虑不安、情绪低落、烦躁易怒等。

（四）辅助检查

为了解卵巢功能进行血清激素测定，测定FSH及E_2，如绝经过渡期血清FSH＞10 U/L，提示卵巢储备功能下降。如闭经、FSH＞40 U/L并且E_2水平在10～20 pg/ml，或者更低，提示卵巢功能衰竭。

（五）处理原则

缓解近期症状，及时发现和预防远期症状。

二、护理思维与实践训练

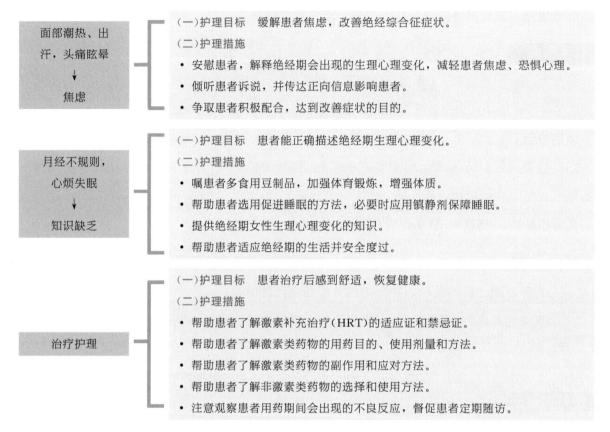

面部潮热、出汗，头痛眩晕 → 焦虑

（一）护理目标　缓解患者焦虑，改善绝经综合征症状。

（二）护理措施

- 安慰患者，解释绝经期会出现的生理心理变化，减轻患者焦虑、恐惧心理。
- 倾听患者诉说，并传达正向信息影响患者。
- 争取患者积极配合，达到改善症状的目的。

月经不规则，心烦失眠 → 知识缺乏

（一）护理目标　患者能正确描述绝经期生理心理变化。

（二）护理措施

- 嘱患者多食用豆制品，加强体育锻炼，增强体质。
- 帮助患者选用促进睡眠的方法，必要时应用镇静剂保障睡眠。
- 提供绝经期女性生理心理变化的知识。
- 帮助患者适应绝经期的生活并安全度过。

治疗护理

（一）护理目标　患者治疗后感到舒适，恢复健康。

（二）护理措施

- 帮助患者了解激素补充治疗（HRT）的适应证和禁忌证。
- 帮助患者了解激素类药物的用药目的、使用剂量和方法。
- 帮助患者了解激素类药物的副作用和应对方法。
- 帮助患者了解非激素类药物的选择和使用方法。
- 注意观察患者用药期间会出现的不良反应，督促患者定期随访。

三、健康指导

1. 嘱患者增加钙质和维生素 D 的摄取，减少因雌激素降低而导致的骨质疏松。坚持适度的体育锻炼，保持良好的生活习惯，缓解不适症状，延缓衰老。

2. 为患者提供围绝经期相关知识，使患者有心理准备，帮助其减轻一些负面情绪。

3. 嘱患者定期健康体检，积极防治绝经综合征的相关疾病，宣教激素补充治疗的相关知识。

4. 设立护理专科门诊，为患者系统提供围绝经期的咨询、指导和知识教育。

知识窗

卵巢功能早衰（POF）是指女性在 40 岁之前因卵巢功能衰竭所导致的闭经。因卵巢功能过早地完全丧失，常伴有卵泡刺激素升高（FSH＞40 IU/L）、雌激素降低等内分泌异常及绝经症状。目前世界公认的卵巢早衰诊断标准：①年龄＜40 岁，②闭经时间≥6 个月，③两次（间隔 1 个月以上）检测血 FSH＞40 IU/L。因 POF 概念存在局限性，仅代表卵巢功能的终末阶段。其中既有原发性卵巢功能不全又有继发性卵巢衰竭，因此现在更改为“早发性卵巢功能不全(POI)”。其诊断标准中两次(间隔 1 个月以上)检测血 FSH>40 IU/L 更改为两次(间隔 1 个月以上)检测血 FSH>25 IU/L，以便更早地发现卵巢功能下降的迹象，在临床中能够更加积极主动地采取治疗和护理措施。

四、护理评价

通过优质有效的护理措施，患者相关症状和焦虑情绪得到改善和缓解；掌握了围绝经期会出现身心变化的相关知识；了解激素补充治疗的必要性和不良反应。能乐观积极地面对围绝经期，并坚持良好的生活习惯。

议一议

以小组为单位讨论：绝经综合征都有哪些近期和远期症状？根据患者不同的身体状况，该如何开展护理措施？

·任务拓展·

患者信息

姓名：张某某	性别：女	年龄：50 岁
民族：汉	婚姻：已婚	职业：工人
身高：160 cm	体重：58 kg	供史者：本人

现病史：患者一年前出现月经周期不规则，间隔 1～6 个月不等，行经 7～15 天不等，经量时多时少，近半月余自觉阵发性面部潮热出汗，偶有头痛眩晕，心烦失眠，于妇科门诊就诊。

既往史：平素体健，否认药物过敏史，否认传染病病史，否认高血压、糖尿病、肿瘤等家族史，无手术外伤史。

个人史：无吸烟、饮酒嗜好，无吸毒及冶游史。

月经婚育史：13 岁月经初潮，末次月经 2020-10-07，前次月经 2020-04-01。已婚，2-0-1-2，育有 1 子 1 女，流产 1 次。

家族史：否认家族成员中遗传病、精神病、肿瘤等类似的病史。

体格检查：T 36.5℃，P 80 次/分，R 20 次/分，BP 135/72 mmHg，神志清醒，精神状况欠佳。检查：外阴无异常，阴道畅，子宫颈光滑，前位子宫、正常大小、质软、活动度好、无压痛。双侧附件无包块，无压痛。

初步诊断：绝经综合征。

辅助检查： 实验室检查示 FSH 35 U/L，E_2 13 pg/ml。

· 任务落实(分组角色扮演、情景模拟) ·

1. 如何对患者进行护理评估？
2. 目前应对患者哪些方面做重点观察？
3. 在药物治疗后，护士该如何实施护理？

· 任务评价 ·

评价内容	内容细分	分值	评分记录分配			备注
			自我评价	学生互评	教师评价	
专业知识						
专业能力						
职业素养						

· 项目检测 ·

项目检测及参考答案

女性绝经期自测表
(Kupperman 改良评分)

任务八 子宫内膜异位症患者的护理

· 任务目标 ·

1. 知识目标　掌握子宫内膜异位症的护理评估和护理措施；熟悉子宫内膜异位症的病因病理、护理原则；了解子宫内膜异位症的常见护理问题。

2. 能力目标　能对子宫内膜异位症患者进行全面的护理评估，针对出现的护理问题，提供整体护理和健康指导。

3. 素养目标　能关爱、尊重、理解女性，具有良好的职业道德。学会与患者进行良好的沟通，尊重生命，具有高度的责任心、爱心、团队协作精神。

·临床案例·

王女士，35岁。2年前曾做过一次人工流产手术。未避孕，至今未孕。最近半年来每次月经来潮时都出现腹痛，且逐渐加剧，严重影响到自己的生活和工作，来到医院进行咨询。

思维引导

1. 该患者最可能的诊断是什么？
2. 该患者的主要护理要点是什么？
3. 简述针对该患者的护理要点。

·任务实施·

一、护理评估

（一）健康史

询问患者有无痛经、性交不适及不孕，有无剖宫产、流产、多次妊娠分娩或过度刮宫史，评估是否有阴道闭锁、宫颈狭窄等引起经血潴留的因素。

（二）身体状况

1. 症状

(1)继发性痛经且进行性加重：典型的痛经常于经前1～2日开始，经期第1日最重。疼痛的部位多为下腹深部和腰骶部，并可向会阴、肛门、大腿放射。直肠子宫陷凹处的子宫内膜异位症者，表现为性交不适、性交痛、腰骶部疼痛或肛门坠痛。少数患者长期下腹痛，形成慢性盆腔痛，经期加剧，但也有27%～40%的患者无痛经。

(2)不孕：子宫内膜异位症患者中不孕率可高达40%。

(3)月经失调：经量增多、经期延长、月经淋漓不尽或经前期点滴出血。

2. 体征 可在腹壁或会阴瘢痕子宫内膜异位症切口附近触及结节状肿块，妇科检查时可扪及与子宫粘连的肿块，有触痛。典型的盆腔子宫内膜异位症患者在进行妇科检查时，可发现子宫被粘连，致使后倾、活动受限甚至固定。子宫正常大小或略大饱满并有轻压痛；一侧或双侧附件区可扪及与子宫相连的不活动囊性包块，囊肿一般<10 cm，有轻压痛；子宫阔韧带、子宫后壁或直肠子宫陷凹处可触及不规则的硬结节，触痛明显。阴道直肠受累时，可在阴道后穹窿部扪及甚至看到突出的紫蓝色结节。

（三）心理-社会状况

子宫内膜异位症通常被认为是需要制订长期治疗计划的慢性疾病。其导致的疼痛、性交痛和不孕症常常影响患者的家庭幸福和生存质量。主要的心理压力有对疼痛的恐惧和对不孕的担忧。恐惧月经的到来和不孕治疗中经受社会家庭和经济的压力。

（四）辅助检查

1. B超检查 B超检查是诊断子宫内膜异位症及其病灶部位的重要方法。B超可以确定卵巢子宫内膜异位囊肿的位置、大小和形状，并可发现盆腔检查时未能扪及的触痛性结节。

2. CA125测定 中、重度子宫内膜异位症患者血清CA125值可能升高，另外在其他疾病如卵巢癌、子宫内膜癌、盆腔炎症时血清CA125也会增高，所以其诊断子宫内膜异位症的特异性和敏感性均较低。该指标有助于评价疗效、追踪随访。

3. 腹腔镜检查 是目前公认的诊断子宫内膜异位症的最佳方法，特别是对不明原因不孕或腹痛者更是首选。腹腔镜下看到典型病灶或对可疑病变进行活体组织检查即可确诊。

（五）处理原则

护理原则是以手术为主，药物为重要的辅助治疗手段。目的是减少和消除病灶、缓解症状、治疗和促进生育、减少和避免复发。

1. 定期随访 适用于盆腔病变不严重、无明显症状者。一般可每3～6个月随访并做盆腔检查一次。对有生育要求的患者，需要促使其尽早受孕。随访期间，如发现症状或体征加剧时应改用其他治疗方法。

2. 药物治疗 无排卵性月经者多数无痛经，故可采用性激素抑制排卵以达到缓解痛经的目的。性激素治疗的主要目的是抑制性激素合成，使异位种植的子宫内膜萎缩或阻断性腺轴的刺激和出血周期。口服避孕药，适用于轻度内膜异位症患者，可直接使其蜕膜化和萎缩，达到缓解痛经和减少经量的治疗目的。孕激素类的作用机制是通过抑制垂体促性腺激素分泌，导致子宫内膜萎缩和闭经。临床上常用地屈孕酮或炔诺酮等，一般连续使用半年。

3. 手术治疗 腹腔镜手术是子宫内膜异位症的首选治疗方案。适用于药物治疗后症状不缓解、局部病变加重或未能怀孕者，以及卵巢子宫内膜异位囊肿直径为5～6 cm或6 cm以上，且迫切希望生育者。目前认为以腹腔镜确诊、手术联合药物治疗是子宫内膜异位症治疗的金标准。

二、护理思维与实践训练

子宫内膜异位症的相关知识匮乏
↓
焦虑

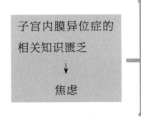

（一）护理目标 能理解并信任所采取的治疗方案和护理措施，配合治疗，树立战胜疾病的信心。

（二）护理措施

- 安慰患者，解释手术和药物治疗的必要性，减轻患者焦虑、恐惧心理。
- 倾听患者诉说，并传达正向信息影响患者。
- 争取患者积极配合，达到改善症状目的。

治疗护理

（一）护理目标　患者能主动参与治疗护理活动。

（二）护理措施

- 口服避孕药可抑制排卵，促进子宫内膜萎缩。因此对于需要避孕的子宫内膜异位症患者，可推荐使用药物避孕，避免使用宫内节育器。
- 防止医源性异位内膜种植：尽量避免多次宫腔手术操作。
- 手术与药物联合治疗：手术前给药可使异位病灶缩小、软化，利于缩小手术范围，便于手术操作；手术后加用药物治疗，有利于巩固手术的疗效。

三、健康指导

向患者解释痛经的原因，经期避免酸、冷、辣等刺激性食物，注意休息，疼痛时热敷下腹部。预防经血逆流；鼓励已达婚龄或婚后痛经的女性及时婚育，鼓励母乳喂养。

知识窗

当子宫内膜腺体及间质侵入子宫肌层时，称子宫腺肌病(adenomyosis)，多发生于30～50岁经产妇，约15%同时合并子宫内膜异位症，约50%合并子宫肌瘤。对尸检和因病切除的子宫做连续切片检查发现，10%～47%的子宫肌层中有子宫内膜组织，但其中35%无临床症状。子宫腺肌病与子宫内膜异位症病因不同，但均受雌激素的调节。子宫腺肌病的主要症状是经量过多、经期延长和逐渐加重的进行性痛经。疼痛位于下腹正中，常于经前1周开始，直至月经结束。35%的患者无典型症状，月经过多的发生率为40%～50%，表现为连续数个月经周期中月经量增多，一般>80 ml，主要与子宫内膜面积增加、子宫肌层纤维增生使子宫肌层收缩不良、子宫内膜增生因素有关。子宫腺肌病痛经的发生率为15%～30%。妇科检查子宫呈均匀增大或有局限性结节隆起，质硬且有压痛，经期压痛更甚。无症状者有时与子宫肌瘤不易鉴别。

四、护理评价

通过优质有效的护理措施，患者相关症状和焦虑情绪得到改善和缓解；掌握了子宫内膜异位症出现身心变化的相关知识；了解手术和药物治疗的必要性和不良反应。患者能以乐观积极的心态面对子宫内膜异位症，并坚持良好的生活习惯。

议一议

以小组为单位讨论：子宫内膜异位症的健康指导有哪些注意点？

·任务拓展·

患者信息

姓名：王某某　　性别：女　　年龄：35 岁

民族：汉　　婚姻：已婚　　职业：公司职员

身高：162 cm　　体重：56 kg　　供史者：本人

现病史：王女士，35 岁。2 年前曾做过一次人工流产手术。未避孕，至今未孕。最近半年来每次月经来潮时都出现腹痛，且逐渐加剧，严重影响到自己的生活和工作，来到医院进行咨询。

既往史：平时月经规律，否认药物过敏史，否认传染病病史，否认高血压、糖尿病、肿瘤等家族史，有刮宫史。

个人史：无吸烟、饮酒嗜好，无吸毒史。

月经婚育史：13 岁初潮，末次月经：2020-10-07，前次月经：2020-04-01。已婚，现无子女，流产 1 次。

家族史：否认家族成员中遗传病、精神病、肿瘤等类似的病史。

体格检查：T 36.5℃，P 80 次/分，R 20 次/分，BP 115/70 mmHg，Hb 96 g/L，不规则阴道流血，每次月经期的第 1～2 天下腹和腰骶部疼痛明显，伴有腹泻，偶有呕吐。妇科检查：子宫后倾固定，扪及触痛性结节。

初步诊断：子宫内膜异位症。

辅助检查：通过阴道和腹部 B 超确定异位囊肿的位置、大小和形状。腹腔镜检查对可疑病灶进行活体组织检查即可确诊。

实验室检查：进行 CA125 水平动态监测。

·任务落实(分组角色扮演、情景模拟)·

1. 如何对患者进行护理评估?

2. 如何针对该患者制订个人护理计划?

3. 请你为患者进行生活健康指导?

·任务评价·

评价内容	内容细分	分值	评分记录分配			备注
			自我评价	学生互评	教师评价	
专业知识						
专业能力						

续表

评价内容	内容细分	分值	评分记录分配			备注
			自我评价	学生互评	教师评价	
职业素养						

· 项目检测 ·

项目检测及参考答案

任务九 不孕症患者的护理

· 任务目标 ·

1. 知识目标　掌握不孕症和辅助生殖技术的定义和分类；熟悉不孕症的病因、病理、适应证、护理原则、常见护理问题；了解不孕症对女性的影响。

2. 能力目标　运用所学知识对患有不孕症的夫妇进行护理评估，针对出现的护理问题，提供整体护理和健康指导。

3. 素养目标　能关爱、尊重、理解女性，具有良好的职业道德。学会与患者进行良好的沟通，尊重生命，具有高度的爱心、责任心及团队合作意识。

· 临床案例 ·

张女士，28 岁。结婚 3 年余，未采取避孕措施，至今未孕，试过很多方法，未果。

经检查：男方患弱精子症，女方患多囊卵巢综合征。

思维引导

1. 该患者不孕属于哪种类型？
2. 该患者主要护理原则是什么？
3. 简述针对该患者的护理评估应注意哪些问题？

·任务实施·

一、护理评估

(一)健康史

询问健康史应从家庭、社会、性生殖等方面全面评估既往史和现病史。男女双方健康史都应该进行询问。

1. 男方 健康史询问包括不育时间、性生活史、性交频率和时间,有无勃起和(或)射精障碍,近期不育相关检查和治疗经过,既往发育史包括有无影响生育的疾病史及外生殖器外伤史、手术史,如有无生殖器官感染史,包括睾丸炎、腮腺炎、前列腺炎、结核病等。

2. 女方 健康史询问包括结婚年龄、丈夫健康状况、是否两地分居、性生活情况、是否采用避孕措施。月经史(初潮、经期、周期、经量、痛经等)、生殖器官炎症史(盆腔炎、宫颈炎、阴道炎)及慢性疾病病史。对继发不孕,应了解以往流产或分娩情况,有无感染史等。

3. 男女双方 男女双方的相关资料包括结婚年龄、婚育史、是否两地分居、性生活情况(性交频率、采用过的避孕措施、有无性交困难)、烟酒嗜好等。家族史要询问家族中有无出生缺陷。

(二)身体状况

夫妇双方应进行全身检查以排除全身性疾病。男方检查应重点检查外生殖器,注意发育情况、是否存在炎症、有无畸形或瘢痕等。女方检查应注意检查生殖器和第二性征发育、身高、体重、生长发育、多毛、溢乳等;必要时行胸部X线检查排除结核、行MRI检查排除垂体病变等。妇科检查包括处女膜的检查,有无处女膜过厚或较坚韧,有无阴道横隔、纵隔、瘢痕或狭窄,子宫颈或子宫有无异常,子宫附件有无压痛、增厚或肿块。

1. 男方检查 除全身检查,重点应检查外生殖器有无畸形或病变,包括阴茎、阴囊、前列腺的大小、形状等。精液常规检查必不可少。初诊时男方一般要进行2~3次精液检查,以获取基线资料。检查项目根据《WHO人类精液检查与处理实验室手册》(第5版)进行。

2. 女方检查 体格检查及营养状况检查,包括身高、体重、体脂分布特征、乳房及甲状腺情况等;注意有无雄激素过多体征(多毛、痤疮、黑棘皮等);妇科检查包括外阴发育、阴毛分布、阴道和宫颈异常排液和分泌物,子宫大小、形状、位置和活动度,附件是否有包块和压痛,直肠子宫陷凹处是否有包块、触痛和结节,是否有盆腔和腹壁压痛、反跳痛和盆腔包块。

(三)心理-社会状况

不孕症的诊断及其治疗给女性带来了生理和心理上的不安。生理方面的不适包括激素治疗、试管婴儿等干预措施。同时,患有不孕症的夫妇在希望和失望之中反复波折而影响心理健康。与男性比较而言,女性更容易出现心理问题,严重者可导致自我形象紊乱和自尊紊乱。需要仔细评估夫妇双方的心理反应,有时需要夫妇在一起完成评估,有时要根据情况单独对夫妇进行评估。不孕症的影响可以涉及心理、生理、社会和经济等方面。

1. 心理影响 女性一旦被确认患有不孕症之后，立刻出现一种“不孕危机”的情绪状态。曼宁(Menning)曾将不孕女性的心理反应描述为震惊、否认、愤怒、内疚、孤独、悲伤和解脱。

(1)震惊：因为生育能力被认为是女性的自然职能，所以对不孕症诊断的第一反应是震惊。以前采取过避孕措施的女性对此诊断感到惊讶，对自己的生活向来具有控制感的女性也明显会表示出惊讶。

(2)否认：这也是不孕症女性患者经常出现的一种心理反应，特别是被确诊为不可治疗性不孕症之后女性的强烈反应。如果否认持续时间过久，将会影响到女性患者的心理健康，因此尽量帮助女性患者缩短此期反应。

(3)愤怒：在得到可疑的临床和实验结果时，愤怒可能直接向配偶发泄。这是尤其在经历过一系列的不孕症检查而未得出异常的诊断结果之后出现的一种心理反应，检查过程中的失望感、困窘感和挫折感会同时爆发。

(4)内疚和孤独：是缺少社会支持者常常出现的一种心理反应。有时内疚感也可能来源于既往的婚前性行为、婚外性行为、采取过避孕措施或流产。仅仅为了不想让自己陷入不孕的痛苦的心理状态中，不孕症女性往往不再和以往有孩子的朋友、亲戚交往，和男性相比女性一个人忍受内疚和孤独的时间更长。这种心理可能导致夫妇缺乏交流、降低性生活的快乐，造成婚姻的压力和紧张。

(5)悲伤：是诊断确定之后女性的一种明显的反应。悲伤源于生活中的丧失：丧失孩子、丧失生育能力等。

(6)解脱：不代表对不孕的接受，而是在检查和治疗过程当中反复忙碌以求结果。此阶段会出现一些负性的心理状态如挫败、愤怒、自我概念低下、紧张、疲乏、强迫行为、焦虑、歇斯底里、恐惧、抑郁、失望和绝望。

漫长而繁杂的不孕症的诊断检查极大地影响了女性的生活，包括生理、精神等。许多不孕症的诊断检查往往是介入性的，既引起女性的不适又花费很多的时间，所以在此期间女性往往出现抑郁、丧失自尊、丧失性快感、丧失自信、丧失希望。

2. 生理影响 多来源于激素治疗和辅助生殖技术治疗过程。即使不孕的原因在于男性，大多数的介入性治疗方案(比如试管婴儿)也由女性承担，女性不断经历着检查、服药、手术等既费时又痛苦的过程。

3. 社会文化的影响 某些社会文化把不孕的责任更多地归结为女性因素，而不管医学最后确诊不孕的因素是否在于女方。

4. 经济影响 患有不孕症的女性不断寻求检查和治疗，此过程对女性在生理、情感和经济方面造成很大的压力和不良影响。

（四）辅助检查

1. 卵巢功能检查 方法包括基础体温测定、子宫黏液评分、血清内分泌激素检测、B超监测卵泡发育、月经来潮前子宫内膜活组织检查。女性激素测定包括血清 FSH、LH、E2、P、T、PRL 等检查，了解卵巢有无排卵及黄体功能状态。

2. 输卵管功能检查 常用的方法有子宫输卵管通液术、子宫输卵管碘油造影、B超下输卵管过氧化氢溶液通液术、腹腔镜直视下行输卵管通液(亚甲蓝液)等，有条件者也可采用输卵管镜，了解输卵管通畅情况。输卵管通液术是一种简便价廉的方法，但准确性不高。新型的光纤显微输卵管镜能直视整条输卵管是否有解剖结构的改变，黏膜是否有粘连或损坏，并可进行活检及分离粘连等，能显著改善输卵管性不孕的诊治。

3. 宫腔镜检查 了解子宫内膜形态、内膜的色泽和厚度、双侧输卵管开口情况，是否有宫腔粘连、子宫畸形、内膜息肉、黏膜下肌瘤等病变。联合腹腔镜检查时可分别在输卵管内口插管，注射染料(亚甲蓝)，以判别输卵管的通畅度。

4. 腹腔镜检查 可与腹腔镜手术同时进行。做腹腔镜检查以进一步了解盆腔情况，直接观察子宫、输卵管、卵巢有无病变或粘连，并可结合输卵管通液术，直视下确定输卵管的形态、是否通畅及周围有无粘连，必要时在病变处取活检。

5. 性交后精子穿透力试验 上述检查未见异常时进行性交后试验。根据基础体温表选择在预测的排卵期进行。在试验前3日禁止性交，避免阴道用药或冲洗。在性交后2～8 h内就诊，取阴道后穹窿液检查有无活动精子，验证性交是否成功，再取宫颈黏液观察，每高倍视野有20个活动精子为正常。

6. 生殖免疫检查 本检查判断免疫性不孕的因素是男方的自身抗体因素还是女方的抗精子抗体因素，包括精子抗原、抗精子抗体、抗子宫内膜抗体的检查，有条件者可进一步做体液免疫学检查，指标包括 CD50、IgG、IgA、IgM 等。

（五）处理原则

要加强体育锻炼，增强体质，促进健康，保持良好乐观的生活态度，戒烟戒酒，养成良好的生活习惯；要适当增加性知识，了解自己的排卵规律，性交频率适中，以增加受孕机会。同时要考虑到年龄是不孕的重要因素之一，选择恰当的治疗方案应充分估计到女性卵巢的生理年龄、治疗方案的合理性和有效性。有明确病因者针对不孕症的病因进行治疗。女性不孕症的治疗技术主要包括重建输卵管正常解剖关系，促使卵细胞发育成熟，治疗排卵障碍，必要时根据具体情况采用辅助生殖技术。

二、护理思维与实践训练

缺乏解剖知识和性生殖知识；缺乏性技巧
↓
知识缺乏

(一)护理目标　女性可以表达对不孕的感受，评价其治疗效果。

(二)护理措施

- 向女性解释诊断性检查可能引起的不适，子宫输卵管碘油造影可能引起腹部痉挛感，在术后持续 12 h，随后可以在当日或第 2 日返回工作岗位而不留后遗症。腹腔镜手术后 12 h 可能感到一侧或双侧肩部疼痛，可遵医嘱给予可待因或可待因类的药物以止痛。子宫内膜活检后可能引起下腹部的不适感，如痉挛、阴道流血。若子宫颈管有炎症，黏液黏稠并有白细胞时会影响性交后试验的效果。倾听患者诉说，并传达正向信息影响患者。
- 争取患者积极配合，达到改善症状目的。

与不孕症诊治过程中繁杂的检查、无效的治疗效果有关
↓
有长期低自尊的危险

(一)护理目标　与不孕症诊治过程中繁杂的检查、无效的治疗有关。

(二)护理措施

- 指导女性服药　如果女性服用氯米芬(克罗米芬)类促排卵药物，护士应告知此类药物的不良反应。较多见的不良反应如经间期下腹一侧疼痛、卵巢囊肿、血管收缩征兆(如潮热)，少见的不良反应如乏力、头晕、抑郁、恶心、呕吐、食欲增加、体重增加、风疹、皮疹、过敏性皮炎、复视、畏光、视力下降、多胎妊娠、自然流产、乳房不适及可逆性的脱发等。采取的护理措施包括：①教会女性在月经周期遵医嘱正确按时服药；②说明药物的作用与副作用；③提醒女性及时报告药物的不良反应如潮热、恶心、呕吐、头痛；④指导女性在发生妊娠后立即停药。
- 协助选择人工辅助生殖技术　在不孕症诊治过程中，女性往往会考虑治疗方案的选择，医护人员要帮助不孕症夫妇了解各种辅助生殖技术的优缺点及其适应证。例如，配子输卵管内移植(GIFT)、体外受精与胚胎移植(IVF-ET)等都具有较高的妊娠率，但 GIFT 可以导致异位妊娠的发生率升高，并且几乎所有的辅助生殖技术都可能引起多胎妊娠，成为高危妊娠，引起早产、胎盘功能低下等不良妊娠结局。
- 教会女性提高妊娠率的技巧　护士应教给女性一些提高妊娠率的方法：①保持健康状态，如注重营养、减轻压力、增强体质、纠正营养不良和贫血、戒烟、戒毒、不喝酒；②与伴侣进行沟通，可以谈论自己的希望和感受；③不要把性生活单纯看做是为了妊娠而进行；④在性交前、中、后勿使用阴道润滑剂或进行阴道灌洗；⑤不要在性交后立即如厕，而应该卧床，并抬高臀部，持续 20～30 min，以使精子进入子宫颈；⑥掌握性知识，学会预测排卵、选择适当日期性交、性交次数适当，在排卵期增加性交次数。

注重心理护理

(一)护理目标　女性可以正确评价自我能力。

(二)护理措施　患有不孕症对于夫妇来说是一个生活危机，将经历一系列的心理反应，护士应对夫妇双方提供护理，可以单独进行以保证隐私，也可以夫妇双方同时进行。不孕的时间越长，夫妇对生活的控制感越差，因此应采取心理护理措施帮助他们尽快度过悲伤期。不孕的压力可以引起一些不良的心理反应，如焦虑和抑郁，又将进一步影响成功妊娠的概率，因此护士必须教会女性进行放松，如练习瑜伽、调整认知、改进表达情绪的方式方法。当多种治疗措施的效果不佳时，护士需帮助夫妇正面面对治疗结果，帮助选择停止治疗或选择继续治疗，不论他们做出何种选择，护士都应给予尊重并提供支持。

三、健康指导

正视不孕症治疗的结局，不孕症治疗可能的3个结局包括：①治疗失败，妊娠丧失，如果妊娠丧失是因为异位妊娠，女性往往感到失去了一侧输卵管，此时女性悲伤和疼痛的感触较多。②治疗成功，发生妊娠，此时期她们的焦虑并没有减少，常常担心在分娩前出现不测，即使娩出健康的新生儿，她们仍需要他人帮助自己确认事实的真实性。③治疗失败，停止治疗，一些不孕症夫妇因为经济、年龄、心理压力等因素放弃治疗，可能会领养一个孩子。护士应对他们的选择给予支持。

提高女性的自我控制感，了解不孕症女性患者过去处理压力的有效方法，可以用这些措施来应对不孕带来的压力，指导女性采用放松的方式如适当的锻炼、加强营养、提出疑惑等减轻压力，以获得自我控制感。

降低女性的孤独感，因为和有孩子的女性打交道常常唤起不孕女性的痛苦，因而不孕女性常常远离朋友和家人而缺乏社会及家庭的支持。护士应帮助不孕症女性和她们的重要家人进行沟通，提高自我评价。

知识窗

世界卫生组织(WHO)1980年出版了《人类精液及精子——宫颈黏液相互作用实验室检验手册》，经过1987年、1992年出版第2版和第3版，1999年出版了第4版。2011年初WHO更新改版为《WHO人类精液检查与处理实验室手册(第5版)》(以下称《手册》)，并由国家人口和计划生育委员会科学技术研究所等单位翻译，人民卫生出版社出版。《手册》对精液参数参考值进行了修改，常用精液参数的参考下限(第5个百分数，95%可信区间)为：精液量1.5 ml；精子浓度15×10^6/ml；精子总数39×10^6/次射精；精子前向运动(a级吨级)百分率为32%；正常形态率为4%；精子存活率为58%。该《手册》改动包括禁欲天数、采集精液温度、分析时间、理学检查、精液体积、精液pH测定、精子浓度的参考值下限、每次射出精液的精子总数、精子运动分类、精子存活率、应用低渗膨胀的精子存活率试验、正常精子的概念、非精子细胞的计数方法。

四、护理评价

通过优质有效的护理措施，患者相关症状和焦虑情绪得到改善和缓解，患者掌握了不孕不育会出现身心变化的相关知识，了解人工辅助生育治疗的相关知识，能以乐观积极的心态面对不孕不育，并坚持良好的生活习惯。

议一议

以小组为单位讨论：女性表达出自己对不孕的感受，包括正性或负性的。

·任务拓展·

患者信息

姓名：张某某　　性别：女　　年龄：28 岁

民族：汉　　婚姻：已婚　　职业：公司职员

身高：160 cm　　体重：52 kg　　供史者：本人

现病史：张女士，28 岁，结婚 3 年余，未采取避孕措施，至今未孕，试过很多方法，未果。经检查：男方患弱精子症，女方患多囊卵巢综合征。

既往史：平时月经规律，否认药物过敏史，否认传染病病史，否认高血压、糖尿病、肿瘤等家族史，无手术外伤史。

个人史：无吸烟、饮酒嗜好，无吸毒及冶游史。

月经婚育史：13 岁初潮，末次月经：2020-10-07，前次月经：2020-04-01。已婚，无现存子女，流产 1 次。

家族史：否认家族成员中遗传病、精神病、肿瘤等类似的病史。

体格检查：T 36.5℃，P 80 次/分，R 20 次/分，BP 115/70 mmHg，患者肥胖、多毛、痤疮、黑棘皮，伴有月经紊乱。人工流产后月经前 1～2 日开始痛经，月经干净后好转。

初步诊断：多囊卵巢综合征。

辅助检查：B 超检查示双侧卵巢有多个小卵泡，但没有成熟卵泡。

实验室检查：男方每高倍视野有 12 个活动精子，为弱精子症。

·任务落实(分组角色扮演、情景模拟)·

1. 如何对患者进行护理评估？

2. 目前应对患者哪些方面做重点观察？

·任务评价·

评价内容	内容细分	分值	评分记录分配			备注
			自我评价	学生互评	教师评价	
专业知识						
专业能力						
职业素养						

·项目检测·

项目检测及参考答案

任务十 计划生育女性的护理

·任务目标·

1. 知识目标　掌握避孕的方法、适应证、禁忌证及注意事项。

2. 能力目标　能指导育龄女性选择合适的避孕方法。

3. 素养目标　能关爱、尊重、理解女性，具有良好的职业道德。学会与患者进行良好的沟通，具有高度的爱心、责任心及团队合作意识。

子任务 1　避孕女性的护理

·临床案例·

张女士，32 岁，G_2P_2，既往体健，阴道分娩后 42 天，母乳喂养，产后恢复良好，未转经。因近几年无生育要求，来院咨询避孕方法。

思维引导

1. 避孕方法有哪些？

2. 针对哺乳期女性，如何选择合适的避孕方法？

·任务实施·

一、护理评估

（一）健康史

详细询问欲采取避孕措施女性的现病史、既往史、月经史及婚育史等，了解是否符合各种计划生育措施的适应证，有无各种计划生育措施的禁忌证，例如对计划放置宫内节育器的女性，应了解其有无月经过多或过频、有无带器脱落史等；对计划采用药物避孕的女性，应了解其有无严重心血管疾病（高血压病、冠心病等）、内分泌疾病（糖尿病、甲亢等）、肿瘤及血栓性疾病等；对计划行输卵管结扎术的女性，应了解其有无感染、神经症及盆腔炎性疾病等。

（二）心理-社会状况

全面评估计划采取避孕措施女性的心理-社会状况。由于缺乏避孕相关知识，女性对采取避孕措施会存在一定思想顾虑和担忧，如采用药物避孕的女性可能担心月经异常、体重增加或肿瘤发生率增高等，尚未生育、采用药物避孕的女性会担心药物损伤身体、影响以后的正常生育等；采用宫内节育器避孕的女性害怕节育器脱落、移位及带器妊娠等；采用避孕套避孕的夫妇，担心影响性生活质量；接受输卵管结扎术的女性常担心术中疼痛、术后出现并发症及影响性生活等。因此，护士必须全面评估拟实施避孕女性的心理及社会状况，及时为她们提供正确、个性化的健康指导，协助其自愿采取适宜、安全、有效的计划生育措施。

（三）辅助检查

1. 血、尿常规和出凝血时间。

2. 阴道分泌物常规检查。

3. 心电图、肝肾功能及腹部、盆腔 B 超检查等。

应根据每位计划采取避孕措施女性的实际情况，选择相应的检查。

（四）处理原则

协助育龄女性根据自身情况，选择适宜、安全、有效的避孕方式。

二、护理思维与实践训练

新婚夫妇

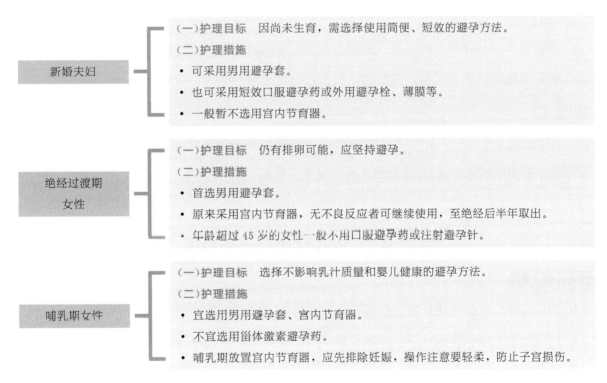

（一）护理目标　因尚未生育，需选择使用简便、短效的避孕方法。

（二）护理措施

- 可采用男用避孕套。
- 也可采用短效口服避孕药或外用避孕栓、薄膜等。
- 一般暂不选用宫内节育器。

绝经过渡期女性

（一）护理目标　仍有排卵可能，应坚持避孕。

（二）护理措施

- 首选男用避孕套。
- 原来采用宫内节育器，无不良反应者可继续使用，至绝经后半年取出。
- 年龄超过 45 岁的女性一般不用口服避孕药或注射避孕针。

哺乳期女性

（一）护理目标　选择不影响乳汁质量和婴儿健康的避孕方法。

（二）护理措施

- 宜选用男用避孕套、宫内节育器。
- 不宜选用甾体激素避孕药。
- 哺乳期放置宫内节育器，应先排除妊娠，操作注意要轻柔，防止子宫损伤。

三、健康指导

1. 门诊可以进行宫内节育器的放置与取出术，受术者于术后稍加休息便可回家休养。护士有责任告知受术者，若出现阴道流血量多、持续时间长、腹部疼痛加重等情况需及时就诊。放置或取出宫内节育器者术后，应禁止性生活 2 周，术后 1 个月到门诊复查，腹痛、阴道流血量多者，应随时就诊。

2. 拟行输卵管绝育术的受术者需住院，输卵管绝育术后受术者应休息 3～4 周，禁止性生活 1 个月。经腹腔镜手术者，术后静卧数小时后即可下床活动，密切观察有无腹痛、腹腔内出血或脏器损伤等征象。

3. 要教会女性各种避孕措施的正确使用方法，告知其如何观察副作用、并发症及一般的应对措施。

知识窗

女性通过手术或药物达到永远不生育的目的，为女性绝育(sterilization)。输卵管绝育术(tubal sterilization operation)是最普遍采用的方法，是指通过手术将输卵管结扎或用药物使输卵管腔粘连堵塞，阻断精子与卵子相遇而达到绝育目的，是一种安全、永久性节育措施，不影响受术者机体生理功能。若受术者要求生育时，可行输卵管吻合术，可逆性高。输卵管绝育术主要有经腹输卵管绝育术、经腹腔镜输卵管绝育术和经阴道穹窿输卵管绝育术，经阴道穹窿绝育术极少使用。

四、护理评价

1. 夫妇双方获得计划生育知识，积极与医护人员协商采取适宜有效的计划生育措施。

2. 受术者离院时体温正常，白细胞计数及分类在正常范围内，手术切口愈合良好。

议一议

以小组为单位讨论：避孕方式有哪些？如何根据患者的不同情况，选择合适的避孕措施？临床案例中阴道分娩后 42 天的张女士优选哪种避孕方法？

子任务 2　终止妊娠女性的护理

·任务目标·

1. 知识目标　掌握终止妊娠的护理方法、适应证、禁忌证及注意事项。

2. 能力目标　能对终止妊娠患者实施全面的护理措施，能实施“流产后关爱”服务。

3. 素养目标　能关爱、尊重、理解女性，具有良好的职业道德。学会与患者进行良好的沟通，具有高度的爱心、责任心及团队合作意识。

·临床案例·

刘女士，32岁，2-0-1-2。因“停经8周，要求终止妊娠”，来院。患者平素月经规则，周期28天，经期6天，量中等，无痛经，末次月经2022-06-02，性状如常。停经以来无腹痛，无阴道流血等不适，自测尿hCG(＋)，要求终止妊娠来院。既往体健，2017年、2019年阴道分娩，2020年计划外妊娠，行孕早期人工流产。

思维引导

1. 终止妊娠的方法有哪些？
2. 临床案例中的刘女士如何选择终止妊娠的方法？

·任务实施·

一、护理评估

（一）健康史

详细询问计划采取终止妊娠措施女性的现病史、既往史、月经史及婚育史等，了解是否符合各种流产的适应证，有无禁忌证。

（二）心理-社会状况

全面评估计划采取流产女性的心理-社会状况。由于缺乏流产相关知识，女性对采取流产措施会存在思想顾虑和担忧，护士必须全面评估拟实施避孕措施女性的心理及社会状况，及时为她们提供正确、个性化的健康指导，协助其采取适宜、安全、有效的终止妊娠的措施，并传授避孕知识，避免再次发生计划外妊娠。

（三）辅助检查

1. 血、尿常规和出、凝血时间。
2. 阴道分泌物常规检查。
3. 心电图、肝肾功能及腹部、盆腔B超检查等。

应根据每位计划采取流产措施女性的实际情况，选择相应的检查。

（四）处理原则

指导患者根据孕周、孕产史、既往史等自身情况，选择适宜、安全、有效的终止妊娠的方式。

二、护理思维与实践训练

(一)药物流产

药物流产

1. 适应证

(1)停经 49 日以内经 B 超证实为宫内妊娠，且胎囊最大直径≤2.5cm；本人自愿要求使用药物终止妊娠的健康女性。

(2)手术流产的高危对象，如瘢痕子宫、多次手术流产及严重骨盆畸形。

(3)对手术流产有疑虑或恐惧心理者。

2. 禁忌证

(1)有使用米非司酮禁忌证，如肾上腺疾病、与甾体激素相关的肿瘤及其他内分泌疾病、妊娠期皮肤瘙痒、血液病、血管栓塞病史。

(2)有使用前列腺素药物的禁忌证，如心血管疾病、青光眼、哮喘、癫痫、结肠炎。

(3)其他：过敏体质、带器妊娠、异位妊娠、妊娠剧吐，以及长期服用抗结核、抗癫痫、抗抑郁、抗前列腺素药等。

3. 用药方法

(1)顿服法：用药第 1 日顿服米非司酮 200 mg，第 3 日早上口服米索前列醇 0.6 mg。

(2)分服法：米非司酮 25 mg，12 h 口服一次，共 3 日，每次服药前后至少禁食 2 h。于第 3～4 日清晨口服米索前列醇 0.6 mg。

4. 护理要点

(1)用药前详细评估孕妇的健康史及身心状况，核实适应证，排除禁忌证。

(2)帮助孕妇掌握用药方法，并详细说明注意事项及可能发生的不良反应。①服药在空腹或进食 2 h 后，温水服药。②用药过程中会出现早孕反应加重，轻度腹痛、腹泻。

(3)药物流产必须在有紧急抢救和急诊手术设备的医疗单位、在医务人员的监护下有选择地应用。药物流产失败或出现大量流血者，及时行清宫术。

(二)手术流产

负压吸引术

1. 适应证

(1)妊娠 10 周内自愿要求终止妊娠而无禁忌证者。

(2)因各种疾病不宜继续妊娠者。

2. 禁忌证

(1)生殖器官急性炎症患者。

(2)各种急性传染病或慢性传染病急性发作期患者。

(3)严重的全身性疾病或全身状况不良而不能耐受手术者。

(4)术前相隔 4 h 两次体温均在 37.5℃以上者。

3. 手术步骤　受术者取截石位。常规消毒外阴和阴道，铺无菌巾。做双合诊复查子宫位置、大小及附件等情况。窥器扩张阴道，消毒阴道及子宫颈管，用宫颈钳夹持宫颈前唇。顺子宫位置的方向，用探针探测宫腔方向及深度，根据宫腔大小选择吸管。用宫颈扩张器扩张子宫颈管，由小号到大号，循序渐进。扩张到比选用吸头大半号或大一号。将吸管连接到负压吸引器上，缓慢送入子宫底。遇到阻力略向后退。按孕周及宫腔大小给予负压，一般控制在 400～500 mmHg 按顺时针方向在宫腔吸 1～2 圈。感到子宫腔壁粗糙，提示组织吸净，此时将橡皮管折叠，取出吸管。用小号刮匙轻轻搔刮子宫底及两侧宫角，检查宫腔是否吸净。必要时重新放入吸管，再次用低负压在宫腔

负压吸引术

吸1圈。取下宫颈钳，用棉球拭净子宫颈及阴道血迹，术毕。将吸出物过滤，测量血液及组织容量，检查有无绒毛。未见绒毛需送病理检查。

4. 护理要点

(1)术前护士要热情接待，关心患者，主动介绍手术经过、注意事项。详细询问病史，测量生命体征，做相关的术前检查。

(2)手术过程中责任护士及家属尽可能床旁陪护，增加患者的安全感。

(3)术后休息1 h，观察宫缩及阴道流血等情况。

(4)遵医嘱给予药物治疗。

(5)嘱受术者保持外阴清洁，禁止盆浴及性生活1个月。有异常情况随诊。

(6)指导采取安全、可靠的避孕措施。

钳刮术

1. 适应证

(1)妊娠10～14周自愿要求终止妊娠而无禁忌证者。

(2)因各种疾病不宜继续妊娠者。

2. 禁忌证：

(1)生殖器官急性炎症患者。

(2)各种急性传染病或慢性传染病急性发作期患者。

(3)严重的全身性疾病或全身状况不良而不能耐受手术者。

(4)术前相隔4 h两次体温均在37.5℃以上者。

3. 手术方法　由于胎儿较大，为保证钳刮术顺利进行，必须要充分扩张子宫颈管。可用橡皮导尿管扩张子宫颈管，将无菌16号或18号导尿管于术前12 h插入子宫颈管内，手术前取出；也可术前口服、肌内注射或阴道放置扩张子宫颈的药物，如前列腺素制剂，能使子宫颈扩张、软化；术中用宫颈扩张器扩张子宫颈管。先夹破胎膜，使羊水流尽，酌情应用缩宫素。用卵圆钳钳夹胎盘与胎儿组织，必要时用刮匙轻刮宫腔1周，观察有无出血，若有出血，加用缩宫素。

术后注意预防出血与感染。由于此时胎儿较大、骨骼形成，容易造成并发症，如出血过多、宫颈裂伤、子宫穿孔，故护士应尽早告知孕妇及家属手术风险性。

4. 护理要点　同负压吸引术。

（三）人工流产并发症及处理

1. 出血　妊娠月份较大时，因子宫较大，子宫收缩欠佳，出血量多。可在扩张子宫颈后，在子宫颈注射缩宫素，并尽快取出绒毛组织。吸管过细、胶管过软或负压不足引起出血，应及时更换吸管和胶管，调整负压。近年来由于剖宫产率升高，种植在瘢痕部位的妊娠发生率明显增加，一旦漏诊，术中出血严重甚至危及生命。

2. 子宫穿孔　是人工流产术的严重并发症。发生率与手术者操作技术及子宫本身情况(如哺乳期妊娠子宫、剖宫产后瘢痕子宫妊娠)有关。手术时突然感到无宫底感觉，或手术器械进入深度超过原来所测的深度，提示子宫穿孔，应立即停止手术，穿孔小，无脏器损伤或内出血，手术已完成，可注射缩宫素保守治疗，并给予抗生素预防感染。同时密切观察血压、脉搏等生命体征。若宫内组织未吸净，应由有经验医师避开穿孔部位，也可在超声引导下或腹腔镜下完成手术。破口大、有内出血或怀疑脏器损伤，应剖腹探查或腹腔镜检查，根据情况做相应处理。

3. 人工流产综合反应 指手术时因疼痛或局部刺激，使受术者在术中或术毕出现恶心呕吐、心动过缓、心律不齐、面色苍白、头晕、胸闷、大汗淋漓，严重者甚至出现血压下降、昏厥、抽搐等迷走神经兴奋症状。这与受术者的情绪、身体状况及手术操作有关。发现症状应立即停止手术，给予吸氧，一般能自行恢复。严重者可加用阿托品 0.5～1 mg 静脉注射。术前重视精神安慰，术中动作轻柔，吸宫时掌握适当负压，减少不必要的反复吸刮，均能降低人工流产综合反应的发生率。

4. 人工流产漏吸或吸空 行人工流产术未吸出胚胎及绒毛而导致继续妊娠或胚胎停止发育，称为人工流产漏吸，常见于子宫畸形、子宫位置异常或由操作不熟练引起。一旦发现人工流产漏吸，应再次行负压吸引术。误诊宫内妊娠行人工流产术，称为人工流产吸空。术毕吸刮出物肉眼未见绒毛者，要重复妊娠试验及超声检查，宫内未见妊娠囊，则诊断为人工流产吸空。必须将吸刮的组织全部送病理检查，警惕异位妊娠。

5. 吸宫不全 指人工流产术后部分妊娠组织物残留，与操作者技术不熟练或子宫位置异常有关，是人工流产术常见的并发症。手术后阴道流血时间长，血量多或流血停止后再现大量流血，应考虑为吸宫不全，血或尿 hCG 检测和超声检查有助于诊断。无明显感染征象，即行刮宫术，刮出物送病理检查。术后给予抗生素预防感染。若同时伴有感染，应控制感染后再行刮宫术。

6. 感染 可发生急性子宫内膜炎、盆腔炎等，给予抗生素治疗，采用口服或经静脉给药。

7. 羊水栓塞 少见，往往由于宫颈损伤、胎盘剥离使血窦开放，为羊水进入创造条件，即使并发羊水栓塞，其症状及严重性也不如晚期妊娠发病凶猛。治疗包括抗过敏、抗休克等(详见本书妇产科护理部分项目二任务十 羊水栓塞)。

8. 远期并发症 有宫颈粘连、宫腔粘连、慢性盆腔炎、月经失调、继发性不孕等。

(四)中期妊娠引产术

乳酸依沙吖啶引产

1. 适应证

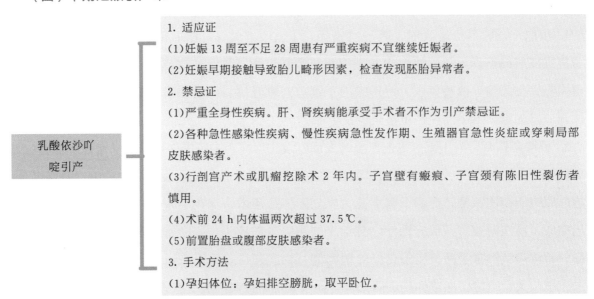

(1)妊娠 13 周至不足 28 周患有严重疾病不宜继续妊娠者。

(2)妊娠早期接触导致胎儿畸形因素，检查发现胚胎异常者。

2. 禁忌证

(1)严重全身性疾病。肝、肾疾病能承受手术者不作为引产禁忌证。

(2)各种急性感染性疾病、慢性疾病急性发作期、生殖器官急性炎症或穿刺局部皮肤感染者。

(3)行剖宫产术或肌瘤挖除术 2 年内。子宫壁有瘢痕、子宫颈有陈旧性裂伤者慎用。

(4)术前 24 h 内体温两次超过 37.5 ℃。

(5)前置胎盘或腹部皮肤感染者。

3. 手术方法

(1)孕妇体位：孕妇排空膀胱，取平卧位。

乳酸依沙吖啶引产

(2)穿刺点：子宫底与耻骨联合中点、腹中线偏一侧 1 cm 处，或以胎儿肢体侧、囊性感明显处作为穿刺点。必要时可在 B 超下定位。

(3)消毒：以穿刺点为中心，常规消毒铺巾。

(4)羊膜腔穿刺：用 20～21 号腰椎穿刺针，经腹壁垂直刺入至羊膜腔。

(5)注入药液：换上吸有乳酸依沙吖啶 100 mg 的注射器，回抽有羊水后缓慢注入药物。注毕，拔出穿刺针，覆盖无菌纱布，压迫 2～3 min，胶布固定。

(6)注药后，注意宫缩、产程进展及阴道流血情况。胎盘娩出后，大多数产妇均有不同程度的胎盘胎膜残留。出血较多者，应立即行清宫术；出现休克者，应行抗休克治疗，并仔细检查子宫、子宫颈和阴道等软产道，一旦发现，应及时缝合。

4. 护理要点

(1)术前护士要热情接待，主动介绍手术经过和注意事项。详细询问病史，测量生命体征，做相关的术前检查。

(2)严密观察手术过程，及时识别羊水栓塞症状。

(3)术后观察宫缩及阴道流血等情况。

(4)嘱受术者保持穿刺部及外阴清洁，禁性生活及盆浴 1 个月。

(5)引产成功后观察乳房情况，必要时给予回奶处理。

(6)指导采取安全可靠的避孕方式。

知识窗

1991 年，国际项目支持与服务组织首次将流产后关爱(post-abortion care，PAC)定位为一种生殖健康保健综合服务项目，成为国际上解决意外妊娠和不安全流产问题的重要方法。2002 年，国际流产后服务联盟进一步完善 PAC 的模式，明确其五大基本要素为：流产后社区服务、流产后咨询服务、流产并发症的医疗服务、流产后计划生育服务、流产后生殖健康综合服务，旨在降低意外妊娠人工流产率和重复流产率，维护女性的生殖健康和生命。

三、护理评价

1. 夫妇双方获得终止妊娠相关知识。
2. 受术者离院时体温正常，阴道流血不多，血象在正常范围内。
3. 积极与医护人员协商采取适宜有效的计划生育措施，避免再次计划外妊娠。

议一议

以小组为单位讨论：终止妊娠方式有哪些？临床案例中停经 8 周的张女士应该选择何种终止妊娠的方式？手术流产并发症有哪些？如何进行护理和预防？

· 任务拓展 ·

患者信息

姓名：刘某某　　性别：女　　年龄：34 岁

民族：汉　　婚姻：已婚　　职业：工人

身高：160 cm　　体重：58 kg　　供史者：本人

主诉：停经 8 周，要求终止妊娠。

现病史：患者平素月经规则，周期 28 天，经期 6 天，量中等，无痛经，末次月经 2022-06-02，性状如常。停经以来无腹痛，无阴道流血等不适，自测尿 hCG 阳性，要求终止妊娠来院，拟“早期人工流产”收住入院。

既往史：平时体健，否认药物过敏史，否认传染病病史，否认高血压、糖尿病、肿瘤等家族史，无手术外伤史。

个人史：无吸烟、饮酒嗜好，无吸毒及冶游史。

月经婚育史：13 岁月经初潮，末次月经 2022-06-02。已婚，26 岁结婚，2-0-1-2，2017 年、2019 年阴道分娩，2020 年计划外妊娠孕行早期人工流产。

家族史：否认家族成员中遗传病、精神病、肿瘤等类似的病史。

体格检查：T 36.5℃，P 80 次/分，R 20 次/分，BP 126/68 mmHg，神志清醒，精神状况欠佳。妇科检查：外阴阴道无异常，子宫颈光滑，前位子宫，增大如孕 2 月，质软，活动度好，无压痛。双侧附件无包块，无压痛。

初步诊断：早期人工流产。

辅助检查：2022-08-01 于本院行 B 超检查示宫内早孕。

· 任务落实(分组角色扮演、情景模拟) ·

1. 如何对患者进行护理评估?

2. 目前应对患者哪些方面做重点观察?

3. 护士该如何实施护理?

· 任务评价 ·

评价内容	内容细分	分值	评分记录分配			备注
			自我评价	学生互评	教师评价	
专业知识						
专业能力						

续表

评价内容	内容细分	分值	评分记录分配			备注
			自我评价	学生互评	教师评价	
职业素养						

· 项目检测 ·

项目检测及参考答案

· 项目总结 ·

项目一妇科疾病患者的护理主要介绍了相关疾病的护理评估、护理目标和护理措施。每个任务就拓展知识展开小组讨论、情景模拟和角色扮演，引导学生形成正确的临床思维能力。通过收集和评估患者的健康史和身心状况等，正确地对患者的健康问题进行评估、诊断、护理和预防。培养学生独立观察、综合分析和解决问题的能力，从而为患者提供优质、高效的护理。

项目二　产科及产科疾病患者的护理

项目聚焦

产科是一门专注于孕产妇和胎儿健康的医学领域。产科护理包括孕期护理、分娩过程的护理、新生儿护理、产后护理。在孕前，护士为孕妇提供健康教育、健康检查、营养指导、心理疏导等。在分娩过程中，护士为产妇提供身体姿势的调整、指导合理的呼吸技巧、给予镇痛措施等。对于产后护理，护士应关注产妇的身体和心理健康，提供防止感染、疼痛管理、营养指导及细致的育婴建议。在产后顺应性心理疏导中，产妇得到了护士的心理援助，包括预防产后抑郁等心理障碍，帮助新母亲及家人适应产后新的生活状态。综上所述，产科护理项目从孕前到孕后，从分娩到新生儿期的护理和心理支持，都是非常复杂和专业的，需要护士们具备丰富的知识和技能，提供全面的照顾和支持，护航母婴健康。

目标描述

通过学习，熟练掌握妊娠期监护、保健的基本知识；熟练掌握枕先露的分娩机制，分娩 3 个产程的经过、正确的处理方法。掌握异常妊娠、异常分娩、异常产褥的护理评估、病理变化、护理措施及健康教育；能运用临床思维，识别病情变化，配合医生有效处理，实施及时、准确的整体护理；能运用人际沟通技巧对产科女性进行心理护理、健康教育。学习过程中养成关爱母婴、守护健康的职业操守，树立认真负责的工作态度及养成团结协作、良好沟通的团队精神。

任务一　妊娠期女性的护理

· 任务目标 ·

1. 知识目标　熟悉妊娠、受精、植入、胎先露、胎产式、胎方位的概念；了解胎儿附属物及其功能；了解不同孕周胎儿的特点；熟悉妊娠期母体的主要变化；熟悉早、中晚期妊娠的临床表现及产前检查的时间、内容。

2. 能力目标　能推算预产期；能进行孕期指导，使孕妇了解孕期卫生及营养要求；能完成产前检查(腹部四步触诊、听胎心、骨盆外测量)的准备及配合工作。

3. 素养目标　能关心、体贴孕妇，并具备良好的职业道德、护患沟通能力和实际工作中的团结协作精神。

·临床案例·

汪女士，28 岁，中学教师，因停经 52 天来门诊就诊。平素月经规则，末次月经 2008 年 6 月 5 日，行经如常，7 天前出现恶心感，晨起明显，食欲差，偶有呕吐。今晨自测尿妊娠试验结果呈阳性。

思维引导

1. 该做哪些辅助检查？
2. 该如何对患者进行孕期的指导呢？

·任务实施·

一、护理评估

（一）健康史

1. 一般情况 询问孕妇年龄、住址、职业、受教育程度、经济状况及联系方式等。孕妇有无接触铅、汞、苯、放射线等有毒物质，有无吸烟、酗酒等不良生活习惯等。

2. 本次妊娠情况 了解停经后有无早孕反应及反应程度，妊娠过程中有无阴道流血、头痛、心悸、气短、下肢水肿等症状，有无感染及用药史。

3. 推算预产期(expected date of confinement，EDC) 询问平时月经情况及末次月经日期，从末次月经第 1 日算起，月份加 9 或减 3(年份加 1)，日期加 7，即推算出阳历预产期。如孕妇仅记得农历末次月经第 1 日，月份算法同上，日期应加 14 日，得出预产期为农历预产期。如为月经不准或哺乳期未行经的女性，可根据早孕反应出现的日期、早孕时妇科检查结果的记录、胎动开始日期、宫底高度，并参考 B 超测量胎儿双顶径、胸围、腹围等资料，进行综合性分析，估算预产期。

4. 月经婚育史 询问月经初潮年龄、周期、经期时间，初婚的年龄，丈夫的健康状况；孕妇本人的妊娠次数、流产次数、分娩次数及分娩方式，既往孕产经过，存活子女数目及情况。

5. 既往史 着重了解有无高血压、心脏病、结核病、肝肾疾病、血液病、性传播疾病等，还应了解有无做过手术及做过何种手术。

6. 家族史 了解家族中有无遗传性疾病、慢性疾病患者，有无双胎史等。

（二）身体状况

观察孕妇的发育、营养及精神状态，测身高、体重、体温、脉搏、呼吸及血压，正常孕妇血压不应超过 18.7/12 kPa(140/90 mmHg)，或与基础血压相比较相差不超过 4/2 kPa(30/15 mmHg)。

检查孕妇的心、肺功能有无异常，脊柱及四肢有无畸形，乳房乳头的发育情况，下肢有无水肿。B超检查有无胚芽和原始心管搏动，确定是否宫腔内活胎。

（三）心理-社会状况

主要评估孕妇及其家人对妊娠的态度及接受程度，尤其是丈夫对此次妊娠的态度。评估孕妇与丈夫和家人的关系，家庭经济状况，孕妇在家庭中的角色、地位等。

（四）营养评估

母体是胎儿成长的环境，孕妇营养状况会直接或间接地影响自身和胎儿的健康。因此，应特别重视孕妇过去的饮食习惯、近期的食物摄入量；有无内分泌疾病；有无其他因素，如经济拮据、宗教信仰等影响饮食，限制孕妇的营养。

（五）辅助检查

1. 化验检查　妊娠期应做尿常规、血常规、血型、血糖、肝功能、乙型肝炎抗原抗体、心电图、胸部X线等检查。

2. B超检查　可了解胎位、胎心、羊水、胎盘等情况。

（六）处理原则

与孕妇交流，讲解妊娠早期的常见症状等妊娠相关知识；讲解产前检查开始的时间和定期产检的重要性；进行饮食、生活作息等健康指导，指导平坦乳头的纠正护理；告知孕妇医院举办的免费准妈妈课堂的上课时间，鼓励孕妇参加。

二、护理思维与实践训练

恶心、呕吐、食欲差
↓
营养失调

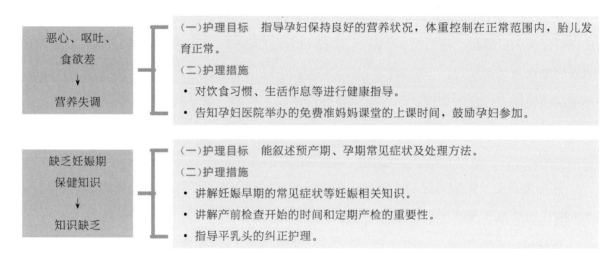

（一）护理目标　指导孕妇保持良好的营养状况，体重控制在正常范围内，胎儿发育正常。

（二）护理措施

- 对饮食习惯、生活作息等进行健康指导。
- 告知孕妇医院举办的免费准妈妈课堂的上课时间，鼓励孕妇参加。

缺乏妊娠期保健知识
↓
知识缺乏

（一）护理目标　能叙述预产期、孕期常见症状及处理方法。

（二）护理措施

- 讲解妊娠早期的常见症状等妊娠相关知识。
- 讲解产前检查开始的时间和定期产检的重要性。
- 指导平乳头的纠正护理。

三、健康指导

1. 指导定期产前检查　告知孕妇产前检查的意义和重要性，产前检查的时间从确诊早孕开始。如无异常者，于妊娠20周开始进行系统的产前检查，妊娠20～36周每4周检查一次，妊娠36周以后每周检查一次，共检查9次，高危孕妇应酌情增加产前检查次数。鼓励孕妇学习妊娠相关知识，如参加医院举办的准妈妈课堂或通过相关书籍学习。有异常症状或体征及时就诊。

2. 心理健康指导 让孕妇了解，母体是胎儿生活的环境，孕妇的生理和心理活动可以通过血液和内分泌调节的改变来影响胎儿的生长发育。如孕妇经常发生焦虑、恐惧、紧张、悲伤或暴怒等情绪，不但易发生妊娠、分娩期并发症，还会使血管收缩，发生子宫-胎盘血液循环障碍、胎儿一过性缺氧，引起胎儿不安，甚至造成胎儿发育异常。故要使孕妇生活在舒适、安静的环境中，保持轻松、愉快的心情，顺利度过妊娠期。

3. 劳动与休息 轻体力劳动者无需更换工种，但重体力劳动应避免。调离有毒、有害物质的作业环境。孕期不予加班，妊娠 7 个月以后停止夜班，减少消耗。要有充足的休息和睡眠，每日保持 8～9 h 的睡眠，午休 1～2 h。卧床时宜左侧卧位，以增加胎盘血液供应。指导孕妇避免长时间仰卧，以免发生仰卧位低血压综合征。

4. 饮食 妊娠期间孕妇担负起胎儿发育和本身所需的各种营养物质的供应，以满足自身和胎儿的需要，并为分娩和哺乳做准备。孕妇要注意平衡饮食，建立良好的饮食习惯，注意忌食、防止偏食。孕早期胎儿发育缓慢，而且半数以上的孕妇有不同程度的早孕反应，此期不必强求额外增加营养，而宜少食多餐，避免油腻，进食易于消化的食物和新鲜蔬菜、水果。孕中期以后胎儿生长较快，孕妇应保证足够的热量、蛋白质和维生素的摄入。孕晚期还应注意适当增加含矿物质的食物，同时注意少吃辛辣食物以防便秘。

5. 衣着 孕妇衣服应宽大、舒适、冷暖适宜，选用透气性好的全棉材料制作。选择棉质及透气性好、合身、足以支托增大的乳房的胸罩，以减轻不适感。孕期宜穿轻便舒适的平跟鞋，避免穿高跟鞋，以防骨盆倾斜度加大，影响先露入盆及腰背痛。

6. 个人卫生 孕期汗腺、皮脂腺分泌旺盛，应勤洗澡，勤换衣。宜淋浴或擦浴，不宜盆浴，以防污水进入阴道导致感染。孕妇阴道分泌物增加，应指导其保持外阴清洁，每日 1～2 次清洗外阴，但严禁阴道冲洗。对于阴道分泌物过多的孕妇应全面检查，排除滴虫、真菌、淋菌、衣原体等感染。

7. 乳房的护理 妊娠晚期应经常用温水及肥皂清洗乳头及皮肤的皱褶，用软毛巾轻轻擦干。乳头内陷或平坦者，应在擦洗时用手指捏住乳头根部轻轻向外牵拉，可助乳头凸出，以免影响哺乳。

8. 性生活指导 妊娠期应节制性生活，妊娠前 3 个月及最后 3 个月均应避免性生活，以防流产、早产及感染。

9. 自我监护胎儿 胎心音计数和胎动计数是孕妇自我监护胎儿在子宫内情况的一种重要手段。教会家庭成员听胎心音并做记录。正常胎动 3～5 次/小时。妊娠晚期指导孕妇自测 12 h 胎动：每日早、中、晚各数 1 h 胎动(连续动算 1 次)，将 3 h 胎动次数总和乘以 4，即得出 12 h 的胎动数，如 12 h 胎动数超过 30 次，说明胎儿情况良好；如＜10 次/12 小时提示胎儿缺氧。

10. 预防感染 孕妇尽量不去人员密集的公共场所，勿接触传染病患者，以防交叉感染。

11. 科学用药 孕妇用药应慎重，必须在医生的指导下合理用药。尤其在孕早期，是胚胎器官形成时期，某些药物可直接作用于胚胎，使正处于高度分化、发育形成阶段的某些器官细胞受损而导致流产、畸形或功能异常。但也不能因此而讳疾忌医，要在医生的指导下科学用药。

12. 禁止吸烟、喝酒 孕妇大量吸烟或被动吸烟、酗酒可引起流产、早产及胎儿宫内发育迟缓，也可引起其他方面的发育异常。

13. 产前准备 指导并帮助年轻准父母准备好新生儿用物。新生儿皮肤细嫩，易受损伤，衣服、尿布宜选用质地柔软、吸水、透气性好的纯棉制品；衣缝应在正面，不会摩擦新生儿皮肤。可采用上课、看录像等形式讲解新生儿喂养及护理知识，将母乳喂养的好处告诉孕妇，使其树立对母乳喂养的信心。同时在产前教会准妈妈有关母乳喂养的技巧，示教如何给新生儿洗澡、换尿布等。

14. 分娩先兆的判断 临近预产期的孕妇，如出现阴道血性分泌物，表示分娩将在 24～48 h 内开始；出现规律宫缩（间歇 5～6 min，持续 30 s）则为临产，应到医院就诊。如阴道突然流出液体，嘱孕妇平卧，抬高臀部，由家属送往医院，以防脐带脱垂而危及胎儿生命。

四、妊娠期常见症状护理

1. 早孕反应 约 50% 的女性在妊娠 6 周左右会出现恶心、呕吐，12 周左右消失。在此期间，应注意饮食的控制，避免空腹或过饱，应少量多餐，避免进食可能引起不舒服或难以消化的食物。如呕吐频繁，不能进食或妊娠 12 周以后仍继续频繁呕吐，甚至影响孕妇营养时，要考虑妊娠剧吐的可能，需住院治疗，纠正水和电解质紊乱。

2. 尿频 常发生在妊娠初 3 个月及最后 3 个月。孕妇不需要以减少液体摄入量来缓解症状，有尿意时应及时排空。此症状在产后会自行消失。如伴有尿急、尿痛应去医院就诊。

3. 水肿 孕妇在妊娠后期，增大子宫压迫下腔静脉，使血液回流受阻，下肢静脉压高，静脉回流不畅，易发生下肢水肿，经休息后可消退，属正常现象。如长时间站立，则应两侧下肢轮流休息，收缩下肢肌肉，以利于血液回流。如下肢有明显凹陷性水肿或经休息后不消退者，应及时诊治，警惕妊娠高血压疾病的发生。

4. 便秘 是孕妇常见的症状之一，尤其是妊娠前即有便秘者。指导孕妇养成每日定时排便的习惯，多吃富含纤维素的水果、蔬菜；增加每日饮水量，最好每日晨起空腹饮用 500 ml 温开水或温蜂蜜水，可以扩张肠管，促进胃肠蠕动；注意适当的运动。未经医生允许不可随便使用大便软化剂或轻泻剂。

5. 下肢及外阴静脉曲张 孕妇应避免两腿交叉或长时间站立、行走，并注意时常抬高下肢；指导孕妇穿弹力裤或弹力袜，避免穿妨碍血液回流的紧身衣裤，以促进血液回流；会阴部有静脉曲张者，可于臀下垫枕，抬高髋部休息。

6. 下肢肌肉痉挛 指导孕妇饮食中增加钙的摄入；避免腿部疲劳，必要时遵医嘱口服钙剂。

平时多暴露皮肤，接受阳光中的紫外线照射，促进体内维生素 D 的合成，有利于钙的吸收。

7. 贫血 孕妇应适当增加含铁食物的摄入，如动物肝、瘦肉、蛋黄、豆类。如病情需要补充铁剂时，用温水或水果汁送服，以促进铁的吸收。

8. 仰卧位低血压综合征 妊娠末期，由于增大的子宫压迫下腔静脉，使回心血量和心搏出量减少，孕妇可出现血压下降、心慌、面色白、出冷汗等症状和体征。此时应立刻改为侧卧位，症状可自然消失，不必紧张。告知孕妇休息时宜采取侧卧位，以左侧卧位为好。

知识窗 1

新型冠状病毒肺炎(2019 novel coronavirus disease，COVID-19)在全世界暴发，其传染源主要是新型冠状病毒肺炎患者，但无症状的潜伏期感染者也可能为其传染源。COVID-19 对人群普遍易感，其潜伏期为 3～7 天，因孕妇对缺氧的耐受性减弱，并且机体处于免疫抑制状态，故易感染呼吸道病原体导致严重的肺炎，一旦发生感染后更易发展为重症，不仅危及孕妇生命，而且增加新生儿出生缺陷风险。

知识窗 2

目前根据孕期各个阶段的变化特点，将整个孕期分为 3 个阶段：孕早期 12 周、孕中期 13～27 周、孕晚期 28～40 周。妊娠确诊后，应在停经 12 周内到当地妇幼保健机构填写产妇保健手册，并进行首次产前检查。孕中期：每 4 周做一次产前检查，分别为 16、20、24、28 周。孕晚期：孕 28 周，每 2 周检查一次，孕 36 周后每周检查 1 次。

五、护理评价

1. 孕妇正确应对妊娠期的常见症状。
2. 孕妇定期产前检查，生活方式科学、健康。
3. 孕期营养搭配合理，营养状况良好，体重正常增加，胎儿生长发育正常。
4. 孕妇掌握乳头平坦纠正的方法并遵医嘱操作，乳头平坦得以纠正。

议一议

以小组为单位讨论：目前该孕妇何时开始进行系统产前检查？针对妊娠早孕反应应该给出哪些建议？

·任务拓展·

患者信息

姓名：汪某某	性别：女	年龄：28 岁
民族：汉	婚姻：已婚	职业：中学教师
身高：160 cm	体重：53 kg	供史者：本人

现病史：7 天前出现恶心感，晨起明显，食欲差，偶有呕吐。今晨自测尿妊娠试验结果呈阳性，来门诊就诊。

既往史：平时体健，否认药物过敏史，否认传染病病史，否认高血压、糖尿病、肿瘤等家族史，无手术外伤史。

个人史：无吸烟、饮酒嗜好，无吸毒史。

月经婚育史：14 岁月经初潮，平素月经规则，经期 5 天，末次月经：2021-06-05。已婚，初产妇。

家族史：否认家族成员中高血压、遗传病、精神病、肿瘤等类似的病史。

体格检查：T 36.8℃，P 80 次/分，R 18 次/分，BP 118/78 mmHg，神志清楚，精神状况好，营养一般。心肺听诊无异常，乳房发育好，乳头平坦。

初步诊断：早期妊娠。

辅助检查：B 超示宫内妊娠，可见胚芽及原始心管搏动。

·任务落实(分组角色扮演、情景模拟)·

1. 预产期在何时？

2. 目前还需完善哪些检查？

3. 针对妊娠早孕反应该给出哪些建议？

·任务评价·

评价内容	内容细分	分值	评分记录分配			备注
			自我评价	学生互评	教师评价	
专业知识						
专业能力						
职业素养						

·背景知识·

一、妊娠生理

妊娠是胚胎和胎儿在母体内生长发育的过程。成熟卵子受精是妊娠的开始，胎儿及其附属物自母体排出是妊娠的终止。

（一）受精与植入

受精是精子与卵子结合形成受精卵的过程。当精子头部与卵子的表面接触时，即受精过程的开始，其他的精子不能再进入。卵原核与精原核的融合为受精过程的结束。受精卵的形成标志着新生命的形成。

受精卵在进行有丝分裂的同时，借助输卵管的蠕动和上皮纤毛推动，向子宫腔方向移动。约在受精后第3日，分裂成由16个细胞组成的实心细胞团，称桑椹胚；随后早期胚泡形成，约在受精后第4日，早期胚泡进入子宫腔。受精后第5～6日，早期胚泡继续分裂发育成晚期囊胚；约在受精后第6～7日，晚期囊胚透明带消失后逐渐侵入子宫内膜的过程称受精卵植入，也称着床，在受精后11～12日完成。

受精卵着床后，子宫内膜迅速发生蜕膜改变。依其与受精卵的关系分为3部分。①底蜕膜：与胚泡极滋养层接触的蜕膜，以后发育成胎盘的母体部分；②包蜕膜：覆盖在胚泡表面的蜕膜，随着胚泡的发育逐渐突向子宫腔，在14～16周与壁蜕膜逐渐融合，到分娩时已无法分开；③真蜕膜：又称壁蜕膜，是除底蜕膜、包蜕膜以外，覆盖子宫腔其他部分的蜕膜。

（二）胎儿附属物的形成与功能

胎儿附属物是指胎儿以外的组织，包括胎盘、胎膜、脐带和羊水。

1. 胎盘

(1)胎盘的结构：胎盘由羊膜、叶状绒毛膜和底蜕膜构成，是母体与胎儿间进行物质交换的重要器官。

羊膜是胎盘的胎儿部分，在胎盘最内层，为光滑、无血管且富有韧性的半透明薄膜。

叶状绒毛膜构成胎盘的胎儿部分，是胎盘的主要部分。在受精卵着床后，滋养层细胞迅速分裂增殖，并形成许多不规则突起，称绒毛。与底蜕膜接触的绒毛因营养丰富高度发育，分支增多，称叶状绒毛膜，是构成胎盘的主要部分。底蜕膜是构成胎盘的母体部分。

胎盘于妊娠6～7周时开始形成，妊娠12周时已形成一个完整的器官。妊娠足月时，胎盘呈圆形或椭圆形，直径为16～20 cm，厚1～3 cm，中间厚，边缘薄，重450～650 g。胎盘分为子面和母面。母面紧贴子宫壁，呈暗红色，被许多浅沟分成18～20个胎盘小叶。子面光滑，呈灰白色，表面为羊膜，脐带附着于中央或稍偏处，脐血管从脐带附着点向四周呈放射状分布，分支伸入胎盘各小叶，直达边缘。

（2）胎盘的功能

1）气体交换：利用胎盘与母血中氧与二氧化碳分压的差异，在胎盘中以简单扩散的方式进行交换，替代胎儿的呼吸功能。

2）供应营养：胎儿生长发育所需要的营养物质，如葡萄糖、氨基酸、脂肪酸、水、电解质和维生素均由母体经胎盘供给。在母体血液和胎儿血液之间，营养物质可通过浓度差进行扩散交换，或经过易化扩散、主动运输方式通过胎盘供给胎儿。

3）排泄废物：胎儿的代谢产物如尿酸、尿素、肌酐、肌酸，经胎盘进入母体血液，由母体排出体外。

4）防御功能：正常胎盘能防止细菌或更大的病原体直接通过。免疫球蛋白 IgG 可以通过胎盘，使胎儿从母体获得抗体，出生后短时间内具有一定的免疫力。但胎盘防御功能很不完善，有些病原体如结核分枝杆菌、梅毒螺旋体可先在胎盘上形成病灶，破坏绒毛后进入胎盘感染胎儿。体积微小的病原体（如风疹、流感、巨细胞病毒）、分子量小对胎儿有害的药物，均可直接通过胎盘作用于胎儿，导致胎儿畸形，甚至死亡。

5）合成功能：胎盘合成的激素有以下几种。

人绒毛膜促性腺激素（human chorionic gonadotropin，hCG）是由绒毛的合体滋养细胞产生的激素。在受精后 10 日左右即可用放射免疫法自母体血清中测出，在停经后第 8～10 周时分泌达高峰，持续 1～2 周后迅速下降。一般在产后 2 周内消失。hCG 的主要生理作用是使月经黄体继续发育成为妊娠黄体。

人胎盘催乳素（human placental lactogen，HPL）是由绒毛的合体滋养细胞分泌的激素。HPL 的主要作用为促进母体乳腺的生长发育和胎儿生长。

雌激素和孕激素在妊娠早期由卵巢妊娠黄体合成，自妊娠第 8～10 周起由胎盘合体滋养细胞产生。

2. 胎膜　由蜕膜、平滑绒毛膜和羊膜组成。外层为不完整的蜕膜，中层与包蜕膜接触的绒毛因缺乏血液供应而萎缩退化，称为平滑绒毛膜；内层为羊膜，与覆盖胎盘、脐带的羊膜层相连接。

3. 脐带　其一端连接于胎儿腹壁脐轮，另一端附着于胎盘的胎儿面。足月胎儿的脐带长 30～100 cm（平均约 55 cm），直径为 1.0～2.5 cm。脐带的表面由羊膜覆盖，内有一条脐静脉和两条脐动脉。胎儿通过脐带血液循环与母体进行营养和代谢物质的交换。

4. 羊水　羊膜腔内的液体称为羊水。孕早期羊水是由母体血清通过胎膜进入羊膜腔的透析液；自孕中期起，胎儿的尿是羊水的主要来源。羊水的吸收，50%由胎膜完成，另外可通过胎儿消化道吞咽羊水，保持羊水量的动态平衡。羊水呈中性或弱碱性，pH 约为 7.20。孕早期羊水为无色澄清的液体，孕晚期羊水略显浑浊、不透明，内含有脱落的细胞、毳毛等。随着妊娠的进展，羊水的量逐渐增加，正常妊娠 38 周时羊水量约为 1000 ml。

羊水的功能包括 ①保护胎儿：使胎儿在羊水中自由活动，防止肢体粘连，保持羊膜腔内恒温恒压的状态，避免胎儿受直接损伤；②保护母体：羊水可减少胎动给母体带来的不适感；临产后，羊水传导宫缩压力形成的前羊水囊有扩张子宫颈的作用；破膜后羊水能润滑产道和清洁产道，减少感染的机会。

（三）胎儿发育及生理特点

胎儿发育特征一般以 4 周为一个孕龄单位进行描述。妊娠前 8 周(受精后前 6 周)为主要器官分化发育的时期，称为胚胎；从妊娠第 9 周起称为胎儿，为各器官进一步发育成熟的时期。胎儿发育的特征大致为以下几个时期。

8 周末：胚胎初具人形，可以分辨出眼、耳、口、鼻，四肢已具雏形。超声显像可见原始心管搏动。

12 周末：胎儿身长约 9 cm，顶臀长 6～7 cm。胎儿四肢可有微弱活动，外生殖器可初辨性别。

16 周末：胎儿身长约 16 cm，顶臀长 12 cm，体重约 110 g。从外生殖器可辨性别，头皮已长毛发，胎儿开始有呼吸运动，皮肤菲薄呈深红色，无皮下脂肪。部分孕妇可感到胎动。

20 周末：胎儿身长约 25 cm，顶臀长 16 cm，体重约 320 g。皮肤暗红，出现胎脂，全身有毳毛，并可见少许头发。有呼吸、排尿功能。此期，胎儿体重增加迅速，活动增多。

24 周末：胎儿身长约 30 cm，顶臀长 21 cm，体重约 630 g。各器官都已发育，皮下脂肪开始沉积。因皮下脂肪较少，皮肤仍呈皱缩状，出现眉毛、睫毛。出生后可有呼吸，但生存力极差。

28 周末：胎儿身长约 35 cm，顶臀长 25 cm，体重约 1000 g。皮下脂肪沉积不多，皮肤粉红色，有胎脂覆盖。眼睛半张开，四肢活动好。有呼吸运动，但Ⅱ型肺泡细胞中表面活性物质含量低，此期出生者加强护理基本可以存活。但出生后易患特发性呼吸窘迫综合征。

32 周末：胎儿身长约 40 cm，顶臀长 28 cm，体重约 1700 g。出生后生活能力尚可。

36 周末：胎儿身长约 45 cm，顶臀长 32 cm，体重约 2500 g。皮下脂肪发育良好，毳毛明显减少，皮肤皱褶消失。胸部、乳房突出，睾丸位于阴囊。指(趾)甲已达指(趾)端。出生后能啼哭及吸吮，生活能力良好。

40 周末：胎儿身长约 50 cm，顶臀长 36 cm，体重约 3400 g。胎儿发育成熟，皮下脂肪多，皮肤粉红色。外观体型丰满，足底皮肤有纹理。男性睾丸已经下降至阴囊，女性大、小阴唇发育良好。出生后哭声响亮，吸吮能力强。

二、妊娠期母体变化

为了满足胎儿生长发育和分娩的需要，同时为产后的哺乳做好准备，妊娠期母体各系统发生了一系列适应性变化。

（一）生殖系统

1. 子宫 早期子宫增大变软呈球形或椭圆形，妊娠 12 周后超出盆腔；妊娠晚期子宫多呈不同程度的右旋，与乙状结肠占据盆腔左侧有关。子宫重量由非妊娠时的 50 g 左右增至妊娠足月时的 1000 g 左右，宫腔容积由非妊娠时的 5 ml 增至妊娠足月时约 5000 ml。子宫增大主要是肌细胞的肥大，胞质内充满具有收缩活性的肌动蛋白和肌浆球蛋白，为临产后子宫阵缩提供物质基础。

2. 子宫峡部 非妊娠期长约 1 cm，随着妊娠的进展，峡部逐渐伸展拉长变薄，成为子宫腔的一部分。妊娠晚期形成子宫下段，临产时长 7～10 cm。

3. 子宫颈 妊娠期子宫颈肥大，呈紫蓝色，质软。子宫颈管内腺体肥大，宫颈黏液分泌增多，形成黏稠的黏液栓，保护宫腔不受感染。

4. 输卵管和卵巢 输卵管明显充血。卵巢略增大，一侧卵巢可见妊娠黄体。妊娠 3～4 个月时，黄体开始萎缩。

5. 外阴和阴道 外阴皮肤增厚，有色素沉着。阴道黏膜增厚，皱襞增多，结缔组织变松软，伸展性增加。

（二）乳房

胎盘分泌的雌激素刺激乳腺管的发育，孕激素刺激乳腺腺泡的发育，垂体催乳素、胎盘催乳素、胰岛素、皮质激素及甲状腺激素等参与乳腺发育完善，为泌乳做准备。但妊娠期间无乳汁分泌，可能与大量雌、孕激素抑制乳汁生成有关。

（三）循环及血液系统

心排出量在妊娠 10 周左右开始增加，至妊娠 32～34 周时达高峰。妊娠晚期心率每分钟增加 10～15 次。妊娠晚期子宫增大，膈肌升高，心脏向左前方移位，使大血管扭曲，心尖部左移，心浊音界稍扩大。由于血流量增加、血流加速及心脏移位，多数孕妇的心尖区及肺动脉区可闻及柔和的吹风样收缩期杂音，产后逐渐消失。血容量自妊娠 6～8 周起开始增加，至妊娠 32～34 周时达高峰，约增加 35%，平均增加约 1500 ml，维持此水平至分娩。血浆的增加多于红细胞的增加，血浆增加约 1000 ml，红细胞增加约 500 ml，使血液相对稀释，出现生理性贫血。妊娠后期盆腔回流至下腔静脉的血量增加，右旋增大的子宫又压迫下腔静脉使血液回流受阻，孕妇下肢、外阴及直肠的静脉压明显增高，加之妊娠期静脉壁扩张，易发生外阴及下肢静脉曲张和痔。妊娠 7～8 周白细胞开始稍有增加，约为 $10\times10^{9}/L$，有时可达 $15\times10^{9}/L$，主要为中性粒细胞增加。妊娠期血液处于高凝状态，红细胞沉降率（血沉）加快。

（四）呼吸系统

妊娠后期以胸式呼吸为主，气体交换保持不减。呼吸道黏膜充血、水肿，易发生上呼吸道感染。

（五）消化系统

妊娠早期(停经 6 周左右)约有 50%的孕妇出现不同程度的恶心、呕吐等消化道症状，在清晨起床时更为明显，并有食欲不振、喜食酸咸食物、厌油腻，甚至偏食等，称早孕反应。一般于妊娠 12 周左右自行消失。胃肠平滑肌张力下降，蠕动减弱，易出现便秘。

（六）泌尿系统

由于孕妇及胎儿代谢产物增多，肾负担加重。妊娠早期，由于增大的子宫压迫膀胱，可引起尿频。妊娠 12 周以后子宫体高出盆腔，尿频症状消失。妊娠末期，由于胎先露进入盆腔，孕妇再次出现尿频，甚至腹压稍增加即出现尿液外溢现象。

（七）内分泌系统

妊娠期腺垂体、肾上腺、甲状腺都有不同程度的增生，激素分泌量增加，但无功能亢进现象。腺垂体的促性腺激素(包括 FSH 及 LH)分泌减少。垂体催乳素的分泌量随妊娠进展而增加，至足月分娩前达高峰，与其他激素发挥协同作用，促进乳腺发育，为产后泌乳做准备。

（八）体重

妊娠 13 周前体重无明显变化，以后平均每周增加 350 g，正常每周不应超过 500 g，至妊娠足月时平均体重约增加 12.5 kg。

（九）皮肤

妊娠期垂体分泌促黑色素细胞激素增加，加之雌、孕激素使黑色素增加，使孕妇面颊、乳头、乳晕、腹白线、外阴等处出现色素沉着，产后可逐渐消退。随着妊娠子宫逐渐增大，孕妇腹壁皮肤弹性纤维过度伸展而断裂，腹壁皮肤出现紫色或淡红色不规则的平行裂纹，称妊娠纹。产后变为银白色，持久不退。

（十）矿物质代谢

胎儿生长发育需要大量的钙、磷、铁，绝大部分是在妊娠末 2 个月内积累的，故应于妊娠后 3 个月补充维生素 D 及钙，以提高血钙含量。

三、妊娠诊断

妊娠期全过程从末次月经第一日开始计算，平均 280 日，即 40 周。临床上分为 3 个时期：早期妊娠(13 周末以前)、中期妊娠(妊娠第 14～27 周末)、晚期妊娠(第 28 周及以后妊娠)。

（一）早期妊娠诊断

1. 临床特征

(1)停经：凡月经周期正常的已婚生育年龄女性，突然停经，应首先考虑妊娠。但停经不一定就是妊娠，应予以鉴别。哺乳期女性月经虽未恢复，仍有再次妊娠的可能。

(2)早孕反应：约半数女性在停经 6 周左右出现晨起恶心、呕吐、偏食和食欲不振、头晕、嗜睡等现象，称为早孕反应。多于妊娠 12 周左右逐渐消失。

(3)尿频：妊娠早期增大的子宫压迫膀胱可出现尿频。妊娠 12 周以后，增大的子宫上升进入腹腔，尿频症状自然消失。

(4)乳房变化：自妊娠 8 周起，乳房逐渐增大，孕妇自觉乳房轻度胀痛及乳头疼痛，初孕妇较明显。乳头、乳晕皮肤着色。乳晕周围皮脂腺肥大形成散在的小隆起，称蒙氏结节。

(5)妇科检查：外阴着色，阴道壁及子宫颈充血，呈紫蓝色，分泌物增多。双合诊检查发现子宫增大变软，峡部极软，感觉子宫颈与子宫体似不相连，称为黑加征(Hegar sign)。随妊娠进展，子宫逐渐增大，变软，呈球形。妊娠 8 周时子宫体约为非孕时的 2 倍；妊娠 12 周时为非孕时的 3 倍，在耻骨联合上可扪及子宫底。

2. 辅助检查

(1)妊娠试验：孕妇尿液中含有 hCG，可用免疫学方法(目前应用较广泛的是早早孕诊断试纸法)测出，协助诊断早期妊娠。

(2)超声检查：妊娠 5 周后，用 B 超能测到妊娠环；8 周后可测到胎心搏动。停经 12 周时，测量胎儿头臀径，能准确估计孕周。

妊娠 7 周后，用超声多普勒仪在子宫内可听到有节律的、单一高调的胎心音，胎心率在 110～160 次/分。

(二)中晚期妊娠诊断

1. 临床特征

(1)子宫：子宫体随妊娠进展逐渐增大。测量子宫底高度可以判断妊娠周数，但子宫底高度可因孕妇的脐耻间距离、胎儿发育情况、羊水量多少、单胎或多胎等而有差异，故仅供参考。

知识窗

不同妊娠周数的子宫底高度及子宫长度

妊娠周数	手测子宫底高度	尺测耻骨联合上子宫长度
12 周末	耻骨联合上 2～3 横指	
16 周末	脐耻之间	
20 周末	脐下 1 横指	18(15.3～21.4) cm
24 周末	脐上 1 横指	24(22.0～25.1) cm
28 周末	脐上 3 横指	26(22.4～29.0) cm
32 周末	脐与剑突之间	29(25.3～32.0) cm
36 周末	剑突下 2 横指	32(29.8～34.5) cm
40 周末	脐与剑突之间或略高	33(30.0～35.3) cm

(2)胎动：胎儿在子宫内的活动称为胎动。孕妇于孕 18～20 周开始自觉胎动，每小时 3～5 次。妊娠周数越多，胎动越活跃，但至妊娠末期胎动逐渐减少。

(3)胎心音：孕 18～20 周，经孕妇腹壁能听到胎心音。胎心音似钟表“滴答”声，速度较快，120～160 次/分。孕 24 周以前，胎心音多在脐下正中或稍偏左、右听到；孕 24 周以后，胎心音多在胎背听得最清楚。胎心音需与子宫血管杂音、腹主动脉音及脐带血管杂音相鉴别。

(4)胎体：于孕 10 周以后，可经腹壁触及子宫内的胎体；孕 24 周以后，触诊时可区分胎头、胎臀、胎背及胎儿四肢。胎头圆而硬，有浮球感；胎背宽而平坦；胎臀宽而软，形状不规则；胎儿肢体小，且有不规则的活动。

2. 辅助检查

(1)超声检查：B 超显示胎儿数目、胎位、胎心搏动、胎头双顶径，可了解胎儿发育情况、有无体表畸形，胎盘的位置、分级，以及羊水量。超声多普勒法能探出胎心音、脐带血流音及胎盘血流音。

(2)胎儿心电图：目前国内常用间接法检测胎儿心电图，即通过孕妇体表记录所得。通常于妊娠 12 周以后能显示较规律的图形。

四、胎产式、胎先露、胎方位

胎儿在子宫内的姿势称胎势。正常胎势为胎头俯屈，颏部贴近胸壁，脊柱轻度前弯，四肢屈曲交叉于胸腹前，整个胎体呈椭圆形，以适应子宫腔的形状。由于胎儿在子宫内位置不同，有不同的胎产式、胎先露及胎方位。

(一)胎产式

胎儿身体纵轴与母体纵轴的关系称为胎产式。两纵轴平行，称纵产式，占足月妊娠分娩总数的 99.75%；两纵轴垂直，称横产式，占足月分娩总数的 0.25%；两纵轴交叉者，称斜产式。

(二)胎先露

最先进入骨盆入口的胎儿部分称为胎先露。纵产式有头先露及臀先露，横产式为肩先露。头先露又因胎头屈伸程度不同分为枕先露、前囟先露、额先露及面先露。臀先露因入盆的先露部分不同，分为混合臀先露、单臀先露、单足先露和双足先露。

(三)胎方位

胎儿先露部的指示点与母体骨盆的关系称为胎方位。枕先露以枕骨、面先露以颏骨、臀先露以骶骨、肩先露以肩胛骨为指示点。根据指示点与母体骨盆左、右、前、后、横的关系而有不同的胎方位。

横产式——肩先露
- 肩左前(LScA)、肩左右(LScP)
- 肩右前(RScA)、肩右后(RScP)

- 纵产式
  - 臀先露
    - 骶左前（LSA）、骶左横（LST）、骶左后（LSP）
    - 骶右前（RSA）、骶右横（RST）、骶右后（RSP）
  - 头先露
    - 面先露
      - 颏左前（LMA）、颏左横（LMT）、颏左后（LMP）
      - 颏右前（RMA）、颏右横（RMT）、颏右后（RMP）
    - 枕先露
      - 枕左前（LOA）、枕左横（LOT）、枕左后（LOP）
      - 枕右前（ROA）、枕右横（ROT）、枕右后（ROP）

五、中晚期妊娠的监护

（一）腹部检查

孕妇排空膀胱后仰卧于检查床上，头部稍抬高，暴露腹部，双腿略屈曲分开，放松腹肌，检查者站于孕妇右侧。

1. 视诊 观察腹形及大小，有无妊娠纹、手术瘢痕及水肿等。

2. 触诊 检查腹部肌肉紧张度，有无腹直肌分离，了解胎儿大小、羊水情况、胎位等。

(1)测子宫底高度、腹围：孕妇仰卧位两腿伸直。检查者用手初步测子宫底高度，然后用软尺由耻骨联合上缘，经脐至子宫底测得的弧形长度即为子宫高度。用软尺经脐中央绕腹部一周测得的周径即为腹围。据此评估妊娠周数、胎儿大小及羊水量。

(2)四步触诊法 检查子宫大小、胎产式、胎先露、胎位及胎先露是否衔接。在做前三步检查手法时，检查者位于孕妇右侧并面对孕妇头端；做第四步检查手法时，检查者则面向孕妇足端。

第一步检查手法：检查者双手置于子宫底，了解子宫外形并测得子宫底高度，评估胎儿大小是否与妊娠周数相符。然后以两手指腹相对轻推，判断子宫底的胎儿部分。

第二步检查手法：检查者两手分别置于孕妇腹部左右两侧，一手固定，另一手轻轻深按检查；两手交替，仔细分辨胎背及胎儿四肢的位置，同时评估羊水量。

第三步检查手法：检查者右手拇指与其他四指分开，置于耻骨联合上方，握住先露部，进一步判断先露是头还是臀。左右推动以了解先露部是否衔接，如先露仍浮动，表示尚未入盆；如已衔接，则先露部不能被推动，表示先露已衔接。

第四步检查手法：检查者两手分别置于先露部两侧，朝骨盆入口方向向下深压，再次确定胎先露及其入盆程度。

3. 听诊 胎心音在靠近胎背上方的孕妇腹壁上听得最清楚。枕先露时，胎心音在孕妇脐部右（或左）下方；臀先露时，胎心音在近脐部上方听得最清楚。听胎心音时要注意其节律与速度，并注意有无脐带杂音。当通过触诊确定胎背方向有困难时，可借助胎心音和胎先露综合分析判断胎位。

（二）骨盆测量

骨盆测量分为外测量和内测量，可了解骨盆的大小及形状，是判断胎儿能否经阴道分娩的重要因素之一。

1. 骨盆外测量 从外测量各径线的比例中，可以对骨盆的大小做出间接判断，常用的径线包括以下几条。

(1)髂棘间径(interspinal diameter，IS)：孕妇取伸腿仰卧位，测量两髂前上棘外缘的距离，正常值为 23～26 cm。

(2)髂嵴间径(intercrestal diameter，IC)：孕妇取伸腿仰卧位，测量两髂嵴外缘最宽的距离，正常值为 25～28 cm。

(3)骶耻外径(external conjugate，EC)：孕妇取左侧卧位，右腿伸直，左腿屈曲，测量第 5 腰椎棘突下至耻骨联合上缘中点的距离，正常值为 18～20 cm。第 5 腰椎棘突下相当于米氏菱形窝的上角；或相当于髂嵴后连线中点下 1.5 cm。此径线可间接推测骨盆入口前后径的长度，是骨盆外测量中最重要的径线。

(4)出口横径(transverse outlet，TO)：或称坐骨结节间径。孕妇取仰卧位，两腿屈曲，双手抱双膝，测量两坐骨结节内侧缘的距离，正常值为 8.5～9.5 cm，平均 9 cm。如出口横径小于 8 cm，则应测量出口后矢状径，即坐骨结节间径中点至骶尾关节之间的距离，其正常值为 8～9 cm。如出口后矢状径加出口横径之和大于 15 cm 时，一般足月胎儿可以经阴道娩出。

2. 骨盆内测量 能较准确地经阴道测知骨盆大小，适用于外测量提示骨盆有狭窄者，于妊娠 24～36 周进行。

(1)对角径：为耻骨联合下缘至骶岬上缘中点的距离，正常值为 12.5～13 cm。

(2)坐骨棘间径：即两坐骨棘间的距离，正常值为 10 cm。

(3)坐骨切迹宽度：正常为 5.5～6 cm(能容 3 横指)。

（三）阴道检查

确诊早孕时即应行阴道检查。妊娠最后 1 个月及临产后，应避免不必要的阴道检查。必须检查时，则应严格消毒，以防感染。

（四）肛门检查

可以了解先露部，骶骨的弯曲度，坐骨棘、坐骨切迹宽度及骶尾关节的活动度。

（五）绘制妊娠图

将各项检查结果如血压、体重、子宫底高度、腹围、胎位、胎心率填于妊娠图中，绘成曲线图，观察动态变化，有利于及早发现及处理孕妇或胎儿的异常情况。

产前腹部检查

·情境导入·

徐女士，25 岁，初孕，停经 26 周，现前来医院进行产前检查。

·任务目标·

1. 知识目标　掌握产前腹部检查目的、内容及方法。

2. 能力目标　能准确测量宫高、腹围，进行腹部四步触诊，规范听胎心。

3. 素养目标　能热情服务，动作轻柔，关心体贴产妇，给予产妇个性化护理及人文关怀。

一、操作目的

通过腹部四步触诊法检查子宫大小、胎产式、胎方位、胎先露及胎先露是否衔接。

二、物品和人员准备

1. 用物准备　检查床、幕帘或屏风。

2. 人员准备

(1)孕妇：排空膀胱，取仰卧屈膝位。

(2)操作者：着装规范，洗手，冬天检查前手预热。操作前评估孕妇情况，核实孕周。

三、操作步骤

1. 核对孕妇及腕带上信息。

2. 向孕妇解释操作目的，取得配合。注意保护隐私，必要时幕帘或屏风遮挡。

3. 协助孕妇取仰卧屈膝位，头部稍垫高，暴露腹部，双腿略曲稍分开，腹肌放松。

4. 四步触诊(前三步检查者面向孕妇头部，第四步面向孕妇足部)。

第一步检查手法：检查者站在孕妇右侧，双手五指并拢，用手指指尖及手掌尺侧面检查，首先两手置于子宫底，手摸子宫底高度，了解子宫外形，估计胎儿大小与妊娠周数是否相符。然后以两手指腹在子宫底相对交替轻推，判断子宫底的胎儿部分。若为胎头则硬而圆且有浮球感，若为胎臀则柔软而宽且形态不规则。

第二步检查手法：检查者两手分别置于腹部左右两侧，一手固定，另一手轻轻深按检查，两手交替，辨别胎背及胎儿四肢。平坦饱满的部分为胎背，高低不平、大小不等、可变形的部分为胎儿肢体，进一步评估胎背或胎腹的方向是向前、向侧方或向后，以确定胎方位。

第三步检查手法：检查者右手拇指与其余四指分开，置于耻骨联合上方，轻轻深按并触摸先露部，判断是胎头还是胎臀，然后左右推动以确定是否衔接。若先露部分浮动，表示尚未衔接入盆，若已衔接，胎先露不能被推动。

第四步检查手法：检查者面向孕妇足端，两手分别置于胎先露部的两侧，向骨盆入口方向往下深按，进一步确诊胎先露及胎先露部入盆的程度。

5. 协助孕妇起床，整理衣裤。

6. 洗手，做检查记录。

四、注意事项

1. 触诊前应先视诊孕妇的腹部大小及腹型，腹部有无手术瘢痕、妊娠纹及水肿。

2. 触诊过程中，注意有无腹直肌分离、羊水量、腹壁肌紧张度及子宫肌敏感度。

3. 每步触诊检查手法时间不宜过长、避免宫缩及引起仰卧位低血压。注意动作轻柔，保护隐私；冬季注意保暖。

4. 在触诊时应注意腹部太大者，应考虑双胎、羊水过多、巨大儿的可能；腹部过小、子宫底过低者，应考虑胎儿生长发育受限、孕周推算错误等；若孕妇腹部向前突出(尖腹，多见于初产妇)或向下悬垂(悬垂腹，多见于经产妇)应考虑有骨盆狭窄的可能；若腹部宽，子宫横轴直径较纵轴长，多为肩先露。

五、可能导致的并发症及处理

1. 仰卧位低血压 指导孕妇避免长时间仰卧位，预防仰卧位低血压综合征。一旦出现仰卧位低血压综合征，立即改为侧卧位，解除对下腔静脉的压迫，使回心血流量增加，症状即可缓解。

2. 跌倒 上下检查床时，由于孕妇行动不便造成跌倒，应立即报告医生，评估孕妇意识、受伤部位与伤情、疼痛主诉、全身状况、胎儿情况等；协助医生完成相关检查，密切观察病情并做好记录。

六、评分标准

产前腹部检查评分标准

<table>
<tr><th>项目与总分</th><th colspan="2">内容与得分</th><th>要求</th><th>分值</th><th>得分</th></tr>
<tr><td rowspan="8">操作前
(20分)</td><td rowspan="4">素质要求</td><td rowspan="4">10</td><td>服装、鞋帽整洁</td><td>2</td><td></td></tr>
<tr><td>仪表大方，举止端庄</td><td>2</td><td></td></tr>
<tr><td>语言柔和恰当，态度和蔼可亲</td><td>3</td><td></td></tr>
<tr><td>修剪指甲、洗手、戴口罩</td><td>3</td><td></td></tr>
<tr><td rowspan="2">环境准备</td><td rowspan="2">3</td><td>整洁，关门窗，挡屏风</td><td>2</td><td></td></tr>
<tr><td>室温适宜</td><td>1</td><td></td></tr>
<tr><td>用物准备</td><td>2</td><td>纸、笔、孕妇保健卡或病史等</td><td>2</td><td></td></tr>
<tr><td>孕妇评估</td><td>5</td><td>评估孕妇(孕周，是否属于高危妊娠，腹形及大小，腹部有无妊娠纹、手术疤痕和水肿)</td><td>5</td><td></td></tr>
<tr><td rowspan="4">操作步骤
(50分)</td><td rowspan="4">核对解释</td><td rowspan="4">10</td><td>核对孕妇姓名(床号、住院号)</td><td>2</td><td></td></tr>
<tr><td>向孕妇解释检查目的</td><td>3</td><td></td></tr>
<tr><td>叮嘱孕妇排空膀胱、保护隐私</td><td>2</td><td></td></tr>
<tr><td>协助孕妇仰卧于检查床上，头部稍抬高</td><td>3</td><td></td></tr>
</table>

续表

项目与总分	内容与得分		要求	分值	得分
操作步骤 （50分）	触诊 第一步	11	嘱仰卧屈膝位，检查者面向孕妇头部	2	
			两手置于子宫底，手摸子宫底高度，了解子宫外形	2	
			估计胎儿大小与妊娠周数是否相符	3	
			两手指腹在子宫底相对交替轻推判断子宫底胎儿部分（头或臀）	4	
	触诊 第二步	8	检查者两手分别置于腹部左右两侧	2	
			一手固定，另一手轻轻深按检查，两手交替	3	
			判断分辨胎背及胎儿四肢	3	
	触诊 第三步	9	检查者右手拇指与其余4指分开，暴露虎口，置于耻骨联合上方	3	
			握住先露部，查清是胎头或是胎臀	3	
			然后左右推动以确定是否衔接	3	
	触诊 第四步	10	检查者面向孕妇足端	2	
			两手分别置于胎先露部的两侧	2	
			向骨盆入口方向往下深按，进一步确诊胎先露	3	
			判断胎先露部入盆的程度	3	
	沟通	2	操作中关注孕妇的反应，询问孕妇有无不适，并适时沟通交流	2	
操作后 （20分）	孕妇	10	协助孕妇穿裤，置于舒适体位，缓慢坐起休息后再下床	3	
			告诉孕妇检查结果，并做适当解释；告知下次检查时间和项目注意事项	5	
			指导孕妇学会自我监测	2	
	用物处理	2	整理床单位，清理用物	2	
	评估	3	能根据测量结果结合孕周正确判断，如发现异常及时联系医生	3	
	助产士	3	洗手，并将检查结果正确记录	3	
		2	报告操作结束	2	
理论（10分）		10	四步触诊法的目的、注意事项	10	
总分（100分）		100		100	

议一议

以小组为单位讨论：四部触诊法是如何判断胎方位？

· 项目检测 ·

项目检测及参考答案

任务二 分娩期女性的护理

· 任务目标 ·

1. 知识目标　掌握分娩的概念，影响分娩的四因素及其相互作用；了解四因素对分娩的影响。掌握产程的分期及其表现，产程观察内容、方法、新生儿阿普加(Apgar)评分的意义及方法、胎盘剥离的征象及产后 2 h 观察内容。熟悉临产征象及分娩先兆。

2. 能力目标　能区分先兆临产及临产。能观察产程(宫缩、胎心、宫口扩张、胎先露下降)，并记录。能进行分娩期的宣教，使产妇了解分娩过程及产程配合的重要性。会接生护理配合(外阴冲洗消毒、新生儿一般护理)，帮助新生儿早吸吮训练及产后五项观察(生命体征、阴道流血、子宫收缩、膀胱充盈、会阴血肿)。

3. 素养目标　具备保护孕产妇、新生儿隐私的意识；具有关心、体贴孕产妇的态度及实际工作中的团结协作精神；具备良好的职业道德和护患沟通能力；具备严谨、细心、热情、真诚的护理素质；具备创新能力、问题求解能力、决策力及批判性思维能力等高阶思维能力。

· 临床案例 ·

姚女士，服装个体经营户。因停经 39^{+3} 周，阴道血性分泌物 8 h，阵发性腹痛 2 h 于 2022 年 6 月 2 日上午入院生产。很快就要当妈妈了，姚女士既高兴又紧张。住院目的：①了解能否顺产，②希望平安分娩，母子健康。

作为责任护士，应该如何对姚女士进行分娩过程的系统化整体护理？如何判断她是先兆临产还是临产？如何向她介绍分娩的临床经过？如何对她进行产程观察？如何指导她积极参与控制分娩过程呢？

思维引导

1. 如何对她进行产程观察？

2. 分娩时该如何护理？

3. 该如何对产妇做心理指导？

·任务实施·

一、护理评估

(一)健康史

仔细阅读产前检查的资料及询问相关的病史。①确认资料，包括姓名、年龄、孕次、产次、末次月经和预产期；②此次妊娠史，包括产前检查、实验室检查结果，特殊检查项目及结果，有无妊娠并发症及处理方法、疗效；③过去妊娠分娩史；④过去重大脏器疾病史；⑤药物过敏史；⑥家族史。

通过询问病史了解：产妇姚女士，31 岁，0-0-0-0，平时月经周期约 30 天，末次月经为 2021 年 8 月 27 日，预产期为 2022 年 6 月 4 日。停经 40 余天，曾有少量阴道流血，经孕酮治疗后症状消失。无明显早孕反应，停经 4 月余自觉胎动一直至今，定期产前检查，未发现明显异常，停经 38 周出现双下肢踝部浮肿，休息后可缓解。8 h 前无诱因下，出现阴道少量血性分泌物，2 h 前出现阵发性腹痛，无阴道大量流液，1 h 前出现间歇 5～6 min 阵痛。既往体健，无输血史，无手术外伤史，无药物过敏史，家族史无殊。

(二)身体状况

1. 全身及产科检查 观察生命体征，在整个分娩过程中要注意血压波动情况；心肺有无异常；入院产科检查如胎心、胎方位、宫缩、宫高、腹围、阴道检查，必要时行骨盆外测量。

通过检查了解：该产妇 T 36.8℃、P 70 次/分、R 19 次/分、BP 116/70 mmHg，心肺听诊无殊，腹软，肝脾触诊不满意。产科检查，胎心率 136 次/分，LOA，宫高 39 cm，腹围 97 cm，半入盆，有规则宫缩持续 30 s、间歇 5～6 min。阴道检查：子宫颈管消失 50%，宫口 1 指尖，胎头于坐骨棘上 3 cm，胎膜未破。骨盆外测量正常。

2. 产程进展情况 进入产程后，医护人员对产妇不断地进行动态评估，以便及时掌握产程进展情况。

第一产程：重点评估胎心率、子宫收缩、宫口扩张、先露部下降、破膜情况。

第二产程：重点评估胎心率、子宫收缩、先露部下降及有无会阴切开指征。

第三产程：重点评估产妇生命体征、胎盘剥离征象，胎盘娩出后检查胎盘胎膜是否完整、软产道损伤情况。评估新生儿阿普加(Apgar)评分，新生儿身长、体重、体表有无畸形。

由于分娩是一个动态生理过程，故医护人员应根据产妇的入院情况，做出入院评估，以后应在各产程中严密观察并进行动态评估，随时发现异常情况。

(三)心理-社会状况

产妇进入临产，护理人员应在分娩全过程密切关注产妇的心理精神状况。

1. 本次妊娠心理 是有准备的怀孕还是意外妊娠，是否为不孕症治疗后怀孕。

2. 对妊娠与分娩的知识了解 重点评估产妇因分娩知识缺乏，或过多了解分娩负面信息而产生的紧张、焦虑、恐惧的程度。

3. 评估家庭社会支持系统对产妇的支持力度。

4. 产程中的评估 重点评估产妇能否积极参与配合分娩过程，评估产妇对阵痛的忍耐度及急躁、焦虑、恐惧的程度。

通过评估了解该产妇目前处于第一产程，能听懂医护人员关于分娩知识宣教，精神较紧张、兴奋，对疼痛较敏感，对能否顺产表示担心。其丈夫及家人已为产妇准备好产时饮料、食物及相关物品，并对母子在分娩中能否平安表示担忧。

（四）辅助检查

进入产程后可用胎儿电子监护仪（一般用外监护）进行间断或持续监测胎心率及宫缩。可观察胎心率变异及其与宫缩、胎动的关系。由此可判断胎儿在宫内的状态。

（五）处理原则

第一产程，评估产程开始的时间，有无高危因素，严密监测产程进展，并提供产程进展信息。第二产程，专人护理，安慰鼓励产妇，指导产妇正确屏气用力，协助产妇使用自由体位分娩，适时进行会阴冲洗、消毒，准备好辐射台和新生儿用物。第三产程，观察胎盘剥离征象，协助胎盘娩出。

正确处理、护理各产程，可有效预防产后出血，帮助产妇顺利度过产程。

二、护理思维与实践训练

（一）第一产程护理措施

产妇入院时已临产后 1 h，胎心好，宫口 1 指尖，胎头于坐骨棘上 2 cm。自诉对生孩子既高兴又不安。作为责任护士，该如何对产妇做心理指导？如何观察第一产程？如何促进产妇在产程中的舒适度？

舒适感改变

（一）护理目标 产妇不适程度减轻。

（二）护理措施

- 保持安静：产房应保持整洁、安静、无噪声，避免操作时发出碰撞声。
- 观察生命体征：在分娩期宫缩时血压常升高 5～10 mmHg，间歇期恢复原状。每隔 4～6 h 测量血压一次。
- 补充水分和热量，在宫缩间歇期鼓励产妇少量多次进食清淡、高热量、易消化的食物和足够的水分，以保证充沛的精力和体力。
- 活动与休息：如胎膜未破，宫缩不强，产妇可在室内适当活动，有利于产程进展。
- 保持清洁：进入产程后，由于宫缩子宫口开大，产妇出汗较多，加上阴道分泌物增多、羊水外溢等，产妇多有不适，应协助产妇擦汗、更衣、更换床单等以保持清洁，增加舒适感。
- 大小便：临产后，鼓励产妇每 2～4 h 排尿 1 次，以免膀胱充盈影响宫缩及胎头下降。
- 减轻疼痛：宫缩来时可指导产妇深呼吸，腰骶部胀痛时可用手拳压迫该处以缓解疼痛。

既高兴又紧张
↓
恐惧、焦虑

(一)护理目标　缓解产妇恐惧、焦虑情绪。

(二)护理措施

- 安慰孕妇，耐心介绍正常分娩全过程及各产程配合要点。
- 经常陪伴孕妇，减少紧张、恐惧。
- 允许家属(特别是丈夫)陪伴分娩，缓解不安情绪，增强对分娩的信心。

产程的观察与护理

(一)护理目标　产妇能描述正常分娩经过、正确使用腹压、积极配合控制分娩。

(二)护理措施

- 子宫收缩：用触诊法或胎儿监护仪监测。定时连续观察宫缩的持续时间、强度、间歇期时间，并记录。记录方法为宫缩持续时间/宫缩间歇时间，如宫缩持续时间为 30～40 s，间歇 2～3 min，记为 30～40 s/2～3 min。用胎儿监护仪描记宫缩曲线，可看到宫缩的强度、频率和持续时间。还可看到宫缩与胎心率变化的相对关系。
- 胎心　用听诊器(木质听筒、多普勒听诊仪)、胎儿监护仪监测。①用听诊器监测：潜伏期应每隔 1～2 h 用听诊器在宫缩间歇期听胎心一次，进入活跃期，宫缩加强，应每 15～30 min 听胎心一次，每次听诊 1 min。②用胎儿监护仪监测：多用外监护描记胎心曲线。可观察胎心率变异及其与宫缩、胎动的关系。正常胎心率为 110～160 次/分(bpm)，并注意心律、心音强弱，做好记录。若宫缩后胎心率减慢不能迅速恢复，或胎心率持续<110 bpm 或>160 bpm，则提示胎儿窘迫。应立即给产妇吸氧、左侧卧位，同时寻找原因、通知医生。
- 宫口扩张及胎头下降：常用阴道检查。阴道检查能直接摸清胎方位、宫口扩张及胎头下降程度等情况，从而决定分娩方式。
- 观察胎膜破裂及羊水：一旦发现破膜，应立即听胎心，并观察羊水量、性状，记录破膜时间。若胎心率异常，应立即行阴道检查，判断有无脐带脱垂。若超过 12 h 尚未分娩者，遵医嘱给予抗生素预防感染。

(二)第二产程护理措施

产妇目前宫口已开全，胎心好，胎头于坐骨棘下 2 cm。孩子很快要诞生了，该产妇自诉对自己充满了信心。作为责任护士，该如何观察第二产程？如何指导产妇配合分娩进行屏气用力？如何做好接产准备？

正确使用腹压

(一)护理目标　正确使用腹压，做好接生准备工作。

(二)护理措施

- 让产妇双足蹬在产床上，两手握住产床上的把手。
- 宫缩时，深吸气屏住，然后如解大便样向下用力屏气以增加腹压。
- 间歇时，让产妇呼气并放松全身肌肉休息。如此反复作屏气动作，以加快产程进展。

接产准备

(一)护理目标　初产妇宫口开全、经产妇宫口扩张 3～4 cm 且宫缩规则有力时，将产妇送至产房，做好接生准备工作。

(二)护理措施

- 勤听胎心：第二产程宫缩频而强，需严密监测胎儿有无急性缺氧，应每 5～10 min 听一次胎心，最好连续用胎儿监护仪监测。如发现胎心异常，应立即给产妇吸氧同时通知医生，协助相关处理。
- 观察宫缩及胎先露下降情况：如有宫缩乏力，应遵医嘱给予缩宫素静脉滴注。
- 会阴清洁消毒：产妇取仰卧位，两腿屈曲分开，露出外阴部，用消毒肥皂水棉球擦洗外阴部，用消毒干棉球盖住阴道口，然后用温开水冲去肥皂水，取下阴道口棉球。最后以聚维酮碘消毒，消毒顺序为先中间后周围，臀下铺消毒巾。
- 接产者准备：按无菌操作常规洗手、穿手术衣、戴手套，助手打开产包，铺好消毒巾准备接生。

接产

(一)护理目标　保护会阴及肛门，防止产伤。

(二)护理措施

- 接产者站在孕妇的右侧或正面面对产妇会阴。当胎头拨露、阴唇后联合紧张时，开始保护会阴。双肩娩出后，松开保护会阴的手。
- 胎头露出，即将仰伸时，嘱孕妇宫缩时哈气，解除腹压。记录胎儿娩出时间。
- 脐带绕颈的处理：胎头娩出后，如发现脐带绕颈一圈且较松，可将脐带顺肩推下或从头部脱出；如果绕颈较紧或绕 2 周以上，用两把止血钳将脐带夹住，从中剪断。注意操作时不要损伤皮肤。松解脐带后再协助胎肩娩出。

通过观察评估产妇胎头下降情况如下：

临产后 7 小时 30 分，胎心好，宫口开全，胎头于坐骨棘下 2 cm。

临产后 8 小时 0 分，胎心好，宫口开全，胎头于坐骨棘下 3 cm，胎头拨露。

临产后 8 小时 20 分，胎心好，宫口开全，胎头于坐骨棘下 4 cm，胎头拨露。

临产后 8 小时 43 分，胎儿娩出，男，体重 3.5 kg，阿普加(Apgar)评分 10 分。

（三）第三产程护理措施

产妇宫口开全后 1 小时 13 分，胎儿娩出，男，体重 3.5 kg，孩子皮肤红润，哭声响亮，产妇脸上溢满幸福的笑容。胎儿娩出后 7 min，胎盘娩出。

责任护士该如何对新生儿有无窒息进行评分？如何判断胎盘剥离征象协助胎盘娩出？如何检查软产道？产后 2 h 是产后出血的高发期，故应如何观察该产妇阴道流血情况呢？

新生儿护理

(一)护理目标　新生儿平安，防止窒息。

(二)护理措施

- 新生儿娩出后，清理呼吸道，擦干新生儿。
- 对新生儿进行 Apgar 评分，判断有无新生儿窒息及窒息的严重程度。
- 胎儿娩出后 1～3 min，进行脐带处理。

新生儿的标记与身体评估：擦净新生儿足底胎脂，将新生儿足底及产妇拇指印于新生儿病历上。对新生儿做详细体格检查，然后系以标明母亲姓名、床号、住院号，新生儿性别、体重和出生时间的手腕带和包被牌。将新生儿抱给母亲进行首次吸吮乳头，协助产妇和新生儿进行皮肤接触、目光交流。

协助胎盘娩出	(一)护理目标　胎盘完整剥离排出。 (二)护理措施　预防产后出血：在胎儿前肩娩出时，给予缩宫素 10 U 肌内注射或麦角新碱 0.2 mg 静脉注射，以促进子宫收缩。 • 观察和判断胎盘是否已剥离。 • 确认胎盘完全剥离，并娩出至阴道口时，接产者双手捧住胎盘，向一个方向旋转并缓慢向外牵拉，直至完整剥离排出。
胎盘娩出后护理	(一)护理目标　母婴平安。 (二)护理措施 • 按摩子宫以促进子宫收缩，减少产后出血。 • 检查胎盘与胎膜，确认完整。 • 检查软产道是否有裂伤，若有裂伤应立即缝合。 • 测量并填写新生儿记录单。 • 产后，产妇应在产房留观 2 h。严密监测生命体征、子宫缩情况、子宫底高度、阴道出血量及膀胱是否充盈等情况。

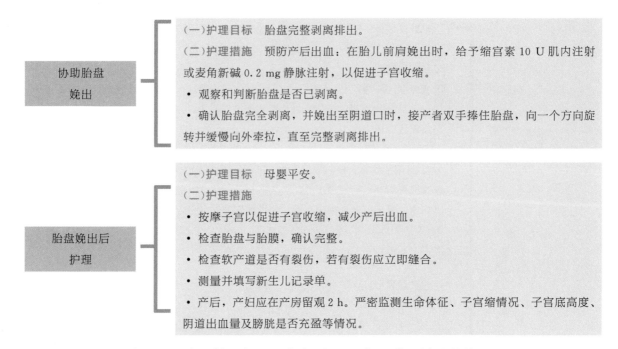

通过观察评估产妇第三产程情况如下：临产后 8 小时 43 分，胎儿娩出。

新生儿，男，Apgar 评分 10 分。体重 3.5 kg，身长 50 cm，头部无产瘤、血肿，眼结膜无异常分泌物，体表胎脂少，无畸形，心肺听诊正常。

临产后 8 小时 50 分，胎盘娩出，检查胎盘胎膜完整，宫颈口 3 点、9 点处有 0.5 cm 裂口，无明显出血，会阴左斜侧切口无明显撕裂。

产后 2 h 查该产妇，血压 126/72 mmHg、脉搏 75 次/分、呼吸 18 次/分，精神轻松，心肺听诊正常，子宫底平脐，质硬，会阴切口缝合处无肿胀，按压宫底阴道有少量流血，将产妇送休养室。送休养室前产后出血量约 300 ml。

三、健康指导

1. 为孕妇介绍分娩相关知识，使产妇有心理准备，帮助其减轻一些负面情绪。

2. 嘱产妇宫缩间歇期少量多次进食清淡、高热量、易消化的食物和足够水分，以保证充沛的精力和体力。

3. 鼓励产妇临产后每 2～4 h 排尿 1 次，以免膀胱充盈影响宫缩及胎头下降。

4. 指导产妇宫缩时深呼吸，腰骶部胀痛时可用手掌压迫以缓解疼痛。

5. 告知孕妇第二产程的长短因人而异，以及第二产程中减少会阴损伤的措施和风险。

6. 指导产妇正确的屏气方法，在第二产程中在胎头仰伸前，嘱产妇在宫缩时用力，宫缩间歇时休息；当胎头枕部露出耻骨弓、胎头即将仰伸时，嘱产妇在宫缩时张口哈气，并在宫缩间歇时稍向下屏气。

7. 指导孕妇在新生儿娩出后，立即进行母婴皮肤接触，开展早吸吮和早哺乳。

知识窗 1

阿普加评分(Apgar 评分)：以新生儿出生后 1 min 内的心率、呼吸、肌张力、喉反射及皮肤颜色 5 项体征为依据，判断新生儿有无窒息及窒息的严重程度，每项为 0～2 分，满分为 10 分。

8～10 分属于正常新生儿，只需一般处理；4～7 分为轻度窒息，又称为青紫窒息，需清理呼吸道、人工呼吸、吸氧、用药等措施才能恢复；0～3 分为重度窒息，又称为苍白窒息，需紧急抢救，行喉镜在直视下气管内插管并给氧。缺氧较严重的新生儿，应在出生后 5 min、10 min 时再次评分，直至连续两次评分均≥8 分。

阿普加评分以呼吸为基础，皮肤颜色最灵敏，心率是最终消失的指标。临床恶化顺序为皮肤颜色—呼吸—肌张力—反射—心率。复苏有效顺序为心率—反射—皮肤颜色—呼吸—肌张力。故肌张力恢复得越快，预后越好。

知识窗 2

常用的分娩镇痛的方法有 3 种。①非药物性镇痛法：包括精神安慰镇痛分娩法、针刺麻醉，经皮电神经刺激及水下分娩等。水下分娩即产妇于第一产程及第二产程的前期坐于热水的浴盆中，靠热水和水的浮力缓解产痛，但镇痛效果不确切。非药物性镇痛法的优点是对产程和胎儿无影响，缺点是镇痛效果差。②常用的药物性分娩镇痛法：如笑气(N_2O)吸入法，可使用哌替啶(杜冷丁)及地西泮(安定)。③椎管内注药镇痛法：是目前国、内外麻醉界公认的镇痛效果最可靠、使用最广泛、最可行的镇痛方法，镇痛有效率达 95%以上。

分娩镇痛可以减轻产妇的剧烈疼痛，使用时要认真评估和筛选适当类型。

四、护理评价

通过优质有效的护理措施，产妇能保持适当的休息、活动、摄入和排泄，不适程度减轻。产妇能描述正常分娩过程及各产程配合要点。产妇能配合检查，能正确使用腹压，参与和控制分娩过程。产妇没有产后出血，新生儿没有窒息及产伤。产妇与新生儿开始亲子互动。

议一议

以小组为单位讨论：该孕妇目前主要的护理诊断有哪些？该如何为孕妇进行顺产接生呢？

·任务拓展·

患者信息

姓名：姚某某　　性别：女　　年龄：31 岁

民族：汉　　婚姻：已婚　　职业：服装个体经营户

身高：163 cm　　体重：58 kg　　供史者：本人

现病史： 因停经 39^{+3} 周，阵发性下腹痛 2 h 来医院就诊。

既往史： 平时体健，否认药物过敏史，否认传染病病史，否认高血压、糖尿病、肿瘤等家族史，无手术外伤史。

个人史： 无吸烟、饮酒嗜好，无吸毒史。

月经婚育史： 12 岁月经初潮，末次月经：2021-08-27。已婚，初产妇。

家族史： 否认家族成员中遗传病、精神病、肿瘤等类似的病史。

体格检查： T 36.8℃，P 70 次/分，R 19 次/分，BP 116/70 mmHg，神志清醒，精神状况欠佳，产妇诉排便感强。

初步诊断： 临产。

辅助检查： 阴道检查枕左前位，宫口 1 指尖，胎头于坐骨棘上 3 cm，胎膜未破。骨盆外测量正常。

·任务落实(分组角色扮演、情景模拟)·

1. 如何对孕产妇进行护理评估？

2. 目前应对孕产妇哪些方面做重点观察？

3. 在药物治疗后，护士该如何实施护理？

·任务评价·

评价内容	内容细分	分值	评分记录分配			备注
			自我评价	学生互评	教师评价	
专业知识						
专业能力						
职业素养						

·项目检测·

项目检测及参考答案

产时外阴消毒

·情境导入·

廖女士，初产妇，28岁，中学教师，因“停经 40^{+1} 周，规律宫缩 5h”入院。在待产室观察 6 h，宫缩间歇 2 min，持续 1 min，孕妇自诉想解大便，检查确定宫口开全，送入产房。

·任务目标·

1. 知识目标　掌握产时外阴消毒的目的、方法及注意事项；掌握外阴清洁步骤。

2. 能力目标　能为产妇进行外阴清洁及消毒。

3. 素养目标　能热情服务，关心产妇，给予产妇个性化护理及人文关怀。

一、操作目的

会阴清洁与消毒在产科临床上的应用是为了避免细菌沿产道上行感染，严格无菌操作，常在接产、阴道内诊检查、人工破膜、阴道手术等操作之前进行。

二、物品和人员准备

1. 物品准备　治疗盘 1 个，内有盛 38～41 ℃温水 500 ml 的容器 2 个、无菌镊子罐 1 个、无菌镊子 4 把、无菌敷料罐 2 个，1 个盛 10%～20%肥皂水纱布，1 个盛聚维酮碘原液纱布，无菌接生巾 1 块、一次性冲洗垫 1 个。

2. 人员准备　操作者着装规范、戴帽子口罩、洗手。

三、操作步骤

1. 向产妇解释操作内容、目的以取得配合。嘱产妇仰卧位，两腿屈曲分开，充分暴露外阴部，拆产台或正位接产检查时，操作人员站在床尾部。连产台时操作人员站在产妇右侧。

2. 将产床调成床尾稍向下倾斜的位置，并将产妇腰下的衣服向上拉，以免冲洗时打湿产妇的衣服。臀下放一次性冲洗垫。

3. 用镊子夹取肥皂水纱布 1 块，先擦洗阴阜、左右腹股沟、左右大腿内侧上 1/3，再擦洗会阴体、两侧臀部，擦洗时稍用力，然后弃掉纱布。

4. 再取肥皂水纱布 1 块，按下列顺序擦洗阴裂、左右小阴唇、左右大阴唇、会阴体（该处稍用力），反复擦洗，最后擦肛门，弃掉纱布及镊子，此过程需要 2 分 30 秒。

5. 用温水由外至内缓慢冲净皂迹，约需 1 min。冲洗前，操作者应先试温，将少量的水倒在手腕部，感觉温度合适，再给产妇冲洗。

6. 再按 3、4、5 程序重复一遍。

7. 用无菌镊子夹取聚维酮碘原液纱布 1 块，按下列顺序：阴裂、左右侧小阴唇、左右侧大阴唇、阴阜、腹股沟、大腿内上 1/3 会阴体、肛门，消毒外阴 3 遍。注意不要超出前一次消毒范围，弃掉镊子。

8. 撤出臀下一次性会阴垫，垫好无菌接生巾。

四、注意事项

1. 注意为产妇保暖和遮挡，配置水温在 38～41 ℃或以产妇感觉适合为宜。

2. 所有冲洗用品均为灭菌消毒物品，每日更换一次，并注明开启时间和日期，严格无菌操作。

3. 冲洗过程中要注意观察产程进展，发现异常，应及时向医生汇报，遵医嘱给予相应处理。

4. 如为接产前会阴冲洗，应预留出足够的时间，避免清洁、消毒不充分造成感染。

五、评分标准

产时会阴清洁与消毒（会阴冲洗）评分标准

项目与总分	内容与得分		要求	分值	得分
操作前（20 分）	素质要求	10	服装、鞋帽整洁	2	
			仪表大方，举止端庄	2	
			语言柔和恰当，态度和蔼可亲	3	
			修剪指甲、洗手、戴口罩	3	
	环境准备	3	环境整洁	1	
			关门窗，挡屏风	1	
			室温适宜	1	
	用物准备	5	冲洗车或冲洗盘、无菌接生巾 1 块、一次性冲洗垫 1 个	5	
	孕妇评估	2	评估孕妇情况，如产程进展	2	

续表

项目与总分	内容与得分		要求	分值	得分
操作步骤（55 分）	核对解释	8	核对孕妇腕带，向孕妇解释操作目的	5	
			嘱产妇仰卧位，两腿屈曲分开，充分暴露外阴部，拆产台或正位接产检查时，操作人员站在床尾部。连产台时操作人员站在产妇右侧	3	
	清洁步骤	32	将产床调节成床尾稍向下倾斜的位置，并将产妇腰下的衣服向上拉，以免冲洗时打湿产妇的衣服。臀下放一次性冲洗垫	5	
			用镊子夹取肥皂水纱布 1 块/棉球 1 个/大头棉签 2 根，先擦洗阴阜、左右腹股沟、左右大腿内侧上 1/3，再擦洗会阴体、两侧臀部，擦洗时稍用力，然后弃掉纱布； 再取肥皂水纱布 1 块/棉球 1 个/大头棉签 2 根，按下列顺序擦洗阴裂、左右小阴唇、左右大阴唇、会阴体、该处稍用力，反复擦洗，最后擦肛门，弃掉纱布及镊子，此过程需要 2 分 30 秒	16	
			用温水由外至内缓慢冲净皂迹，约需 1 min。冲洗前，操作者应将少量的水倒在手腕部测温，待温度合适后，再给产妇冲洗	3	
			按上述步骤再重复两遍	8	
	消毒步骤	10	用无菌镊子夹取聚维酮碘原液纱布 1 块/棉球 1 个/大头棉签 2 根，按下列顺序：阴裂、左右侧小阴唇、左右侧大阴唇、阴阜、腹股沟、大腿内上 1/3、会阴体、肛门，消毒外阴 1 遍。注意不要超出肥皂擦洗清洁范围，弃掉镊子	5	
			消毒范围内的皮肤全部都涂抹到消毒液	3	
			撤出臀下一次性会阴垫，垫好无菌接生巾	2	
	沟通	5	操作中关注孕妇的反应，询问有无不适，如宫口开全，指导用力	5	
操作后（15 分）	用物处理	5	清理用物	5	
	评估	5	产程进展，适时协助铺产台	5	
	助产士	5	洗手，补充冲洗盘和冲洗车中的用物	5	

续表

项目与总分	内容与得分	要求	分值	得分
综合评价 (10 分)	10	程序正确，动作规范，操作熟练	6	
		态度和蔼可亲、语言恰当、沟通有效，操作过程体现人文关怀	4	
总分(100 分)	100		100	

· 项目检测 ·

项目检测及参考答案

任务三 产褥期母婴的护理

· 任务目标 ·

1. 知识目标 掌握产褥期女性的生理变化及临床表现；熟悉产褥期女性的一般心理过程；掌握新生儿的生理特点；了解足月儿的行为特征；熟悉新生儿的日常生活护理。

2. 能力目标 能对产褥期女性进行全面的护理评估，针对出现的护理问题，提供整体护理和健康指导；能规范进行产褥期乳房护理并给予个性化的母乳喂养指导；能识别正常新生儿的生理特点；能进行正常新生儿的护理，能进行新生儿沐浴、抚触、智护训练。

3. 素养目标 具备良好的沟通能力，高度的责任心、爱心和团队合作精神，能关爱、尊重、理解女性，具有良好的职业道德。操作细致、严谨，动作轻柔，具有高度的安全意识，对新生儿具备爱心、耐心和责任心。

子任务 1 产褥期女性的护理

· 临床案例 ·

李女士，29 岁，于凌晨 03:20 自娩一名男活婴，阿普加(Apgar)评分 10 分，05:30 送回母婴同室。家属和产妇询问责任护士：现在可以吃些什么？什么时候可以下床活动？责任护士行产后饮食、卫生、活动、排尿、母乳喂养宣教。产后 4 h，自诉有尿意感但尝试两次均未排出，查体子宫底在脐上 1 指，质软，阴道出血量较多。

回病房后吸吮母乳两次，每次 10 min，因产妇分娩后疲乏，加上吸吮时乳头疼痛，家属想添加奶粉，让产妇先休息好，同时避免新生儿喂养不足。

思维引导

1. 对于产妇出现的症状，护士应该采取哪些护理措施？
2. 针对产妇家属的要求，护士应该如何护理？

·任务实施·

一、护理评估

（一）健康史

了解产妇有无慢性疾病，有无妊娠合并症或并发症等；了解产妇的分娩方式、产程进展情况、胎盘胎膜完整性、产后出血量；了解新生儿出生时间、Apgar 评分、体重等。了解产妇是否存在影响母乳喂养的生理因素，如严重的心脏病、子痫、病毒性肝炎，是否使用某些药物等。

（二）身体状况

评估产妇的生命体征、子宫复旧情况、产后恶露情况、产后宫缩痛等；评估影响乳汁分泌的因素、产妇乳房及乳头状况，评估乳汁的类型与量，评估新生儿状况。

（三）心理-社会状况

评估产妇心理状况，有无情绪改变、自我评价降低等；评估产妇家庭氛围、产妇对母乳喂养的态度，评估家人对母乳喂养的支持情况等。

（四）辅助检查

产后常规体检，必要时行血、尿常规检查，并根据妊娠期有无合并症及并发症做相应的辅助检查，如 B 超、心电图、胸片。

（五）处理原则

缓解产褥期常见不适，督促产妇及时排空膀胱，给予正确的母乳喂养指导。

二、护理思维与实践训练

家属和产妇询问饮食、活动注意事项
↓
知识缺乏

（一）护理目标　产妇和家属掌握正确的产后护理知识。

（二）护理措施　给予产后健康宣教。

- 饮食：进食高蛋白、高热量、高纤维素食物，少食多餐，多进食汤汁类食物。
- 活动与休息：保证充足的休息和睡眠，鼓励尽早下床活动，顺产后 6～12 h 可起床轻微活动，24 h 后可在室内活动。避免重体力劳动或长时间站立及蹲位，以防子宫脱垂。
- 卫生：注意保持会阴部清洁，经常更换会阴护理垫，勤换内裤，便后清洗会阴。
- 排尿：产后应多饮水，尽早排尿，以免膀胱充盈，影响子宫收缩。
- 心理护理：介绍和解释有关产褥期和新生儿的知识，消除产妇的紧张情绪，保持良好的心境。

护理诊断	护理目标与措施
产后 4 h，自诉有尿意但尝试两次均未排出 ↓ 排尿困难	(一)护理目标　产妇没有发生尿潴留。 (二)护理措施 • 产后应鼓励产妇尽早排尿，多饮水，以防止尿潴留的发生。观察并记录排尿时间及尿量。 • 排尿困难时，鼓励产妇坐起排尿，用热水熏洗外阴，或用温开水冲洗尿道外口周围诱导排尿。 • 下腹部正中放置热水袋，刺激膀胱肌收缩，也可针刺关元、三阴交等穴位。 • 遵医嘱肌内注射甲硫酸新斯的明 1 mg 等药物以兴奋膀胱逼尿肌。 • 若以上方法无效时应予以导尿。
产后吸吮母乳两次，每次 10 min，自诉吸吮时乳头疼痛 ↓ 母乳喂养无效	(一)护理目标　产妇掌握母乳喂养的知识和技能，建立成功的母乳喂养。 (二)护理措施 1. 乳房护理 • 一般护理：保持乳房清洁、干燥，必要时用温水清洁乳头和乳晕，忌用肥皂或乙醇擦洗，以免损伤乳头。 • 平坦及凹陷乳头：指导产妇在婴儿饥饿时先吸吮患侧，此外还可进行乳头伸展练习、乳头牵拉练习或佩戴乳头罩。 • 乳房胀痛：指导产妇正确的哺乳姿势，尽早吸吮、按需哺乳，及时排空乳房，发生乳房胀痛时可选择外敷、按摩等方法减轻胀痛。 • 乳头皲裂：指导产妇采取正确、舒适的哺乳姿势，掌握让新生儿正确含接乳头的技能，哺乳时先吸吮健侧乳头，哺乳后挤出少量的乳汁涂在乳头、乳晕处，疼痛严重时可使用乳头保护罩或涂抹抗生素等促进伤口愈合。 2. 母乳喂养指导 • 宣传母乳喂养的好处：母乳喂养最适合婴儿的营养需要，有利于婴儿大脑的发育，母乳可以增进婴儿抵抗力，促进婴儿体格健康，母乳喂养还能促进子宫复旧、增进母子感情，母乳清洁、新鲜、经济方便。 • 母乳喂养方法指导：做到早开奶，产后半小时即可开始哺乳；做到母婴同室，鼓励按需哺乳；指导产妇选择舒适的哺乳姿势，哺乳过程中确保婴儿头和身体成一条直线；指导产妇判断婴儿是否正确含接乳头、是否有效吸吮及吞咽乳汁；指导产妇产后一周内每天哺乳 8～12 次，随着婴儿长大，哺乳次数减少到 3～4 h 一次，哺乳时间从 5～10 min 开始，以后逐渐延长，一般不超过 30 min。 • 母乳喂养注意事项：每次哺乳应先吸空一侧乳房，再换另一侧乳房；哺乳完毕，将婴儿抱起轻拍背部 1～2 min，排出胃内空气，以防溢奶；哺乳期母亲应保持膳食平衡、睡眠充足、心情愉悦、生活规律、慎重用药。

知识窗

乳汁不足常与哺乳延迟、限制哺乳时间和次数、食欲睡眠不佳及新生儿过早添加辅食有关。因此，应指导产妇尽早哺乳，做到勤吸吮，保证夜间吸吮的次数。产妇应均衡饮食，多进食高热量、高蛋白、高维生素，多汤汁类食物，同时要保证产妇良好的睡眠。此外，还可使用使用中药涌泉散、通乳丹等催乳。

由于各种原因不宜哺乳者，可指导退乳。指导产妇停止吸吮和挤奶，限制汤汁类食物的摄入，可采用生麦芽水煎服或使用芒硝外敷乳房等方法退乳，也可遵医嘱使用雌激素或溴隐亭等退乳。

三、护理评价

通过优质有效的护理措施，产妇相关症状和焦虑情绪得到改善和缓解；产妇了解产后身心变化的特点；产妇与家属能复述母乳喂养相关知识；产妇母乳喂养体位正确，新生儿含接姿势正确；产妇住院期间机体恢复正常，母乳喂养有效，新生儿尿量正常，体重增长正常。

议一议

以小组讨论：母乳喂养的体位有哪些？不同哺乳体位分别适用于哪些情况？

· 任务拓展 ·

患者信息

姓名：李某某	性别：女	年龄：29 岁
民族：汉	婚姻：已婚	职业：教师
身高：160 cm	体重：55 kg	供史者：产妇本人

现病史：产妇于凌晨 03:20 会阴侧切下分娩一名男活婴，Apgar 评分 10 分，5:30 送回母婴同室。产妇主诉会阴部切口疼痛，加上产后疲惫，拒绝母乳喂养。

既往史：平时体健，否认药物过敏史，否认传染病病史，否认高血压、糖尿病、肿瘤等家族史，无手术外伤史。

个人史：无吸烟、饮酒嗜好，无吸毒及冶游史。

月经婚育史：13 岁月经初潮，周期 28～30 天，经期 6 天。早产儿，出生后 2 h 出现呼吸困难，呻吟，胸部 X 线检查提示肺透明膜变早期，应首先给予持续气道正压通气。末次月经：2020－9－20，已婚，生育史1-0-0-1。

家族史：否认家族成员中遗传病、精神病、肿瘤等类似的病史。

体格检查：T 36.5 ℃，P 70 次/分，R 16 次/分，BP 110/72 mmHg，神志清醒，精神状况欠佳。体检子宫底平脐，会阴切口局部无红肿、渗液，血性恶露，有血腥味，无臭味，双侧乳房无红肿。

初步诊断：母乳喂养无效。

· 任务落实(分组角色扮演、情景模拟) ·

1. 如何对产妇进行护理评估？
2. 目前应对产妇哪些方面做重点观察？
3. 护士应怎样进行母乳喂养指导？

产褥期妇女身体状况评估要点

· 任务评价 ·

评价内容	内容细分	分值	评分记录分配			备注
			自我评价	学生互评	教师评价	
专业知识						
专业能力						
职业素养						

母乳喂养指导

· 情境导入 ·

李女士，顺产后 24 h，自述母乳喂养过程中乳头刺痛难忍，每次哺乳后腰背酸痛，想放弃母乳喂养，请为李女士进行母乳喂养体位的指导。

· 任务目标 ·

1. 知识目标　掌握母乳喂养的要点和注意事项，熟悉母乳喂养原则。
2. 能力目标　能指导产妇有效的母乳喂养体位和正确的婴儿含接姿势。
3. 素养目标　指导母乳喂养过程中动作轻柔，关爱母婴、尊重产妇隐私。

· 操作步骤 ·

母乳喂养操作方法

操作前准备	
1. 环境准备	环境安静整洁，光线明亮，关闭门窗，温度适宜，遮挡产妇保护隐私
2. 物品准备	盆、温水、纱布、新生儿模型、哺乳枕、搭脚凳，口水巾、尿不湿等。备齐用物，携至床旁
3. 操作者准备	着装整齐，修剪指甲，洗手，必要时温暖双手
4. 产妇准备	产妇处于舒适状态

续表

操作步骤	
1. 评估与沟通	(1)核对：向产妇问好并做自我介绍，核对产妇信息； (2)评估：新生儿出生史、身体状况，产妇身心状况、合作程度； (3)沟通：向产妇解释母乳喂养的目的、意义，以取得配合
2. 清洁乳房	产妇用肥皂水洗手，必要时，用温水擦拭乳头和乳房，避免交叉感染
3. 体位指导	**摇篮式**：协助产妇取端坐位，放一个枕头支撑其腰背部。产妇斜抱婴儿于胸前，腿上放置哺乳枕以垫高婴儿，必要时放搭脚凳，确保新生儿头、颈、躯干位于同一直线，脸贴近乳房，鼻子对着乳头，婴儿头肩部枕于母亲肘窝处
	侧卧式：产妇侧卧，头枕在枕头边缘，下方手臂放在枕边。婴儿侧卧，脸朝向母亲乳房，婴儿的嘴和乳头保持水平。注意不要将婴儿的头枕在臂弯里。产妇上方的手搂住婴儿臀部，确保婴儿头部可自由活动。必要时可借助软枕使婴儿保持侧卧
	橄榄球式：借助哺乳枕将婴儿垫高，将婴儿放在产妇体侧，婴儿鼻尖对乳头，产妇托起婴儿的肩、颈和头部
	交叉式：协助产妇取端坐位，放一个枕头支撑产妇腰背部。产妇斜抱婴儿于胸前，腿上放哺乳枕以垫高新生儿，必要时放搭脚凳。产妇对侧手支撑婴儿头颈部，使新生儿头、颈、躯干在同一直线上，脸贴近乳房，鼻子对着乳头，头肩枕于母亲肘窝处
4. 托乳房姿势	(1)一手C字形托起乳房：食指支撑乳房基底部，靠在乳房下胸壁上，大拇指放在乳房上方，中指和无名指，两个手指轻压乳房，改善乳房形态，使婴儿容易含接； (2)母亲的手不应离乳头太近(2 cm左右)
5. 含接姿势	指导产妇用乳头轻触新生儿口唇，出现觅食动作时将乳头放入新生儿口中，使之完全含住乳头和大部分乳晕并随即吸乳
6. 指导拍嗝	哺乳结束后将新生儿竖抱起，头部倚靠母亲肩部，空心掌轻拍背部，排出胃内空气。将新生儿放回婴儿床，整理床单位，协助产妇取舒适卧位
操作后安置	
物品整理及健康宣教	整理用物、洗手、记录。根据产妇情况，进行母乳喂养健康宣教

·注意事项·

1. 哺乳时防止乳房阻塞婴儿口、鼻导致窒息，注意观察、控制奶量，防止呛奶。
2. 哺乳时应吸空一侧乳房后再换另一侧，以利于乳汁分泌。
3. 每次哺乳前，洗净双手，以免引起交叉感染。衣着宽松舒适，若衣服被乳汁浸湿，应及时更换，保持自身皮肤清洁。

4. 每次哺乳后，挤出一些乳汁涂在乳头乳晕上，保护乳头皮肤。

· 项目检测 ·

项目检测及参考答案

子任务 2　产褥期新生儿的护理

· 临床案例 ·

产妇周晓，孕 39^{+5} 周，顺产一名男婴，产后母婴同室，产妇询问如何给宝宝洗澡和抚触，并表示对新生儿护理一无所知，对出院后家庭照护感到担忧。

思维引导

1. 对于产妇的这种困惑，请责任护士为产妇制订出院后新生儿整体护理计划。
2. 请指导产妇及家属新生儿沐浴抚触的操作方法。

· 任务实施 ·

一、护理评估

（一）健康史

核对产妇姓名、床号、住院号，新生儿性别、出生时间。了解新生儿出生后的 Apgar 评分情况，核对新生儿手脚腕带。评估产妇妊娠及分娩情况，了解分娩方式、分娩过程等。

（二）身体状况

评估新生儿外观是否正常，回母婴同室后每日评估新生儿生命体征、体重变化等；沐浴时评估皮肤黏膜状况，如是否有斑点、黄疸，脐带状况，如脐带颜色、有无分泌物及渗血、渗液等；观察新生儿生理反射，如觅食反射、吸吮反射、握持反射是否正常；观察新生儿进食情况，如进食量，进食后有无恶心、呕吐、溢乳。观察新生儿大小便情况。

（三）处理原则

每日评估新生儿生理状况，及时发现异常，指导产妇及家属正确的新生儿护理方法，规范开展新生儿沐浴、抚触等操作。

二、护理思维与实践训练

产妇对新生儿护理一无所知
↓
知识缺乏

(一)护理目标 产妇和家属掌握正确的新生儿生活护理知识。

(二)护理措施 给予产后新生儿生活护理宣教。

- 一般护理：保证房间阳光充足，室温维持在 22～24 ℃，湿度维持在 55%～65%。注意保证新生儿的安全，接触新生儿前应清洗或消毒双手。
- 维持呼吸道通畅：新生儿喂奶后取侧卧位，以免溢奶后发生吸入导致窒息。
- 维持正常的体温：母婴同室房间内要维持适宜的温度，冬季要加强保暖，定时测量新生儿体温，避免温度过低或过高。体温过低可采用母亲怀抱、热水袋或空调保暖；体温过高需采取降温措施，如更换过厚的盖被、松解衣服、降低室温、多饮水。
- 皮肤护理：沐浴是常用的皮肤护理方法，可以清洁皮肤，评估全身状况，促进舒适。沐浴后可进行抚触，以促进婴儿生长发育，增进母婴情感交流。
- 脐部护理：新生儿断脐包扎后，应密切观察脐部出血情况，每次沐浴后用75%乙醇消毒脐带残端和脐轮周围 2 次，无菌纱布包好，保持敷料及局部清洁、干燥。婴儿尿布勿超过脐部，以免大小便污染，脐带一般在出生后 3～7 日脱落。
- 臀部护理：为避免发生红臀(尿布疹)，应及时更换尿布，大便后用温水洗净，局部可涂 5%鞣酸软膏。一旦发生红臀，应保持臀部干燥，及时到医院就诊，可用红外线照射，每次 10～20 min，每日 2～3 次。
- 促进母子互动：鼓励家长与新生儿进行交流、拥抱、抚触、说话等，帮助新生儿发展信任感，不仅有利于亲子感情的建立，还有利于小儿良好个性的培养和智力的发育。

知识窗

袋鼠式护理，又名皮肤接触护理(skin-to-skin care)是指新生儿的母(父)亲，以类似袋鼠、无尾熊等有袋动物照顾幼儿的方式，将新生儿半直立式地贴在母(父)亲的胸口，提供他(她)所需的温暖及安全感。

袋鼠式护理是由哥伦比亚的雷及马丁尼医师于 1983 年首度提出。当时的哥伦比亚医疗资源极度缺乏，因此有人希望借由母亲的体温来维持早产儿的体温稳定。此举让早产儿不仅是体温得以维持，还有许多临床问题，如生命征象稳定、体重增加、睡眠时间延长，都有显著的改善，因而吸引了许多学者的注意，陆陆续续做了相当多的研究，证实它的临床益处。

研究证实，袋鼠式护理有利于维持早产儿的体温，减少早产儿哭闹，维持血糖稳定，有利于调节早产儿呼吸、心跳、氧饱和度，维持生命体征平稳，能够帮助早产儿获得充足的安全感，加强亲子关系，促进母乳喂养。

三、护理评价

通过优质有效的护理措施，产妇及家属了解新生儿身心变化的特点；产妇与家属能复述新生儿日常生活护理要点；产妇及家属能规范地进行新生儿沐浴、抚触操作。

议一议

以小组讨论：新生儿沐浴的操作要点有哪些？操作过程中如何确保新生儿安全？

·任务拓展·

患者信息

姓名：周某某之子　　性别：男　　年龄：3天

民族：汉　　身长：50 cm　　体重：3.5 kg

供史者：周某某　　与患儿的关系：母子

现病史：周某某之子，胎龄 39^{+5} 周顺产，出生体重3.7 kg，Apgar 1 min、5 min、10 min评分均为10分，外观无畸形，四肢活动度较好。已接种疫苗，于分娩当天晚上17:50开始进食母乳。

个人史/喂养史及孕母史：第1胎第1产，胎龄 39^{+5} 周，出生体重3.7 kg，胎位LOA，出生地：我院妇产科。顺产，羊水少，色清，胎盘为20 cm×20 cm×2 cm，脐带长50 cm，出生后24 h内排出胎粪、排尿。母亲无妊娠期合并症及并发症，孕期无特殊用药史，既往无不良生育史。

家族史：否认家族成员中遗传病、精神病、肿瘤等类似的病史。

体格检查：T 36.8℃，D 132次/分，R 40次/分，BP 70/50 mmHg，一般情况良好，心肺听诊正常。脐带未脱落，脐带根部未见红肿、渗液。

初步诊断：正常新生儿。

·任务落实(分组角色扮演、情景模拟)·

1. 如何对新生儿实施护理评估？
2. 目前应对新生儿哪些方面做重点观察？

·任务评价·

评价内容	内容细分	分值	评分记录分配			备注
			自我评价	学生互评	教师评价	
专业知识						

续表

评价内容	内容细分	分值	评分记录分配			备注
			自我评价	学生互评	教师评价	
专业能力						
职业素养						

新生儿沐浴

·情境导入·

蒋女士之子，产后第3天，一般状态良好，心肺听诊正常。脐带未脱落，无红肿，皮肤胎脂厚。请根据新生儿沐浴规范完成新生儿沐浴操作。

·任务目标·

1. 知识目标　掌握新生儿沐浴操作要点和注意事项。

2. 能力目标　掌握新生儿沐浴方法，能熟练进行新生儿沐浴，确保新生儿安全。

3. 素养目标　操作过程中动作轻柔，树立安全为首的理念及严谨求实的精神。

·操作步骤·

操作前准备	
1. 环境准备	安静整洁、光线明亮，关闭门窗，室温调整至26～28℃
2. 物品准备	纸尿裤、干净衣服、大毛巾、毛巾被、面巾1块、浴巾2块；指甲剪、无菌棉签、75%乙醇、护臀膏、沐浴露等；水温：冬季调节为38～39℃，夏季调节为37～38℃；必要时准备床单、被套、枕套、磅秤等。备齐用物，携至操作台，并按顺序摆好
3. 操作者准备	修剪指甲，着装整洁，洗手，温暖双手
4. 新生儿准备	餐后1 h，精神状态良好
操作步骤	
1. 评估与沟通	(1)核对：向产妇问好并做自我介绍，核对产妇及新生儿信息。 (2)评估：评估新生儿综合状况(出生时间、精神状态、吃奶时间、睡眠、体温、大小便等)；评估产妇对新生儿沐浴的认知程度。 (3)沟通：向产妇解释沐浴的目的、意义，以取得配合
2. 脱衣	(1)核对：向产妇问好并做自我介绍，核对产妇及新生儿信息。 (2)评估：评估新生儿综合状况(出生时间、精神状态、吃奶时间、睡眠、体温、大小便等)；评估产妇对新生儿沐浴认知程度。 (3)沟通：向产妇解释沐浴的目的、意义，以取得配合

续表

操作步骤	
3. 沐浴操作	1. 清洗头面部 (1)足球式(护士左手托住新生儿头颈部，左前臂托住其背部，将新生儿下肢夹在左侧腋下)抱起婴儿，用手肘再次试水温。 (2)先清洗额面部：右手湿润毛巾，用单层面巾由内眦向外眦擦拭眼睛→鼻→嘴→额→面颊→下颏→外耳。 (3)再清洗头部：拇指和中指反折新生儿双耳，清洗头部和耳后，用清水冲洗后擦干。 2. 清洗身体 (1)再次测试沐浴水温：以手腕内侧测试温度感觉较暖即可。 (2)入水：左手握在新生儿的左肩及腋窝处，使其枕于手腕处，用右手握住新生儿的左腿靠近腹股沟处，使其臀部位于手掌上，右前臂托住双腿，轻放新生儿于水中。 (3)清洗　松开右手，用毛巾淋湿新生儿全身，按以下顺序抹沐浴露：颈部→对侧上肢→近侧上肢→胸腹部→对侧下肢→近侧下肢，用清水冲净，用清水清洗会阴部。 (4)背部：右手从新生儿的前方握住左肩及腋窝处，使新生儿头颈部俯于护士右前臂，左手抹沐浴露清洗后颈及背部。注意洗净皮肤褶皱处。 3. 擦干、护理 (1)擦干：将新生儿抱至沐浴台上，用大毛巾擦干。 (2)脐部护理：第1根棉签擦干脐部，第2、3根棉签用75%乙醇浸润，围绕脐带残端和脐轮，由内向外顺时针方向轻轻擦拭，直径5 cm左右。 (3)兜纸尿裤：纸尿裤上缘齐腰，打开并整理好黏合部位；纸尿裤上边应紧贴新生儿腰部，留下可容纳两手指的余地；若脐带未脱落需露出脐部，纸尿裤不可覆盖脐；沿大腿根部整理纸尿裤防侧漏护围。 (4)为新生儿换干净衣服，包上包被。 (5)用干棉签清洁鼻子和外耳，必要时修剪指甲
操作后安置	
物品整理及健康宣教	安置新生儿，整理床单位；整理用物、洗手、记录，向产妇宣教

·注意事项·

1. 新生儿出生后体温未稳定前不宜沐浴。
2. 新生儿淋浴于喂奶前或喂奶后1 h进行，以免呕吐和溢奶。

3. 沐浴时尽量减少新生儿身体暴露，注意保暖，动作轻快。

4. 擦洗面部时毛巾不宜过湿，禁用肥皂，耳、眼内不得有水进入。

5. 头部的皮脂结痂不可用力清洗，可涂液状石蜡浸润，待次日轻轻梳去痂皮后再洗净。

6. 注意洗净皮肤褶皱处，如颈部、腋下、腹股沟、手指及足趾缝。

新生儿抚触

·情境导入·

蒋女士之子，产后第3天，一般状态良好，心肺听诊正常。脐带未脱落，无红肿，皮肤胎脂厚。刚完成新生儿沐浴，请根据新生儿抚触操作规范完成新生儿抚触操作。

·任务目标·

1. 知识目标　掌握新生儿抚触操作要点和注意事项。

2. 能力目标　掌握新牛儿抚触方法，能熟练完成新生儿抚触操作，并进行注意事项宣教。

3. 素养目标　注意抚触动作轻柔，培养对新生命的呵护之情。

·操作步骤·

新生儿抚触操作方法

操作前准备	
1. 环境准备	环境安静整洁、光线明亮，关闭门窗，室温调整至26～28℃，有条件者播放轻柔音乐
2. 物品准备	抚触台、抚触油、干净衣物、纸尿裤、包被、隔尿垫。备齐用物，携至抚触台，按顺序摆放好
3. 操作者准备	修剪指甲，着装整洁，洗手，温暖双手
4. 新生儿准备	沐浴后，喂奶前或喂奶后1 h
操作步骤	
1. 评估与沟通	(1)核对：向产妇问好并做自我介绍，核对产妇及新生儿信息。 (2)评估：新生儿综合状况(出生时间、精神状态、吃奶时间、睡眠、体温、大小便等)；评估产妇对新生儿抚触的认知程度。 (3)沟通：向产妇解释新生儿抚触的目的、意义，以取得配合
2. 去除纸尿裤	(1)将新生儿抱至隔尿垫上。 (2)去掉纸尿裤，检查新生儿全身皮肤及脐部、臀部状况。 (3)再次洗手，取适量抚触油置于掌心，轻轻摩擦以温暖双手
3. 抚触操作	1. 头面部抚触 (1)前额：用拇指指腹沿眉骨从前额中央向两侧移动到发际。 (2)下颌：用拇指指腹从下颌中央向外、向上滑动，止于耳前(似微笑状)。 (3)头部：手掌从前额发际向上、向后滑动，至后发际，停于乳突，轻轻按压。

续表

操作步骤	
3. 抚触操作	2. 胸部抚触 (1)双手放在两侧肋缘。 (2)右手向上滑向新生儿对侧肩膀，左右交替，在胸部划成一个大的交叉。避开乳头。 3. 腹部抚触 (1)由右下腹向左下腹，顺时针方向抚触腹部。 (2)用右手在新生儿左腹部由上往下画一个英文字母“I”。 (3)上腹部至左侧腹部，由右至左画一个倒的“L”。 (4)由右下腹向右上腹，再水平滑向左上腹，再滑向左下腹，划一个倒写的“U”，告诉新生儿“我爱你”。 4. 四肢抚触 (1)双手握住新生儿一侧手臂，从上臂至手腕轻轻挤捏。 (2)再轻轻搓滚手臂。 (3)从掌根滑向手掌至掌指关节(推)。 (4)从手腕沿着手背捋向指尖。 (5)一只手托住新生儿的手，另一只手的拇指和食指轻轻捏住新生儿的手指，从小指开始依次转动、拉伸每个手指。 (6)另一只手、双下肢抚触方法同前。 5. 翻身 (1)协助新生儿双手胸前交叉，固定新生儿颈部，协助翻身，从仰卧位转为俯卧位。 (2)让新生儿头偏向一侧，固定肩关节，协助新生儿双手上举过头。 6. 背部抚触 (1)新生儿呈俯卧位，以脊柱为中心，两手食、中、无名指指腹从中央向两侧滑动，从上而下，依次划过肩部、背部、腰部、骶尾部。 (2)用大、小鱼际环形按摩新生儿臀部。 (3)用中指从头顶沿脊柱自上而下按摩每个脊椎。 7. 穿纸尿裤 (1)纸尿裤上缘齐腰，整理好黏合部位。 (2)松紧适宜，可容纳两手指。 (3)若脐带未脱落：纸尿裤反折，露出脐部。 (4)整理纸尿裤防侧漏护围
操作后安置	
物品整理及健康宣教	安置新生儿，整理床单位；整理用物、洗手、记录，向产妇宣教

·注意事项·

1. 有脐部感染、皮肤病的新生儿不宜进行抚触。

2. 新生儿哭闹，饥饿或进食 1 h 内，不宜抚触。

3. 抚触过程中发现新生儿面色苍白，全身发抖，哭闹 1 min 以上，必须停止抚触，以免发生不良后果。

4. 注意抚触力度，动作要温柔，注意与新生儿进行情感交流。

·项目检测·

项目检测及参考答案

任务四 产褥期并发症女性的护理

·任务目标·

1. 知识目标　掌握产褥期并发症女性的身体状况、护理问题和护理措施；熟悉产褥期并发症女性的病因、临床表现、处理原则。

2. 能力目标　能对产褥期并发症女性进行全面的护理评估，针对出现的护理问题，提供整体护理和健康指导。

3. 素养目标　能关爱、尊重、理解女性，具有良好的职业道德。学会与患者进行良好的沟通，尊重生命，具有高度的爱心、责任心及团队合作意识。

子任务 1　产褥感染

·临床案例·

刘女士，35 岁，孕足月顺产产后第 2 天，产妇精神状态好，无腹痛，无咳嗽，排尿畅，无尿频、尿急，无多饮多食多尿，查体：T 38.6 ℃，血压平稳，乳房充盈，乳汁多，腹软，子宫底脐下 2 指，质硬，无压痛，恶露量少，色暗红，无异味，会阴无红肿，缝合处对合良好。辅助检查(产后查)：血常规＋CRP：白细胞计数(WBC)15.8×10^9/L，中性粒细胞(NE)比例 85.3%，红细胞计数(RBC)3.65×10^{12}/L，血红蛋白(Ab)113 g/L，血小板计数(PLT)137×10^9/L；超敏 C-反应蛋白(CRP)33.7 mg/L；凝血功能常规检查＋血浆 D-二聚体测定：纤维蛋白原测定(FIB) 4.96 g/L；D-二聚体(FEU 单位)4.00 mg/L(FEU)。

思维引导

1. 产妇存在哪些护理问题?

2. 对于产妇出现的问题，护士应该采取哪些护理措施?

·任务实施·

一、护理评估

(一)健康史

了解产妇是否存在产褥感染的诱发因素，以及个人卫生习惯情况。了解产妇是否有贫血、营养不良或生殖道、泌尿道感染等病史；本次妊娠是否有妊娠合并症与并发症、分娩经过及分娩时是否有胎膜早破、产程延长、手术助产、软产道损伤和产前产后出血史等。

(二)身体状况

评估产妇体温及其他生命体征情况；评估产妇全身情况、子宫复旧及伤口愈合情况；检查子宫底高度、子宫软硬度、有无压痛及压痛程度；观察会阴部伤口有无局部红肿热痛、硬结及脓性分泌物；观察恶露量、颜色、性状、气味等；还应注意产妇产褥期引起产褥病率的其他疾病。

(三)心理-社会状况

评估产妇的情绪与心理变化情况，是否存在心理沮丧、烦躁与焦虑情绪等。

(四)辅助检查

1. 血液检查 是否有白细胞计数增高，红细胞沉降率加快，血清C-反应蛋白>8 mg/L对早期感染的诊断有帮助。

2. 病原体检查 取宫腔分泌物、脓肿穿刺物、阴道后穹窿穿刺物等做细菌培养和药物敏感试验，确定病原体和敏感抗生素。

3. 影像学检查 用B超、彩色多普勒超声、CT、磁共振成像等检查手段，对产褥感染形成的炎性包块、脓肿做出定位和定性的诊断。

(五)处理原则

处理原则包括积极控制感染，改善全身状况。

二、护理思维与实践训练

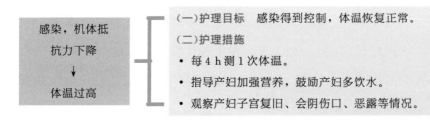

感染，机体抵抗力下降
↓
体温过高

(一)护理目标 感染得到控制，体温恢复正常。

(二)护理措施

- 每4 h测1次体温。
- 指导产妇加强营养，鼓励产妇多饮水。
- 观察产妇子宫复旧、会阴伤口、恶露等情况。

疼痛、恶露增多有异味
↓
舒适改变

（一）护理目标　疼痛得到缓解。

（二）护理措施

- 保持病室及用物清洁。
- 促进产妇良好的休息和睡眠。
- 指导产妇取半卧位以利于恶露引流。

治疗护理

（一）护理目标　产妇治疗后感到舒适，恢复健康。

（二）护理措施

- 配合做好脓肿引流术、清宫术、阴道后穹窿穿刺术、子宫切除术的术前准备及护理。
- 遵医嘱应用抗生素治疗。
- 有感染性休克或肾衰竭者，应积极配合抢救。

三、健康指导

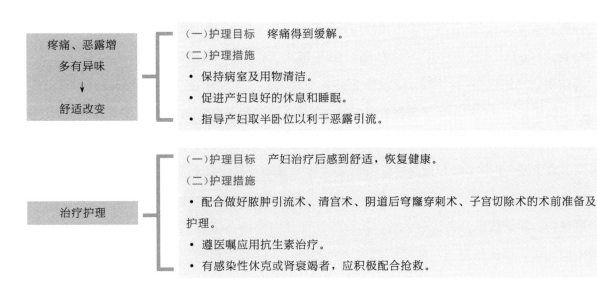

1. 加强产妇的孕期卫生，嘱临产前2个月避免性生活及盆浴。

2. 及时治疗外阴阴道炎和宫颈炎症等慢性疾病，会阴部要保持清洁干净。

3. 避免生产中的胎膜早破、滞产、产道损伤和产后出血等。

4. 对产妇用物进行消毒，接产中严格无菌操作，正确掌握手术指征，必要时使用抗生素预防感染。

知识窗

产褥病率是指分娩24 h以后的10日内，每日测量体温4次，每次间隔时间4 h，有2次体温≥38℃（口表）。它与产褥感染的含义不同，常见原因是产褥感染，但也可由生殖道以外的感染所致，如乳腺炎、泌尿系感染、上呼吸道感染、血栓静脉炎，都属于产褥病。

四、护理评价

通过优质有效的护理措施，产妇感染症状消失，体温恢复正常，疼痛得到缓解，舒适感增加。

议一议

以小组为单位讨论：产褥感染都有哪些病因和诱因？根据产妇的身体状况，该如何开展护理措施？

·任务拓展·

患者信息

姓名：刘某某　　性别：女　　年龄：35岁

民族：汉　　　　婚姻：已婚　　　　职业：个体

身高：172 cm　　　　体重：86.7 kg　　　　供史者：本人

现病史：产妇因“孕 38^{+6} 周，阵发性下腹痛 1 天”入院，入院后在会阴神经阻滞麻醉下自然分娩一名成熟活婴，产程顺利，子宫收缩好，出血不多，产后给予鲜益母草胶囊 1.6 g，每日 3 次口服，促宫缩对症治疗。产后第 2 天，产妇精神状态好，无腹痛，无咳嗽，排尿畅，无尿频、尿急，无多饮多食多尿，查体：昨日最高体温 38℃，今晨体温 38.6℃，血压平稳，乳房充盈，乳汁多，腹软，子宫底脐下 2 指，质硬，无压痛，恶露量少，色暗红，无异味，会阴无红肿，缝合处对合良好。

既往史：平素体健，否认心、肝、脑、肺、肾及内分泌系统等疾病病史，否认肝炎、结核等传染病病史，否认高血压、糖尿病病史，无青光眼、哮喘疾病病史，否认重大手术史、外伤史，否认中毒史、输血史，否认食物、药物过敏史，预防接种史不详。

个人史：个体经营者，中专文化。否认疫区、疫情、疫水接触史，否认牧区、矿山、高氟区、低碘区居住史，否认放射性物质、有毒物质接触史，无长期药物使用史，无药物成瘾史，否认吸烟、酗酒史，否认冶游史，家庭关系和睦。

月经婚育史：14 岁月经初潮，月经周期为 7 天/35～40 天，末次月经：2020-08-03，经量中，无痛经。23 岁结婚，丈夫现年龄 38 岁，体健。生育史：2-0-2-2。

家族史：父母均体健，1 弟体健。无家族性遗传病史，无传染病、高血压、糖尿病家族史。

体格检查：T 38.6℃，P 92 次/分，R 20 次/分，BP 134/71 mmHg，神志清楚，对答切题，面容平静，呼吸平稳，双乳不胀，腹软，无压痛，子宫收缩好，子宫底脐下 2 指，会阴无红肿，阴道恶露少，无异味，小便能自解，自诉尿量同以往，双下肢无水肿及活动障碍。

初步诊断：产褥感染。

辅助检查：

1. 实验室检查(产后)　血常规＋CRP：白细胞(WBC)15.8×10^{9}/L；中性粒细胞(NE)比例 85.3%；红细胞计数(RBC)3.65×10^{12}/L；血红蛋白(Ab)113 g/L；血小板(PLT)137×10^{9}/L；超敏 C-反应蛋白(CRP)33.7 mg/L。

2. 凝血功能常规检查＋血浆 D-二聚体测定　纤维蛋白原测定(FIB)4.96 g/L；D-二聚体(FEU 单位)4.00 mg/L(FEU)。

3. 产妇阴道分泌物培养　解脲支原体阳性。

4. 妇科 B 超　子宫前位，大小约 157 mm×63 mm×147 mm，宫区肌层回声分布欠均匀，宫腔线毛糙，宫腔下段见不均质回声团，范围约 57 mm×29 mm×46 mm，内未测及明显血流信号。

·任务落实(分组角色扮演、情景模拟)·

1. 如何对产妇进行护理评估？

2. 目前应对产妇进行哪些护理措施？

·任务评价·

评价内容	内容细分	分值	评分记录分配			备注
			自我评价	学生互评	教师评价	
专业知识						
专业能力						
职业素养						

子任务 2　产褥期抑郁症

陈女士，28 岁，已婚。1 个月前顺产分娩一名健康女婴，体重 3900 g。，身体比较虚弱，怕声响和光亮，心情压抑、烦躁、易发脾气，泌乳明显减少，担心孩子喂养和健康问题，生活无信心。爱丁堡产后抑郁量表测试结果：14 分。

思维引导

1. 对于产妇出现的问题，护士如何与其沟通？
2. 对于产妇出现的问题，护士应该采取哪些护理措施？

·任务实施·

一、护理评估

（一）健康史

了解产妇有无抑郁症、精神病的个人史和家族史，有无重大精神创伤史等。了解本次妊娠及分娩过程是否顺利，有无难产、滞产、手术，以及产时产后并发症等。了解婴儿健康状况、产妇婚姻家庭关系及社会支持系统等并及时发现诱因。

（二）身体状况

观察产妇的情绪变化，了解产妇食欲、睡眠、注意集中能力。观察产妇的日常活动和行为，如自我照顾和照顾婴儿的能力。评估产妇的人际交往能力与社会支持系统。

（三）心理-社会状况

观察母婴之间相处和交流情况，了解产妇分娩时的体验与感受，对婴儿的喜爱程度。评估产妇的人际交往能力与社会支持系统。

（四）辅助检查

产褥期抑郁症临床诊断困难，产后问卷调查对早发现、早诊断有帮助。

1. **爱丁堡产后抑郁量表（EPDS）** 是目前最常用的自评量表，此表包括 10 项内容，4 级评分，能提示有无抑郁障碍，但无法评估产妇病情的严重程度，总得分≥13 分时可诊断。

2. **Bung 抑郁自评量表（SDS）** 此表包括 20 道题，将抑郁程度分为 4 级，不受测量者年龄、经济状况等因素影响，主要用于衡量抑郁状态的轻重程度及治疗中的变化。

（五）处理原则

处理原则包括识别诱因，对症处理；心理治疗为主，药物治疗为辅。

二、护理思维与实践训练

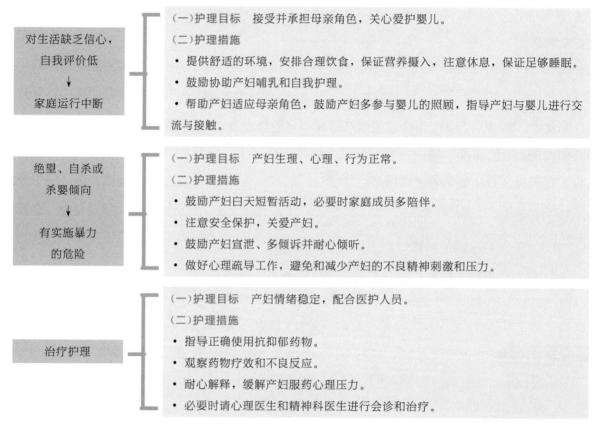

对生活缺乏信心，自我评价低 → 家庭运行中断

（一）护理目标 接受并承担母亲角色，关心爱护婴儿。

（二）护理措施

- 提供舒适的环境，安排合理饮食，保证营养摄入，注意休息，保证足够睡眠。
- 鼓励协助产妇哺乳和自我护理。
- 帮助产妇适应母亲角色，鼓励产妇多参与婴儿的照顾，指导产妇与婴儿进行交流与接触。

绝望、自杀或杀婴倾向 → 有实施暴力的危险

（一）护理目标 产妇生理、心理、行为正常。

（二）护理措施

- 鼓励产妇白天短暂活动，必要时家庭成员多陪伴。
- 注意安全保护，关爱产妇。
- 鼓励产妇宣泄、多倾诉并耐心倾听。
- 做好心理疏导工作，避免和减少产妇的不良精神刺激和压力。

治疗护理

（一）护理目标 产妇情绪稳定，配合医护人员。

（二）护理措施

- 指导正确使用抗抑郁药物。
- 观察药物疗效和不良反应。
- 耐心解释，缓解产妇服药心理压力。
- 必要时请心理医生和精神科医生进行会诊和治疗。

三、健康指导

1. 加强护理人员的教育和培训，能尽早识别产妇的抑郁症状。

2. 加强对孕产妇的精神关怀，重视孕产妇的心理变化，减轻孕产妇的紧张恐惧心理。

知识窗

抑郁症属于情感障碍，是心境障碍的主要类型，也是一种精神障碍疾病，主要以明显而持久的心境低落为主要临床特征，是现在最常见的一种心理疾病。临床可见情感低落、抑郁悲观，意志活动减退、认知功能损害和躯体症状。有明显的焦虑感，严重者甚至出现幻觉、被害妄想等精神分裂症状。每次发作持续至少 2 周以上，甚至长至数年，多数有反复发作的倾向。

四、护理评价

通过优质有效的护理措施，产妇情绪稳定，能自我护理和照顾婴儿，生理、心理、行为正常。

议一议

以小组为单位讨论：产褥期抑郁症都有哪些临床表现？如何对疑似产褥期抑郁症的产妇进行筛查评分？

·任务拓展·

患者信息

姓名：陈某某　　性别：女　　年龄：28岁

民族：汉　　婚姻：已婚　　职业：文员

身高：162 cm　　体重：56 kg　　供史者：本人

现病史：产妇1个月前顺产分娩一名健康女婴，体重3900 g。产后身体比较虚弱且奶水不足，婴儿哭闹，产妇情绪一直低落。怕声响和光亮，心情压抑、烦躁、易发脾气，睡眠质量差，泌乳明显减少，担心孩子喂养和健康问题，生活无信心。爱丁堡产后抑郁量表评分：14分。

既往史：平素体健，否认药物过敏史，否认传染病病史，否认高血压、糖尿病、肿瘤等家族史，无手术外伤史。

个人史：无吸烟、饮酒嗜好，无吸毒及冶游史。

月经婚育史：平素月经规则，13岁月经初潮，月经周期为5天/30天，23岁结婚，丈夫现年龄30岁，体健。生育史：1-0-0-1。

家族史：否认家族成员中遗传病、精神病、肿瘤等类似的病史。

体格检查：T 36.5℃，P 78次/分，R 18次/分，BP 115/76 mmHg，神志清醒，精神状况差，情绪低落、烦躁、易发脾气。心肺(—)，肝脾未扪及，其余无异常。

初步诊断：产褥期抑郁症。

辅助检查：爱丁堡产后抑郁量表测试结果为14分。

·任务落实(分组角色扮演、情景模拟)·

1. 如何早期发现和识别产妇产褥期抑郁症？
2. 应对产褥期抑郁症产妇如何进行健康指导？

· 任务评价 ·

评价内容	内容细分	分值	评分记录分配			备注
			自我评价	学生互评	教师评价	
专业知识						
专业能力						
职业素养						

· 项目检测 ·

项目检测及参考答案

Zung 抑郁自评量表(SDS)

任务五 高危妊娠女性的护理

· 任务目标 ·

1. 知识目标　掌握高危妊娠的监护措施、护理评估的内容和方法；熟悉高危妊娠的范畴和处理原则；了解高危妊娠的概念。

2. 能力目标　能对高危妊娠女性进行全面的护理评估，针对出现的护理问题，提供整体护理和健康指导。

3. 素养目标　能关爱、尊重、理解孕产妇，具有良好的职业道德。学会与孕产妇进行良好的沟通，保护隐私，尊重生命，具有高度的爱心、责任心及团队合作意识。

· 临床案例 ·

孕妇，张女士，40 岁，离异，G_7P_1，因“停经 34^{+2} 周，下腹痛 3 h”就诊。

阴道检查：宫口未开，口服葡萄糖耐量试验结果：5.42 mmol/L-8.3 mmol/L-6.85 mmol/L。

思维引导

1. 该孕妇存在哪些妊娠的高危因素？

2. 对该孕妇需进行哪些监护措施？

3. 如何评估胎儿宫内安危？

·任务实施·

一、护理评估

（一）健康史

了解孕妇的孕产史、既往史、家族史等，妊娠期是否服用过可能对胎儿生长发育不利的药物、有无接受过放射线检查、是否有过病毒性感染等。

（二）身体状况

评估孕妇的年龄、身高、步态、体重、血压、心脏有无杂音及心功能。

（三）专科评估

判断宫高和腹围是否与停经周数相符；根据宫高、腹围、B超检查等估计胎儿体重；胎心率＜110次/分或＞160次/分，提示胎儿缺氧；通过腹部四步触诊法了解胎方位；12 h胎动计数＜10次或逐渐下降超过50%，或胎动计数明显增加后出现胎动消失，均提示胎儿有宫内窘迫。

（四）心理-社会支持状况

高危孕妇因担心自身和胎儿健康及安全，妊娠早期担心流产或胎儿畸形，妊娠晚期担心早产、胎死宫内、死产等，容易产生焦虑、恐惧、悲哀和失落及无助感，也会因为妊娠并发症/合并症的存在与继续维持妊娠相矛盾而感到烦躁、无助。护士应全面评估产妇的心理变化、应对机制及社会支持系统。

（五）辅助检查

1. 实验室检查 了解孕妇血和尿常规、肝肾功能、血糖及糖耐量、出凝血时间、血小板计数、血清铁蛋白；羊水检查结果等。

2. B超检查 通过B超了解胎儿生长发育情况、胎盘功能、胎儿有无畸形等。

3. 电子胎儿监护 了解胎心率基线及变异，是否存在早期减速、变异减速及晚期减速，评估无应激试验(NST)及催产素激惹试验(OCT)结果，了解胎儿在子宫内的储备能力。

4. 胎盘功能 通过孕妇尿雌三醇(E_3)、血清妊娠特异性β_1糖蛋白、血清人胎盘生乳素(HPL)测定胎盘功能；孕血清游离雌三醇测定胎儿情况是否良好，是否存在过期妊娠、胎儿宫内发育迟缓及胎儿有宫内死亡危险；脐动脉血流S/D值反映胎盘血流动力学改变。

5. 胎儿成熟度 通过临床评估、超声检查、羊水分析来测定胎儿成熟度。

6. 胎儿缺氧程度 测定胎儿头皮血pH值和胎儿血氧饱和度(FSO_2)以诊断胎儿窘迫和预测新生儿酸中毒。

7. 甲胎蛋白(alpha-fetoprotein，AFP) AFP异常增高是胎儿患有开放性神经管缺损的重要指标。多胎妊娠、死胎及胎儿上消化道闭锁等情况也伴有AFP升高。

8. 羊膜镜检查 通过羊膜镜，观察羊水性状，了解羊水是否被胎粪污染。

二、护理思维与实践训练

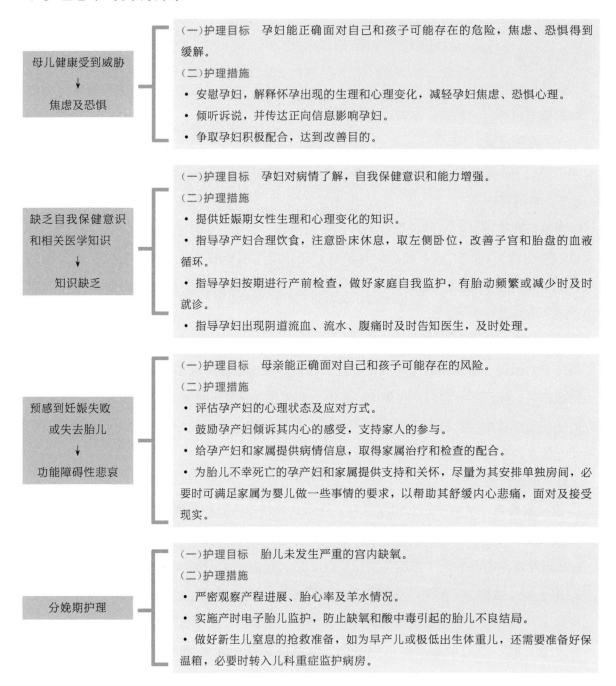

母儿健康受到威胁 → 焦虑及恐惧

(一)护理目标　孕妇能正确面对自己和孩子可能存在的危险，焦虑、恐惧得到缓解。

(二)护理措施

- 安慰孕妇，解释怀孕出现的生理和心理变化，减轻孕妇焦虑、恐惧心理。
- 倾听诉说，并传达正向信息影响孕妇。
- 争取孕妇积极配合，达到改善目的。

缺乏自我保健意识和相关医学知识 → 知识缺乏

(一)护理目标　孕妇对病情了解，自我保健意识和能力增强。

(二)护理措施

- 提供妊娠期女性生理和心理变化的知识。
- 指导孕产妇合理饮食，注意卧床休息，取左侧卧位，改善子宫和胎盘的血液循环。
- 指导孕妇按期进行产前检查，做好家庭自我监护，有胎动频繁或减少时及时就诊。
- 指导孕妇出现阴道流血、流水、腹痛时及时告知医生，及时处理。

预感到妊娠失败或失去胎儿 → 功能障碍性悲哀

(一)护理目标　母亲能正确面对自己和孩子可能存在的风险。

(二)护理措施

- 评估孕产妇的心理状态及应对方式。
- 鼓励孕产妇倾诉其内心的感受，支持家人的参与。
- 给孕产妇和家属提供病情信息，取得家属治疗和检查的配合。
- 为胎儿不幸死亡的孕产妇和家属提供支持和关怀，尽量为其安排单独房间，必要时可满足家属为婴儿做一些事情的要求，以帮助其舒缓内心悲痛，面对及接受现实。

分娩期护理

(一)护理目标　胎儿未发生严重的宫内缺氧。

(二)护理措施

- 严密观察产程进展、胎心率及羊水情况。
- 实施产时电子胎儿监护，防止缺氧和酸中毒引起的胎儿不良结局。
- 做好新生儿窒息的抢救准备，如为早产儿或极低出生体重儿，还需要准备好保温箱，必要时转入儿科重症监护病房。

三、健康指导

1. 结合孕妇情况，指导其及时到具有接诊高危孕妇资质的医院进行针对性治疗。

2. 指导孕妇合理饮食，根据情况调整饮食结构，并适时补充维生素及钙、铁等。如发现贫血，可多食红色食物如猪肝、红豆，并遵医嘱口服硫酸亚铁或其他补铁药物及维生素 C；如发现血糖偏高，可遵医嘱改变饮食结构，也可到营养科门诊咨询，根据自身情况制定食谱，进行饮食控制，必要时采用胰岛素治疗；若发现血压偏高，则要注意休息，保持心情平静，必要时口服降压药；若睡眠不佳，可遵医嘱口服镇静剂等。当继续妊娠将严重威胁母体健康或胎儿存活时，应遵从医嘱，适时终止妊娠。

3. 坚持适度的体育锻炼，注意体重管理，保持良好的生活习惯和良好的心态。

4. 注意卧床休息，以左侧卧位为佳，可改善胎盘血液供应。密切注意胎动情况，若有胎动过少或频繁，及时告知医生。

5. 嘱孕妇定期产检，自妊娠 2～3 个月开始系统地进行定期检查，学习关于孕产妇及新生儿的健康知识，提升自我保健能力；及时将既往身体情况告知医生，以防漏诊并便于医生及早干预，尽可能减少不良后果。

6. 加强孕期自我监护，尤其是自测胎动。孕 28 周以后，一天 3 次，一次 1 h，3 次加起来乘以 4，每天不少于 30 次。及时发现异常，积极处理。

7. 通过护理专科门诊，为孕妇系统提供妊娠、分娩、产后的咨询、指导和知识教育。

知识窗 1

B 组链球菌

妊娠期，孕妇中无症状 B 组链球菌(GBS)感染者占 10%～30%，但是围产期感染可导致严重甚至致命的新生儿感染。目前 GBS 检测方法强调以细菌培养作为筛查方法的重要性，以危险因素为基础筛选治疗方案。因此，孕妇应在妊娠 35～37 周行直肠阴道细菌培养。如果培养结果呈阳性，孕妇应在分娩期行抗生素治疗。分娩期预防性应用抗生素能降低围产儿 GBS 感染风险。如果培养结果不明确，在早产、破膜达到或超过 18 h 或分娩期孕妇体温增高超过 38℃者，应给予治疗。妊娠期间，所有 GBS 菌尿症者或前次新生儿 GBS 脓毒症者，应在分娩期给予抗生素治疗。

知识窗 2

羊膜腔穿刺

羊膜腔穿刺需在超声引导下进行，穿刺针经腹壁皮下进入羊膜腔，取出羊水。羊水检测可用于许多方面检查，妊娠中期之初，羊水检测包括 AFP 评价胎儿神经管缺陷及细胞遗传学分析。羊膜腔穿刺需在妊娠 15～20 周进行，羊水中可获得胎儿细胞。与该方法有关的风险非常低，其导致流产风险为每 200～450 次羊膜腔穿刺中发生 1 例。在妊娠晚期，羊膜腔穿刺也是非常有价值的检查方法，可诊断羊膜腔内感染、与早产有关的感染危险因素、不良妊娠结局、胎儿肺成熟度等，而与检查相关的风险较低。

四、护理评价

通过优质有效的护理措施，孕妇的高危妊娠得到有效控制，母婴维持健康；孕妇保持良好的心情；孕妇主动了解病情，与医护人员讨论，表达自己的感受，配合治疗。

议一议

以小组为单位讨论：哪些因素会导致高危妊娠？根据孕妇目前的状况，该如何实施护理措施？

·任务拓展·

患者信息

姓名：张某某	性别：女	年龄：40 岁
民族：汉	婚姻：离异	职业：无业
身高：166 cm	体重：77 kg	供史者：本人

现病史：平素月经规则，周期 28～30 天，末次月经 2021 年 08 月 21 日，预产期 2022 年 05 月 28 日。停经 84 天，查 B 超提示宫内妊娠，头臀径 62 cm。与停经时间基本相符。早孕期间无明显早孕反应，孕早期未接触毒物放射线。孕 12 周建围产期保健册，定期产检，NT 正常，产前筛查未做，口服葡萄糖耐量试验结果：5.42 mmol/L-8.3mmol/L-6.85 mmol/L，诊断为“妊娠糖尿病”，指导饮食及运动，不定期监测血糖，平素血糖控制一般，四维彩超及胎儿心脏超声未见异常，无创 DNA 结果为低风险。孕 4 月余始觉胎动，持续至今，无明显增减。孕晚期无头痛头晕，无胸闷、心悸，无皮肤瘙痒，无双下肢水肿。现停经 34^{+2} 周，3 h 前无明显诱因地出现下腹痛，疼痛呈阵发性、不规则，伴见红，无阴道流液，自觉胎动如常，来我院就诊。门诊拟“①妊娠糖尿病，②孕 7 产 1 妊娠 34 周头位先兆早产”入院。

怀孕以来，精神可，食欲佳，睡眠可，大小便正常，体重增加 12.6 kg。

既往史：既往体质一般，2018 年检查发现“预激综合征”，平素正常，就诊某三甲医院，无明显妊娠禁忌证，孕期行心脏彩超未见异常。否认肝炎、结核、疟疾、高血压、冠心病、糖尿病等病史，否认心、肺、肝、肾、脑等脏器重大疾病病史。否认手术，否认外伤、输血史，否认中毒史，否认传染病病史，否认食物及药物过敏史，常规预防接种。

个人史：出生并成长于湖南省安化县，来宁波 3 年，否认新型冠状病毒肺炎疫区居留史，否认新型冠状病毒肺炎十大症状，否认新型冠状病毒肺炎重点管控人员接触史，初中文化，无业人员，生活环境良好，否认疫区疫情疫水接触史，否认新型冠状病毒肺炎流行病学史，无相关新型冠状病毒肺炎症状。生活习惯良好，否认特殊化学品及放射性接触史。否认吸烟史，否认酗酒史，否认药物嗜好史，否认吸毒史，否认不洁生活史。

月经婚育史：14 岁月经初潮，月经周期为 4～7 天/28～30 天，平素月经规则，经量中等，暗红，无痛经，离异，现男友年龄 38 岁，健康状况：有甲状腺恶性肿瘤病史，具体不详。家庭关系和睦。生育史：1-0-5-1，育有 1 女体健。

孕次	生产年月	人工流产	早产	足月产	分娩方式				产后情况	新生儿情况				其他
					平产	产钳	臀位产	剖宫产		性别	存亡	死亡原因	出生体重	
1	2005.09			√	√				好	女			2500	
2	2006.01	√												
3	不详	√												
4	不详	√												
5	2018.03	√												
6	2020.07	√												

家族史：父母体健，有 2 哥哥 1 姐姐，均体健，否认二系三代家族性遗传病、恶性肿瘤及传染病病史。

体格检查：

体温 37 ℃	脉搏 75 次/分	呼吸 18 次/分	血压 111/68 mmHg	
一般情况	意识 清楚	营养 良好	身高 166 cm	体重 77 kg
皮肤黏膜	色泽 红润	皮疹 无	瘀斑 无	出血 无
	黄染 无	水肿 无		
心脏	心率 75 次/分	心律 齐	杂音 各瓣膜区未闻及病理性杂音	
肺	胸廓无畸形	双肺呼吸音清晰，未闻及干、湿啰音		
肝	触诊不满意	脾	触诊不满意	
脊柱四肢	活动正常，无畸形			
浅表淋巴结	未及肿大			

专科检查：

骨盆外测量	髂前上棘间径 24 cm，髂嵴间径 26 cm，骶耻外径 19 cm，坐骨结节间径 9 cm
腹部检查	宫高：27 cm，腹围：102 cm，先露：头，衔接：未，胎位：头位，胎心率：143 bpm，胎儿体重估计：2754 g，宫缩：不规律
阴道检查	宫颈容受：70%，扩张：0 cm，宫颈质地：软，宫颈位置：中，先露高低：−3，胎膜未破，坐骨棘不突，骶尾关节活动。头盆评分 8 分，宫颈评分 5 分。

实验室及辅助检查：2022-04-16 尿常规(自动化分析)：尿蛋白(＋＋＋)，透明管型 3 个/LP，病理管型 1 个/LP；2022-4-16 肝功能常规：总蛋白(TP)47.4 g/L，白蛋白(ALB)24.3 g/L。

2022-03-23 心电图：窦性心律；心室预激波。

2022-03-23 心脏彩超：心脏多普勒超声未见明显异常。

2022-03-23 产科超声检查：妊娠子宫，单胎头位，胎心可见，双顶径 73 mm，头围 271 mm，腹径 74 mm，腹围 257 mm，股骨 55 mm，羊水指数 113 mm，胎盘位置及成熟度：后壁Ⅰ级，脐动脉血流：S/D 3.0，RI 0.67，PI 0.99。

胎心监护：反应型。

特殊医疗需求评估：

疼痛评估	营养评估	心理评估	功能评估：	VTE 评估
1 分	0 分	阴性	可自理	1 分

初步诊断：①妊娠糖尿病，②高龄经产妇，③预激综合征，④胎儿在子宫内生长受限，⑤妊娠合并低蛋白血症，⑥孕 7 产 1 妊娠 34^{+2} 周头位先兆早产。

·任务落实(分组角色扮演、情景模拟)·

1. 如何对孕产妇进行护理评估？
2. 目前应对孕产妇哪些方面做重点观察？
3. 分娩发动后，护士该如何实施护理？

·任务评价·

评价内容	内容细分	分值	评分记录分配			备注
			自我评价	学生互评	教师评价	
专业知识						
专业能力						
职业素养						

·项目检测·

项目检测及参考答案

胎儿窘迫的临床表现和新生儿窒息的临床表现

任务六 异常妊娠女性的护理

·任务目标·

1. 知识目标　掌握各种异常妊娠的病因、临床表现、处理原则和护理措施；熟悉异常妊娠的身体状况、护理问题；了解异常妊娠的概念和分类。

2. 能力目标　能对异常妊娠女性进行全面的护理评估，针对出现的护理问题，提供整体护理和健康指导。

3. 素养目标　能关爱、尊重、理解异常妊娠的女性，具有良好的职业道德。学会与患者进行良好的沟通，尊重生命，具有高度的爱心、责任心及团队合作意识

子任务 1　自然流产

·临床案例·

张某某，31 岁，初中文化，已婚。平素月经规律，现停经 57 天，停经 43 天自测"尿妊娠试验(+)"，5 h 前出现少量阴道流血，有腰骶酸痛感，无腹痛，孕妇非常害怕，门诊以"先兆流产"收入院。

体格检查：T 36.5 ℃，P 62 次/分，R 18 次/分，BP 101/72 mmHg，神志清醒，精神状况可。

思维引导

1. 对于孕妇出现的症状，护士应该采取哪些护理措施？
2. 孕妇对自然流产感到害怕焦虑，不知道为什么会发生先兆流产，护士应该如何护理？

·任务实施·

一、护理评估

（一）健康史

护士应评估孕妇末次月经的时间、有无早孕反应及其出现的时间等情况；评估孕妇阴道流血的时间及量；评估孕妇阴道有无液体排出，排液的色、量及有无异味；评估孕妇有无腹痛及疼痛的部位、程度及性质如何；评估孕妇有无妊娠产物的排出等。了解孕妇有无既往病史，还应全面询问孕妇在妊娠期间有无全身性疾病、内分泌异常、生殖器官疾病及有害物质接触史等，以识别发生流产的诱因。

（二）身体状况

评估孕妇阴道流血量及有无休克；腹痛和宫颈口扩张情况；羊膜有无破裂；妊娠产物是否

堵塞于宫颈口内；子宫大小与妊娠周数是否相符；评估孕妇的生命体征；根据临床表现判断流产的类型及有无感染征象。

（三）心理-社会状况

评估孕妇对此次事件的看法、情绪反应及心理感受，家庭成员是否支持孕妇。孕妇对阴道流血或腹痛不知所措，因担心胎儿安危从而影响孕妇的情绪，担心下次妊娠是否会再次发生类似情况。

（四）辅助检查

1. 实验室检查　通过测定血 β-hCG、胎盘生乳素（HPL）、雌激素、孕激素等观察其有无动态变化，用于诊断流产的类型及预后判断。

2. B 超检查　提示有无妊娠囊、胎心、胎动等；还可诊断和鉴别流产类型，为诊断和处理提供依据。

（五）处理原则

根据自然流产的不同类型进行相应的处理。

1. 先兆流产　禁止性生活，减少刺激，卧床休息；必要时给予对胎儿危害小的镇静剂；黄体功能不足的孕妇，可每日肌内注射黄体酮以利于保胎；为及时了解胚胎的发育情况，必要时进行超声检查，避免孕妇盲目保胎。

2. 难免流产　确诊后应尽早终止妊娠，尽早排出妊娠产物，防止出血和感染。

3. 不全流产　确诊后尽早行吸宫术或钳刮术，清除子宫腔内残留组织。

4. 完全流产　确诊后无感染征象，不需要特殊处理。

5. 稽留流产　一旦确诊应先做凝血功能检查，然后尽早排出胎儿和胎盘，以防发生凝血功能障碍及弥散性血管内凝血（DIC）。

6. 复发性流产　检查流产原因后给予个性化治疗，预防为主，保胎至超过发生流产的月份。

7. 流产合并感染　控制感染的同时应尽早清除宫腔内残留物。

二、护理思维与实践训练

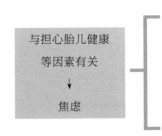

与担心胎儿健康等因素有关
↓
焦虑

（一）护理目标　先兆流产孕妇能够积极配合保胎治疗，继续妊娠。

（二）护理措施

- 不同类型的流产孕妇，处理原则不同，对其护理措施也有差异。
- 孕妇应合理饮食，加强营养，预防贫血发生，增强孕妇的抵抗力。
- 先兆流产的孕妇需要卧床休息，禁止性生活，如需进行阴道检查动作应轻柔。
- 加强心理护理，稳定孕妇情绪。

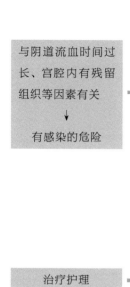

与阴道流血时间过长、宫腔内有残留组织等因素有关
↓
有感染的危险

(一)护理目标　出院时，孕妇无感染征象。

(二)护理措施

• 认真观察腹痛情况及阴道流血量，监测孕妇生命体征、血象、阴道流血及有无休克征象。若不能继续妊娠，则立即通知医生，尽快处理。

• 注意保持会阴清洁，行会阴擦洗每日 2 次，并嘱孕妇大小便后立即清洗，潮湿的会阴垫和衣裤要及时更换，以防止上行感染。

治疗护理

(一)护理目标　孕妇治疗后感到舒适，继续妊娠，或及时终止妊娠，未发生感染征象。

(二)护理措施

• 先兆流产的孕妇，配合医生继续保胎治疗。

• 需终止妊娠的孕妇，配合医生行清宫术或引产术，做好术前、术中、术后护理。术前应告知孕妇注意事项并做好准备工作，护士还应做好手术器械和药物等物品准备，术中应密切观察孕妇的生命体征，术后注意观察子宫收缩情况及阴道流血情况，特别是血压及体温的监测，术中组织送病理检查。

• 阴道大量流血时，配合医生进行急救，孕妇取中凹卧位，吸氧、立即开放两路静脉通道，及时抽血做好交叉配血等输血补液的准备。

三、健康指导

1. 由于刚失去胎儿，孕妇往往沉浸在伤心、悲哀等不良情绪中，护士应做好心理护理，使其平安度过悲伤期。

2. 与孕妇及家属共同讨论流产的原因，使其对流产有正确的认识，指导他们为下一次妊娠做好准备。

3. 有复发性流产史者，应在妊娠前寻找病因，对因治疗，妊娠时应保胎至超过既往发生流产的妊娠月份。

知识窗

各种流产的临床表现

类型	病史			妇科检查	
	出血量	下腹痛	组织排出	子宫颈口	子宫大小
先兆流产	少	无或轻	无	闭	与妊娠周数相符
难免流产	中→多	加剧	无	扩张	相符或略小
不全流产	少→多	减轻	部分排出	扩张或有组织物堵塞	小于妊娠周数
完全流产	少→无	无	全部排出	闭	正常或略大

四、护理评价

1. 先兆流产的孕妇能配合保胎治疗，继续妊娠。

2. 出院时患者无感染征象。

议一议

以小组为单位讨论：自然流产的发展过程及处理原则。根据孕妇的情况，该如何实施护理措施？

·任务拓展·

患者信息

姓名：张某某	性别：女	年龄：31 岁
民族：汉	婚姻：已婚	职业：待业
身高：160 cm	体重：58 kg	供史者：孕妇本人

现病史：张某某，平素月经规律，初潮 14 岁，月经周期为 4～7/28～30 天，量适中，无痛经，白带量少，色清，无异味，LMP 2022-05-03，量及性状如前，EDC 2023-02-10。自然受孕。停经 43 天自测"尿妊娠试验(＋)"，现停经 57 天，恶心呕吐 12 天，5 h 前出现少量阴道流血，有腰骶酸痛感，无腹痛，孕妇非常害怕，来院就诊，门诊以"先兆流产"收入院。

既往史：既往体健，否认肝炎、结核、梅毒、艾滋病等传染病病史，否认高血压、糖尿病、甲状腺疾病等慢性疾病病史，否认重大的手术及外伤史，否认输血史，否认食物，药物过敏史，否认中毒史，按常规预防接种史。

个人史：文化程度初中文化，待业，生活习惯良好，否认外地久居史，否认疫区、疫水接触史，否认牧区、矿山、高氟区、低碘区居住史，否认化学性物质、粉尘、放射性物质、有毒物质接触史，否认吸毒史，无烟酒嗜好，否认药物成瘾史，否认冶游史。

月经婚育史：14 岁月经初潮，月经周期为 4～7/28～30 天，LMP 2022-05-03，周期规律，量适中，色暗红，无痛经，否认白带异常。30 岁结婚，育 0 子 0 女，体健，配偶体健，家庭和睦，否认近亲婚配。生育史 0-0-1-0。

家族史：否认家族成员中遗传病、精神病、肿瘤等类似的病史。

体格检查：T 36.5℃，P 62 次/分，R 18 次/分，BP 101/72 mmHg，神志清醒，精神状况可。阴道内诊：未查。

初步诊断：先兆流产。

辅助检查： B 超示孕囊 25 mm×12 mm×27 mm，提示宫内早孕，约 7^{+1} 周。实验室检查：hCG 75773 mIU/ml，孕酮 22.2 ng/ml。

羊水栓塞观察要点

· 任务落实(分组角色扮演、情景模拟) ·

1. 目前应对孕妇哪些方面做重点观察？

2. 护士该如何实施护理？

· 任务评价 ·

评价内容	内容细分	分值	评分记录分配			备注
			自我评价	学生互评	教师评价	
专业知识						
专业能力						
职业素养						

子任务 2　异位妊娠

· 临床案例 ·

王某某，31 岁，初中文化，已婚，平素月经规则，5 天前因停经 41 天自测“尿妊娠试验(+)”，因左下腹痛呈持续性 7 h 余，恶心呕吐伴有肛门坠胀，来我院就诊，门诊以“异位妊娠”收治入院。

体格检查： T 36.4℃，P 81 次/分，R 18 次/分，BP 112/71 mmHg，神志清醒，精神状况尚可。

思维引导

1. 护士应该注意观察王女士的哪些临床表现？
2. 患者对异位妊娠感到害怕焦虑，护士该如何护理？

· 任务实施 ·

一、护理评估

（一）健康史

护士应评估患者的月经史，既往月经周期是否规律，有无早孕反应，以确定停经时间；是否存在异位妊娠的高危因素，如输卵管炎、盆腔炎、异位妊娠史、辅助生殖史和宫内放置节育器。

（二）身体状况

了解患者的停经史，腹痛的部位、性质，有无一侧腹部酸胀感、隐痛或撕裂样剧痛，有无不规则阴道流血，有无休克症状，有无下腹部包块。

（三）心理-社会状况

孕妇因突然阴道流血、腹痛而产生紧张、恐惧的情绪，了解患者及家属对此次妊娠的态度，有无失去胎儿的悲伤和自责，对未来的受孕情况担心程度等。

（四）辅助检查

1. 阴道后穹窿穿刺 是诊断腹腔出血的一种简单、可靠的方法。腹腔出血积聚于直肠子宫陷凹，从阴道后穹窿穿刺抽出血液为暗红色不凝血为阳性。若抽出的血液较红，静置后可凝结则穿刺针误入静脉。

2. 妊娠试验 异位妊娠的患者体内 hCG 水平较正常妊娠低；尿 hCG 测定较简便、快速，因灵敏度不高，更适用于急诊患者；血 β-hCG 测定灵敏度高，是异位妊娠早期诊断的重要方法；血 β-hCG 测定阳性率高，阴性者仍不能完全排除异位妊娠。

3. 孕酮测定 异位妊娠时血清孕酮水平偏低，对诊断有参考价值。

4. B 超检查 对异位妊娠具有较高的指导意义，有助于明确宫腔内有无妊娠物，以及异位妊娠部位和妊娠组织的大小。

5. 子宫内膜病理检查 仅适用于阴道流血较多的孕妇，旨在排除同时合并宫内妊娠流产。刮出组织仅见蜕膜而不见绒毛者有助于诊断异位妊娠。

6. 腹腔镜检查 是诊断异位妊娠的金标准，临床上采取在诊断的同时进行病灶切除术。

（五）处理原则

异位妊娠的处理原则一般是以手术治疗为主，药物治疗为辅。

1. 手术治疗 应在积极抢救大出血、休克的同时，迅速进行手术治疗。根据患者情况行患侧输卵管切除根治手术或保留患侧输卵管的保守性手术。近年来，腹腔镜技术发展迅速，已成为临床诊断和治疗异位妊娠的首选方案。

2. 药物治疗 常用的化学治疗药物是甲氨蝶呤，适用于早期输卵管妊娠，无明显内出血，生命体征平稳，年轻患者要求保留生育功能，但需严格掌握其适应证和禁忌证，治疗期间需密切观察患者的病情变化，严密监测患者的 B 超及血 hCG 水平。

二、护理思维与实践训练

与担心手术失败有关
↓
恐惧

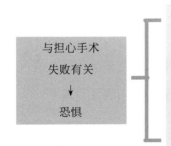

（一）护理目标 患者正确认识手术，恐惧减轻，配合接受手术治疗。

（二）护理措施

- 向患者及家属讲明手术的必要性，减少和消除患者的紧张、恐惧心理，帮助患者接受手术治疗方案。
- 严密监测患者的生命体征，配合医师纠正患者休克症状的同时，做好术前准备。近年来腹腔镜是治疗宫外孕的主要手段，按要求做好术前准备。
- 术后帮助患者以正常的心态接受妊娠失败的现实，讲述异位妊娠相关知识。

与出血有关 ↓ 有休克的危险

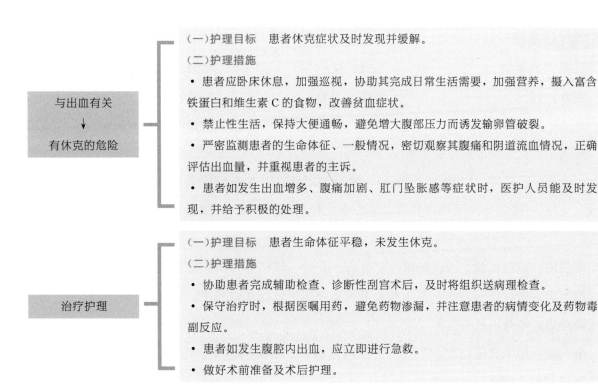

(一)护理目标　患者休克症状及时发现并缓解。

(二)护理措施

- 患者应卧床休息，加强巡视，协助其完成日常生活需要，加强营养，摄入富含铁蛋白和维生素 C 的食物，改善贫血症状。
- 禁止性生活，保持大便通畅，避免增大腹部压力而诱发输卵管破裂。
- 严密监测患者的生命体征、一般情况，密切观察其腹痛和阴道流血情况，正确评估出血量，并重视患者的主诉。
- 患者如发生出血增多、腹痛加剧、肛门坠胀感等症状时，医护人员能及时发现，并给予积极的处理。

治疗护理

(一)护理目标　患者生命体征平稳，未发生休克。

(二)护理措施

- 协助患者完成辅助检查、诊断性刮宫术后，及时将组织送病理检查。
- 保守治疗时，根据医嘱用药，避免药物渗漏，并注意患者的病情变化及药物毒副反应。
- 患者如发生腹腔内出血，应立即进行急救。
- 做好术前准备及术后护理。

三、健康指导

1. 术后注意休息，纠正贫血，加强营养，提高患者抵抗力。
2. 保持外阴干燥、清洁，禁止性生活 1 个月。
3. 给患者宣教保持良好的性卫生习惯的重要性，生育前尽量避免流产，预防盆腔炎发生。
4. 输卵管妊娠者有再次发生同样情况，或导致不孕症的可能性，建议下次妊娠时及时就医。

知识窗

剖宫产瘢痕部位妊娠(CSP)指受精卵着床于前次剖宫产子宫切口瘢痕处的一种异位妊娠，但这是一个限时定义，仅限于早孕期。其病因至今尚未阐明，可能由于剖宫产术后子宫切口愈合不良、瘢痕较大或瘢痕部位有微小裂口，受精卵通过微小裂口进入子宫肌层而着床。CSP 是剖宫产远期并发症中较为严重的一种。近年来由于瘢痕子宫的孕妇数量较多，此病的发生率逐年上升。

四、护理评价

1. 患者的休克症状得以及时发现并纠正。
2. 患者减轻和消除恐惧心理，愿意接受手术治疗。

议一议

以小组为单位讨论：异位妊娠有什么临床表现？根据异位妊娠的不同身体状况，该如何实施护理措施？

·任务拓展·

姓名：王某某　　性别：女　　年龄：31 岁

民族：汉　　婚姻：已婚　　职业：工人

身高：163 cm　　体重：61 kg　　供史者：本人

现病史：月经规律，月经初潮 13 岁，月经周期为 4～6 天/28～32 天，量适中，无痛经，白带量少，色清，无异味，LMP 2022-02-13，量及性状如前。5 天前因停经 41 天自测“尿妊娠试验(+)”，因左下腹痛呈持续性 7 h 余，恶心呕吐伴有肛门坠胀，来院就诊，门诊以“异位妊娠”收入院。

既往史：既往体健，否认梅毒、艾滋病、肝炎、结核等传染病病史，否认糖尿病、高血压、甲状腺疾病等慢性疾病病史，否认重大手术及外伤史，否认输血史，否认药物、食物等过敏史，否认中毒史，按常规预防接种。

个人史：初中文化程度，工人，生活习惯良好，否认冶游史，否认疫区、疫水接触史和外地久居史，否认高氟区、低碘区、牧区、矿山居住史，否认有毒有害物质、粉尘、放射性物质接触史，否认吸毒及药物成瘾史，无烟酒嗜好。

月经婚育史：月经初潮 13 岁，月经周期为 4～6 天/28～32 天，月经周期规律，量适中，色暗红，无痛经。22 岁结婚，丈夫 25 岁，体健，家庭和睦，否认近亲婚配。生育史 0-0-2-0。

家族史：否认家族成员中有精神病、遗传病、肿瘤疾病等病史。

体格检查：T 36.4℃，P 81 次/分，R 18 次/分，BP 112/71 mmHg，神志清醒，精神状况尚可。妇科检查：外阴发育正常，阴道畅无异常，子宫颈光滑，子宫体：前位，质软，活动度好，无压痛，大小如常。左侧附件包块，压痛明显，反跳痛(+)，右侧附件未触及包块，无压痛。

初步诊断：异位妊娠。

辅助检查：实验室检查示绒毛膜促性腺激素(发光)4120.05 mlU/ml；B 超示盆腔内混杂回声团块，盆腔内积液。

·任务落实(分组角色扮演、情景模拟)·

1. 如何对患者进行护理评估？

2. 目前应对患者哪些方面做重点观察？

·任务评价·

评价内容	内容细分	分值	评分记录分配			备注
			自我评价	学生互评	教师评价	
专业知识						

续表

评价内容	内容细分	分值	评分记录分配			备注
			自我评价	学生互评	教师评价	
专业能力						
职业素养						

子任务 3　前置胎盘

·临床案例·

李某某，33 岁，已婚，大学文化，妊娠 30 周，晨起准备去上厕所，发现臀下有一小摊血迹，无腹痛等不适，立即送往医院，门诊以“①边缘性前置胎盘，② G_1P_0 孕 30 周”收治入院。

体格检查：T 36.5 ℃，P 86 次/分，R 18 次/分，BP 116/72 mmHg，神志清醒，精神状况可。

思维引导

1. 对于孕妇出现的症状，护士应该采取哪些护理措施？
2. 孕妇对前置胎盘身体出现的症状，感到害怕、焦虑，护士该如何护理？

·任务实施·

一、护理评估

（一）健康史

护士应详细询问孕妇的孕产史、产次及既往分娩情况，既往有无子宫内膜病变与损伤史，如剖宫产史、流产史、子宫内膜炎病史及辅助生育治疗史。

（二）身体状况

评估孕妇的一般情况、阴道流血时间、出血量和出血速度；有无休克症状、有无宫缩及胎心异常；评估孕妇和家属有无恐慌和焦虑情绪。

（三）心理-社会状况

孕妇和家属会因突然阴道流血紧张、恐惧、手足无措，既担心胎儿的安危，又担心孕妇的健康。

（四）辅助检查

1. 超声检查　B 超可清晰显示胎盘与子宫壁、子宫颈及胎先露的位置，根据胎盘下缘与子宫颈内口的关系来诊断前置胎盘的类型。

2. 产后检查 产前有阴道流血者，产后应认真检查胎盘边缘有无陈旧血块及胎膜破口距离胎盘边缘是否小于 7 cm，若有上述情况则提示为前置胎盘。

3. 其他 血常规、凝血功能检查、电子胎儿监护等。

（五）处理原则

护理原则为抑制宫缩、止血、纠正贫血、抢救休克症状、预防感染。应根据孕妇的一般情况、前置胎盘的类型、阴道流血量、妊娠周数、胎儿在子宫内的情况、是否有先兆临产等综合考虑，制定具体方案。在确保孕妇和胎儿安全的前提下尽可能延长妊娠周数、提高胎儿成活率。

二、护理思维与实践训练

出血性休克
↓
潜在并发症

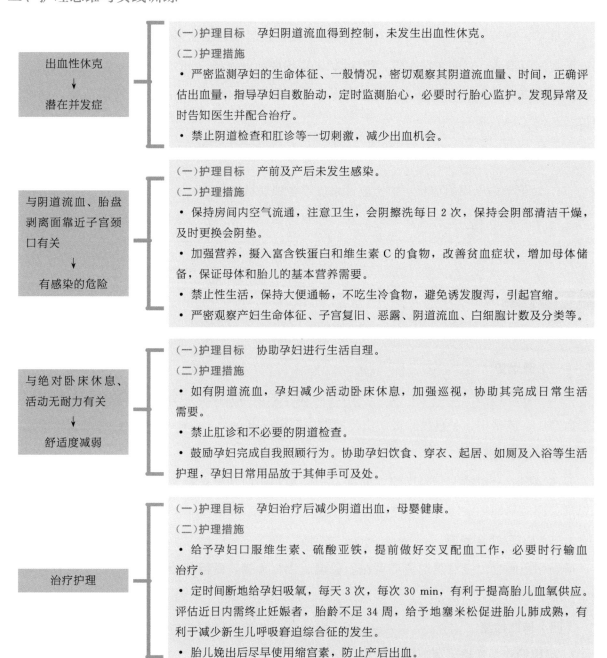

(一)护理目标 孕妇阴道流血得到控制，未发生出血性休克。

(二)护理措施

- 严密监测孕妇的生命体征、一般情况，密切观察其阴道流血量、时间，正确评估出血量，指导孕妇自数胎动，定时监测胎心，必要时行胎心监护。发现异常及时告知医生并配合治疗。
- 禁止阴道检查和肛诊等一切刺激，减少出血机会。

与阴道流血、胎盘剥离面靠近子宫颈口有关
↓
有感染的危险

(一)护理目标 产前及产后未发生感染。

(二)护理措施

- 保持房间内空气流通，注意卫生，会阴擦洗每日 2 次，保持会阴部清洁干燥，及时更换会阴垫。
- 加强营养，摄入富含铁蛋白和维生素 C 的食物，改善贫血症状，增加母体储备，保证母体和胎儿的基本营养需要。
- 禁止性生活，保持大便通畅，不吃生冷食物，避免诱发腹泻，引起宫缩。
- 严密观察产妇生命体征、子宫复旧、恶露、阴道流血、白细胞计数及分类等。

与绝对卧床休息、活动无耐力有关
↓
舒适度减弱

(一)护理目标 协助孕妇进行生活自理。

(二)护理措施

- 如有阴道流血，孕妇减少活动卧床休息，加强巡视，协助其完成日常生活需要。
- 禁止肛诊和不必要的阴道检查。
- 鼓励孕妇完成自我照顾行为。协助孕妇饮食、穿衣、起居、如厕及入浴等生活护理，孕妇日常用品放于其伸手可及处。

治疗护理

(一)护理目标 孕妇治疗后减少阴道出血，母婴健康。

(二)护理措施

- 给予孕妇口服维生素、硫酸亚铁，提前做好交叉配血工作，必要时行输血治疗。
- 定时间断地给孕妇吸氧，每天 3 次，每次 30 min，有利于提高胎儿血氧供应。评估近日内需终止妊娠者，胎龄不足 34 周，给予地塞米松促进胎儿肺成熟，有利于减少新生儿呼吸窘迫综合征的发生。
- 胎儿娩出后尽早使用缩宫素，防止产后出血。

三、健康指导

1. 做好计划生育宣传工作，尽量避免损伤子宫内膜的操作，如多次刮宫、多产。

2. 定期产检，做好围生期保健工作，妊娠晚期如发生阴道流血，应及时就诊，做到早发现早治疗。

知识窗

前置胎盘终止妊娠的时机与方式

前置胎盘终止妊娠的时机取决于胎儿的孕周、大小，孕妇阴道流血情况，胎盘植入的面积、深度，有无合并感染，是否已经临产，有无妊娠合并症及妊娠并发症等。若是无症状的前置胎盘孕妇，建议妊娠 36～38 周终止妊娠；若是有反复性阴道流血史，且合并胎盘植入或其他高危因素的前置胎盘或低置胎盘的孕妇，建议妊娠 34～37 周终止妊娠；若无症状、无头盆不称的低置胎盘者，特别是妊娠 35 周后经阴道超声测量胎盘边缘距离子宫颈内口 11～20 mm 的孕妇可考虑自然分娩。

剖宫产是前置胎盘终止妊娠的常用方式。择期剖宫产是首选，并且注意避免过早干预。

四、护理评价

1. 维持至足月或接近足月终止妊娠。

2. 孕妇未发生感染及休克症状。

3. 孕妇能够做好自理，并对护士提供的生活护理感到满意。

议一议

以小组为单位讨论：前置胎盘的病因有哪些？根据前置胎盘的临床特点，该如何开展护理措施？

·任务拓展·

患者信息

姓名：李某某	性别：女	年龄：33 岁
民族：汉	婚姻：已婚	职业：文员
身高：159 cm	体重：69 kg	供史者：本人

现病史：孕妇平素月经规律，月经初潮 13 岁，月经周期为 4～7/28～30 天，量适中，无痛经，白带量少，色清，无异味，LMP 2021-07-01，量及性状如前，EDC 2022-04-08。自然受孕。停经 43 天自测“尿妊娠试验(＋)”，停经 61 天当地医院 B 超示“宫内早孕，胚芽 25 mm”，大小

符合孕周。孕早期有恶心，呕吐，持续 1 个月缓解。孕早期在当地卫生院建立围产期保健册，定期产检，孕 4 月余自觉胎动，持续至今。唐氏综合征筛查及无创 DNA 结果为低风险，孕中期 B 超未见明显异常，75 g OGTT 正常，孕期监测血压正常，尿蛋白阴性。孕晚期无头晕、眼花、头痛、视物模糊、胸闷气短等，无黄疸、皮肤瘙痒及双下肢水肿等。现妊娠 30 周，今晨起准备去上厕所，发现臀下有一小摊血迹，无腹痛等不适，孕妇十分紧张，立即送往医院，门诊以"①边缘性前置胎盘，②G_1P_0 孕 30 周"收治入院。自怀孕以来，精神状态可，食欲、睡眠佳，大小便如常，体重增加约 10 kg。

既往史：既往体健，否认梅毒、艾滋病、肝炎、结核等传染病病史，否认糖尿病、高血压、甲状腺疾病等病史，否认重大手术及外伤史，否认输血史，否认药物、食物过敏史，否认中毒史，按常规预防接种。

个人史：大学文化程度，文员，生活习惯良好，否认冶游史，否认外地久居史，否认疫区、疫水接触史，否认高氟区、低碘区、牧区、矿山居住史，否认有毒有害物质、粉尘、放射性物质接触史，否认吸毒、药物成瘾史，无烟酒嗜好。

月经婚育史：月经初潮 13 岁，月经周期为 4～7 天/28～30 天，月经周期规律，量适中，色暗红，无痛经，否认白带异常。25 岁结婚，丈夫 27 岁，体健，家庭和睦，否认近亲婚配。生育史 0-0-0-0。

家族史：否认家族成员中有精神病、遗传病、肿瘤疾病等病史。

体格检查：T 36.5℃，P 86 次/分，R 18 次/分，BP 116/72 mmHg，神志清醒，精神状况可。子宫高 27 cm，腹围 94 cm。膀胱充盈：否。肠胀气：否。先露头，浮，胎儿体重估计 1600 g，胎方位 ROA，胎心率 140 次/分，宫缩未及。胎心监护反应型。消毒阴道内诊：保胎未查。

初步诊断：①边缘性前置胎盘，②G_1P_0 孕 30 周。

辅助检查：B 超示胎盘位于宫体后壁，成熟度Ⅰ级，胎盘下缘覆盖宫颈内口。

·任务落实(分组角色扮演、情景模拟)·

1. 孕妇发生无痛性阴道流血的原因是什么？

2. 目前应对孕妇哪些方面做重点观察？如何进行护理？

·任务评价·

评价内容	内容细分	分值	评分记录分配			备注
			自我评价	学生互评	教师评价	
专业知识						
专业能力						

续表

评价内容	内容细分	分值	评分记录分配			备注
			自我评价	学生互评	教师评价	
职业素养						

子任务 4　胎盘早剥

·临床案例·

王某某，22 岁，初中文化，已婚，妊娠 37^{+2} 周，去医院产检时与一名 8 岁男童突发碰撞后，摔倒在地，感觉腹痛难忍，有少量阴道流血，告知医生后，行 B 超检查，显示胎盘早剥，立即收治住院。

前置胎盘的分类和凶险性前置胎盘的处理

体格检查：T 36.6 ℃，P 80 次/分，R 19 次/分，BP 102/68 mmHg，神志清醒，精神状况可。

思维引导

1. 对于孕妇出现的症状，护士应该采取哪些护理措施？
2. 孕妇对胎盘早剥，身体出现的改变，感到害怕、焦虑，护士该如何护理？

·任务实施·

一、护理评估

（一）健康史

询问孕妇有无妊娠高血压或慢性高血压病史、外伤史、仰卧位低血压综合征、慢性肾炎及胎盘早剥史等，进行全面评估。

（二）身体状况

评估妊娠晚期或临产时是否突发剧烈腹痛，及腹痛的部位、程度、性质如何，评估有无阴道流血，以及阴道流血量与贫血程度是否相符，有无休克症状，有无出现异常出血情况，如黏膜、皮下或者注射部位出血，子宫出血不凝；通过腹部检查评估子宫的软硬度、有无压痛、大小与妊娠周数是否相符，胎位是否触摸清楚，听诊胎心率有无异常。

（三）心理-社会状况

孕妇和家属可因孕妇持续性腹痛、阴道大量出血而表现出高度紧张和恐惧，担心孕妇和胎儿安危，不了解病情而显得惊慌失措、恐惧。

（四）辅助检查

1. **B超检查** 可见子宫与胎盘间有液性暗区，提示在胎盘后有血肿，并可了解胎儿在子宫内的情况。

2. **实验室检查** 包括凝血功能、血常规、电解质、肝肾功能、血气分析、二氧化碳结合力、DIC 筛选试验等，进而评估孕妇贫血程度及凝血功能。

3. **电子胎儿监护** 可出现胎心过缓、胎心基线变异消失、晚期减数、变异减数等。

（五）处理原则

护理原则为早发现、早治疗，纠正休克，立即终止妊娠，预防并发症的产生。终止妊娠的方式应根据孕妇休克症状、孕周、胎盘剥离的严重程度、胎次、宫口开大情况、胎儿在子宫内的状况等情况决定。

二、护理思维与实践训练

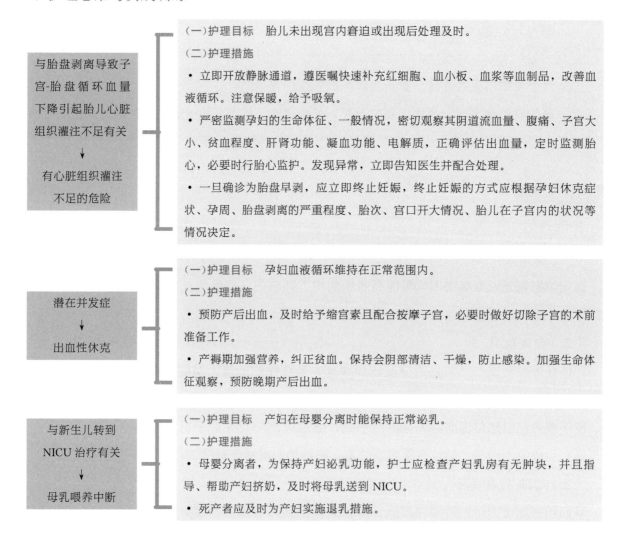

与胎盘剥离导致子宫-胎盘循环血量下降引起胎儿心脏组织灌注不足有关
↓
有心脏组织灌注不足的危险

（一）护理目标 胎儿未出现宫内窘迫或出现后处理及时。

（二）护理措施

- 立即开放静脉通道，遵医嘱快速补充红细胞、血小板、血浆等血制品，改善血液循环。注意保暖，给予吸氧。
- 严密监测孕妇的生命体征、一般情况，密切观察其阴道流血量、腹痛、子宫大小、贫血程度、肝肾功能、凝血功能、电解质，正确评估出血量，定时监测胎心，必要时行胎心监护。发现异常，立即告知医生并配合处理。
- 一旦确诊为胎盘早剥，应立即终止妊娠，终止妊娠的方式应根据孕妇休克症状、孕周、胎盘剥离的严重程度、胎次、宫口开大情况、胎儿在子宫内的状况等情况决定。

潜在并发症
↓
出血性休克

（一）护理目标 孕妇血液循环维持在正常范围内。

（二）护理措施

- 预防产后出血，及时给予缩宫素且配合按摩子宫，必要时做好切除子宫的术前准备工作。
- 产褥期加强营养，纠正贫血。保持会阴部清洁、干燥，防止感染。加强生命体征观察，预防晚期产后出血。

与新生儿转到 NICU 治疗有关
↓
母乳喂养中断

（一）护理目标 产妇在母婴分离时能保持正常泌乳。

（二）护理措施

- 母婴分离者，为保持产妇泌乳功能，护士应检查产妇乳房有无肿块，并且指导、帮助产妇挤奶，及时将母乳送到 NICU。
- 死产者应及时为产妇实施退乳措施。

分娩期护理

(一)护理目标　产妇未发生出血、休克、感染等，胎儿未发生胎儿窘迫。

(二)护理措施

- 密切观察产妇心率、血压、宫缩、阴道流血情况及监测胎心。
- 做好抢救新生儿和急诊剖宫产准备。
- 胎儿娩出后，遵医嘱立即给予缩宫素，预防产后出血。

三、健康指导

1. 对孕妇做好宣教工作，定期产前检查，预防、及时治疗慢性肾脏病、妊娠高血压等。
2. 妊娠晚期避免腹部受到撞击及避免长时间卧位。
3. 双胎和羊水过多时，避免宫腔压力骤然下降。
4. 给孕妇宣教保持良好的生活习惯的重要性，不要吸烟、喝酒、吸毒等。

知识窗

胎盘早剥的病理学及病理生理学

胎盘早剥主要为底蜕膜出血形成血肿，使附着在该处的胎盘自子宫壁剥离。临床分为两种类型。

1. 显性剥离　剥离面小出血少，出血停止时，血液凝固，临床多无症状。若继续出血，血液可冲开胎盘边缘及胎膜，经子宫颈向外流出。

2. 隐性剥离　若胎盘边缘或胎膜与子宫壁未剥离，或胎头已衔接压迫胎盘下缘，使血液不能向外流出，聚集在胎盘与子宫壁之间，故没有阴道流血。

子宫内出血迅速增多时，血液会侵入子宫肌层，引起肌纤维分离、断裂乃至变性，当血液浸入浆膜层时，子宫表面将呈紫蓝色瘀斑，以胎盘附着处尤为明显，称子宫胎盘卒中。

四、护理评价

1. 胎儿未发生宫内窘迫。
2. 孕妇未发生出血性休克情况。
3. 分娩后产妇保持正常的泌乳功能。

议一议

以小组为单位讨论：胎盘早剥有什么病理特点？根据胎盘早剥的临床表现，该如何实施护理措施？

·任务拓展·

患者信息

姓名：王某某	性别：女	年龄：22岁
民族：汉	婚姻：已婚	职业：待业
身高：161 cm	体重：74 kg	供史者：本人

现病史：平素月经规则，月经初潮15岁，4～7天/28～30天，量适中，无痛经，白带量少，色清，无异味，末次月经2020-07-14。自然受孕。停经46天自测“尿妊娠试验(＋)”，停经60天当地医院B超示“宫内早孕，胚芽25 mm”，大小符合孕周。孕早期有轻微恶心，无呕吐，持续3月缓解。孕早期在当地卫生院建立围产期保健册，定期产检，孕4月余自觉胎动，持续至今。唐氏综合征筛查及无创DNA结果为低风险，孕中期四维B超未见明显异常，75 g OGTT正常，孕期监测血压正常，尿蛋白(－)。孕晚期无头晕、眼花、头痛、视物模糊，胸闷气短等，无黄疸、皮肤瘙痒及双下肢水肿等。妊娠37^{+2}周来院产检，与8岁男童发生碰撞后，摔倒在地，感觉腹痛难忍，有少量阴道流血，于急诊产科就诊。

既往史：既往体健，否认梅毒、艾滋病、肝炎、结核等病史，否认糖尿病、高血压、甲状腺疾病等病史，否认重大手术及外伤史，否认输血史，否认药物、食物过敏史，否认中毒史，按常规预防接种。

个人史：大学文化程度，文员，生活习惯良好，否认冶游史，否认外地久居史，否认疫区、疫水接触史，否认高氟区、低碘区、牧区、矿山居住史，否认有毒有害物质、粉尘、放射性物质接触史，否认吸毒、药物成瘾史，无烟酒嗜好。

月经婚育史：月经初潮15岁，月经周期为4～7天/28～30天，月经周期规律，量适中，色暗红，无痛经，否认白带异常。20岁结婚，丈夫23岁，体健，家庭和睦，否认近亲婚配。生育史0-0-0-0。

家族史：否认家族成员中有精神病、遗传病、肿瘤疾病等病史。

体格检查：T 36.6℃，P 80次/分，R 19次/分，BP 102/68 mmHg，神志清醒，精神状况尚可。阴道检查：S-3，子宫口未开，子宫颈管2.5 cm。

初步诊断：①胎盘早剥，②G_1P_0孕37^{+2}周。

辅助检查：B超检查示子宫与胎盘间有2.5 cm×3 cm液性暗区，提示在胎盘后有血肿，胎心率为153次/分。

·任务落实(分组角色扮演、情景模拟)·

1. 孕妇为什么会发生胎盘早剥？
2. 目前应对孕妇哪些方面做重点观察？
3. 护士该如何进行护理？

·任务评价·

评价内容	内容细分	分值	评分记录分配			备注
			自我评价	学生互评	教师评价	
专业知识						
专业能力						
职业素养						

子任务5　早产

·临床案例·

赵某某，27岁，大学文化，已婚，因停经34周，阵发性腹痛2 h入院，查体：宫高30 cm，腹围90 cm，LOA，胎心率140次/分。

体格检查： T 36.8℃，P 84次/分，R 19次/分，BP 102/70 mmHg，神志清醒，精神状况欠佳，规律宫缩。

阴道检查： S-3，子宫口未开，子宫颈管2.5 cm，胎膜未破。门诊以"①早产，② G_1P_0 孕34周头位先兆临产"收入院。

思维引导

1. 对于孕妇出现的症状，护士应该采取哪些护理措施？
2. 孕妇因出现宫缩，感到恐惧、焦虑，护士该如何护理？

·任务实施·

一、护理评估

（一）健康史

护士应详细询问孕妇的一般情况、孕产史，评估孕妇有无胎膜早破、妊娠期合并症、感染、并发症，有无精神创伤、外伤等致病因素。

（二）身体状况

评估孕妇腹痛是否为宫缩，触摸腹部宫缩的强度、间隔时间、持续时间；阴道检查评估先露高低、子宫颈管是否消退及宫口扩张情况、有无阴道流血或流液，判断孕妇处于先兆早产还是早产临产阶段。

（三）心理-社会状况

由于突发宫缩临产，孕妇及家属还未做好迎接新生儿到来的准备，又担心胎儿安危，担心是否因为自己的因素造成早产，常常出现自责、愧疚、焦虑、恐惧的心理。

（四）辅助检查

核实孕周，通过产科检查及全身检查，参考阴道分泌物的生化指标监测，评估胎儿的成熟度、胎方位，胎儿大小、宫内状况，严密监测胎心音和观察产程进展，确定分娩方式。

（五）处理原则

若胎儿存活、胎膜完整、无胎儿宫内窘迫，可通过卧床休息和药物控制宫缩，尽可能维持至足月；若胎膜已破，出现规律宫缩，早产不可避免时，则应尽量预防新生儿合并症，提高早产儿存活率。

二、护理思维与实践训练

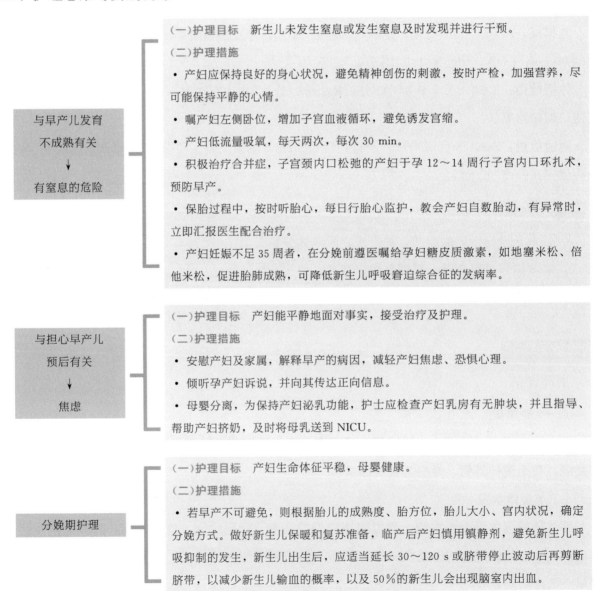

与早产儿发育不成熟有关 → 有窒息的危险

(一)护理目标 新生儿未发生窒息或发生窒息及时发现并进行干预。

(二)护理措施

- 产妇应保持良好的身心状况，避免精神创伤的刺激，按时产检，加强营养，尽可能保持平静的心情。
- 嘱产妇左侧卧位，增加子宫血液循环，避免诱发宫缩。
- 产妇低流量吸氧，每天两次，每次 30 min。
- 积极治疗合并症，子宫颈内口松弛的产妇于孕 12～14 周行子宫内口环扎术，预防早产。
- 保胎过程中，按时听胎心，每日行胎心监护，教会产妇自数胎动，有异常时，立即汇报医生配合治疗。
- 产妇妊娠不足 35 周者，在分娩前遵医嘱给孕妇糖皮质激素，如地塞米松、倍他米松，促进胎肺成熟，可降低新生儿呼吸窘迫综合征的发病率。

与担心早产儿预后有关 → 焦虑

(一)护理目标 产妇能平静地面对事实，接受治疗及护理。

(二)护理措施

- 安慰产妇及家属，解释早产的病因，减轻产妇焦虑、恐惧心理。
- 倾听孕产妇诉说，并向其传达正向信息。
- 母婴分离，为保持产妇泌乳功能，护士应检查产妇乳房有无肿块，并且指导、帮助产妇挤奶，及时将母乳送到 NICU。

分娩期护理

(一)护理目标 产妇生命体征平稳，母婴健康。

(二)护理措施

- 若早产不可避免，则根据胎儿的成熟度、胎方位，胎儿大小、宫内状况，确定分娩方式。做好新生儿保暖和复苏准备，临产后产妇慎用镇静剂，避免新生儿呼吸抑制的发生，新生儿出生后，应适当延长 30～120 s 或脐带停止波动后再剪断脐带，以减少新生儿输血的概率，以及 50%的新生儿会出现脑室内出血。

治疗护理

(一)护理目标　抑制宫缩、预防感染。

(二)护理措施

- 帮助产妇了解抑制宫缩药物的具体作用和用法，并能识别药物的副作用，以避免毒副作用的发生。
- 帮助产妇了解促进胎肺成熟药物的选择和使用方法。
- 帮助产妇了解预防感染类药物的应用方法。
- 注意观察产妇用药期间可能会出现的不良反应，注意孕妇的主诉。

三、健康指导

1. 嘱孕妇保持稳定的情绪，加强营养，尽量避免诱发宫缩的活动，预防和积极治疗下生殖道感染。

2. 定期产检，重视围生期保健工作，如有不适，及时到医院就诊，做到早发现早治疗。

3. 重视妊娠合并症与并发症的早期干预和治疗，符合指征者尽早在妊娠 12～16 周行宫颈内口环扎术。

知识窗

常用抑制宫缩的药物

1. β 肾上腺素受体激动剂　作用为激动子宫平滑肌 β 受体而抑制宫缩。药物副作用为心跳加快、血压下降、血糖升高、血钾降低、恶心、出汗、头疼等。常用药物为利托君、沙丁胺醇等。

2. 硫酸镁　镁离子可作用于肌细胞，使平滑肌松弛，抑制子宫收缩。用法：硫酸镁 4～5 g 静脉注射或快速滴注，随后 1～2 g/L 缓慢滴注 12 h，一般用药不超过 48 h。使用硫酸镁时，密切观察孕产妇有无中毒迹象。

3. 钙通道阻滞剂　阻滞钙离子进入肌细胞抑制宫缩。常口服硝苯地平，起始剂量为 20 mg，然后每次 10～20 mg，每日 3～4 次，根据宫缩情况调整。用药后密切注意孕妇心率及血压的变化，对已用硫酸镁者应慎用，以防血压急剧下降。

4. 前列腺素合成酶抑制剂　前列腺素有刺激子宫收缩和软化子宫颈的作用，前列腺素合成酶抑制剂可减少前列腺素合成的作用，从而达到抑制宫缩的目的。常用的药物有阿司匹林及吲哚美辛等。因此类药物可通过胎盘抑制胎儿前列腺素的合成和释放，使胎儿体内的前列腺素减少，而前列腺素可维持胎儿动脉导管开放，其缺乏时导致动脉导管过早关闭，从而影响胎儿血液循环，因此，临床已较少使用。

四、护理评价

1. 孕妇和家属积极配合治疗和护理。

2. 母婴健康顺利度过分娩。

议一议

以小组为单位讨论：早产的病因有哪些？根据早产的临床表现，该如何实施护理措施？

·任务拓展·

患者信息

姓名：赵某某	性别：女	年龄：27 岁
民族：汉	婚姻：已婚	职业：工人
身高：163 cm	体重：71 kg	供史者：本人

现病史：孕妇平素月经规律，月经初潮 14 岁，月经周期为 4～7 天/28～30 天，量适中，无痛经，白带量少，色清，无异味，LMP 2022-04-11，量及性状如前，EDC 2023-01-18。自然受孕。停经 40 天自测“尿妊娠试验(＋)”，停经 67 天在当地医院做 B 超，显示“宫内早孕，胚芽 26 mm”，大小符合孕周。孕早期无恶心，呕吐。孕早期在当地卫生院建立围产期保健册，定期产检，孕 4 月余自觉胎动，持续至今。唐氏综合征筛查及无创 DNA 结果为低风险，孕中期 B 超未见明显异常，75 g OGTT 正常，孕期监测血压正常，尿蛋白(－)。孕晚期无头晕、眼花、头痛、视物模糊，无黄疸、皮肤瘙痒、双下肢水肿等。现停经 34 周，阵发性腹痛 2 h 入院，查体：宫高 30 cm，腹围 90 cm，神志清醒，精神状态可，食欲、睡眠佳，大小便如常，体重增加约 14 kg。

既往史：既往体健，否认梅毒、艾滋病、肝炎、结核等病史，否认糖尿病、高血压、甲状腺疾病等病史，否认重大手术及外伤史，否认输血史，否认药物、食物过敏史，否认中毒史，按常规预防接种。

个人史：大学文化程度，文员，生活习惯良好，否认冶游史，否认外地久居史，否认疫区、疫水接触史，否认高氟区、低碘区、牧区、矿山居住史，否认有毒有害物质、粉尘、放射性物质接触史，否认吸毒、药物成瘾史，无烟酒嗜好。

月经婚育史：月经初潮 14 岁，月经周期为 4～7 天/28～30 天，LMP 2022-04-11，月经周期规律，量适中，色暗红，无痛经。24 岁结婚，丈夫 26 岁，体健，家庭和睦，否认近亲婚配。生育史 0-0-0-0。

家族史：否认家族成员中有精神病、遗传病、肿瘤疾病等病史。

体格检查：T 36.8℃，P 84 次/分，R 19 次/分，BP 102/70 mmHg，神志清醒，精神状况可。宫高 30 cm，腹围 90 cm。膀胱充盈：否。肠胀气：否。先露头，浮，胎儿体重估计 2000 g，胎方位 LOA，胎心率 140 次/分，宫缩未及。胎心监护反应型。消毒阴道内诊：阴道检查：S-3，子宫口未扩张，子宫颈管 2.5 cm。

初步诊断：G_1P_0 孕 34 周头位先兆早产。

辅助检查：B 超示双顶径 8.9 cm，头围 31.2 cm，腹围 30.0 cm，股骨长度 6.6 cm。单胎、头位、存活、晚孕(超声孕周约 34 周 3 天)。

·任务落实(分组角色扮演、情景模拟)·

1. 针对该产妇目前的情况应采取的治疗措施是什么？
2. 该产妇目前主要的护理诊断是什么？护士该如何进行护理？

·任务评价·

评价内容	内容细分	分值	评分记录分配			备注
			自我评价	学生互评	教师评价	
专业知识						
专业能力						
职业素养						

子任务 6　多胎妊娠

·临床案例·

乐某某，31 岁，大学文化，已婚，停经 37^{+3} 周，不规律腹痛 2 h 余、阴道少量流血，无流液，自觉胎动可，来院就诊，门诊以“双胎妊娠(双绒双羊)，孕 1 产 0 孕 37^{+3} 周一胎横位，高危妊娠监督”入院。

体格检查：T 36.2℃，P 78 次/分，R 18 次/分，BP 112/72 mmHg，神志清醒，精神状况可。

思维引导

1. 该孕妇存在主要的护理诊断/护理问题有哪些？
2. 针对上述护理诊断/护理问题，护士该如何护理？

·任务实施·

一、护理评估

(一) 健康史

护士应详细询问孕妇的一般情况、孕产史、孕期有无使用促排卵药，是否采用辅助生殖技术、家族中有无多胎史，询问本次妊娠经过和产前检查情况。

（二）身体状况

评估孕妇的早孕反应、胎动、饮食、呼吸、睡眠、下肢水肿、下肢静脉曲张程度等。测量孕妇身高、体重、血压。评估孕妇宫高、腹围是否与孕周相符，在孕妇腹部可听到两个或两个以上的胎心音，其间隔有无音区，且胎心率之间相差>10 次/分以上，腹部可触及多个肢体。

（三）心理-社会状况

孕妇和家属常因孕育多个胎儿而异常兴奋，同样又因多胎而担心母婴健康，胎儿娩出后的喂养、教育、经济问题也时刻困扰着孕妇及家属。

（四）辅助检查

1. B 超检查 孕早期可见宫腔内有两个及多个妊娠囊和两个及多个原始心管搏动，妊娠中晚期可判断多胎的类型、胎位、胎儿大小及有无畸形等。

2. 胎儿电子监护 可听到两个或两个以上频率不同的胎心音。

（五）处理原则

1. 双胎及多胎妊娠属高危妊娠，为及时发现和治疗双胎或多胎妊娠合并症或并发症，需增加产前检查的项目和次数。

2. 根据孕妇的健康情况、孕产史、分娩类型、孕周、胎位、胎儿大小、有无妊娠合并症及并发症、骨产道和软产道情况等因素综合考虑，选择合适的分娩方式。

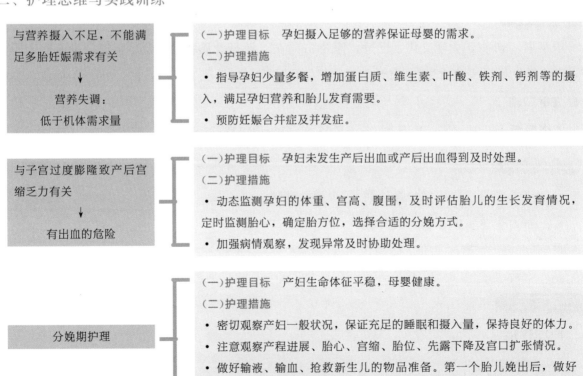

二、护理思维与实践训练

与营养摄入不足，不能满足多胎妊娠需求有关

↓

营养失调：低于机体需求量

（一）护理目标 孕妇摄入足够的营养保证母婴的需求。

（二）护理措施

- 指导孕妇少量多餐，增加蛋白质、维生素、叶酸、铁剂、钙剂等的摄入，满足孕妇营养和胎儿发育需要。
- 预防妊娠合并症及并发症。

与子宫过度膨隆致产后宫缩乏力有关

↓

有出血的危险

（一）护理目标 孕妇未发生产后出血或产后出血得到及时处理。

（二）护理措施

- 动态监测孕妇的体重、宫高、腹围，及时评估胎儿的生长发育情况，定时监测胎心，确定胎方位，选择合适的分娩方式。
- 加强病情观察，发现异常及时协助处理。

分娩期护理

（一）护理目标 产妇生命体征平稳，母婴健康。

（二）护理措施

- 密切观察产妇一般状况，保证充足的睡眠和摄入量，保持良好的体力。
- 注意观察产程进展、胎心、宫缩、胎位、先露下降及宫口扩张情况。
- 做好输液、输血、抢救新生儿的物品准备。第一个胎儿娩出后，做好断脐工作，以防止宫内的胎儿失血。助手在腹部固定宫内胎儿为纵产式，

分娩期护理	稳定腹压，密切观察宫缩、胎心、阴道流血情况，阴道检查及时了解胎位情况，排除脐带脱垂，尽早发现胎盘早剥。一般在 20 min 左右，宫内另一个胎儿自然娩出。当第一个胎儿娩出后 15 min 依然没有宫缩，可行人工破膜，给予低剂量缩宫素静脉滴注以促进子宫收缩。若产妇发生脐带脱垂或胎盘早剥。应立即娩出胎儿，可使用产钳助产或臀牵引。当胎儿都娩出后应立即使用缩宫素。当发现宫缩乏力、产程延长时，立即协助医师处理。

三、健康指导

1. 注意休息，孕期应避免劳累及剧烈运动，预防身体不适。
2. 补充营养，保障胎儿的稳定发育。
3. 遵医嘱增加检查次数，及时发现妊娠合并症及并发症，并积极诊治。
4. 注意预防早产，孕晚期禁止性生活，提前入院待产。

知识窗

单卵双胎是由一个受精卵分裂形成的双胎妊娠，约占双胎妊娠的 30%。单卵双胎具有相同的遗传基因，故两个胎儿血型、外貌、性别相同。根据发育阶段早期发生分裂的时间不同，受精卵分为 4 种类型。

1. 双绒毛膜双羊膜囊单卵胎　约占单卵双胎的 30%。受精卵分裂发生在受精后 3 日内的桑葚期，此时会形成两个独立的胚胎、两个羊膜囊。羊膜囊之间有两层绒毛膜、羊膜，胎盘为一个或两个。

2. 单绒毛膜双羊膜囊单卵双胎　约占单卵双胎的 68%。受精卵分裂发生在受精后 4～8 日内的胚泡期，此时已分化出滋养细胞，羊膜囊还未形成，两个胎儿共用一个胎盘，两个羊膜囊之间仅隔两层羊膜。

3. 单绒毛膜单羊膜囊单卵双胎　占单卵双胎的 1%～2%。受精卵在受精后 9～13 日分裂，此时羊膜囊已经形成，两个胎儿处于一个羊膜囊内，共用一个胎盘。

4. 联体双胎　极罕见。分裂发生在受精后第 13 日后，此时原始胎盘已形成，机体不能完全分裂成两个，会形成不同形式的联体儿。寄生胎也是联体双胎的一种形式，发育差的内细胞团被包入发育正常的胚胎体内，常位于胎儿上腹部腹膜后，胎体发育不完全。

四、护理评价

1. 孕妇摄入足够的营养，保证了母婴需要。
2. 产妇宫缩好，未发生产后大出血。

议一议

以小组为单位讨论：多胎妊娠的临床表现；根据临床表现，该如何实施护理措施？

· 任务拓展 ·

患者信息

姓名：乐某某	性别：女	年龄：31 岁
民族：汉	婚姻：已婚	职业：白领
身高：162 cm	体重：85 kg	供史者：本人

现病史：孕妇平素月经规律，月经初潮 13 岁，周期为 4～7 天/28～30 天，量适中，无痛经，白带色清，无异味，LMP 2022-03-07，量及性状如前，EDC 2022-12-14。自然受孕。停经 62 天在当地医院做 B 超，显示"宫内早孕，双孕囊，胚芽分别长 23 mm/24 mm。"大小符合孕周。有轻微恶心、呕吐、乏力等早孕反应，持续一个月缓解。孕早期在当地卫生院建立围产期保健册，定期产检，孕 4 月余自觉胎动，持续至今。唐氏综合征筛查及无创 DNA 结果为低风险，孕中期 B 超未见明显异常，75 g OGTT 正常，孕期监测血压正常，尿蛋白(－)。否认孕期有毒、有害物及放射线接触史，孕晚期无头晕、眼花、头痛、视物模糊，胸闷气短等，无黄疸、皮肤瘙痒及双下肢水肿等。今日停经 37^{+3} 周，腹痛 2 个多小时、阴道少量流血，无流液，自觉胎动可，来院就诊，门诊以"①孕 1 产 0 孕 37^{+3} 周头位/臀位待产，②双绒毛膜双羊膜囊双胎。"入院。怀孕以来，精神可，食欲佳，睡眠可，大小便如常，体重增加约 21 kg。

既往史：既往体健，否认梅毒、艾滋病、肝炎、结核等病史，否认糖尿病、高血压、甲状腺疾病等病史，否认重大手术及外伤史，否认输血史，否认药物、食物过敏史，否认中毒史，按常规预防接种。

个人史：大学文化程度，白领，生活习惯良好，否认冶游史，否认外地久居史，否认疫区、疫水接触史，否认高氟区、低碘区、牧区、矿山居住史，否认有毒有害物质、粉尘、放射性物质接触史，否认吸毒、药物成瘾史，无烟酒嗜好。

月经婚育史：初潮 13 岁，月经周期为 4～7 天/28～30 天，LMP 2022-03-07，月经周期规律，量适中，色暗红，无痛经。28 岁结婚，丈夫 29 岁，体健，家庭和睦，否认近亲婚配。生育史 0-0-0-0。

家族史：否认家族成员中遗传病、精神病、肿瘤等类似的病史。

体格检查：T 36.2℃，P 78 次/分，R 18 次/分，BP 112/72 mmHg，神志清醒，精神状况可。宫高 38 cm，腹围 110 cm。膀胱充盈：否。肠胀气：否。先露头，浮，胎儿体重估计 2000 g，胎方位 LOA/RSA，胎心率 142/137 次/分，宫缩不规则。胎心监护反应型。阴道检查：先露

－3，宫口未开，胎膜未破。

初步诊断：双胎妊娠，孕 1 产 0 孕 37^{+3} 周，一胎横位，高危妊娠监督。

辅助检查：双胎Ⅰ级（＞28 周）＋附件（2022-08-24 09：11）：宫内见两个胎儿，一个胎儿头位，双顶径 91 mm，胎心胎动存，瞬时心率 148 次/分；另一个胎儿臀位，双顶径 93 mm，胎心胎动存，瞬时心率 134 次/分。胎盘位于子宫后壁成熟度$Ⅱ^{+}$级。胎儿颈部未见压迹。孕妇双附件区未见明显异常回声。

·任务落实（分组角色扮演、情景模拟）·

1. 目前应对孕妇哪些方面做重点观察？

2. 护士该如何实施护理？

·任务评价·

评价内容	内容细分	分值	评分记录分配			备注
			自我评价	学生互评	教师评价	
专业知识						
专业能力						
职业素养						

子任务 7　羊水量异常

·临床案例·

王某某，33 岁，大学文化，已婚，停经 33^{+4} 周，B 超提示羊水指数 49 mm，无下腹部坠痛，无阴道流血、流液，自觉胎动可，来院就诊，门诊以“孕 3 产 0 孕 33^{+4} 周，妊娠合并羊水过少，高危妊娠监督”入院。

体格检查：T 36.9 ℃，P 70 次/分，R 19 次/分，BP 98/69 mmHg，神志清醒，精神状况可。

思维引导

1. 该孕妇存在的主要护理诊断/护理问题有哪些？

2. 孕妇对身体出现的改变，感到害怕、焦虑，护士该如何护理？

羊水过多

· 任务实施 ·

一、护理评估

（一）健康史

护士应详细询问孕妇的一般情况，了解孕妇年龄、有无不良生活习惯和妊娠合并症、有无不良生育史和先天性畸形家族史等。

（二）身体状况

评估孕妇的早孕反应、胎动、饮食等。测量孕妇身高、体重、血压。评估孕妇宫高、腹围是否与孕周相符，了解孕妇有无因羊水过多而诱发的症状，及早发现并发症。严密观察有无宫缩、胎动及胎心音，及时发现有无早产及胎儿宫内窘迫的征象。

（三）心理-社会状况

孕妇常因腹部过度膨隆感到不适，因担心胎儿发育异常而感到焦虑不安。当确诊为合并胎儿畸形的孕妇，可因妊娠失败而产生自责、悲伤，甚至抑郁而易怒、不配合治疗和护理工作。

（四）辅助检查

1. 超声检查 B 超是最重要的辅助检查方法，不仅可以测量羊水量，还可以了解胎儿畸形（如脊柱裂、无脑儿）、双胎及胎儿水肿等情况。B 超显示羊水指数（AFI）≥25 cm 或最大羊水垂直深度≥8 cm，提示羊水过多。

2. 甲胎蛋白（AFP）测定 孕妇血液中、羊水中 AFP 值明显增高提示可能存在神经管畸形、上消化道闭锁等。

3. 胎儿疾病检查 采用羊水或脐血中胎儿细胞进行分子遗传学或细胞检查，了解胎儿是否存在染色体数目、结构异常等。

（五）处理原则

1. 羊水过多胎儿正常，积极寻找病因并治疗，症状严重者可经腹行羊膜腔穿刺放出适量的羊水，缓解压迫症状，增加孕妇舒适感。

2. 羊水过多合并胎儿畸形，确诊后尽早终止妊娠。

二、护理思维与实践训练

与宫腔压力增加易致早产、胎膜早破、脐带脱垂等有关

↓

有受伤的危险

（一）护理目标　胎儿未因护理不当而造成受伤。

（二）护理措施

• 指导孕妇采用低钠饮食，多食水果和蔬菜，以防便秘。避免增加腹压的活动。

• 动态监测孕妇的体重、宫高、腹围、胎心变化，及时发现胎膜早破、胎盘早剥和脐带脱垂的征象，发现异常情况并积极协助处理。

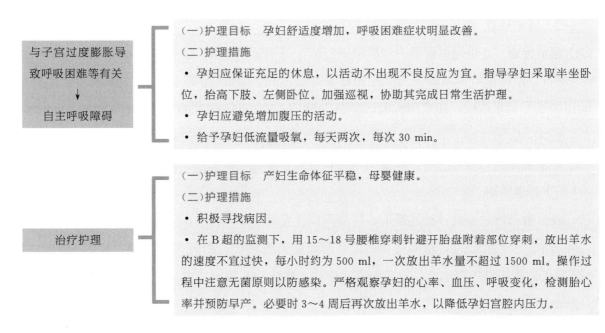

与子宫过度膨胀导致呼吸困难等有关
↓
自主呼吸障碍

(一)护理目标 孕妇舒适度增加，呼吸困难症状明显改善。

(二)护理措施

• 孕妇应保证充足的休息，以活动不出现不良反应为宜。指导孕妇采取半坐卧位，抬高下肢、左侧卧位。加强巡视，协助其完成日常生活护理。

• 孕妇应避免增加腹压的活动。

• 给予孕妇低流量吸氧，每天两次，每次 30 min。

治疗护理

(一)护理目标 产妇生命体征平稳，母婴健康。

(二)护理措施

• 积极寻找病因。

• 在 B 超的监测下，用 15～18 号腰椎穿刺针避开胎盘附着部位穿刺，放出羊水的速度不宜过快，每小时约为 500 ml，一次放出羊水量不超过 1500 ml。操作过程中注意无菌原则以防感染。严格观察孕妇的心率、血压、呼吸变化，检测胎心率并预防早产。必要时 3～4 周后再次放出羊水，以降低孕妇宫腔内压力。

三、健康指导

1. 指导孕妇增加产前检查次数及时发现异常，查明羊水过多的病因并进行治疗。

2. 合并胎儿畸形者予以引产，指导其严格避孕 6 个月，进行遗传咨询和产前诊断后，方可再次妊娠。

3. 出院后注意休息，加强营养，保持外阴清洁干燥，以防产后感染和出血的发生。

四、护理评价

1. 胎儿平安出生。

2. 孕妇舒适，呼吸困难症状得到改善。

羊水过少

·任务实施·

一、护理评估

(一)健康史

护士应详细询问孕妇的一般情况，了解孕妇年龄、有无不良生活习惯和妊娠合并症、有无不良生育史和先天性畸形家族史等。

(二)身体状况

评估孕妇的早孕反应、胎动、饮食等。测量孕妇身高、体重、血压。评估孕妇宫高、腹围是否与孕周相符，羊水过少的孕妇宫高、腹围增长较慢。注意观察孕妇的子宫敏感度、宫缩、胎心及胎动情况。

(三)心理-社会状况

孕妇及家属常因担心胎儿安危，担心因羊水过少影响分娩，而感到紧张、焦虑。

（四）辅助检查

1. 超声检查 B超是最重要的辅助检查方法，可测量羊水量，了解有无胎儿生长受限、胎儿畸形等情况。超声诊断羊水过少的标准为妊娠晚期，羊水指数(AFI)≤8 cm为羊水偏少，AFI≤5 cm可诊断为羊水过少；羊水最大暗区垂直深度(AFV)≤2 cm为羊水过少，AFV≤1 cm为严重羊水过少。

2. 羊水量测量 破膜时可以测量羊水量，缺点是不能早期诊断。

（五）处理原则

1. 确诊为羊水过少合并胎儿畸形，应尽早终止妊娠。

2. 羊水过少胎儿正常，积极寻找病因，尽可能延长孕周，适时终止妊娠。妊娠未足月，胎肺不成熟者，采用增加饮水量、羊膜腔灌注液体、静脉补液等方法增加羊水量，尽量延长孕周。

二、护理思维与实践训练

与羊水过少对胎儿保护作用降低有关
↓
有母体和胎儿双方受干扰的危险

（一）护理目标　胎儿没有受伤。

（二）护理措施

• 指导孕妇采取左侧卧位，有助于增加胎盘血液供应，教会孕妇自数胎动。胎儿出生后进行认真、全面的检查和评估，识别畸形。

• 观察孕妇的生命体征，动态监测孕妇的体重、宫高、腹围，评估宫缩、胎动、胎心和胎盘在子宫内的变化，发现异常情况并积极协助处理。

与担心胎儿畸形、早产有关
↓
焦虑

（一）护理目标　孕妇焦虑有所改善。

（二）护理措施

• 安慰孕妇，鼓励孕妇说出内心的担忧，护士在倾听的过程中给予恰当、及时的反馈。

• 向孕妇及家属解释病情并提供支持，减轻孕妇焦虑、恐惧心理。

• 帮助孕妇积极参与治疗和自我保健护理。对新生儿畸形或胎儿死亡的孕妇，提供情感支持。

治疗护理

（一）护理目标　产妇生命体征平稳，母婴健康。

（二）护理措施

• 积极寻找病因。

• 协助医师进行羊膜腔灌注治疗，操作过程中注意无菌原则以防感染，遵医嘱给予抗感染药物。

• 分娩时严密观察产程进展和胎心，做好物品准备，提前备好新生儿抢救用品。

三、健康指导

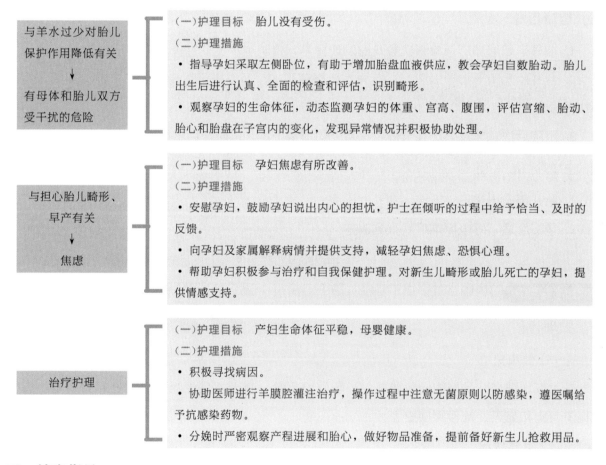

1. 指导孕妇增加产前检查次数及时发现异常，查明羊水过少的病因并积极治疗。

2. 教会孕妇自数胎动，如有异常及时就诊。

3. 合并胎儿畸形者予以引产，指导其严格避孕6个月，进行遗传咨询和产前诊断，方可再次妊娠。

四、护理评价

1. 胎儿在子宫内情况好，胎心正常。

2. 孕妇情绪稳定，积极配合治疗和护理。

议一议

以小组为单位讨论：羊水量异常都有哪些症状？根据胎儿不同状况，该如何实施护理措施？

·任务拓展·

患者信息

姓名：王某某	性别：女	年龄：33 岁
民族：汉	婚姻：已婚	职业：白领
身高：164 cm	体重：75 kg	供史者：本人

现病史：孕妇平素月经规律，月经初潮 14 岁，月经周期为 5～7 天/28～30 天，量适中，无痛经，白带色清，量少，无异味，LMP 2022-01-01，量及性状如前，EDC 2022-10-08。自然受孕。停经 40 天自测“尿妊娠试验(＋)”，停经 70 天在当地医院做 B 超，显示“宫内早孕，胚芽 26 mm”，大小符合孕周。有轻微恶心、呕吐、乏力等早孕反应，持续 1 个月缓解。孕早期在当地卫生院建立围产期保健册，定期产检，孕 4 月余自觉胎动，持续至今。唐氏综合征筛查及无创 DNA 结果为低风险，孕中期 B 超未见明显异常，75 g OGTT 正常，孕期监测血压正常，尿蛋白阴性。否认孕期有毒、有害物及放射线接触史，孕晚期无头晕、眼花、头痛、视物模糊、胸闷气短等，无黄疸、皮肤瘙痒及双下肢水肿等。今日 B 超提示羊水指数 49 mm，无腹痛，无阴道流血、流液，自觉胎动可，来院就诊，门诊以“①羊水过少，②G_3P_0 孕 33^{+4} 周头位待产”入院。怀孕以来，精神状态可，食欲佳，睡眠可，大小便如常，体重增加约 17 kg。

既往史：既往体健，否认梅毒、艾滋病、肝炎、结核等病史，否认糖尿病、高血压、甲状腺疾病等病史，否认重大手术及外伤史，否认输血史，否认药物、食物过敏史，否认中毒史，按常规预防接种。

个人史：大学文化程度，白领，生活习惯良好，否认冶游史，否认外地久居史，否认疫区、疫水接触史，否认高氟区、低碘区、牧区、矿山居住史，否认有毒有害物质、粉尘、放射性物质接触史，否认吸毒、药物成瘾史，无烟酒嗜好。

月经婚育史：月经初潮 14 岁，月经周期为 4～7 天/28～30 天，LMP 2022-01-01，月经周期规律，量适中，色暗红，无痛经，否认白带异常。30 岁结婚，丈夫 32 岁，体健，家庭和睦，否认近亲婚配。生育史 0-0-2-0。

家族史：否认家族成员中有精神病、遗传病、肿瘤等病史。

体格检查：T 36.9℃，P 70 次/分，R 19 次/分，BP 98/69 mmHg，神志清醒，精神状况可。宫高 28 cm，腹围 91 cm。膀胱充盈：否。肠胀气：否。先露头，浮，胎儿体重估计 2000 g，胎方位 LOA，胎心率 142 次/分，宫缩未及。胎心监护反应型。阴道内诊：未查。

初步诊断：孕 3 产 0 孕 33^{+4} 周，妊娠合并羊水过少，高危妊娠监督。

辅助检查：B 超：宫内见一胎儿，胎儿头位，双顶径 79 mm，头围 293 mm，腹围 286 mm，股骨长 61 mm。胎心胎动存，瞬时心率 140 次/分。胎盘位于子宫后壁，厚 43 mm，成熟度Ⅰ$^{+}$级。羊水指数：49 mn。胎儿颈部未见压迹。孕妇双附件区未见明显异常回声。

· 任务落实（分组角色扮演、情景模拟）·

1. 目前应对孕妇哪些方面做重点观察？

2. 护士该如何进行护理？

· 任务评价 ·

评价内容	内容细分	分值	评分记录分配			备注
			自我评价	学生互评	教师评价	
专业知识						
专业能力						
职业素养						

· 项目检测 ·

项目检测及参考答案

任务七　妊娠期特有疾病女性的护理

· 任务目标 ·

1. 知识目标　掌握妊娠糖尿病孕妇的身体状况、护理问题和护理措施；掌握妊娠高血压孕妇的基本变化和不同护理评估要点；掌握子痫孕妇的护理措施及使用硫酸镁的注意事项。熟悉糖尿病与妊娠、分娩的相互影响；熟悉子痫的护理要点；了解糖尿病的相关检查。

2. 能力目标　能对妊娠糖尿病孕妇进行全面的护理评估，针对出现的护理问题，提供整体护理和健康指导。会观察硫酸镁的副作用，会对硫酸镁中毒孕妇进行紧急救治。

3. 素养目标　能关爱孕产妇，具有良好的职业道德。学会与孕产妇进行良好的沟通，给予患者心理和生活支持，具有高度的爱心、责任心及团队合作意识。

子任务1　妊娠糖尿病

·临床案例·

李某某，30岁，G_1P_0，妊娠24周。近半个月来出现多饮、多食、多尿，经常自觉全身乏力。

实验室检查：空腹血糖(FPG)7.8 mmol/L。

临床诊断：妊娠糖尿病(GDM)。

思维引导

1. 孕妇比较焦虑，想知道糖尿病对妊娠的影响，应该如何指导？

2. 请告诉孕妇控制血糖的相关措施。

·任务实施·

一、护理评估

(一) 健康史

评估孕妇有无糖尿病病史及家族史，有无复杂性外阴阴道假丝酵母菌病，既往有无流产、死胎、巨大儿、新生儿呼吸窘迫综合征、胎儿畸形、新生儿死亡等不良孕产史。了解本次妊娠经过、病情及用药情况。同时，注意评估有无肾、心血管系统及视网膜病变等合并症的症状及体征。

(二) 身体状况

评估孕妇的症状与体征，有无三多一少、肥胖、糖耐量异常；有无皮肤或外阴瘙痒、视物模糊，有无产科并发症；有无巨大儿或胎儿生长受限。评估糖尿病的病情，分娩期重点评估孕妇有无低血糖及酮症酸中毒症状，严密监测产程进展及专科评估；产褥期主要评估有无低血糖或高血糖症状，有无产后出血及感染征兆；评估新生儿状况。

(三) 心理-社会状况

评估孕妇对糖尿病的认知情况，有无焦虑、恐惧心理，家庭成员关系是否良好。

(四) 辅助检查

测血糖了解糖尿病的诊断指标，对于妊娠24～28周及28周后首次就诊及所有尚未被诊断为妊娠前糖尿病(PGDM)或 GDM 的孕妇，进行 75 g OGTT 检测。

（五）处理原则

处理原则包括控制血糖，加强母儿监护，选择合适的分娩方式。

二、护理思维与实践训练

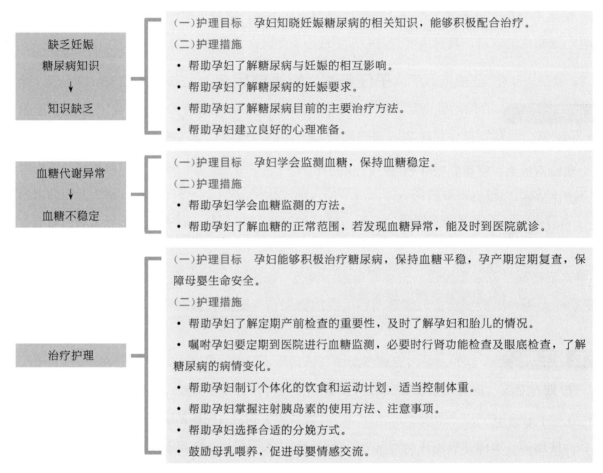

缺乏妊娠糖尿病知识 → 知识缺乏

（一）护理目标　孕妇知晓妊娠糖尿病的相关知识，能够积极配合治疗。

（二）护理措施

- 帮助孕妇了解糖尿病与妊娠的相互影响。
- 帮助孕妇了解糖尿病的妊娠要求。
- 帮助孕妇了解糖尿病目前的主要治疗方法。
- 帮助孕妇建立良好的心理准备。

血糖代谢异常 → 血糖不稳定

（一）护理目标　孕妇学会监测血糖，保持血糖稳定。

（二）护理措施

- 帮助孕妇学会血糖监测的方法。
- 帮助孕妇了解血糖的正常范围，若发现血糖异常，能及时到医院就诊。

治疗护理

（一）护理目标　孕妇能够积极治疗糖尿病，保持血糖平稳，孕产期定期复查，保障母婴生命安全。

（二）护理措施

- 帮助孕妇了解定期产前检查的重要性，及时了解孕妇和胎儿的情况。
- 嘱咐孕妇要定期到医院进行血糖监测，必要时行肾功能检查及眼底检查，了解糖尿病的病情变化。
- 帮助孕妇制订个体化的饮食和运动计划，适当控制体重。
- 帮助孕妇掌握注射胰岛素的使用方法、注意事项。
- 帮助孕妇选择合适的分娩方式。
- 鼓励母乳喂养，促进母婴情感交流。

三、健康指导

1. 嘱咐孕妇学会合理安排饮食、运动，控制体重，监测血糖，安全度过妊娠期。

2. 帮助孕妇了解妊娠糖尿病的相关知识，帮助其疏导负面情绪，缓解焦虑。

3. 嘱咐孕妇定期进行产前检查、糖尿病相关检查，了解妊娠、胎儿情况及糖尿病的病情变化情况，积极接受治疗。

知识窗

自我血糖监测

每日多次自测末梢血的血糖水平，有利于对血糖水平的了解和控制。注意事项：测量前可用肥皂洗手，每日测量时间准确，测前使用酒精棉签消毒。国际妇产科联盟(FIGO)建议所有 GDM 孕妇每天自我检测 3～4 次：空腹，每天 1 次，整夜禁食至少 8 h；餐后每天 2～3 次，餐后1 h或2 h(从开始进食计时)，条件有限时，每日应至少测1次血糖，并记录其与进食的关系。监测目标：控制标准为空腹血糖≤5.3 mmol/L，餐后1 h血糖≤7.8 mmol/L，2 h血糖≤6.7 mmol/L，夜间血糖不低于3.3 mmol/L。

四、护理评价

通过优质有效的护理措施，孕妇糖尿病病情得到良好控制；孕妇知晓妊娠糖尿病的相关知识；孕妇了解定期产检和血糖检查的必要性。孕妇能以积极的心态面对疾病和妊娠，安全顺利地度过孕产期。

议一议

以小组为单位讨论：妊娠糖尿病的症状，护士应该如何开展健康教育？

·任务拓展·

患者信息

姓名：李某某	性别：女	年龄：30岁
民族：汉	婚姻：已婚	职业：教师
身高：158 cm	体重：70 kg	供史者：本人

现病史：妊娠24周，近2周出现多饮、多食、多尿，全身疲乏无力。自诉早期妊娠过程顺利，孕期未进行糖尿病筛查实验。

既往史：既往体健，否认梅毒、艾滋病、肝炎、结核等病史，否认糖尿病、高血压、甲状腺疾病等病史，否认重大手术及外伤史，否认输血史，否认药物、食物过敏史，否认中毒史，按常规预防接种。

个人史：大学文化程度，教师，生活习惯良好，否认冶游史，否认外地久居史，否认疫区、疫水接触史，否认高氟区、低碘区、牧区、矿山居住史，否认有毒有害物质、粉尘、放射性物质接触史，否认吸毒、药物成瘾史，无烟酒嗜好。

月经婚育史：月经初潮13岁，月经周期为4～7天/28～30天，月经周期规律，量适中，色暗红，无痛经，否认白带异常。24岁结婚，丈夫26岁，体健，家庭和睦，否认近亲婚配。生育史0-0-0-0。

家族史：母亲有糖尿病病史10年，父亲有高血压病史12年。否认家族成员中有精神病、遗传病、肿瘤疾病等病史。

体格检查：T 36.2℃，P 84次/分，R 19次/分，BP 131/72 mmHg，神志清醒，精神状况

佳。产科检查：腹膨隆如孕 6 个月。

初步诊断：妊娠糖尿病。

辅助检查：实验室检查 FPG 7.8 mmol/L。

·任务落实(分组角色扮演、情景模拟)·

1. 该孕妇目前的护理诊断有哪些?
2. 针对该孕妇的情况，应该采取哪些护理措施?
3. 应该对该孕妇进行哪些健康教育?

·任务评价·

评价内容	内容细分	分值	评分记录分配			备注
			自我评价	学生互评	教师评价	
专业知识						
专业能力						
职业素养						

·项目检测·

项目检测及参考答案

子任务 2　妊娠高血压

·临床案例·

蔡某某，30 岁。G_1P_0，妊娠 37 周，3 周前出现双下肢水肿，经休息不消退，不定期产前检查。近 3 天自觉头晕、视物模糊、头痛来院就诊。

检查：T 36.6 ℃，P 85 次/分，BP 162/112 mmHg，LOA，无宫缩，胎心率 150 次/分，双下肢水肿(++)，尿蛋白 5 g/24 h。

思维引导

1. 该患者所患疾病该如何分类?
2. 该患者应首选哪种药物治疗?

·任务实施·

一、护理评估

（一）健康史

目前病因尚不确定，可能与妊娠年龄小于18岁和大于40岁、多胎妊娠、慢性高血压、慢性肾炎、妊娠高血压史、糖尿病、营养不良、精神过度紧张、气温变化过大等因素有关。应询问孕妇是否有高血压家族史，此次妊娠经过，出现异常现象的时间及治疗经过，特别应注意有无头痛、视力改变、上腹不适等症状。

（二）身体状况

除评估患者一般状况外，护士需重点评估患者的血压、水肿、自觉症状及抽搐、昏迷等情况。在评估过程中应注意以下5点。

1. **血压** 初测血压升高者休息1 h后再测，同时将测得的血压与其基础血压比较。

2. **蛋白尿** 取中段尿行尿蛋白检查。若24 h尿蛋白定量≥0.3 g者为异常。

3. **水肿** 出现自踝部逐渐向上延伸的凹陷性水肿，经休息后不消退。按水肿严重程度可以分为4级：局限于膝以下为(＋)，延及大腿根部下方者为(＋＋)，延及外阴及腹壁者为(＋＋＋)，全身水肿或伴有腹水者为(＋＋＋＋)。孕晚期水肿发生的原因可能是因下腔静脉受增大的子宫压迫使血液回流受阻，以及营养不良性低蛋白血症及贫血等引起，也可能是妊娠高血压。若水肿不明显，体重1周内增加超过0.5 kg则为隐性水肿，因此水肿的轻重并不一定反映妊娠高血压的严重程度。

4. 当孕妇出现恶心、呕吐、头痛、视物模糊、胸闷等自觉症状时提示病情加重，即进入重度子痫前期，应高度重视。

5. 抽搐与昏迷是最严重的表现，应特别注意神志及发作状态、频率、间歇时间、持续时间，有无唇舌咬伤、窒息或吸入性肺炎、摔伤甚至骨折等。子痫发作的典型表现为先出现眼球固定、瞳孔散大，口角及面部肌肉震动，数秒钟后发展为全身肌肉强直，头扭向一侧，颈项强直，两手紧握，两臂屈曲，两腿内旋，全身肌肉强烈抽搐。抽搐时常表现为牙关紧闭，呼吸暂停，面色青紫。抽搐时间约持续1 min，抽搐暂停后，患者深吸气并发出鼾声，恢复呼吸，全身肌肉松弛，进入昏迷状态。轻者抽搐后短期可苏醒。重者抽搐频繁发作，持续时间长，可陷入深度昏迷状态。子痫发作时易发生唇舌咬伤、吸入呕吐物导致窒息或吸入性肺炎等。

（三）心理-社会状况

评估患者及家属对疾病的了解程度，应对机制及合作程度。

（四）辅助检查

查阅患者携带的门诊化验单、影像学检查和其他检查报告结果。用胎心监护仪记录胎心变化情况和宫缩的情况。监测体重变化、生命体征、胸闷频率，询问是否出现视力改变、上腹部不适、下腹部疼痛、下肢水肿加重等症状。同时，监测尿常规、24 h 尿蛋白定量、凝血功能及肝肾功能等指标。

（五）处理原则

1. 妊娠高血压 轻度妊娠高血压者可门诊治疗，应加强产前检查，嘱患者注意休息，取左侧卧位，调节饮食，严密观察病情变化，必要时遵医嘱给予镇静剂。

2. 子痫前期、子痫 应住院治疗，护理原则为解痉、降压、扩容、镇静，适时终止妊娠，防止子痫及其他并发症发生。若疗效不显著，应及时终止妊娠。

二、护理思维与实践训练

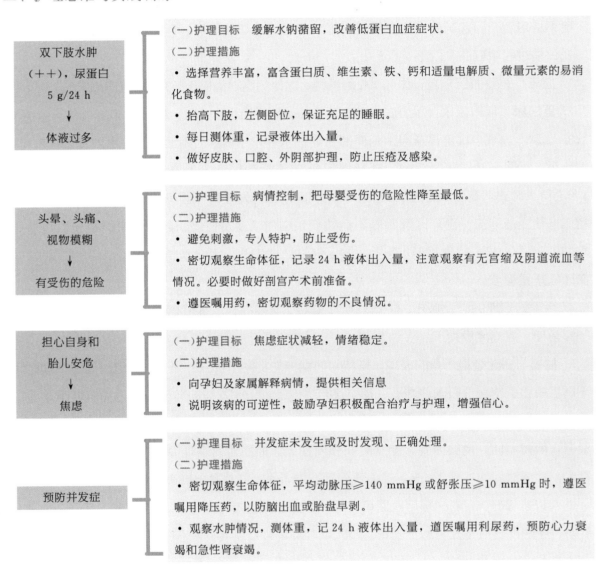

双下肢水肿（++），尿蛋白 5 g/24 h → 体液过多

（一）护理目标 缓解水钠潴留，改善低蛋白血症症状。

（二）护理措施

- 选择营养丰富，富含蛋白质、维生素、铁、钙和适量电解质、微量元素的易消化食物。
- 抬高下肢，左侧卧位，保证充足的睡眠。
- 每日测体重，记录液体出入量。
- 做好皮肤、口腔、外阴部护理，防止压疮及感染。

头晕、头痛、视物模糊 → 有受伤的危险

（一）护理目标 病情控制，把母婴受伤的危险性降至最低。

（二）护理措施

- 避免刺激，专人特护，防止受伤。
- 密切观察生命体征，记录 24 h 液体出入量，注意观察有无宫缩及阴道流血等情况。必要时做好剖宫产术前准备。
- 遵医嘱用药，密切观察药物的不良情况。

担心自身和胎儿安危 → 焦虑

（一）护理目标 焦虑症状减轻，情绪稳定。

（二）护理措施

- 向孕妇及家属解释病情，提供相关信息
- 说明该病的可逆性，鼓励孕妇积极配合治疗与护理，增强信心。

预防并发症

（一）护理目标 并发症未发生或及时发现、正确处理。

（二）护理措施

- 密切观察生命体征，平均动脉压≥140 mmHg 或舒张压≥10 mmHg 时，遵医嘱用降压药，以防脑出血或胎盘早剥。
- 观察水肿情况，测体重，记 24 h 液体出入量，遵医嘱用利尿药，预防心力衰竭和急性肾衰竭。

三、健康指导

1. 预防措施 加强孕期保健，从妊娠早期开始做产前检查，嘱孕妇及家属做好孕期监护，坚持左侧卧位，保证充足的休息和愉快的心情。指导孕妇合理饮食，鼓励多食富含铁、钙、维生素、蛋白质的食物及新鲜蔬果，减少脂肪和盐的摄入。做到从早孕期开始检查，发现异常，及时治疗。

2. 出院后指导 进行产褥期卫生宣教，嘱出院后定期复查血压、尿蛋白，有异常及时到医院就诊。目前尚无子女者，再次妊娠应在血压正常1～2年后，下次妊娠时应予以重视，尽早进行产前检查和孕期保健指导。

知识窗

妊娠高血压重症孕妇重要脏器受累表现在以下几个方面。①大脑：脑部动脉痉挛，引起脑组织缺血、水肿，出现头晕、头痛、恶心、呕吐和抽搐等症状，严重时脑部血管收缩伴有血管栓塞，出现点状出血，常可引起昏迷。②心脏：冠状小动脉痉挛，心率加快，甚至出现有一些憋气的情况，可引起心力衰竭。③肾：肾缺血，毛细血管血栓形成导致肾功能受损，可引起少尿、蛋白尿，严重者可出现肾衰竭。④肝：重度妊娠高血压可引起肝表面出血，而有上腹部不适，严重时形成血肿，甚至肝破裂出血，危及孕妇生命。⑤子宫胎盘：血管痉挛导致胎儿发育迟缓，生长受限，出现宫内窘迫甚至死亡，严重时发生胎盘早剥，释放组织凝血活酶导致弥散性血管内凝血(DIC)的发生。

四、护理评价

通过优质有效的护理措施，妊娠高血压的孕妇休息充分、睡眠良好、饮食合理，病情缓解；重度子痫前期的孕妇病情得以控制，未出现子痫及并发症；妊娠高血压的孕妇分娩经过顺利；孕妇治疗中未出现使用硫酸镁的重度不良反应。

议一议

以小组为单位讨论：目前孕妇存在哪些主要护理诊断？护理过程中该如何进行病情监测？

· 任务拓展 ·

患者信息

姓名：蔡某某	性别：女	年龄：30岁
民族：汉	婚姻：已婚	职业：商场导购
身高：158 cm	体重：54 kg	供史者：孕妇本人

现病史：3周前出现双下肢水肿，经休息不消退，未定期进行产前检查。近3天自觉头晕、头痛、视物模糊来院就诊。

既往史：既往体健，否认梅毒、艾滋病、肝炎、结核病等传染病病史，否认糖尿病、高血压、甲状腺疾病等慢性疾病病史，否认重大手术及外伤史，否认输血史，否认药物、食物过敏史，否认中毒史，按常规预防接种。

个人史：否认冶游史，否认外地久居史，否认疫区、疫水接触史，否认高氟区、低碘区、牧区、矿山居住史，否认有毒、有害物质、粉尘、放射性物质接触史，否认吸毒、药物成瘾史，无烟、酒嗜好。

月经婚育史：月经初潮 13 岁，月经周期为 4～7 天/28～30 天，月经周期规律，量适中，色暗红，无痛经，否认白带异常。25 岁结婚，丈夫 27 岁，体健，家庭和睦，否认近亲婚配。生育史 0-0-0-0。

家族史：否认家族成员中有精神病、遗传病、肿瘤等病史。

体格检查：T 36.2℃，P 80 次/分，R 20 次/分，BP 162/112 mmHg，LOA，无宫缩，胎心率 150 次/分，双下肢水肿(＋＋＋)，尿蛋白 5 g/24 h。

初步诊断：重度子痫前期。

辅助检查：胎心率 148 次/分，双下肢水肿(＋＋＋)，尿蛋白 5 g/24 h。

· 任务落实(分组角色扮演、情景模拟) ·

1. 孕产妇诊断为重度子痫前期的依据是什么？
2. 目前还需完善哪些检查？
3. 在护理过程中如何进行病情监测？

· 任务评价 ·

评价内容	内容细分	分值	评分记录分配			备注
			自我评价	学生互评	教师评价	
专业知识						
专业能力						
职业素养						

· 项目检测 ·

项目检测及参考答案

任务八 妊娠合并症女性的护理

·任务目标·

1. 知识目标　掌握妊娠合并心脏病、妊娠合并病毒性肝炎、妊娠合并缺铁性贫血的身体状况、护理问题和护理措施；熟悉心脏病、病毒性肝炎、贫血与妊娠、分娩的相互影响；了解妊娠合并心脏病的心功能分级，了解妊娠合并病毒性肝炎的分型和传播途径，了解妊娠合并缺铁性贫血的概念和分度。

2. 能力目标　能对妊娠合并心脏病女性、妊娠合并病毒性肝炎女性、妊娠合并贫血女性进行全面的护理评估，针对出现的护理问题，提供整体护理和健康指导。

3. 素养目标　能关爱、尊重孕产妇，具有良好的职业道德。学会与孕产妇进行良好的沟通，具有高度的爱心、责任心及团队合作意识。

子任务 1　妊娠合并心脏病

·临床案例·

黄女士，27 岁，G_1P_0，妊娠合并先天性心脏病，现妊娠 16 周，近 1 周进行轻微家务活动即感胸闷、气短、呼吸困难。

体格检查：体温 36.5 ℃，脉搏 120 次/分，呼吸 24 次/分，血压 135/80 mmHg，心尖部闻及Ⅲ级收缩期杂音，性质粗糙，肺底部有湿啰音。孕妇及家人担心母婴预后，丈夫陪她来院就诊。

思维引导

1. 评估该孕妇目前的心功能分级？
2. 该孕妇可能存在的护理问题有哪些？
3. 护士应该采取哪些护理措施？

·任务实施·

一、护理评估

（一）健康史

了解孕妇的产科疾病病史和心脏病病史，尤其是心脏病手术史、治疗史，目前的妊娠状况、心功能情况等。

（二）身体状况

评估孕妇心功能状态并分级；评估孕妇与心脏病有关的症状和体征；评估有无早期心力衰

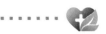

竭的表现；评估孕妇妊娠及胎儿在子宫内的状况，分娩期评估宫缩及产程进展；产褥期评估有无产后出血和产褥感染相关症状。

（三）心理-社会状况

评估孕妇及家属有无因缺乏相关知识引起的心理负担；注意观察孕妇产后的心理及情绪变化。

（四）辅助检查

采用心电图了解心脏病情况，采用 24 h 动态心电图了解有无心律失常和隐匿性心肌缺血，采用超声心动图(UCG)了解心脏结构及功能情况。

（五）处理原则

积极防治心力衰竭和感染。不宜妊娠者应终止妊娠。根据心功能和产科情况选择合适的分娩方式。不宜再次妊娠者，同时行输卵管结扎术。建立妊娠合并心脏病孕产妇抢救体系。

二、护理思维与实践训练

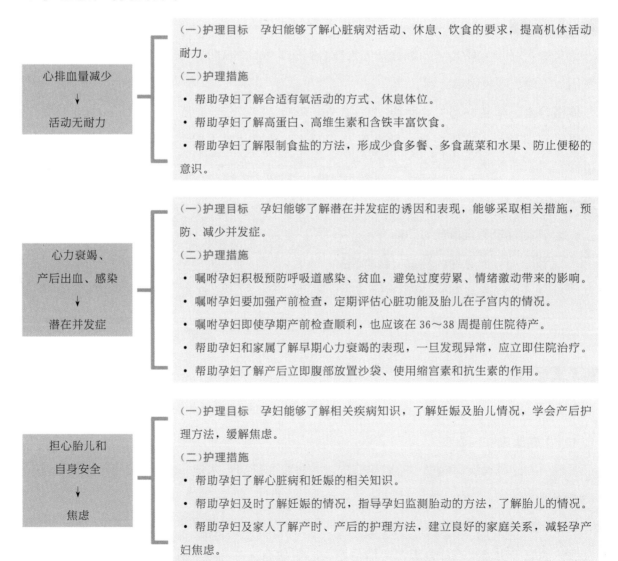

心排血量减少
↓
活动无耐力

(一)护理目标　孕妇能够了解心脏病对活动、休息、饮食的要求，提高机体活动耐力。

(二)护理措施

- 帮助孕妇了解合适有氧活动的方式、休息体位。
- 帮助孕妇了解高蛋白、高维生素和含铁丰富饮食。
- 帮助孕妇了解限制食盐的方法，形成少食多餐、多食蔬菜和水果、防止便秘的意识。

心力衰竭、
产后出血、感染
↓
潜在并发症

(一)护理目标　孕妇能够了解潜在并发症的诱因和表现，能够采取相关措施，预防、减少并发症。

(二)护理措施

- 嘱咐孕妇积极预防呼吸道感染、贫血，避免过度劳累、情绪激动带来的影响。
- 嘱咐孕妇要加强产前检查，定期评估心脏功能及胎儿在子宫内的情况。
- 嘱咐孕妇即使孕期产前检查顺利，也应该在 36～38 周提前住院待产。
- 帮助孕妇和家属了解早期心力衰竭的表现，一旦发现异常，应立即住院治疗。
- 帮助孕妇了解产后立即腹部放置沙袋、使用缩宫素和抗生素的作用。

担心胎儿和
自身安全
↓
焦虑

(一)护理目标　孕妇能够了解相关疾病知识，了解妊娠及胎儿情况，学会产后护理方法，缓解焦虑。

(二)护理措施

- 帮助孕妇了解心脏病和妊娠的相关知识。
- 帮助孕妇及时了解妊娠的情况，指导孕妇监测胎动的方法，了解胎儿的情况。
- 帮助孕妇及家人了解产时、产后的护理方法，建立良好的家庭关系，减轻孕产妇焦虑。

治疗护理

（一）护理目标　正确评估孕妇分娩产程进展及心功能情况，指导孕妇选择合适的分娩方式。

（二）护理措施

- 帮助急性心力衰竭的孕妇采取半卧位或端坐位，并给予高流量鼻导管吸氧。
- 帮助孕妇了解妊娠晚期严重心力衰竭者，要在控制心力衰竭的同时行剖宫产术，获得孕妇的支持。
- 帮助孕妇了解分娩时呼吸及放松技巧，宫缩时不宜用力，以产钳术或胎头吸引术缩短产程。
- 帮助孕妇了解产后 24 h 绝对卧床休息的重要性，取得孕妇和家属的配合。
- 帮助产妇选择合适的喂养方式。心功能Ⅰ～Ⅱ级的孕妇可以母乳喂养；Ⅲ级或以上者，应及时回乳。

三、健康指导

1. 嘱咐孕妇产后定期复查，了解身体恢复及婴儿生长发育情况。
2. 嘱咐孕妇产后要定期到心内科门诊复查，了解心脏病的发展变化情况。
3. 嘱咐未采取绝育术者，选择适宜的避孕措施，并且严格避孕。

知识窗

妊娠合并心脏病的孕前治疗

对于有可能行矫治手术的心脏病患者，应建议在孕前行心脏病的手术治疗，如先天性心血管病矫治术、瓣膜球囊扩张术、起搏器植入术、射频消融术，改善患者的心脏的结构及功能异常。如果患者计划妊娠，需要在心内科和妇产科医师的指导下，正确评估心脏病风险和妊娠风险，在风险较低的前提下再决定是否可以妊娠。

四、护理评价

通过护理，孕妇相关症状得到改善；孕妇了解心脏病与妊娠、分娩的相关知识，减少并发症。孕妇能够配合治疗，保证妊娠、分娩过程的顺利完成。

议一议

以小组为单位讨论：妊娠合并心脏病的心功能分级，妊娠的条件及处理原则有哪些？妊娠期应该实施哪些护理措施？

·任务拓展·

患者信息

姓名：黄某某　　性别：女　　年龄：27 岁

民族：汉　　婚姻：已婚　　职业：服务员

身高：170 cm　　体重：65 kg　　供史者：孕妇本人

现病史：现妊娠 16 周。近 1 周进行轻微家务活动后感到胸闷、气短、呼吸困难。检查：T 36.8℃，P 118 次/分，R 23 次/分，BP 133/79 mmHg，心尖区可闻及Ⅲ级收缩期杂音，性质粗糙，肺底部有湿啰音。

既往史：既往先天性心脏病史，否认梅毒、艾滋病、肝炎、结核等病史，否认糖尿病、高血压、甲状腺疾病等慢性疾病病史，否认重大手术及外伤史，否认输血史，否认药物、食物过敏史，否认中毒史，按常规预防接种。

个人史：高中文化，生活习惯良好，否认冶游史，否认外地久居史，否认疫区、疫水接触史，否认高氟区、低碘区、牧区、矿山居住史，否认有毒有害物质、粉尘、放射性物质接触史，否认吸毒、药物成瘾史，无烟、酒嗜好。

月经婚育史：月经初潮 14 岁，月经周期规律，为 4～7 天/28～30 天，量适中，色暗红，无痛经，否认白带异常。20 岁结婚，丈夫 23 岁，体健，家庭和睦，否认近亲婚配。生育史 0-0-0-0。

家族史：否认家族成员中有精神病、遗传病、肿瘤等病史。

体格检查：T 36.8℃，P 118 次/分，R 23 次/分，BP 133/79 mmHg，神志清醒，精神状况佳。心尖区可闻及粗糙的Ⅲ级收缩期杂音，肺底有湿啰音。产科检查：子宫增大如孕 4 个月大。

初步诊断：妊娠合并先天性心脏病。

辅助检查：X 线检查提示左、右心室增大。

·任务落实(分组角色扮演、情景模拟)·

1. 如何对该孕妇进行护理评估？

2. 该孕妇目前存在哪些护理问题？

3. 护士应该如何实施护理措施？

·任务评价·

评价内容	内容细分	分值	评分记录分配			备注
			自我评价	学生互评	教师评价	
专业知识						
专业能力						
职业素养						

· 项目检测 ·

项目检测及参考答案

子任务 2　妊娠合并病毒性肝炎

· 临床案例 ·

张某某，28 岁，停经 36 周，近一周出现乏力、恶心、呕吐，食欲缺乏。

体格检查：T 37.1℃，P 89 次/分，R 20 次/分，BP 131/82 mmHg，神志清醒，精神状况欠佳，右季肋区疼痛。子宫增大如孕 9 个月。

实验室检查：HBsAg(＋)。诊断为妊娠合并急性乙型病毒性肝炎。

思维引导

1. 该孕妇存在哪些护理问题？

2. 护士应该采取哪些护理措施？

· 任务实施 ·

一、护理评估

（一）健康史

评估孕妇有无与肝炎患者密切接触史或半年内输血、注射血制品史，有无肝炎病家族史及当地流行病病史等。重症肝炎孕妇应评估有无诱发因素、治疗用药情况，孕妇对肝炎相关知识的了解情况。

（二）身体状况

评估孕妇的相关症状与体征，鉴别肝炎类型及病情轻重。

（三）心理-社会状况

评估孕妇及家人对肝炎的认知程度及家庭关系；评估孕妇有无担心感染胎儿而产生焦虑、自卑心理。

（四）辅助检查

肝功能检查了解有无肝细胞损伤及损伤情况。血清病原学检查确定病毒性肝炎的类型。

（五）处理原则

指导乙型肝炎孕妇的受孕要求。轻型患者采用护肝、对症支持治疗，重症患者应抗炎护肝，预防肝性脑病、DIC 及肾衰竭。妊娠末期重症患者，积极治疗 24 h 后，剖宫产结束妊娠。

二、护理思维与实践训练

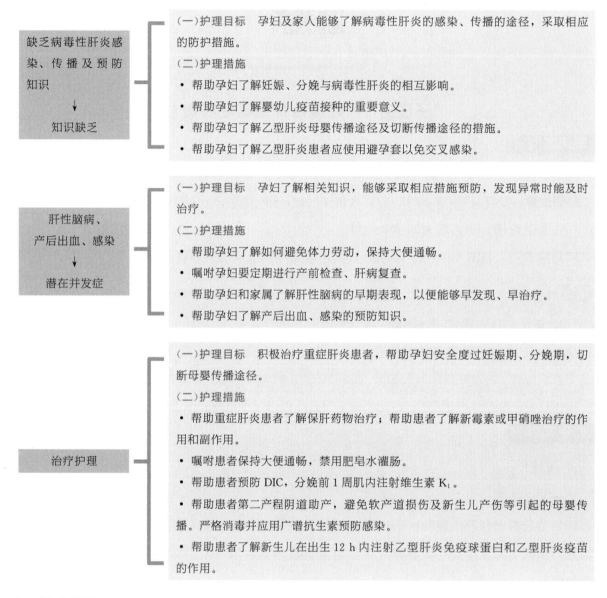

缺乏病毒性肝炎感染、传播及预防知识 → 知识缺乏

（一）护理目标　孕妇及家人能够了解病毒性肝炎的感染、传播的途径，采取相应的防护措施。

（二）护理措施

- 帮助孕妇了解妊娠、分娩与病毒性肝炎的相互影响。
- 帮助孕妇了解婴幼儿疫苗接种的重要意义。
- 帮助孕妇了解乙型肝炎母婴传播途径及切断传播途径的措施。
- 帮助孕妇了解乙型肝炎患者应使用避孕套以免交叉感染。

肝性脑病、产后出血、感染 → 潜在并发症

（一）护理目标　孕妇了解相关知识，能够采取相应措施预防，发现异常时能及时治疗。

（二）护理措施

- 帮助孕妇了解如何避免体力劳动，保持大便通畅。
- 嘱咐孕妇要定期进行产前检查、肝病复查。
- 帮助孕妇和家属了解肝性脑病的早期表现，以便能够早发现、早治疗。
- 帮助孕妇了解产后出血、感染的预防知识。

治疗护理

（一）护理目标　积极治疗重症肝炎患者，帮助孕妇安全度过妊娠期、分娩期，切断母婴传播途径。

（二）护理措施

- 帮助重症肝炎患者了解保肝药物治疗；帮助患者了解新霉素或甲硝唑治疗的作用和副作用。
- 嘱咐患者保持大便通畅，禁用肥皂水灌肠。
- 帮助患者预防 DIC，分娩前 1 周肌内注射维生素 K_1。
- 帮助患者第二产程阴道助产，避免软产道损伤及新生儿产伤等引起的母婴传播。严格消毒并应用广谱抗生素预防感染。
- 帮助患者了解新生儿在出生 12 h 内注射乙型肝炎免疫球蛋白和乙型肝炎疫苗的作用。

三、健康指导

1. 嘱咐孕妇定期复查，帮助孕妇减少产后焦虑，建立良好的母婴关系。

2. 嘱咐不宜哺乳者学会人工喂养的方法。嘱咐产妇回奶不能用雌激素，可口服生麦芽或乳房外敷芒硝。

3. 嘱咐已患肝炎的育龄女性应做好避孕措施，禁止使用避孕药物；嘱咐急性肝炎患者应痊愈后至少半年，最好 2 年后再妊娠。

知识窗

预防妊娠合并病毒性肝炎：①加强饮食的卫生，注意餐具消毒；②按时接种乙型肝炎疫苗；③选择到正规的医院采集血制品或进行输血治疗；④注意使用一次性无菌注射器，避免使用公用注射器。

四、护理评价

通过护理，病毒性肝炎孕妇的病情平稳；孕妇了解妊娠、分娩与病毒性肝炎的相关知识，能做好自我保健与防护；孕妇顺利度过妊娠期、分娩期。

议一议

以小组为单位讨论：妊娠合并病毒性肝炎的症状，以及应该如何护理？

·任务拓展·

患者信息

姓名：张某某	性别：女	年龄：28 岁
民族：汉	婚姻：已婚	职业：工人
身高：160 cm	体重：58 kg	供史者：孕妇本人

现病史：现停经 36 周，近 1 周出现乏力、食欲缺乏、恶心、呕吐、厌油，右季肋区疼痛，急诊入院。

既往史：既往体健，否认梅毒、艾滋病、肝炎、结核等病史，否认糖尿病、高血压、甲状腺疾病等病史，否认重大手术及外伤史，否认输血史，否认药物、食物过敏史，否认中毒史，按常规预防接种。

个人史：高中文化，否认冶游史，否认外地久居史，否认疫区、疫水接触史，否认高氟区、低碘区、牧区、矿山居住史，否认有毒有害物质、粉尘、放射性物质接触史，否认吸毒、药物成瘾史，无烟、酒嗜好。

月经婚育史：月经初潮 13 岁，月经周期为 4～7 天/28～30 天，末次月经 2021 10 07。月经周期规律，量适中，色暗红，无痛经，否认白带异常。24 岁结婚，丈夫 25 岁，体健，家庭和睦，否认近亲婚配。生育史 1-0-1-0。

家族史：否认家族成员中有精神病、遗传病、肿瘤等病史。

体格检查：T 37.1℃，P 89 次/分，R 20 次/分，BP 131/82 mmHg，神志清醒，精神状况欠佳。子宫增大如孕 9 个月。

初步诊断：妊娠合并急性乙型病毒性肝炎。

辅助检查：实验室检查 HBsAg(+)。

·任务落实(分组角色扮演、情景模拟)·

1. 如何对该孕妇进行护理评估？
2. 该孕妇存在哪些护理问题？
3. 护士应该实施哪些护理措施？

·任务评价·

评价内容	内容细分	分值	评分记录分配			备注
			自我评价	学生互评	教师评价	
专业知识						
专业能力						
职业素养						

·项目检测·

项目检测及参考答案

子任务3　妊娠合并缺铁性贫血

·临床案例·

蒋某某，23岁，已婚，G_1P_0，停经20周。近1周来自觉头晕、乏力、心慌、气短、食欲缺乏。

体格检查：面色苍白，睑结膜苍白。

实验室检查：红细胞 3.3×10^{12}/L，血红蛋白 90 g/L，血细胞比容 0.30。诊断为妊娠期贫血。

思维引导

1. 该孕妇存在哪些护理问题？
2. 护士应该采取哪些护理措施？

·任务实施·

一、护理评估

（一）健康史

评估孕妇有无月经过多、有无不良饮食史、有无长期偏食、胃肠道功能紊乱导致的营养不良史等。

（二）身体状况

评估孕妇有无贫血相关症状和体征，有无产科并发症及胎儿异常情况，有无感染等。

（三）心理-社会状况

了解孕妇对贫血知识的掌握情况和心理变化情况，孕妇的家庭关系是否融洽。

（四）辅助检查

了解贫血孕妇血象，是否为小红细胞低血红蛋白性贫血，孕妇血清铁＜6.5 μmol/L，骨髓象检查示红细胞轻度或中度增生活跃，骨髓铁染色细胞内外铁均减少。

（五）处理原则

处理原则为补充铁剂，必要时输血，治疗并发症，预防感染和产后出血。

二、护理思维与实践训练

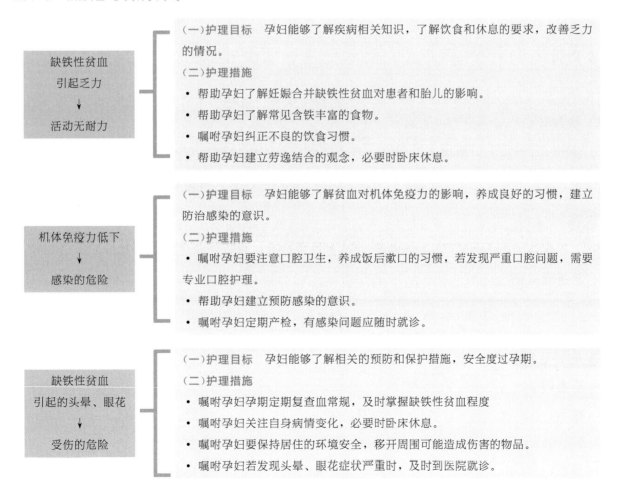

缺铁性贫血引起乏力
↓
活动无耐力

（一）护理目标　孕妇能够了解疾病相关知识，了解饮食和休息的要求，改善乏力的情况。

（二）护理措施

- 帮助孕妇了解妊娠合并缺铁性贫血对患者和胎儿的影响。
- 帮助孕妇了解常见含铁丰富的食物。
- 嘱咐孕妇纠正不良的饮食习惯。
- 帮助孕妇建立劳逸结合的观念，必要时卧床休息。

机体免疫力低下
↓
感染的危险

（一）护理目标　孕妇能够了解贫血对机体免疫力的影响，养成良好的习惯，建立防治感染的意识。

（二）护理措施

- 嘱咐孕妇要注意口腔卫生，养成饭后漱口的习惯，若发现严重口腔问题，需要专业口腔护理。
- 帮助孕妇建立预防感染的意识。
- 嘱咐孕妇定期产检，有感染问题应随时就诊。

缺铁性贫血引起的头晕、眼花
↓
受伤的危险

（一）护理目标　孕妇能够了解相关的预防和保护措施，安全度过孕期。

（二）护理措施

- 嘱咐孕妇孕期定期复查血常规，及时掌握缺铁性贫血程度
- 嘱咐孕妇关注自身病情变化，必要时卧床休息。
- 嘱咐孕妇要保持居住的环境安全，移开周围可能造成伤害的物品。
- 嘱咐孕妇若发现头晕、眼花症状严重时，及时到医院就诊。

治疗护理

(一)护理目标　孕妇治疗后缺铁性贫血情况好转，妊娠分娩顺利完成，无并发症发生。

(二)护理措施

- 帮助孕妇了解口服铁剂的方法和副作用。
- 帮助孕妇了解肌内注射铁剂的注意事项。
- 注意观察孕妇用药期间会出现的不良反应，注意预防产后出血和感染。
- 嘱咐重度缺铁性贫血者需输血治疗。

三、健康指导

1. 嘱咐孕妇铁剂应在两餐中间或餐后口服，以免引起胃肠道不适。
2. 帮助孕妇了解妊娠合并缺铁性贫血的相关知识，使孕妇有心理准备。
3. 嘱咐产妇产后仍需定期到内科复查。

知识窗

妊娠合并缺铁性贫血的孕妇如何补铁

对于诊断明确的妊娠合并缺铁性贫血的孕妇，每日应补充元素铁 100～200 mg。常用口服铁剂的规格、元素铁含量及元素铁用法：硫酸亚铁 300 毫克/片，元素铁含量 60 毫克/片，用法为 60 毫克/次，3 次/日；富马酸亚铁 200 毫克/片，元素铁含量为 60 毫克/片，用法为 60～120 毫克/次，3 次/日；琥珀酸亚铁 100 毫克/片，元素铁含量为 30 毫克/片，用法为 60 毫克/次，3 次/日。

四、护理评价

通过优质有效的护理措施，孕妇贫血的症状和焦虑情绪得到改善。心态乐观，劳逸结合，无感染、跌伤等意外发生。妊娠期、分娩期有良好的身心状态，母婴健康。

议一议

以小组为单位讨论：妊娠合并缺铁性贫血的症状，根据患者不同的身体状况，该如何实施护理措施？

· 任务拓展 ·

患者信息

姓名：蒋某某	性别：女	年龄：23 岁
民族：汉	婚姻：已婚	职业：工人
身高：160 cm	体重：65 kg	供史者：本人

现病史：现妊娠 20 周，G_1P_0，近 2 周出现乏力、头晕、心慌、气短、食欲缺乏。自诉平时月经周期为 30 天，经血颜色较暗、经量偏多，经期持续 8～10 天。

既往史：既往体健，否认梅毒、艾滋病、肝炎、结核等病史，否认糖尿病、高血压、甲状腺疾病等病史，否认重大手术及外伤史，否认输血史，否认药物、食物过敏史，否认中毒史，按常规预防接种。

个人史：高中文化，否认冶游史，否认外地久居史，否认疫区、疫水接触史，否认高氟区、低碘区、牧区、矿山居住史，否认有毒、有害物质、粉尘、放射性物质接触史，否认吸毒、药物成瘾史，无烟、酒嗜好。

月经婚育史：月经初潮 13 岁，月经周期为 8～10 天/30 天，量多，色暗红，无痛经，否认白带异常。20 岁结婚，丈夫 23 岁，体健，家庭和睦，否认近亲婚配。生育史 0-0-0-0。

家族史：否认家族成员中有精神病、遗传病、肿瘤疾病等病史。

体格检查：T 36.5℃，P 80 次/分，R 20 次/分，BP 135/70 mmHg，神志清醒，精神状况欠佳。面色苍白、睑结膜苍白。

初步诊断：妊娠合并缺铁性贫血。

辅助检查：实验室检查示小细胞低色素性贫血，红细胞 3.3×10^{12}/L，血红蛋白 90 g/L，血细胞比容 0.30。

·任务落实(分组角色扮演、情景模拟)·

1. 如何对孕妇进行护理评估？
2. 该孕妇目前存在哪些护理问题？
3. 护士应该实施哪些护理措施？

·任务评价·

评价内容	内容细分	分值	评分记录分配			备注
			自我评价	学生互评	教师评价	
专业知识						
专业能力						
职业素养						

·项目检测·

项目检测及参考答案

任务九 异常分娩女性的护理

·任务目标·

1. 知识目标 掌握产力、产道、胎位及胎儿、精神状况异常产妇的护理诊断、护理措施、预期目标和护理评价；熟悉产力、产道、胎位及胎儿、精神状况异常的病因、临床表现、处理原则；了解产力异常的概念和分类。

2. 能力目标 能对产力、产道、胎位及胎儿、精神状况异常产妇进行全面的护理评估，针对出现的护理问题，提供整体护理和健康指导。

3. 素养目标 能关爱、尊重、理解女性，具有良好的职业道德。学会与孕产妇进行良好的沟通，尊重生命，具有高度的爱心、责任心及团队合作意识。

子任务1 产力异常

·临床案例·

李某某，32岁，已婚。停经39^{+6}周，宫口开3 cm于凌晨3:00送入产房，9:00产妇精神欠佳，生命体征正常，复测宫高34 cm，腹围100 cm，宫缩持续25 s，间歇6～7 min，胎位LOT，胎心率142次/分，宫口开全，S+2，胎膜自破，羊水清。宫缩高峰期触摸子宫体，隆起不明显，指压子宫底肌壁仍可出现凹陷，膀胱充盈。

思维引导

1. 对于孕妇出现的症状，护士应该采取哪些护理措施？
2. 孕妇自觉不能配合宫缩用力，感觉产程长，感到害怕、焦虑，护士应该如何护理？

·任务实施·

一、护理评估

（一）健康史

评估胎位有无异常，确定宫缩乏力的原因，了解子宫是否发育不良或畸形，是否合并妇科疾病，是否受药物及精神因素影响。

（二）身体状况

评估产妇精神状况和生命体征，是否进食，膀胱是否充盈等。评估胎心音、羊水、胎方位，以及宫缩的节律性、对称性、极性、强度及频率等情况。

（三）心理-社会状况

评估产妇有无因家庭变故、社会因素、家属因素等引起的焦虑不安、情绪低落、烦躁易怒等。

（四）辅助检查

1. **持续性胎心监护** 综合分析胎儿在子宫内的状况及宫缩情况。

2. 实验室检查。

3. Bishop 宫颈成熟度评分。

（五）处理原则

调整身体及心理因素，加强宫缩。

二、护理思维与实践训练

宫缩乏力，产程延长 → 焦虑

（一）护理目标 缓解患者焦虑。

（二）护理措施

- 安慰患者，解释宫缩乏力的原因和解决的方法。
- 评估进食及排尿情况，评估胎位及宫缩情况。

产程延长，体力消耗增加，水电解质紊乱 → 疲乏

（一）护理目标 补充体力，防止水电解质紊乱。

（二）护理措施

- 保证休息，鼓励进食，积极引导排尿，无效时进行导尿。
- 保持外阴清洁，及时更换会阴垫，使产妇感到舒适。
- 不能进食者，遵医嘱给予静脉输液。

治疗护理

（一）护理目标 产妇缓解焦虑，增加分娩信心，主动配合助产士试产。

（二）护理措施

- 第一产程改善全身情况：休息、进食、排尿。
- 加强宫缩：静脉滴注缩宫素、针刺合谷穴、刺激乳头、未破膜者给予破膜。
- 第一产程处理后仍无进展者，做好剖宫产术前准备。
- 第一产程积极处理后宫缩转正常，产程有进展者，做好阴道助产及新生儿抢救准备。
- 第三产程：预防产后出血及感染。

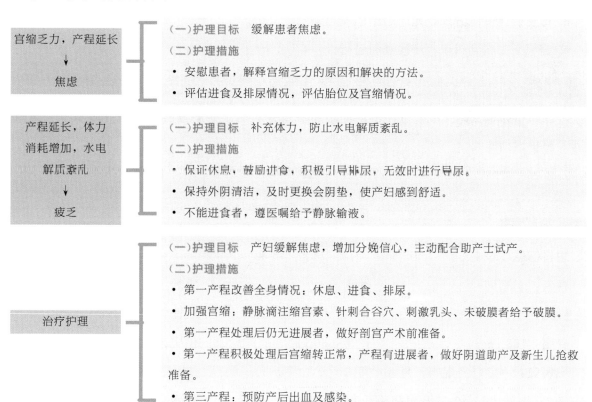

三、健康指导

1. 嘱产妇在产程中注意呼吸控制及休息，积极进食，防止疲乏，及时排尿，防止膀胱充盈。

2. 为产妇提供自然分娩相关知识，使产妇有心理准备，增强其分娩信心。

3. 嘱孕妇定期产检，及时了解胎儿情况、胎位情况及自身分娩条件，规避不利于自然分娩的因素。

4. 设立助产士门诊，为产妇系统提供自然分娩知识，解答疑惑，缓解恐惧、焦虑，增加分娩信心。

知识窗

产力是分娩的动力，产力中以子宫收缩力为主，子宫收缩力贯穿于分娩全过程。在分娩过程中，子宫收缩的节律性、对称性及极性不正常或强度、频率有改变，称子宫收缩力异常，产力异常。临床上子宫收缩力异常分为子宫收缩乏力(简称宫缩乏力)和子宫收缩过强(简称宫缩过强)两类，宫缩乏力又分为协调性子宫收缩乏力和不协调性子宫收缩乏力。

四、护理评价

1. 产妇在待产和分娩过程中的舒适感得到支持和满足。

2. 产妇不存在水电解质失衡与酸中毒问题。

3. 母婴安全度过分娩，无产后出血及感染发生。

4. 宫缩乏力得到纠正，产程顺利进行。

议一议

以小组为单位讨论：产力异常的危险和潜在并发症？根据患者不同的身体状况，该如何实施护理措施？

·任务拓展·

患者信息

姓名：李某某	性别：女	年龄：32 岁
民族：汉	婚姻：已婚	职业：教师
身高：158 cm	体重：60 kg	供史者：本人

现病史：平素月经规则，月经经期 10 天，周期 30～60 天。末次月经：2021-8-2，预产期：2022-5-23(根据 2021-10-11 B 超胚芽长 14 mm 推算)，停经 34 天自测“尿妊娠试验(＋)”。今停经

39^{+3} 周，1 h 前在家中无明显诱因地出现不规则下腹痛伴见红，无阴道流血、流液等不适，自觉胎动同前，要求待产，以“孕 1 次，产 0 次，孕 39^{+3} 周，正常妊娠监督”入院。

既往史：既往体健，否认梅毒、艾滋病、肝炎、结核等病史，否认糖尿病、高血压、甲状腺疾病等病史，否认重大手术及外伤史，否认输血史，否认药物、食物过敏史，否认中毒史，预防接种史不详。

个人史：大学文化程度，否认冶游史，否认外地久居史，否认疫区、疫水接触史，否认高氟区、低碘区、牧区、矿山居住史，否认有毒有害物质、粉尘、放射性物质接触史，否认吸毒、药物成瘾史，无烟、酒嗜好。

月经婚育史：月经初潮 13 岁，月经周期为 10 天/30～60 天，量中，色暗红，无血块，无痛经，否认白带异常。25 岁结婚，丈夫 27 岁，体健，家庭和睦，否认近亲婚配。生育史 0-0-0-0。

家族史：否认家族成员中有精神病、遗传病、肿瘤等病史。

体格检查：T 36.5℃，P 71 次/分，R 18 次/分，BP 118/76 mmHg，基础体重 46.5 kg，基础血压 110/80 mmHg，现体重 60 kg，身高 158 cm。

产科检查：宫高 32 cm，腹围 93 cm，LOA，先露头，已入盆，估计胎儿体重 3000 g，胎心率 140 次/分，宫缩不规则，胎膜未破。骨盆外测量：髂棘间径 24 cm，髂嵴间径 27 cm，骶耻外径 19 cm，坐骨结节间径 9 cm。

初步诊断：孕 1 产 0 孕 39^{+3} 周正常妊娠监督。

辅助检查：2022-05-18 门诊产科 B 超：单胎；胎位 LOA；双顶径 90 mm，股骨径 69 mm；头围 315 mm，腹围 332 mm；胎心搏动：有；羊水指数 100 mm；脐动脉 S/D2.41；脐动脉 RI0.59，心率 140 bpm，律齐。

· 任务落实(分组角色扮演、情景模拟) ·

1. 如何对产妇进行护理评估？
2. 目前应对产妇哪些方面做重点观察？
3. 在药物治疗后，助产士该如何实施护理？

· 任务评价 ·

评价内容	内容细分	分值	评分记录分配			备注
			自我评价	学生互评	教师评价	
专业知识						
专业能力						

续表

评价内容	内容细分	分值	评分记录分配			备注
			自我评价	学生互评	教师评价	
职业素养						

子任务 2　产道异常

· 临床案例 ·

王女士，29 岁，已婚，3 月 25 日因“停经 40^{+3} 周，少量见红 2 h”于 8:30 入院。3 月 26 日 2:30 分出现规律宫缩，8 h 后宫口开 3 cm 入产房。生命体征正常，胎心率 148 次/分，宫缩 25 s/5～6 min，强度弱，跨耻征可疑阳性，宫高 31 cm，腹围 90 cm，胎儿大小估计 3000 g。骨盆测量：髂棘间径 23 cm，髂嵴间径 25 cm，骶耻外径 17 cm，坐骨结节间径 8 cm，坐骨棘间径 8 cm。

阴道检查：宫口开 3 cm，先露 S−3，LOA。

思维引导

1. 对于孕妇现在的情况，护士应该采取哪些护理措施？
2. 孕妇自觉产程较长，宫口开得慢，感到焦虑，护士应该如何护理？

· 任务实施 ·

一、护理评估

（一）健康史

询问产妇有无佝偻病、脊髓灰质炎、脊柱和髋关节结核及外伤史。了解历次产检情况。若为经产妇，了解分娩方式及新生儿出生情况。

（二）身体状况及产科体征

测量孕妇身高，身高<145 cm 应警惕均小骨盆。观察孕妇体型、腹型，步态有无跛足，有无脊柱及髋关节畸形，米氏菱形窝是否对称。测量宫高、腹围，结合 B 超估计胎儿大小。了解骨盆外测量情况，评估宫缩的节律性、对称性、极性、强度及频率，评估胎心音、羊水状况及胎位情况，评估头盆对称情况。

（三）心理-社会状况

评估产妇及家属心理状况、家庭支持力度。

（四）辅助检查

1. 持续性胎心监护　持续观察、分析胎儿在子宫内的状况及宫缩情况。

2. **B超检查** 评估胎儿情况(胎儿头围、腹围、股骨长、双顶径等)及头盆关系。

(五)处理原则

产妇一般状况良好，胎儿大小适中，严密监护下试产 2～4 h，如出现产程停滞、胎儿窘迫等异常情况需立即汇报医生，做好手术准备。

二、护理思维与实践训练

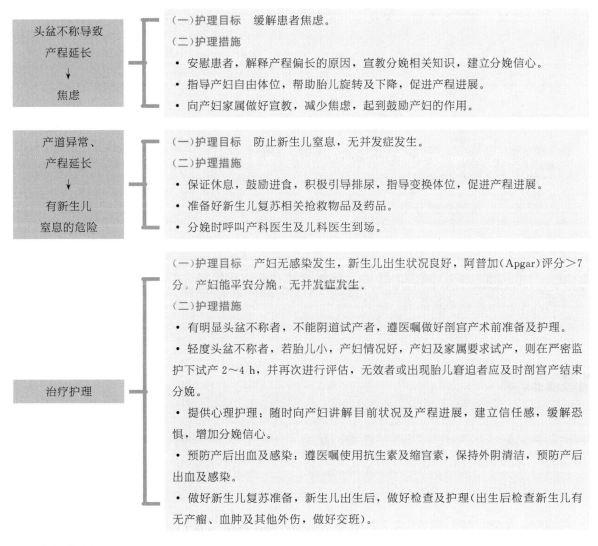

头盆不称导致产程延长 → 焦虑

(一)护理目标 缓解患者焦虑。

(二)护理措施

- 安慰患者，解释产程偏长的原因，宣教分娩相关知识，建立分娩信心。
- 指导产妇自由体位，帮助胎儿旋转及下降，促进产程进展。
- 向产妇家属做好宣教，减少焦虑，起到鼓励产妇的作用。

产道异常、产程延长 → 有新生儿窒息的危险

(一)护理目标 防止新生儿窒息，无并发症发生。

(二)护理措施

- 保证休息，鼓励进食，积极引导排尿，指导变换体位，促进产程进展。
- 准备好新生儿复苏相关抢救物品及药品。
- 分娩时呼叫产科医生及儿科医生到场。

治疗护理

(一)护理目标 产妇无感染发生，新生儿出生状况良好，阿普加(Apgar)评分>7分，产妇能平安分娩，无并发症发生。

(二)护理措施

- 有明显头盆不称者，不能阴道试产者，遵医嘱做好剖宫产术前准备及护理。
- 轻度头盆不称者，若胎儿小，产妇情况好，产妇及家属要求试产，则在严密监护下试产 2～4 h，并再次进行评估，无效者或出现胎儿窘迫者应及时剖宫产结束分娩。
- 提供心理护理：随时向产妇讲解目前状况及产程进展，建立信任感，缓解恐惧，增加分娩信心。
- 预防产后出血及感染：遵医嘱使用抗生素及缩宫素，保持外阴清洁，预防产后出血及感染。
- 做好新生儿复苏准备，新生儿出生后，做好检查及护理(出生后检查新生儿有无产瘤、血肿及其他外伤，做好交班)。

三、健康指导

1. 嘱产妇在产程中注意休息，积极进食，防止疲乏，及时排尿，防止膀胱充盈。积极鼓励产妇下床活动，指导有效自由体位，促进产程进展(下床前做好产妇及胎儿情况的各项评估)。

2. 为产妇提供自然分娩相关知识，缓解产妇紧张、焦虑的情绪，增强分娩信心。

3. 嘱孕妇定期产检，积极了解胎儿情况、胎位情况及自身分娩条件，规避不利于自然分娩的因素。

4. 设立助产士门诊，为产妇系统提供自然分娩知识，评估产妇自然分娩的条件，解答产妇疑惑，缓解恐惧、焦虑的情绪，增加分娩的信心。

知识窗

• 产道异常以骨产道异常为多见。中骨盆平面狭窄常合并骨盆出口平面狭窄。

• 产科检查评估骨盆大小是诊断狭窄骨盆的主要方法。

• 分娩时应明确狭窄骨盆的类型和程度，结合产力和胎儿因素综合判断，决定分娩方式。生殖道发育异常、肿瘤等可导致软产道异常，使胎儿娩出受阻。

• 产道异常包括骨产道异常及软产道异常，临床上以骨产道异常多见，产道异常可使胎儿娩出受阻。

四、护理评价

1. 产妇无感染征象，产后白细胞计数、体温、恶露均正常，伤口愈合良好。

2. 新生儿窒息被及时发现并处理。

3. 产妇能配合实施处理方案，母婴平安度过分娩过程。

议一议

以小组为单位讨论：产道异常的危险和潜在并发症，根据不同的产道异常结合孕妇自身情况，该如何实施治疗及护理措施？

·任务拓展·

患者信息

姓名：王某某	性别：女	年龄：29 岁
民族：汉	婚姻：已婚	职业：职员
身高：163 cm	体重：75.75 kg	供史者：本人

现病史：平素月经经期 6～7 天，周期 34～40 天。末次月经：2021-08-16，预产期：2022-05-23。停经 2 个月自测“尿妊娠试验(+)”。今停经 40^{+3} 周，少量见红 2 h 入院。现孕妇无腹痛，无阴道流液，无发热，无头晕、眼花、胸闷等症状。门诊拟“孕 1 产 0 孕 40^{+3} 周正常妊娠”入院。孕妇精神、睡眠和食欲可，大小便正常，体重增加 17.25 kg。

既往史：既往体健，否认梅毒、艾滋病、肝炎、结核等病史，否认糖尿病、高血压、甲状腺疾病等病史，2020 年于瑞金医院行单孔腹腔镜下卵巢囊肿剥除术，术后恢复可，否认躯体其他重大手术及外伤史，否认输血史，否认药物、食物过敏史，否认中毒史，预防接种史不详。

个人史：大学文化，否认冶游史，否认外地久居史，否认疫区、疫水接触史，否认高氟区、低碘区、牧区、矿山居住史，否认有毒有害物质、粉尘、放射性物质接触史，否认吸毒、药物成瘾史，无烟、酒嗜好。

月经婚育史：月经初潮 15 岁，月经周期为 6～7 天/34～40 天，经量中，无血块，无痛经。末次月经：2021-08-16，22 岁结婚，丈夫 25 岁，体健，家庭和睦，否认近亲婚配。生育史 0-0-0-0。

家族史：否认家族成员中有精神病、遗传病、肿瘤等病史。

体格检查：T 36.9 ℃，P 78 次/分，R 18 次/分，BP 125/69 mmHg，基础体重 58.5 kg，基础血压 122/77 mmHg，现体重 75.75 kg，身高 163 cm。腹膨隆，腹部皮肤见大片状湿疹，肝脾肋下未扪及。

产科检查：宫高 30 cm，腹围 90 cm，估计胎儿体重 3000 g，胎心率 148 次/分，规则，无宫缩，先露 S−3，胎膜未破。骨盆外测量：髂棘间径 23 cm，髂嵴间径 25 cm，骶耻外径 17 cm，坐骨结节间径 8 cm。

初步诊断：孕 1 产 0 孕 40^{+3} 周正常妊娠。

辅助检查：2022-05-20 门诊产科 B 超：单胎；胎位 LOA；双顶径：90 mm，股骨径：70 mm；头围：314 mm，腹围：330 mm；胎心搏动：有；羊水指数 120 mm；脐动脉 S/D：2.04；脐动脉 RI：0.59，心率：140 bpm，律齐。

·任务落实(分组角色扮演、情景模拟)·

1. 如何对产妇进行护理评估？
2. 目前应对产妇哪些方面做重点观察？
3. 在药物治疗后，助产士该如何实施护理？

·任务评价·

评价内容	内容细分	分值	评分记录分配			备注
			自我评价	学生互评	教师评价	
专业知识						
专业能力						
职业素养						

子任务 3　胎位及胎儿异常

·临床案例·

马某某，女性，32 岁，已婚，G_1P_0，孕妇现停经 40^{+1} 周，昨 11 时 05 分左右开始规律宫缩，现宫缩 30 s/2～3 min，强度中，无恶心、呕吐、头痛、胸闷、心悸、咳嗽等症状，胎心监护提示重度变异减速，最低至 75 次/分。

严格外阴阴道消毒后行阴道检查：宫口开全，S+2，胎膜已破，羊水色清，胎位 LOT，两侧坐骨棘平，坐骨切迹宽度容 3 横指，骶尾骨弧度适中，骶尾关节活动度好。根据宫高、腹围结合 B 超，估计胎儿中等偏大，巨大儿不能排除。骨产道无异常，有阴道分娩条件，现胎心监护显示重度变异减速，经改变体位、吸氧处理后无改善。

思维引导

1. 对于孕妇现在的状况，护士应该采取哪些护理措施？
2. 胎心变化，孕妇担心胎儿，感到害怕和焦虑，护士应该如何护理？

·任务实施·

一、护理评估

（一）健康史

了解孕妇诱发胎位异常的原因，确定胎位异常类别，骨盆是否异常，历次产检情况，孕期饮食及活动等情况，有无妊娠合并症；了解有无畸形儿家族史，过去孕产史。

（二）身体状况及产科体征

评估产妇生命体征、精神状况，是否进食，是否及时排尿，产时活动情况如何等。评估宫缩是否乏力，胎心情况和羊水状况如何，确定胎儿方位。

（三）心理-社会状况

评估孕妇有无因家庭变故、社会因素、家属因素等引起的焦虑不安、情绪低落、烦躁易怒等。

（四）辅助检查

1. **持续性胎心监护**　综合分析胎儿在子宫内的状况及宫缩情况。
2. **B 超检查**　可协助诊断有无胎儿异常。
3. **实验室检查**　可疑为巨大儿的孕妇，产前应做血糖、尿糖检查。

（五）处理原则

若头盆相称可以试产。试产过程中需严密监测胎心音及产程进展，观察宫缩、宫口扩张、胎头下降等情况，出现胎儿窘迫者应及时处理或终止妊娠。

二、护理思维与实践训练

难产及胎儿发育异常 → 恐惧

（一）护理目标　缓解患者恐惧情绪，增加分娩信心。

（二）护理措施

- 安慰产妇，解释胎位异常的原因，告知解决的方法。
- 积极指导产妇相关体位，进行胎位矫正。
- 评估进食及排尿情况，及时评估胎位、宫缩情况及产程进展，告知产妇，使产妇消除焦虑及恐惧情绪。

手术损伤及产程延长 → 感染

（一）护理目标　产妇无感染征象。

（二）护理措施

- 注意无菌操作，做好会阴清洁消毒，及时更换会阴垫，鼓励饮水和排尿。
- 产程长或胎膜早破，遵医嘱使用抗生素。
- 积极指导产妇用力及使用体位矫正胎位，争取自然分娩结局，减少手术损伤。

治疗护理

（一）护理目标　产妇正视分娩障碍，积极配合医护，分娩结局良好，无并发症，新生儿健康。

（二）护理措施

- 有明显头盆不称、胎位异常的产妇，遵医嘱做好剖宫产术前准备。
- 选择阴道分娩产妇：鼓励进食，必要时补液。指导合理用力，及时发现产程异常情况，做好汇报。协助医生做好新生儿抢救工作。
- 耐心解答产妇及家属疑问，消除疑虑，缓解焦虑。为产妇提供增加舒适感的设施，增加其分娩信心。

三、健康指导

1. 嘱产妇在产程中注意休息，积极进食，防止疲乏，及时排尿，防止膀胱充盈。

2. 为产妇提供自然分娩相关知识，使产妇有心理准备，增强其分娩信心。

3. 产程中对产妇做好评估，指导产妇自由体位，促进胎儿下降及旋转，防止胎位异常。

4. 设立助产士门诊，产前为产妇系统提供自然分娩知识，解答疑惑，缓解恐惧、焦虑的情绪，增加分娩信心。

知识窗

·持续性枕后(横)位常导致活跃期晚期及第二产程延长，高直前位引起活跃期早期延缓或停滞，但均可试产。

·持续性颏横位、高直后位及肩先露者应行剖宫产术。

·臀先露应根据骨盆类型、胎儿大小、臀先露种类等，于临产初期做出正确判断，决定分娩方式。

胎位异常包括胎头位置异常、臀先露及肩先露，是造成难产常见的因素。以头为先露的难产，又称头位难产。

四、护理评价

1. 产妇能与医护配合，顺利度过分娩。

2. 未发生胎儿宫内窘迫、产后出血等并发症。

3. 新生儿健康，母子平安。

议一议

以小组为单位讨论：胎位及胎儿异常的危险和潜在并发症，根据产妇不同情况，该如何实施护理措施？

·任务拓展·

患者信息

姓名：马某某　　性别：女　　年龄：32 岁

民族：汉　　婚姻：已婚　　职业：专技人员

身高：155 cm　　体重：78 kg　　供史者：本人

现病史：平素月经规则，月经周期为 3～7 天/28～30 天。末次月经：2021-08-07，预产期：2022-05-14。停经 35 天自测“尿妊娠试验(+)”，孕期体健，孕 12^{+3} 周建卡，孕期在我院行产前检查共 15 次，未见明显异常。今停经 40^{+1} 周，昨 11 时 05 分左右开始规律宫缩，现宫缩 30 s/2～3 min，强度中，无恶心、呕吐、头痛、胸闷、心悸、咳嗽等症状，胎心监护提示重度变异减速，最低至 75 次/分。为进一步诊治，门诊以“孕 1 产 0 孕 40^{+1} 周高危妊娠监督”入院。孕妇精神睡眠可，食欲正常，大小便正常，体重增加 25 kg。

既往史：既往体健，否认梅毒、艾滋病、肝炎、结核等病史，否认糖尿病、高血压、甲状腺疾病等病史，否认重大手术及外伤史，否认输血史，否认药物、食物过敏史，否认中毒史，预防接种史不详。

个人史：大学文化程度，文员，生活习惯良好，否认冶游史，否认外地久居史，否认疫区、疫水接触史，否认高氟区、低碘区、牧区、矿山居住史，否认有毒有害物质、粉尘、放射性物质接触史，否认吸毒、药物成瘾史，无烟、酒嗜好。

月经婚育史：月经初潮 11 岁，月经周期为 3～7 天/28～30 天，经量中，无血块，无痛经。28 岁结婚，丈夫 29 岁，体健，家庭和睦，否认近亲婚配。生育史 0-0-0-0。

家族史：否认家族成员中有精神病、遗传病、肿瘤等病史。

体格检查：T 36.9℃，P 78 次/分，R 18 次/分，BP 104/65 mmHg，基础血压 110/80 mmHg，基础体重 62.4 kg，现体重 73.5 kg。腹膨隆，肝脾肋下未扪及，腹壁无手术瘢痕。

产科检查：宫高 36 cm，腹围 115 cm，胎方位 LOA，先露头，浅入盆，估计胎儿体重＞

4000 g，胎心率 140 次/分，规则，宫缩规律，先露 S－3，胎膜未破。骨盆外测量：髂棘间径 24 cm，髂嵴间径 27 cm，骶耻外径 20 cm，坐骨结节间径 9 cm。

初步诊断：孕 1 产 0 孕 40^{+1} 周高危妊娠监督。

辅助检查：2022-05-10 门诊产科 B 超：单胎；胎位 LOA；双顶径 95 mm，股骨径 74 mm；头围 332 mm，腹围 360 mm；胎心搏动：有；羊水指数 100 mm；脐动脉 S/D 2.41；脐动脉 RI 0.56，心率 140 bpm，律齐。

·任务落实(分组角色扮演、情景模拟)·

1. 如何对产妇进行护理评估？
2. 目前应对产妇哪些方面做重点观察？
3. 在第二产程助产士应做好哪些准备？

·任务评价·

评价内容	内容细分	分值	评分记录分配			备注
			自我评价	学生互评	教师评价	
专业知识						
专业能力						
职业素养						

子任务 4　精神状况异常

·临床案例·

邬某某，35 岁，已婚，生育史：1-0-1-1。停经 39^{+2} 周临产，现宫缩 30～40 s/2～3 min，胎心率 148 次/分，宫口开全 2 h，胎头下降不理想行阴道检查：宫口开全，S+2，宫颈前唇水肿，胎膜已破，羊水Ⅰ°浑浊，骶岬无明显突出，坐骨棘平伏，骶结节韧带容 3 横指宽，骶尾骨弧度适中，骶尾关节活动度良好，软产道无异常，骨盆无明显狭窄。根据宫高、腹围结合 B 超，估计胎儿中等偏大，不排除巨大儿可能，产道无异常。测 T 36.5℃，R 18 次/分，P 82 次/分，BP 127/85 mmHg，氧饱和度 98%。第一胎分娩为女婴，重 3600 g。前期产妇要求家属入产房陪伴，女方母亲在家未赶到医院，丈夫不愿进产房陪伴。现产妇极度不配合，大喊大叫，不愿使用腹压。

思维引导

1. 对于产妇现在的状况，护士初步判断产妇心理状态，并分析产生这种心理状态的原因有哪些？

2. 产妇极度不配合助产士，不肯使用腹压，护士应该采取哪些护理措施？

·任务实施·

一、护理评估

（一）健康史

评估产妇孕产史，对分娩过程的了解情况，参加产前宣教情况。评估丈夫及家人对胎儿预期等情况，是否给产妇造成精神压力。

（二）身心状况

评估产妇睡眠状况及体温、脉搏、血压等生命体征，分娩焦虑产妇表现为失眠，呼吸、脉搏加快，血压升高。身体僵硬，对分娩有畏惧情绪，缺乏自信，表现出情绪易激动、易怒。因家庭变故、社会因素、家属因素等引起焦虑不安、情绪低落、烦躁易怒等。

（三）辅助检查

持续性胎心监护，综合分析胎儿在子宫内的状况及宫缩情况。

（四）处理原则

处理原则为调整身体及心理因素，取得产妇配合，增强其分娩信心。

二、护理思维与实践训练

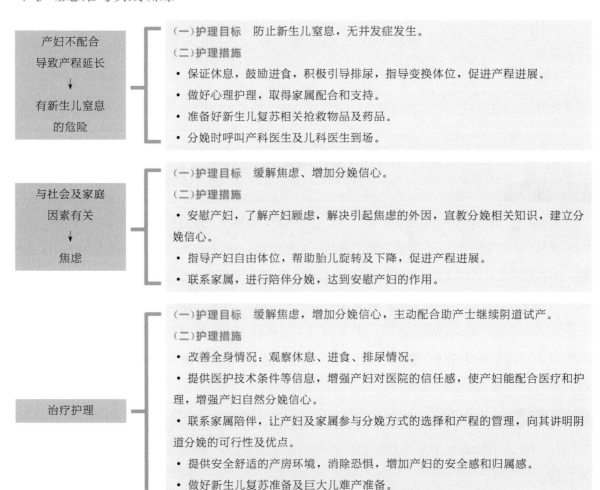

产妇不配合导致产程延长 → 有新生儿窒息的危险

（一）护理目标　防止新生儿窒息，无并发症发生。

（二）护理措施

- 保证休息，鼓励进食，积极引导排尿，指导变换体位，促进产程进展。
- 做好心理护理，取得家属配合和支持。
- 准备好新生儿复苏相关抢救物品及药品。
- 分娩时呼叫产科医生及儿科医生到场。

与社会及家庭因素有关 → 焦虑

（一）护理目标　缓解焦虑、增加分娩信心。

（二）护理措施

- 安慰产妇，了解产妇顾虑，解决引起焦虑的外因，宣教分娩相关知识，建立分娩信心。
- 指导产妇自由体位，帮助胎儿旋转及下降，促进产程进展。
- 联系家属，进行陪伴分娩，达到安慰产妇的作用。

治疗护理

（一）护理目标　缓解焦虑，增加分娩信心，主动配合助产士继续阴道试产。

（二）护理措施

- 改善全身情况：观察休息、进食、排尿情况。
- 提供医护技术条件等信息，增强产妇对医院的信任感，使产妇能配合医疗和护理，增强产妇自然分娩信心。
- 联系家属陪伴，让产妇及家属参与分娩方式的选择和产程的管理，向其讲明阴道分娩的可行性及优点。
- 提供安全舒适的产房环境，消除恐惧，增加产妇的安全感和归属感。
- 做好新生儿复苏准备及巨大儿难产准备。
- 产后提供心理支持。

三、健康指导

1. 设立助产士门诊，为孕妇系统提供自然分娩知识，解答疑惑，缓解紧张、焦虑的情绪，做好家属宣教，取得家属配合，增加其自然分娩的信心。

2. 指导产妇保持合理的作息时间，对于睡眠不佳的产妇，学会一些自我调节睡眠的方法。

3. 指导产妇合理饮食，荤素搭配。

4. 对于产前焦虑严重的产妇，可寻求心理医生的帮助。

知识窗

分娩焦虑是指产妇在分娩的生理过程中，由于阵痛、医疗检查干预、缺少分娩经验等因素，表现出一种强烈的负性情绪。产妇常表现为情绪紧张，心理处在焦虑状态甚至对分娩过程产生恐惧。

接近预产期，孕妇腹部的负重增加，妊娠初期得知妊娠后的欣喜心情转化成未知的恐惧、担忧和焦虑，担心孩子发育情况和自己能否顺利度过分娩期，担心孩子性别是否是家人所期待的。

四、护理评价

1. 待产和分娩中产妇积极配合医护人员，情绪稳定，产程进展顺利。

2. 产妇未发生水电解质失衡与酸中毒问题。

3. 母婴安全度过分娩，无产后出血及感染发生。

4. 产后继续给予心理支持，尽可能满足产妇身体上的照顾和心理需求。

议一议

以小组为单位讨论：产妇分娩焦虑及恐惧的危险性和潜在并发症，根据产妇的不同状况，该如何实施护理措施？

患者信息

姓名：邬某某	性别：女	年龄：35 岁
民族：汉	婚姻：已婚	职业：个体经营者
身高：161 cm	体重：80.7 kg	供史者：本人

现病史：平素月经规则，月经周期为 5 天/30 天。末次月经 2021-08-15，停经 35 天自测“尿妊娠试验(＋)”，预产期 2022-05-22。孕期体健。现停经 39^{+2} 周，4 h 前孕妇于家中无明显诱因地出现阵发性下腹坠痛，伴有阴道少量暗红色出血，自觉胎动正常，无阴道流液，门诊以“孕 2 产 1

孕 39^{+2} 周先兆临产，巨大儿”入院。孕妇精神睡眠可，食欲正常，大小便正常，体重增加 15.7 kg。

既往史：既往体健，否认梅毒、艾滋病、肝炎、结核等病史，否认糖尿病、高血压、甲状腺疾病等病史，否认重大手术及外伤史，否认输血史，否认药物、食物过敏史，否认中毒史，预防接种史不详。

个人史：高中文化，否认冶游史，否认外地久居史，否认疫区、疫水接触史，否认高氟区、低碘区、牧区、矿山居住史，否认有毒有害物质、粉尘、放射性物质接触史，否认吸毒、药物成瘾史，无烟、酒嗜好。

月经婚育史：月经初潮 14 岁，月经周期为 5 天/28 天，量适中，无血块，无痛经。生育史：1-0-1-1。2008 年因计划外妊娠行人工流产术，经过顺利，恢复可。2009 年孕足月顺产分娩一名成熟女婴，体重 3600 g，否认急产史、产后出血及产褥感染等，产后恢复好，该儿现体健。

家族史：否认家族成员中有精神病、遗传病、肿瘤等病史。

体格检查：T 36.8℃，P 82 次/分，R 18 次/分，BP 127/85 mmHg，基础血压 100/68 mmHg，基础体重 65 kg，现体重 80.7 kg，腹膨隆，肝脾肋下未扪及，腹壁无手术瘢痕。

产科检查：胎心率 142 次/分，规则，宫高 35 cm，腹围 106 cm，估计胎儿体重 4000 g，胎方位 LOA，先露头，已入盆，宫缩：无，胎膜未破。

初步诊断：孕 2 产 1 孕 39^{+2} 周先兆临产，巨大儿。

辅助检查：2022-04-26 门诊产科，B 超：LOA；双顶径 96 mm，股骨径 74 mm，头围 335 mm，腹围 358 mm，羊水指数 170 mm，脐动脉 S/D 2.47。

·任务落实(分组角色扮演、情景模拟)·

1. 如何对该产妇进行护理评估？
2. 目前应对产妇哪些方面做重点观察？
3. 试分析造成产妇心理焦虑的原因是什么？

·任务评价·

评价内容	内容细分	分值	评分记录分配			备注
			自我评价	学生互评	教师评价	
专业知识						
专业能力						
职业素养						

·项目检测·

项目检测及参考答案

任务十 分娩期并发症女性的护理

·任务目标·

1. 知识目标 掌握胎膜早破孕妇，产后出血、子宫破裂、羊水栓塞产妇的身体状况、护理问题和护理措施；熟悉胎膜早破、产后出血、子宫破裂、羊水栓塞的病因、临床表现、处理原则；了解胎膜早破、产后出血、子宫破裂、羊水栓塞的概念和分类。

2. 能力目标 能对胎膜早破孕妇，产后出血、子宫破裂产妇进行全面的护理评估，针对出现的护理问题，提供整体护理和健康指导。

3. 素养目标 能关爱、尊重、理解女性，具有良好的职业道德。学会与孕产妇进行良好的沟通，尊重生命，具有高度的爱心、责任心及团队合作意识。

子任务1 胎膜早破

·临床案例·

刘女士，28岁，已婚。2 h前出现无明显诱因的阴道流液，无明显腹痛，无见红，自觉胎动较前减少，到医院诊治。

体格检查：T 36.9℃，P 92次/分，R 20次/分，BP 128/71 mmHg，体重54 kg，神志清醒，精神状况佳。

产科检查：胎心率142次/分，规则，无宫缩，宫高32 cm，腹围92 cm，估计胎儿体重3300 g，胎方位LOA，先露头，已入盆，宫口未扩张，S-3，胎膜已破，羊水色清，石蕊实验(+)。

实验室检查：Hb 114 g/L，PLT 197×10^9，WBC 15.74×10^9，N 84.3%，血C-反应蛋白3 mg/L。

思维引导

1. 对于孕妇出现的症状，护士应该采取哪些护理措施？
2. 孕妇对于突然的阴道大量流液，感到害怕、焦虑，护士应该如何护理？

·任务实施·

一、护理评估

（一）健康史

评估孕周、胎膜早破的原因及时间，评估有无宫缩及感染征象等。

（二）身体状况

评估有无宫缩和胎心、胎动，了解胎儿成熟度、胎儿大小等宫内情况，了解孕妇阴道流液的量、色、味，通过阴道检查了解是否还存在羊膜囊，上推胎头是否有羊水流出，评估有无脐带脱垂和胎盘早剥。还需要评估孕妇有无感染，若孕妇出现体温升高、脉搏增快、胎心率增快、子宫底有压痛、阴道分泌物有异味、外周血白细胞计数升高等临床表现，应考虑绒毛膜羊膜炎，因多数绒毛膜羊膜炎呈亚临床表现，症状不典型，早期确诊困难。

（三）心理-社会状况

评估孕妇有无因工作量加重、家庭变故、社会环境等引起焦虑不安、情绪低落、烦躁易怒等。

（四）辅助检查

1. 阴道液酸碱度测定 通常采用硝嗪或石蕊试纸测试。宫颈炎、阴道炎、血液、尿液或精液可能会造成 pH 试纸测定的假阳性。正常女性阴道液 pH 为 4.5～5.5，羊水 pH 为 7.0～7.5。胎膜破裂后，阴道液 pH 升高。

2. 阴道液涂片检查 有羊齿植物叶状结晶出现为羊水。用苏丹Ⅲ染色见黄色脂肪小粒，确定羊水准确率达 95%。精液和宫颈黏液可造成假阳性。

3. 羊水培养 超声引导下行羊膜腔穿刺抽取羊水行羊水细胞革兰染色、培养，白细胞计数，羊水血糖和乳酸脱氢酶水平测定，是产前辅助诊断绒毛膜羊膜炎的重要方法。

（五）处理原则

处理原则包括缓解近期症状，及时发现和预防远期症状。

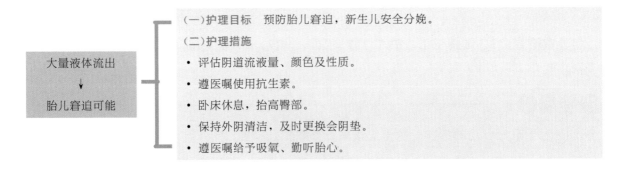

二、护理思维与实践训练

大量液体流出
↓
胎儿窘迫可能

（一）护理目标　预防胎儿窘迫，新生儿安全分娩。

（二）护理措施

- 评估阴道流液量、颜色及性质。
- 遵医嘱使用抗生素。
- 卧床休息，抬高臀部。
- 保持外阴清洁，及时更换会阴垫。
- 遵医嘱给予吸氧、勤听胎心。

治疗护理

(一)护理目标　患者减少担心，安心待产。

(二)护理措施

- 遵医嘱使用抗生素。
- 观察体温变化，使用消毒会阴垫。
- 观察有无感染征象：①体温每 4 h 测量一次，②观察阴道分泌物的量、性质及气味，③血白细胞及分类，若有异常报告医生。
- 绝对卧床休息，严密观察胎心、胎动变化。

阴道流液，担心胎儿安全→焦虑

(一)护理目标　患者能正确了解胎膜早破，配合治疗。

(二)护理措施

- 普及胎膜早破的知识及注意事项。
- 做好家属健康宣教，取得支持。
- 观察胎心、胎动、阴道流液量及性质，若有异常报告医生。
- 安慰产妇，做好心理护理。

三、健康指导

1. 心理护理　减轻孕妇紧张、焦虑的情绪。出现胎膜早破首先放松心情保持冷静，因为过于紧张反而容易加重症状。

2. 预防感染　每日 2 次外阴擦洗，勤换消毒卫生垫和内裤，保持外阴清洁，避免滋生细菌，必要时行遵医嘱使用抗生素。

3. 在胎膜早破的时候要严格观察产妇的情况，还要定时测胎心率及观察羊水性状、颜色、气味等，避免发生羊水不足。遵医嘱及时进行引产，必要时行剖宫产终止妊娠。

4. 重视孕期营养，孕妇多吃蔬菜，增加维生素的摄入量，因为维生素能够帮助加固由胶原蛋白构成的羊膜。

知识窗

胎膜早破(premature rupture of membrane，PROM)是指胎膜在临产前发生自然破裂。依据发生的孕周分为足月 PROM(term premature rupture of membrane，TPROM)和未足月 PROM(preterm premature rupture of membrane，PPROM)，后者指在妊娠 20 周以后、未满 37 周发生的胎膜破裂。

四、护理评价

1. 孕妇积极参与护理过程，对胎膜早破的处理感到满意。

2. 保证母婴生命安全，未发生并发症。

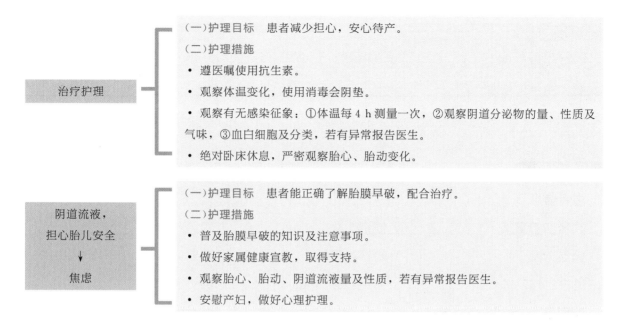

议一议

以小组为单位讨论：胎膜早破的危险性和潜在并发症，根据患者不同的身体状况，该如何实施护理措施？

· 任务拓展 ·

患者信息

姓名：刘某某	性别：女	年龄：28 岁
民族：汉	婚姻：已婚	职业：无
身高：155 cm	体重：57.6 kg	供史者：本人

现病史：今停经 38^{+5} 周，出现无明显诱因的阴道流液 3 h，无明显腹痛，无见红，自觉胎动较前减少，于医院诊治。

既往史：既往体健，否认梅毒、艾滋病、肝炎、结核等病史，否认糖尿病、高血压、甲状腺疾病等病史，18 年前因急性阑尾炎于外地医院行手术治疗，术后恢复好(具体不详)，否认其他重大手术史、外伤史，否认输血史，否认药物、食物过敏史，否认中毒史，预防接种史不详。

个人史：否认冶游史，否认外地久居史，否认疫区、疫水接触史，否认高氟区、低碘区、牧区、矿山居住史，否认有毒有害物质、粉尘、放射性物质接触史，否认吸毒、药物成瘾史，无烟、酒嗜好。

月经婚育史：月经初潮 16 岁，月经周期为 3～4 天/28 天，LMP 2021-08-20。经量中，无血块，无痛经。23 岁结婚，丈夫年龄 29 岁，体健，家庭和睦，否认近亲婚配。生育史：1-0-1-1。

孕次 1：2016 年因“计划外生育”行人工流产术一次，经过顺利，术后恢复好。

孕次 2：2017 年 10 月孕足月在本院自然分娩一名成熟女婴，体重 3550 g，否认急产史，否认产后出血及产褥感染，产妇恢复好，该儿现体健。

家族史：父母均体健，独生女。无家族性遗传病病史，无传染病、高血压、糖尿病家族史

体格检查：T 36.7℃，P 89 次/分，R 18 次/分，BP 120/75 mmHg。基础体重 47 kg，基础血压 110/65 mmHg。

产科检查：宫高 33 cm，腹围 93 cm，胎方位 LOA，先露头，已入盆，估计胎儿体重 3300 g，胎心率 142 次/分，规则，无宫缩，宫口未扩张，S-3，胎膜已破，羊水色清，石蕊实验(+)。骨盆外测量：经产妇骨盆。

初步诊断：胎膜早破，妊娠合并甲状腺功能减退，孕 3 产 1 孕 38^{+5} 周。

辅助检查：2022-05-05 产科常规 B 超：单胎，胎位：ROA，双顶径 91 mm，股骨径 68 mm，头围 320 mm，腹围 326 mm，胎心搏动：有，羊水指数 164 mm，胎盘：Gr Ⅰ$^{+}$级厚约 31 mm，

后壁；脐动脉 S/D 2.28，脐动脉 RI 0.56，脐动脉 PI 0.83，心率 158 次/分，律齐。甲状腺过筛试验：促甲状腺素 1.94 μIU/ml，游离三碘甲状腺原氨酸 3.63 pmol/L；游离甲状腺素 12.80 pmol/L。实验室检查：Hb 114 g/L，WBC 15.74×10^9，N 84.3%，PLT 197×10^9，血 C-反应蛋白 3 mg/L。

·任务落实(分组角色扮演、情景模拟)·

1. 如何对孕妇进行护理评估？

2. 目前应对孕妇哪些方面做重点观察？

·任务评价·

评价内容	内容细分	分值	评分记录分配			备注
			自我评价	学生互评	教师评价	
专业知识						
专业能力						
职业素养						

子任务 2　产后出血

·临床案例·

仇女士，B 超提示胎儿双顶径 95 mm，头围 330 mm，腹围 335 mm，股骨 74 mm，羊水指数 160 mm。会阴侧切下自娩一名活女婴，阿普加评分 9～10 分，体重 3500 g，胎儿娩出后子宫收缩欠佳，出血较多，给予吸氧、人工按摩、马来酸麦角新碱 0.2 mg 肌内注射、平衡液 500 ml＋缩宫素针 10 单位静脉滴注促进宫缩，并给予羟乙基淀粉针 500 ml 静脉滴注，子宫收缩未好转，约 600 ml，检查胎盘完整，探查宫腔无明显妊娠物残留，阴道壁无血肿。

思维引导

1. 对于孕妇胎盘娩出后的出血情况，护士应该采取哪些护理措施？

2. 孕妇对于大量出血，感到害怕、焦虑，护士应该如何护理？

·任务实施·

一、护理评估

（一）健康史

除收集一般健康史外，尤其应注意收集与产后出血病因相关的健康史，如孕前是否患有出血性疾病、重症肝炎、子宫肌壁损伤史；有无多次人工流产史及产后出血史；有无妊娠高血压、前置胎盘、胎盘早剥、多胎妊娠、羊水过多；有无因分娩期精神过度紧张及体力消耗过多导致衰竭；镇静剂、麻醉剂的使用情况；有无产程过长、急产及软产道裂伤等导致产后出血的相关因素。

(二)身心状况

注意评估由于产后出血所致症状和体征的严重程度。一般情况下，出血早期由于机体自身的代偿功能，失血的症状、体征可不明显。若出现失代偿状况，则很快进入休克，表现出相应的症状和体征。当产妇全身状况较差或合并有内科、产科等易致产后出血的相关高危因素时，即使出血量不多，也可能发生休克。发生产后出血后，产妇及家人焦虑、恐惧、惊慌，产妇更是担心自己的生命安危，迫切希望能得到医护人员的及时救治和帮助，应注意密切观察产妇的表现和倾听其主诉。

1. 评估产后出血量 临床上目测法估计的出血量往往低于实际失血量。产后出血量的评估方法有以下几种。

(1)称重法：此法出血量评估较准确，但操作繁琐，当敷料被羊水浸湿时无法准确估计。其计算公式为：失血量(ml)=[胎儿娩出后所有敷料湿重(g)－胎儿娩出前所有敷料干重(g)]/1.05(血液比重，g/ml)。产后可通过直接称量产垫的重量变化评估产后出血量。

(2)容积法：此法操作简单，主要用于阴道分娩过程中，直接用带有刻度的专用聚血器收集阴道出血进行测量。但与称重法一样，容器中混入羊水时，其测值不准确。临床上第二产程结束后将专用聚血器放在产妇臀下，以计量产时出血量。

(3)面积法：此法简便易行，但不同估计者对于纱布浸湿程度的掌握不尽相同，导致估计的出血量不准确。其计算公式为：将血液浸湿的面积按 10 cm ×10 cm(4 层纱布)为 10 ml 计算。

(4)休克指数法(shock index，SI)：此法方便、快捷，可第一时间粗略估计出血量。其计算公式为：休克指数=脉率/收缩压(mmHg)，SI=0.5 为正常；SI=1.0 为轻度休克；若为 2.0 以上，则为重度休克。

上述评估方法可因操作者不同而有一定的误差。值得注意的是，临床上部分即使未达到产后出血诊断标准的产妇，也有可能会出现严重的病理生理改变，如合并妊娠高血压、贫血、脱水或身材矮小等血容量本身储备不足的产妇，对失血的耐受性差，极易发生失血性休克。因此，产后出血量还应同时结合产妇的生命体征、尿量和精神状态等进行综合评估。同时，需注意出血的速度，若出血速度＞150 ml/min；3 h 内出血量超过总血容量的 50%；24 h 内出血量超过全身总血容量，为重症产后出血。

2. 初步评估产后出血的原因 结合不同原因所致产后出血的临床表现，初步评估出血原因。子宫收缩乏力引起的产后出血表现为子宫轮廓不清，触不到子宫底，按摩后子宫变硬，停止按摩又变软。胎盘因素引起的产后出血表现为血液积存或胎盘已剥离而滞留于子宫腔内者，子宫底可升高，按摩子宫并挤压子宫底可见胎盘和血凝块排出。软产道裂伤所致的产后出血表现为子宫轮廓清晰，宫缩较好，阴道流出鲜红色血液。

（三）辅助检查

1. 实验室检查 查血常规及凝血功能等。血红蛋白每下降 10 g/L，估计出血量为 400～500 ml。但产后出血早期，由于血液浓缩，血红蛋白值常不能准确反映实际出血量。

2. 测量中心静脉压 监测产妇血容量是否充足。若中心静脉压低于 2 cmH_2O，常提示右心房充盈压力不足，即静脉回流不足，血容量不足。

二、护理思维与实践训练

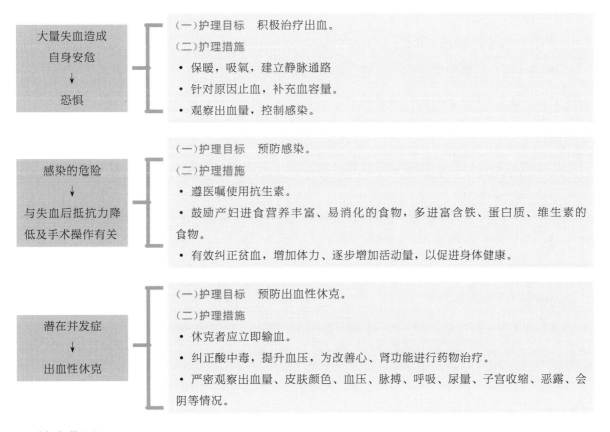

护理问题	护理目标与措施
大量失血造成自身安危 ↓ 恐惧	(一)护理目标　积极治疗出血。 (二)护理措施 • 保暖，吸氧，建立静脉通路 • 针对原因止血，补充血容量。 • 观察出血量，控制感染。
感染的危险 ↓ 与失血后抵抗力降低及手术操作有关	(一)护理目标　预防感染。 (二)护理措施 • 遵医嘱使用抗生素。 • 鼓励产妇进食营养丰富、易消化的食物，多进富含铁、蛋白质、维生素的食物。 • 有效纠正贫血，增加体力、逐步增加活动量，以促进身体健康。
潜在并发症 ↓ 出血性休克	(一)护理目标　预防出血性休克。 (二)护理措施 • 休克者应立即输血。 • 纠正酸中毒，提升血压，为改善心、肾功能进行药物治疗。 • 严密观察出血量、皮肤颜色、血压、脉搏、呼吸、尿量、子宫收缩、恶露、会阴等情况。

三、健康指导

1. 及时做好产妇和家属的解释和安慰工作，主动关心并为其提供帮助，消除其紧张、焦虑、恐惧的情绪。

2. 大出血后，产妇抵抗力低，体质虚弱，保持病室安静，减少探望。进食营养丰富易消化食物，补充含铁、蛋白质、维生素的食物。

3. 指导产妇和家属观察子宫复旧及恶露的变化情况，有异常及时就诊。

4. 指导产褥期卫生，禁止盆浴及性生活，指导产后避孕的方法。

5. 指导产后 42 天门诊，按时复查。警惕晚期产后出血(late postpartum hemorrhage)的发生，以产后1～2周内发生最常见，也有迟至产后6周左右发病者，应高度重视，避免发生严重后果。

知识窗

《产后出血预防与处理指南(2014年)》将产后出血的处理分为预警期、处理期和危重期。产后2 h出血量达到400 ml且出血尚未控制者为预警线，应迅速启动一级急救处理，包括迅速建立两条静脉通道、吸氧、监测生命体征和尿量、向上级医护人员求助、交叉配血，同时积极寻找出血原因并进行处理；若继续出血，应分别启动相应的二、三级急救处理方案。

四、护理评价

1. 产妇生命体征稳定，尿量、血红蛋白正常，全身状况改善。
2. 产妇体温、白细胞数正常，恶露、伤口无异常，无感染征象。
3. 产妇焦虑、疲劳感减轻，情绪稳定。

议一议

以小组为单位讨论：胎膜早破的危险性和潜在并发症，根据患者不同的身体状况，该如何实施护理措施？

·任务拓展·

患者信息

姓名：仇女士	性别：女	年龄：34岁
民族：汉	婚姻：已婚	职业：无
身高：163 cm	体重：72 kg	供史者：本人

现病史：该孕妇平素月经规则，经期5～7天，周期30天。末次月经2021-08-02，量色同前，停经35天测尿妊娠试验(+)，预产期2022-05-09。孕早期无明显的早孕反应，无恶心、呕吐、发热、流感、风疹等病史。孕4月余感胎动至今。孕中、晚期无头痛、头晕、眼花，无胸闷及阴道流血、流液等不适，无双下肢水肿及皮肤瘙痒史，整个孕期无有毒、有害物质及放射线接触史，无特殊药物服用史。孕12^{+2}周于本院建档，孕期在本院行产前检查共8次，血早筛、中筛结果均是低风险，孕中期OGTT检查结果为5.95 mmol/L－9.3 mmol/L－5.4 mmol/L，无多饮、多食、多尿等不适，诊断“妊娠期糖尿病”，予运动及饮食控制，期间监测血糖控制可，4月18日复查空腹血糖为4.56 mmol/L，餐后2h血糖为4.87 mmol/L，后未进一步监测。孕期查胎儿系统B超正常。孕期血压检查正常，孕晚期阴道分泌物培养提示正常菌群生长，余无异

常发现。现停经 39^{+1} 周，见红 10 h，阵发性下腹痛 3 h。自觉胎动正常，无阴道流液等不适，门诊以“先兆临产，妊娠糖尿病，孕 3 产 1 孕 39^{+1} 周，高危妊娠监督”入院。孕妇精神、睡眠可，食欲正常，大小便正常，体重增加 11 kg。

既往史：既往体健，否认梅毒、艾滋病、肝炎、结核等病史，否认糖尿病、高血压、甲状腺疾病等病史，否认重大手术及外伤史，否认输血史，否认药物、食物过敏史，否认中毒史，按常规预防接种。

个人史：否认冶游史，否认外地久居史，否认疫区、疫水接触史，否认高氟区、低碘区、牧区、矿山居住史，否认有毒有害物质、粉尘、放射性物质接触史，否认吸毒、药物成瘾史，无烟、酒嗜好。

月经婚育史：月经初潮 13 岁，月经周期为 5～7 天/30 天，LMP 2021-08-02。经量中，无血块，无痛经。24 岁结婚，丈夫现年龄 32 岁，健康。生育史：1-0-1-1。

孕次 1：2012 年因计划外妊娠于江苏省医院行人工流产 1 次，经过顺利，恢复可。

孕次 2：2014 年孕足月于江苏盐城顺产分娩一名成熟男婴，体重 3700 g，否认急产史，否认产后出血及产褥感染，产妇恢复好，该儿现体健。

有妊娠期糖尿病史，产后 42 天复查 OGTT 正常。

家族史：否认家族成员中有精神病、遗传病、肿瘤等病史。

体格检查：体温 36.6℃，血压 119/76 mmHg，脉搏 109 次/分，呼吸 19 次/分，基础体重 47 kg，基础血压 110/62 mmHg。

产科检查：宫高 33 cm，腹围 102 cm，胎方位 LOA，先露头，已入盆，估计胎儿体重 3300 g，胎心率 140 次/分，规则，偶有宫缩，胎膜未破。经产妇骨盆。

初步诊断：先兆临产，妊娠糖尿病，孕 3 产 1 孕 39^{+1} 周，高危妊娠监督。

辅助检查：2022-01-27 门诊 OGTT 5.95 mmol/L-9.3 mmol/L-5.4 mmol/L。2022-04-18 门诊产科常规 B 超：LOA；双顶径 96 mm，股骨径 74 mm；头围 331 mm，腹围 337 mm；羊水指数 160 mm；脐动脉 S/D 2.76。

分娩经过：产妇孕足月入院，完善相关辅助检查，于 2022-5-3-17:00 开始规律宫缩，2022-5-4-1:40 分宫口开全，2:02 分在会阴神经阻滞麻醉下自娩一名成熟女婴，Apagr 评分 9～10 分，羊水清，脐带绕颈 1 周，体重 3500 g，胎盘胎膜自娩，产时子宫收缩欠佳，出血较多，检查胎盘胎膜缺损，子宫腔探查，探出少许胎膜组织及胎盘组织 2 cm×3 cm×1 cm，宫颈内口探查完整。予吸氧、按摩子宫、马来酸麦角新碱 0.2 mg 肌内注射、平衡液 500 ml＋缩宫素针 10 单位静脉滴注促进宫缩，并给予羟乙基淀粉针 500 ml 静脉滴注，子宫收缩好转，约 600 ml，会阴Ⅰ°裂伤常规缝合，肛查(－)。第一产程 8 小时 40 分，第二产程 22 分，第三产程 8 分，总产程 9 小时 10 分，产后查体：血压 130/68 mmHg，脉搏 100 次/分，一般状态良，心肺听诊未及明显异常，腹软，子宫收缩良，质硬，子宫底于脐下 2 指，恶露少于月经量。

产后诊断：产后出血，妊娠糖尿病，孕 3 产 2 孕 39^{+2} 周单胎活产顺产后，脐带绕颈，会阴Ⅰ度裂伤。

产后出血与出血量相关的临床表现

· 任务落实(分组角色扮演、情景模拟) ·

1. 该产妇产后出血的主要原因是什么？

2. 护士应对产妇哪些方面做重点观察？

· 任务评价 ·

评价内容	内容细分	分值	评分记录分配			备注
			自我评价	学生互评	教师评价	
专业知识						
专业能力						
职业素养						

子任务 3　子宫破裂

· 临床案例 ·

季女士，30 岁，孕 0 产 0，2020 年 2 月 1 日上午 10 时，因“停经 37＋5 周，高危妊娠监督”入院待产。入院后查，宫高 34 cm，腹围 95 cm，胎心率 126 次/分，宫口未开，宫缩偶有，胎膜未破。2 月 2 日 2:20 开始规律宫缩，胎心率 150 次/分，已临产 4 h，腹部脐下 2 指见病理性缩复环，无压痛及反跳痛，导尿尿色清，无血尿。

思维引导

1. 对于孕妇出现的症状，护士应该采取哪些护理措施？

2. 孕妇对于胎心下降及疼痛，感到害怕、焦虑，护士应该如何护理？

· 任务实施 ·

一、护理评估

（一）健康史

在收集一般健康史的同时，注意收集与子宫破裂相关的既往史与现病史。评估有无子宫肌瘤剔除术史、子宫穿孔史及剖宫产史；评估有无头盆不称、胎位异常、骨盆狭窄；评估有无子宫收缩药物使用不当或阴道助产手术操作史等。

（二）身心状况

重点关注产妇的情绪变化及临床表现。评估产妇宫缩持续时间、间隔时间及宫缩强度，腹部疼痛的部位、性质、程度；有无血尿及排尿困难；有无出现病理性缩复环；监测胎心、胎动情况，评估有无胎儿宫内窘迫表现；产妇有无烦躁不安、疼痛难忍、恐惧、焦虑等。腹部检查可发现子宫破裂不同阶段相应的临床症状和体征。

（三）辅助检查

1. 实验室检查 尿常规检查可见红细胞或肉眼血尿。血常规检查可见血红蛋白下降，白细胞计数增加。

2. 其他 B超检查可协助确定子宫破裂的部位及胎儿与子宫的关系；腹腔穿刺可证实腹腔内出血。

二、护理思维与实践训练

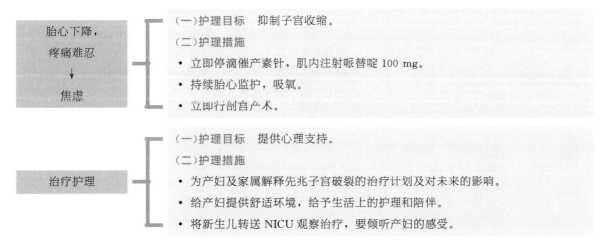

胎心下降，疼痛难忍 → 焦虑

(一)护理目标　抑制子宫收缩。

(二)护理措施

- 立即停滴催产素针，肌内注射哌替啶 100 mg。
- 持续胎心监护，吸氧。
- 立即行剖宫产术。

治疗护理

(一)护理目标　提供心理支持。

(二)护理措施

- 为产妇及家属解释先兆子宫破裂的治疗计划及对未来的影响。
- 给产妇提供舒适环境，给予生活上的护理和陪伴。
- 将新生儿转送 NICU 观察治疗，要倾听产妇的感受。

三、健康指导

1. 耐心安慰产妇，向产妇及家属解释子宫破裂的治疗计划及对再次妊娠的影响。

2. 对胎儿已死亡的产妇，认真倾听产妇诉说内心感受，帮助其尽快调整情绪，接受现实，度过悲伤阶段。

3. 为产妇及其家属提供舒适的环境，给予生活上的护理和更多的陪伴，鼓励其进食，以更好地恢复体力。

4. 为产妇提供产褥期休养计划，并做好避孕指导。

知识窗 1

子宫破裂的潜在危险信号——胎心率异常，现代研究表明，虽然子宫破裂有其典型的症状和体征，如伴随着“撕裂感”的宫缩突然停止，子宫张力基线下降，胎先露退回(腹腔)或消失，阴道出血或血尿，休克。然而，其中一些症状和体征罕见，且与生理产科过程中的一些表现很难鉴别。持续、晚期或复发性可变减速，或胎儿心动过缓也许是唯一的子宫破裂征象。Bujold 等发现 87%的子宫破裂患者首要的临床表现是出现异常胎心率波形，Leung 等报道有 79%的子宫破裂病例出现胎心率持续减速，Rodriguez 等也发现 78%的子宫破裂病例出现胎儿窘迫，因此，应警惕分娩过程中突然出现的胎心率异常，它可能是子宫破裂一个潜在的危险信号。

知识窗 2

先兆子宫破裂与子宫破裂的区别

	先兆子宫破裂	子宫破裂	
		不完全性子宫破裂	完全性子宫破裂
病因	1. 瘢痕子宫（最常见），2. 梗阻性难产，3. 子宫收缩药物使用不当，4. 产科手术损伤		
临床表现	1. 病理性缩复环（典型） 2. 下腹部压痛 3. 胎心率异常 4. 血尿	1. 破裂处有压痛 2. 阔韧带有血肿 3. 宫体一侧有压痛包块 4. 胎心率异常	1. 下腹撕裂样剧痛 2. 全腹持续性疼痛伴休克 3. 全腹压痛、反跳痛 4. 腹壁下扪及胎体，子宫缩小，胎心消失，阴道鲜血流出，胎先露升高，宫颈口回缩
治疗	1. 抑制宫缩肌内注射哌替啶 100 mg 2. 尽快剖宫产	无论胎儿是否存活均应尽快手术治疗	

四、护理评价

1. 住院期间产妇的低血容量状态得到及时纠正和控制，手术经过顺利。
2. 出院时产妇白细胞计数、血红蛋白正常，伤口愈合良好，无并发症。
3. 出院时产妇情绪较为稳定，饮食、睡眠基本恢复正常。

议一议

以小组为单位讨论：子宫破裂发生的原因，一旦发生该如何实施护理措施？

·任务拓展·

患者信息

姓名：季女士　　性别：女　　年龄：30 岁

民族：汉　　　　　　　　婚姻：已婚　　　　　　职业：教师

身高：163 cm　　　　　　体重：70.5 kg　　　　　供史者：本人

现病史：平素月经规律，经期 5～7 天，周期 25 天。LMP 2019 年 05 月 09 日，预产期 2020 年 02 月 16 日。停经 37 天时自测“尿妊娠试验(＋)”，停经后无恶心、呕吐等明显早孕反应，孕 4 月自觉有胎动，腹部随孕周逐渐增大。孕早期否认放射线、毒物接触史，否认流感、风疹等病史，否认使用过致畸药物。孕中晚期无头晕、头痛、眼花，无胸闷、心悸、气促，无双下肢水肿及皮肤瘙痒等症状。停经 11^{+6} 周建档，定期产前检查共 10 次，血早筛 21-三体综合征风险值：1/3538，血中筛 21-三体综合征风险值：1/1248，进一步行无创 DNA 检查无异常，孕中期 OGTT 检查正常，孕期血压检查正常，孕 35^{+5} 周产检查阴道分泌物培养提示“无乳链球菌(＋＋＋)”，无不适，未用药，无其他异常发现。今停经 37^{+5} 周，1 h 前无诱因在家中出现见红，伴下腹坠胀感，无阴道流液，自觉胎动正常，以“链球菌带菌者，孕 1 产 0 孕 37^{+5} 周，高危妊娠监督”入院。

孕妇精神睡眠可，食欲正常，大小便正常，孕期体重增加 13 kg。

既往史：既往体健，否认梅毒、艾滋病、肝炎、结核等病史，否认糖尿病、高血压、甲状腺疾病等病史，否认重大手术及外伤史，否认输血史，否认药物、食物过敏史，否认中毒史，按常规预防接种。

个人史：大学文化程度，生活习惯良好，否认冶游史，否认外地久居史，否认疫区、疫水接触史，否认高氟区、低碘区、牧区、矿山居住史，否认有毒有害物质、粉尘、放射性物质接触史，否认吸毒、药物成瘾史，无烟、酒嗜好。

月经婚育史：月经初潮 13 岁，月经周期为 5～7 天/25 天，LMP 2019-05-09。经量中，无血块，无痛经。29 岁结婚，丈夫 31 岁，体健，家庭和睦，否认近亲婚配。生育史 0-0-0-0。

家族史：否认家族成员中有精神病、遗传病、肿瘤疾病等病史。

体格检查：T 36.9℃，BT 108/71 mmHg，P 78 次/分，R 18 次/分，基础体重 57.5 kg，基础血压 90/78 mmHg。

产科检查：宫高 34 cm，腹围 95 cm，胎方位 LOA，头先露，已入盆，胎心 126 次/分，规则，宫缩偶有，胎膜未破。骨盆测量：髂棘间径 23 cm，髂嵴间径 26 cm，骶耻外径 18 cm，坐骨结节间径 9 cm。

初步诊断：链球菌带菌者，孕 1 产 0 次孕 37^{+5} 周，高危妊娠监督。

辅助检查：2020-01-17 在本院产检行阴道分泌物培养：无乳链球菌(＋＋＋)。

病程经过：孕妇季女士，停经 37^{+6} 周临产，2:20 开始规律宫缩，现临产 4 h，胎心率为 150 次/分，腹部脐下 2 指有病理性缩复环，无压痛及反跳痛，导尿尿色清，无血尿。阴道检查：宫口扩张 3 cm，先露－2，质软，胎膜未破。2020-01-17 在本院产检行阴道分泌物培养：无乳链球菌(＋＋＋)。入院 NST：正常。产科常规 B 超：胎位：ROA，胎儿双顶径约 94mm，头围约

330 mm，股骨径 76 mm，腹围 349 mm，羊水指数 90 mm；常规心电图：窦性心率。Rh(D)血型阳性 B 型血；血尿常规、凝血功能、肝肾功能、电解质等均正常，肝炎、梅毒、艾滋均阴性。胎心监护提示 CST Ⅰ类。检查孕妇腹部，见病理性缩复环，考虑先兆子宫破裂，宫口扩张 3 cm，短期内无法阴道分娩，建议立即行剖宫产术终止妊娠，孕妇及家属商量后同意行剖宫产术。目前无手术禁忌证，立即行子宫下段横切口剖宫产术。术前诊断：①先兆子宫破裂，②链球菌带菌者，③孕 1 产 0 孕 37+6 周，高危妊娠监督。手术指征：先兆子宫破裂。积极完善术前准备和母儿抢救准备，有关手术风险及并发症已告知孕妇及其家属。

术后诊断：先兆子宫破裂，链球菌带菌者，孕 1 产 1 孕 37^{+6} 周单胎活产剖宫产术后。

术后处理：给予头孢呋辛 1.5 g 静脉滴注，每 8 h 一次预防感染治疗、催产素 20 U 静脉滴注，每日 1 次，以促进宫缩治疗及其他支持治疗。术后注意生命体征、腹部切口、宫缩及恶露等情况。

·任务落实(分组角色扮演、情景模拟)·

1. 该产妇发生先兆子宫破裂的主要原因是什么？
2. 护理应对产妇哪些方面做重点观察？

·任务评价·

评价内容	内容细分	分值	评分记录分配			备注
			自我评价	学生互评	教师评价	
专业知识						
专业能力						
职业素养						

子任务 4　羊水栓塞

·临床案例·

舒女士，42 岁，因停经 40 周，阴道少量流液 2 h，伴阴道少量血性分泌物，偶有下腹胀痛于 8 月 20 日 1:20 入院。宫口开 1 cm，先露头－3，羊水清。6:45 宫口开全 5 cm，胎心出现变异减速，最低减速至 70 次/分，给予加大氧流量，左侧卧位，抬高臀部，胎心率升至 110 次/分，请儿科医生到场，做好抢救新生儿准备。于 07:09 会阴侧切下顺产一名男活婴，Apgar 评分 4-8-10 分，重 4000 g，总产程 5 小时 20 分。胎盘娩出后子宫下段收缩差，出血多，给予卡前列氨丁三醇注射液 250 μg 宫颈注射，持续按摩子宫，子宫下段收缩仍差，仍有持续性阴道流血。07:30

再次给予欣母沛 250 μg 宫颈注射，建立双静脉通道，给予复方氯化钠注射液 500 ml 及羟乙基淀粉注射液 500 ml 静脉滴注补充血容量，持续心电监护，测血压 102/68 mmHg，心率 108 次/分，血氧饱和度 99%，留置导尿管，导出深黄色尿液 30 ml，常规缝合会阴侧切口。术毕阴道仍有持续出血，急查血常规、凝血功能，用称重法计算出血总量已达 1800 ml。07:50 给予葡萄糖酸钙注射液 1 g 及地塞米松注射液 10 mg 静脉推注，行宫腔球囊填塞压迫止血，阴道流血明显减少，宫腔引流管引流出少量暗红色血液，有凝血块。心率 154 次/分，血压 99/69 mmHg，血氧饱和度 100%，08:20 心率 146 次/分，血压 78/49 mmHg，血氧饱和度 100%，阴道持续流出不凝血，考虑凝血功能障碍、羊水栓塞不排除，停用缩宫素，给予地塞米松注射液 30 mg 入液静脉推注，氢化可的松注射液 200 mg 入液静脉滴注，氨茶碱注射液 250 mg 入液静脉滴注，取出宫腔球囊，产妇突然出现咳嗽，一过性呼吸困难，寒战，血氧饱和度下降至 70%，立即给予气管插管，正压通气，行深静脉穿刺，此时共计出血量约 3100 ml，考虑羊水栓塞，经抗休克等积极抢救，产妇病情未见好转，甚至有加重趋势，经产科抢救小组、医院危重孕产妇急救小组等讨论，为了抢救产妇生命，决定抗休克同时立即行子宫全切术。

思维引导

1. 引发羊水栓塞的高危因素有哪些？
2. 需要哪些辅助检查进一步明确诊断？
3. 该产妇主要存在的护理诊断有哪些？
4. 针对该产妇应采取哪些护理措施？

·任务实施·

（一）健康史

评估羊水栓塞的各种诱因，如胎膜是否破裂（胎膜早破或人工破膜），是否行中期妊娠引产或钳刮术，有无行羊膜腔穿刺术，有无宫缩过强或强直性子宫收缩，有无前置胎盘或胎盘早剥。

（二）身心状况

结合羊水栓塞的诱发因素、临床症状和体征进行评估。处于不同临床阶段的羊水栓塞孕产妇，临床表现不同。常见于孕产妇破膜后、第一产程末、第二产程宫缩较强时或在胎儿娩出后的短时间内，突然出现烦躁不安、呛咳、气促、呼吸困难、发绀、面色苍白、四肢厥冷、心率加快，并迅速出现循环衰竭，进入休克及昏迷状态；还可能表现为全身皮肤黏膜出血点及瘀斑，切口、针眼渗血，消化道出血，阴道大量流血且不凝等难以控制的出血倾向，甚至出现少尿、无尿等肾衰竭表现。少数孕产妇可无任何先兆症状，产妇窒息样尖叫一声或打一哈欠后即进入昏迷状态，呼吸心跳停止。

（三）辅助检查

1. **实验室检查** 采集下腔静脉血，镜检可见羊水有形物质；各项血液检查 DIC 指标呈阳性。

2. **床旁胸部 X 线片** 约 90%的孕产妇可见双侧肺部弥漫性点状、片状浸润影，沿肺门周围分布，伴轻度肺不张及心脏扩大。

3. **床旁心电图或心脏彩色多普勒超声检查** 提示 ST 段下降，右心房、右心室扩大，左心室缩小。

4. **尸检** 可见肺水肿、肺泡出血，主要脏器如肺、胃、心、脑等血管及组织中或心内血液经离心处理后，镜检找到羊水有形物质。

二、护理思维与实践训练

气体交换受损 ↓ 与肺动脉高压、肺水肿有关

（一）护理目标 产妇胸闷、呼吸困难症状有所改善。

（二）护理措施

- 加强产前检查，注意诱发因素。
- 吸氧，行抗过敏治疗，解除肺动脉高压，防止心力衰竭，行抗休克治疗。

肾、外周组织灌注无效 ↓ 与弥散性血管内凝血及失血有关

（一）护理目标 维持患者的生命安全。

（二）护理措施

- 早期应抗凝，补充凝血因子，应用肝素；晚期抗纤溶同时也补充凝血因子，防止大出血。
- 及时应用利尿剂，防止肾衰竭。

胎儿窘迫 ↓ 羊水栓塞，母体循环受阻

（一）护理目标 产妇呼吸、循环功能得到明显改善，并在纠正凝血功能障碍后再处理分娩。

（二）护理措施

- 继续监测产程进展，第一产程发病者立即行剖宫产，第二产程发病者可根据情况经阴道分娩，做好观察，必要时候行子宫切除术。
- 发生羊水栓塞时，应立即停止静脉滴注缩宫素，监测生命体征，做好出入液量记录。

三、健康指导

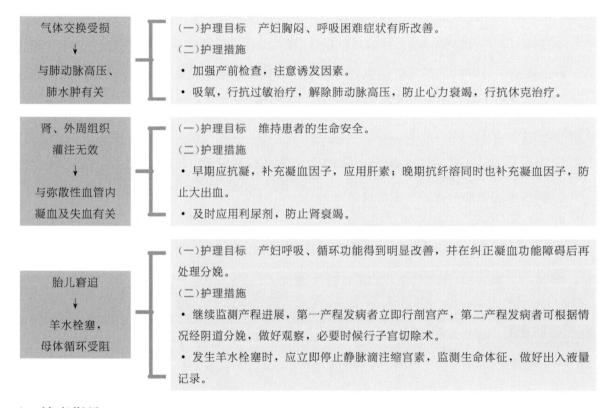

1. 及时安慰和鼓励神志清醒的孕产妇，使其放松心情，配合急救。

2. 及时告知患者家属病情进展，适当的时候允许家属陪伴孕产妇，以取得家属的理解和配合。

3. 病情稳定后针对孕产妇具体情况提供个性化健康教育与出院指导。

四、护理评价

1. 产妇胸闷、呼吸困难症状改善。

2. 血压稳定、尿量正常，全身皮肤、黏膜出血停止，阴道流血减少。

3. 胎儿或新生儿无生命危险，产妇出院时无并发症。

4. 产妇情绪稳定。

·任务拓展·

患者信息

姓名：舒女士　　性别：女　　年龄：42 岁

民族：汉　　婚姻：已婚　　职业：家务

身高：155 cm　　体重：66 kg　　供史者：本人

现病史：孕妇平时月经规则，周期 30 天，末次月经 2013 年 11 月 13 日，量色同前，预产期 2014 年 08 月 20 日。停经早期有恶心、食欲减退等早孕反应，较轻，未予特殊治疗；孕早期否认放射性物质、毒物接触史，否认使用过致畸药物，无发热、病毒感染史，停经 4 月余始觉胎动，持续至今。孕期无传染病、无放射线接触史，无黄疸皮肤瘙痒等。孕期否认滥用药物史。定期产前检查，未发现明显异常。今停经 40 周，2 h 前出现阴道少量流液，色清，伴阴道少量血性分泌物，偶有下腹胀痛，自觉胎动正常。门诊以“孕 8 产 1 孕 40 周 LOA 待产”入院。孕期精神好，食欲、睡眠好，大小便正常，孕期体重增加 18 kg。

既往史：既往体健，否认梅毒、艾滋病、肝炎、结核等病史，否认糖尿病、高血压、甲状腺疾病等病史，否认重大手术及外伤史，否认输血史，否认药物、食物过敏史，否认中毒史，预防接种史不详。

个人史：否认冶游史，否认外地久居史，否认疫区、疫水接触史，否认高氟区、低碘区、牧区、矿山居住史，否认有毒、有害物质、粉尘、放射性物质接触史，否认吸毒、药物成瘾史，无烟、酒嗜好。

月经婚育史：月经初潮 15 岁，月经周期为 5 天/30 天，经量中，无血块，无痛经。29 岁结婚，丈夫现年 40 岁，体健，夫妻感情和睦，1-0-6-1。

家族史：父母及一弟均体健，否认家族性遗传病史及精神病病史。

体格检查：T 36.5℃，P 84 次/分，R 18 次/分，BP 100/70 mmHg，骨盆外测量：髂棘间径 24 cm，髂嵴间径 26 cm，骶耻外径 19 cm，坐骨结节间径 9 cm，宫高 37 cm，腹围 100 cm，胎方位 LOA，头先露，已入盆，胎心 136 次/分，宫缩不规则。肛查：子宫颈容受 30%，子宫口 1 cm，先露−3，胎膜已破，色清。

辅助检查：B 超示单活胎，头位，双径 96 mm，头围 343 mm，股骨 77 mm，腹围 353 mm；羊水指数 126 mm，胎盘位于前壁Ⅱ级；心电图示窦性心率。

病历摘要及讨论经过：

舒女士，42 岁，孕妇平时月经规则，周期 30 天，末次月经 2013 年 11 月 13 日，预产期 2014 年 08 月 20 日。因停经 40 周，阴道少量流液 2 h，伴阴道少量血性分泌物，偶有下腹胀痛于 8 月 20 日 1:20 入院。子宫口开 1 cm，先露头−3，羊水清。6:45 宫口开全后 5 min，胎心出现变异减速，最低减速至 70 次/分，予加大氧流量，左侧卧位，抬高臀部，胎心升至 110 次/分，请儿科医生到场，做好抢救新生儿准备。于 07:09 会阴侧切下顺产一名男活婴，Apgar 评分 4-8-10 分，重 4000 g，总产程 5 小时 20 分。胎盘娩出后子宫下段收缩差，出血多，给予卡前列氨丁三醇注射液 250 μg 宫颈注射，持续按摩子宫，子宫下段收缩仍差，仍有持续性阴道流血。07:30 再次给予卡前列素氨丁三醇注射液 250 μg 宫颈注射，建立双静脉通道，予复方氯化钠注射液 500 ml 及羟乙基淀粉注射液 500 ml 静脉滴注补充血容量，持续心电监护，血压 102/68 mmHg，心率 108 次/分，血氧饱和度 99%，留置导尿管，导出深黄色尿液 30 ml，会阴侧切口常规缝合。术毕阴道仍有持续出血，急查血常规、凝血功能，用称重法计算出血总量已达 1800 ml。07:50 用葡萄糖酸钙注射液 1 g 及地塞米松注射液 10 mg 静脉推注，行宫腔球囊填塞压迫止血，阴道流血明显减少，宫腔引流管引流出少量暗红色血液，有凝血块。心率 154 次/分，血压 99/69 mmHg，血氧饱和度 100%，08:20 心率 146 次/分，血压 78/49 mmHg，血氧饱和度 100%，阴道开始持续流出不凝血，考虑凝血功能障碍、羊水栓塞不排除，停用缩宫素，予地塞米松注射液 30 mg 静脉推注，氢化可的松注射液 200 mg 静脉滴注，氨茶碱注射液 250 mg 静脉滴注，取出宫腔球囊，产妇突然出现咳嗽，一过性呼吸困难，寒战，血氧饱和度下降至 70%，立即予气管插管，正压通气，行深静脉穿刺，此时共计出血量约 3100 ml，考虑羊水栓塞，经抗休克等积极抢救，产妇病情未见好转，甚至有加重趋势，经产科抢救小组、医院危重孕产妇急救小组等讨论，为了抢救产妇生命，决定抗休克同时立即行子宫全切术。

·任务落实(分组角色扮演、情景模拟)·

1. 如何对产妇进行护理评估？
2. 目前应对产妇哪些方面做重点观察？
3. 在药物治疗后，护士该如何实施护理？

·任务评价·

评价内容	内容细分	分值	评分记录分配			备注
			自我评价	学生互评	教师评价	
专业知识						
专业能力						
职业素养						

· 项目检测 ·

项目检测及参考答案

自然流产病理

· 项目总结 ·

项目二产科及产科疾病患者的护理主要介绍了正常孕产妇和异常孕产妇的症状、体征、护理评估和护理措施。每个任务就拓展知识展开小组讨论、情景模拟和角色扮演，引导学生形成正确的临床思维能力。通过收集和评估孕产妇的健康史和身心状况等，正确地对孕产妇的健康问题进行评估、诊断、护理和预防。培养学生独立观察、综合分析和解决问题的能力，从而为孕产妇提供优质、高效的护理。

临床护理与思维训练儿科护理部分

项目一　儿科基础

■ 项目聚焦 ■

随着计划生育政策的调整，公众对儿童的关注度被推向一个新的高度。在鼓励优生的同时，在儿童出生后的每一个阶段，应如何加强优育？儿童的生长发育是一个连续渐进的动态过程，但在实际工作中，为便于区分，会将儿童划分为 7 个成长时期，每个时期儿童的生长发育状况略有差异，如何甄别发育正常与否？如何有效促进儿童生长发育？这些问题我们在这个项目中会详细介绍。

■ 目标描述 ■

通过学习，学生能准确鉴别出儿童年龄分期，能对儿童神经、心理、行为发育等生长发育指标进行监测和评估，并采取相应保健措施促进儿童健康成长。树立以儿童为中心的服务理念，具有良好的心理素质和沟通能力，具有探究学习、终身学习、分析问题和解决问题的能力。

任务一　儿童年龄分期

·任务目标·

1. 知识目标　掌握儿童年龄分期。
2. 能力目标　能正确对儿童进行年龄段的划分。
3. 素养目标　培养护理人员具备积极、专业的态度，以及关爱儿童、服务儿童的奉献精神。

·临床案例·

女婴，31 天，足月顺产，出生体重 3.1 kg。近 5 天来出现哭闹增多，每逢哭闹即喂母乳，每次哺乳后都会呕吐奶汁，量少。母亲前来咨询是否可停哺母乳改为配方奶喂养。

查体：体重 3.6 kg，身长 52.7 cm，排除了器质性病变引起的哭闹。

思维引导

1. 儿童年龄分几期？
2. 该女婴处于哪个年龄期？有何特点？
3. 如何对家长进行指导？

·任务实施·

一、护理评估

（一）症状

近 5 天来婴儿哭闹增多，每逢哭闹即喂母乳，每次哺乳后都会呕吐奶汁，量少，并无其他症状。

（二）体征

女婴，出生 31 天，足月顺产，体重 3.6 kg，身长 52.7 cm。

（三）辅助检查

无。

（四）处理原则

查找哭闹和溢奶的原因，尽快恢复母乳喂养，确保生长发育。

（五）心理-社会状况

评估家长有无因为婴儿哭闹、溢奶等感到焦虑不安。

二、护理思维与实践训练

溢奶引起家长担忧 → 焦虑

（一）护理目标　缓解家长焦虑，恢复母乳喂养。

（二）护理措施

- 心理护理：安慰家长，解释婴儿溢奶的原因，减轻家长焦虑程度，配合治疗。
- 评估婴儿哭闹和溢奶的原因，必要时给予相应处理。
- 教育家长正确的溢奶处理方法，防止窒息。

三、健康指导

1. **调整喂养**　嘱家长恢复纯母乳喂养，耐心喂养。
2. **查找原因**　分析查找婴儿哭闹和溢奶的原因，必要时应及时治疗。
3. **预防窒息**　教会家长每次溢奶后正确处置的方法，防止婴儿发生呛咳或窒息。
4. **喂养指导**　教育家长母乳喂养的重要性；定期到医院体检，关注婴儿生长发育情况。

知识窗

儿童年龄分期

1. 胎儿期　从受精卵形成至胎儿娩出为胎儿期(fetal period)，约 40 周(40±2 周)。胎儿周龄为胎龄，或称妊娠龄。临床上将胎儿期分为 3 个阶段。①妊娠早期(fist trimester of pregnancy)：为 12 周，受精卵从输卵管移行到子宫腔着床，细胞不断分裂增长，迅速完成各系统、组织、器官的形成。此期是胎儿发育的关键期，受感染、创伤、药物、放射线、化学物质、严重疾病或遗传等不利因素的影响，胚胎发育受阻，可导致流产或各种先天畸形，甚至胎儿夭折。②妊娠中期(second trimester of pregnancy)：为 13～28 周(共 16 周)。此期胎儿各器官迅速生长，功能也渐成，但肺发育不成熟，若早产则存活率低。③妊娠后期(third trimester of pregnancy)：为 29～40 周(共 12 周)。此期胎儿以肌肉发育和脂肪积累为主，体重增加快，出生后大多能存活。确立妊娠分期，利于采取不同保健措施，保护母婴健康。

2. 新生儿期　自胎儿娩出脐带结扎至出生后 28 天称新生儿期(neonatal period)。出生不满 7 天的阶段称新生儿早期。按年龄划分，新生儿期实际包含在婴儿期内，但由于此期婴儿在生长发育和疾病方面具有非常明显的特殊性，故将婴儿期中的这一特殊时期单列为新生儿期。新生儿期是儿童生理功能进行调整以逐渐适应外界环境的阶段，此期新生儿脱离母体独立生存，体内、外环境发生根本变化，由于其生理调节和适应能力尚不完善，不仅发病率高，而且死亡率也高，尤以新生儿早期为高。

3. 婴儿期　自出生到 1 周岁之前为婴儿期(infant period)。此期是儿童出生后生长发育极其旺盛的时期，因此对能量和营养素尤其是蛋白质的需要量相对较大，但婴儿的消化吸收功能尚未完善，易发生消化紊乱和营养不良，提倡母乳喂养和合理的营养指导十分重要。

4. 幼儿期　自满 1 周岁到满 3 周岁之前为幼儿期(toddler age)。此期儿童生长发育速度较前稍减慢，但活动范围渐广，接触周围事物的机会增多，智力发育较前突出，语言、思维和社会适应能力增强；自主性和独立性不断发展，但对危险的识别能力和自我保护能力不足，应注意防止意外伤害。

5. 学龄前期　自满 3 周岁到 6～7 岁入小学前为学龄前期(preschool age)。此期儿童体格发育速度进一步减慢，达到稳步增长，而智力发育更趋完善，好奇、多问、好模仿，语言和思维能力进一步发展，自理能力和初步社交能力得到锻炼。此期儿童具有较大的可塑性，应加强早期教育，培养其良好的道德品质和生活自理能力，为入学做好准备。

6. 学龄期　自 6～7 岁入小学开始到进入青春期前为学龄期(school age)。此期儿童体格仍稳步增长，除生殖系统外各器官发育已接近成人水平，智力发育较前更成熟，理解、分析、综合能力逐步增强，可以接受系统的科学文化教育。

7. 青春期　年龄范围一般为10～20岁，女孩青春期(adolescence)的开始年龄和结束年龄都比男孩早2年左右。青春期进入和结束年龄存在较大个体差异，可相差2～4岁。此期儿童体格生长发育再次加速，出现第二个生长高峰，同时生殖系统发育加速并趋于成熟。至本期末各系统发育已成熟，体格生长逐渐停止。

四、护理评价

通过规范的护理实施方案，家长能积极配合查找原因，认识到母乳喂养的重要性，采取有效的应对方式，坚持正确的母乳喂养习惯。

议一议

以小组为单位讨论：小儿各年龄分期方法及各期的主要特点。

·任务拓展·

患者信息

姓名：王某某　　性别：男性　　年龄：10个月

语言：无　　身长：80 cm　　体重：10 kg

供史者：患儿母亲

现病史：患儿1周前无明显诱因地出现食欲差，偶有呕吐，量少。精神好。睡眠好，体重无变化，大小便正常。

既往史：平时体健，否认药物过敏史，否认重大疾病及治疗病史。

个人史：胎产次：母亲G_1P_1，出生体重3.4 kg。无难产史。母乳喂养至4个月，4个月后添加蛋黄、米粥、肉泥等辅食，无偏食。

生长发育史：正常。生长发育与同龄人相仿，3个月抬头，4个月能翻身，能逗笑，6个月能坐、开始出牙，8个月能爬。

家族史：否认类似疾病家族史。

体格检查：T 36.7℃，P 122次/分，R 32次/分，BP未测。神志清楚，自主体位。体重10 kg，身高81 cm，合作良好。皮肤黏膜正常，全身淋巴结未触及肿大。头部及器官外形正常，听力正常。腹部外形平坦，无压痛反跳痛，无包块，肝、脾肋下未扪及。肠鸣音活跃，4～6次/分，移动性浊音(－)。四肢、脊柱无畸形，神经系统正常。哭声正常，面色红润，前囟未闭，0.4 cm×0.4 cm，头围44 cm，胸围43 cm，腹壁皮下脂肪1 cm，眼球活动灵活，瞳孔大小：左2.4 mm、右 2.4 mm，对光反应灵敏，腹壁反射引出，提睾反射(男)引出。

初步诊断：胃肠道消化不良。

辅助检查：实验室检查：血常规 Hb 111 g/L，WBC 10.1×10^9/L，中性粒细胞比例 62%。

·任务落实(分组角色扮演、情景模拟)·

1. 如何对患儿进行护理评估？
2. 目前应对患儿哪些方面做重点观察和宣教？
3. 该患儿的年龄分期和特点是什么？

·任务评价·

评价内容	内容细分	分值	评分记录分配			备注
			自我评价	学生互评	教师评价	
专业知识						
专业能力						
职业素养						

任务二 儿童生长发育

·任务目标·

1. 知识目标　掌握儿童生长发育规律；掌握儿童体格生长发育、神经心理发育的常用指标；熟悉儿童生长发育的影响因素；了解生长发育的相关评价。

2. 能力目标　能选择合适的正常儿童体格生长标准参照值作为比较，正确评价和测量儿童生长发育状况。

3. 素养目标　具有与儿童及其家庭有效沟通的能力，以积极的心态，为儿童及其家庭提供帮助。

·临床案例·

男婴，10 个月，体重 9.8 kg，身长 73 cm，头围 46 cm，胸围 45 cm，前囟 0.6 cm×0.6 cm，出牙 4 颗，扶着栏杆能站稳，能用大拇指、食指拿取小球。家长担忧孩子的发育是否正常。

思维引导

1. 该男婴体格生长发育是否正常？
2. 10 个月婴儿语言发育可达到怎样的水平？

·任务实施·

一、护理评估

（一）症状

男婴，10 个月，诉求体格生长发育是否正常。

（二）体征

体重 9.8 kg，身长 73 cm。

（三）辅助检查

头围 46 cm，胸围 45 cm，前囟 0.6 cm×0.6 cm，出牙 4 颗，扶着栏杆能站稳，能用拇指、食指拿取小球。

（四）处理原则

评估生长发育。

（五）心理-社会状况

家长担忧孩子的生长发育是否正常。

二、护理思维与实践训练

家长担心体格发育是否正常
↓
焦虑

（一）护理目标　消除家长的担忧焦虑。

（二）护理措施

- 心理护理：安慰家长，减轻患者焦虑程度，配合评估。
- 及时正确评估患儿的生长发育状况。
- 告知家长关于儿童生长发育的规律和相关知识。

三、健康指导

1. 坚持合理运动　儿童生长发育的每个时期，都可以选择与年龄相适应的运动方式，运动可有效刺激生长激素的分泌，并刺激骨骼的生长，促进儿童发育。

2. 保证充足睡眠　生长激素的分泌白天少，入睡多，婴幼儿要有充足的睡眠，注意睡眠环境、固定睡眠场所和时间，养成良好的睡眠习惯。

3. 适当加强营养　正确补充含有丰富精氨酸的食物，比如牛奶、鲜虾、海虾，可刺激生长激素的分泌。

4. 及早识别异常　对于影响儿童生长发育的因素，如肥胖、性早熟、矮小症，要早期诊断，早期干预。

知识窗

追赶生长利与弊

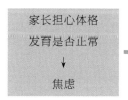

儿童生长发育遵循一定的轨迹。当儿童患病、营养不良或缺乏激素时，就会逐渐偏离生长发育的轨道，出现生长迟缓的现象。而一旦这些阻碍生长的因素被去除，儿童将以超过相应年龄正常的速度加速生长，重新回归到其遗传学编程的正常生长轨迹，这一现象称为追赶生长(catch-up growth)。追赶生长可以发生在生长的任何阶段，但最常见于出生后的最初两年中。追赶生长是人类生长的一种特性，长期以来被看作是从生长发育迟缓、对发育和健康的不利影响中恢复的一个必需特征。然而，近年的流行病学研究提示，追赶生长也有远期的健康危害。胎儿期生长受限和(或)婴儿期生长不良，但以后有追赶生长者，有较明显地发生代谢综合征的倾向。因此，正确认识追赶生长的利弊，对制定不同生长类型新生儿的喂养策略具有重要意义。在进行喂养推荐时，必须权衡利弊：需要适当地“追赶”生长而不是“加速”生长。

·病情进展·

追问家长是否有其他异常表现，妈妈诉说最近患儿有出现屏气的现象，一般是在哭闹时发作，每次屏气发作时间约 20 s，可自行缓解。父母为此感到焦虑。

思维引导

1. 患儿出现屏气发作现象，你认为属于儿童常见心理行为问题吗？如果是，属于哪一种心理行为问题？
2. 儿童常见心理行为问题有哪些？
3. 屏气发作时，如何护理？
4. 为了预防屏气发作的加重，如何和家长做好沟通和宣教？

·任务实施·

一、护理评估

（一）症状

屏气发作表现为常在哭闹时发作，每次屏气发作时间约 20 s，可自行缓解。

（二）体征

屏气发作时，偶有面色潮红、手握拳的现象。

（三）辅助检查

1. 影像学检查　头颅 CT 检查未见异常。

2. 辅助检查　脑电图检查未见异常。

（四）处理原则

评估患儿的生长发育和心理行为问题，消除家长焦虑。

（五）心理-社会状况

评估家长对儿童生长发育相关知识、心理行为问题的掌握程度。

二、护理思维与实践训练

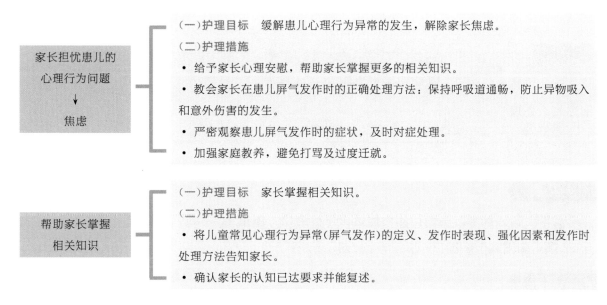

家长担忧患儿的心理行为问题
↓
焦虑

（一）护理目标　缓解患儿心理行为异常的发生，解除家长焦虑。

（二）护理措施

- 给予家长心理安慰，帮助家长掌握更多的相关知识。
- 教会家长在患儿屏气发作时的正确处理方法：保持呼吸道通畅，防止异物吸入和意外伤害的发生。
- 严密观察患儿屏气发作时的症状，及时对症处理。
- 加强家庭教养，避免打骂及过度迁就。

帮助家长掌握相关知识

（一）护理目标　家长掌握相关知识。

（二）护理措施

- 将儿童常见心理行为异常（屏气发作）的定义、发作时表现、强化因素和发作时处理方法告知家长。
- 确认家长的认知已达要求并能复述。

三、健康指导

1. 协助家长掌握儿童生长发育及常见心理行为异常的相关知识。
2. 指导家长能正确评估患儿的生长发育和可能出现的心理行为异常。
3. 指导家长掌握屏气发作时简单的处理方法。
4. 建议家长定期到儿童保健部复诊。

知识窗

儿童常见心理行为问题——屏气发作

屏气发作又称呼吸暂停症，指儿童因发脾气或需求未得到满足而剧烈哭闹时突然出现呼吸暂停的现象，多见于6～18个月的婴幼儿。3～4岁后，随着语言表达能力的增强和剧烈哭闹现象的减少，屏气发作自然缓解，6岁后很少出现。发作时常有换气过度，使呼吸中枢受抑制，哭喊时屏气，脑血管扩张，脑缺氧可有昏厥、意识丧失、口唇发绀、躯干及四肢挺直，甚至四肢抽动，持续0.5～1 min后呼吸恢复，症状缓解，唇、指恢复红润，全身肌肉松弛而清醒。屏气发作与惊厥发生无关。婴幼儿性格多暴躁、任性，好发脾气。父母的焦虑、过度呵护与关注儿童，可强化屏气发作。应加强家庭教养，避免粗暴打骂及过度迁就。发作时，需注意保持呼吸道通畅，防止异物吸入和意外受伤。

三、护理评价

从家长带患儿就诊开始，通过规范的护理实施方案和健康宣教，使家长掌握儿童生长发育及常见心理行为异常的相关知识；能正确评估患儿的生长发育和可能出现的心理行为异常；掌握屏气发作时简单的处理方法。正确认知儿童常见心理行为异常，并解除焦虑。

议一议

以小组为单位讨论：儿童生长发育规律及测量方法；其他的常见心理行为异常问题分别该怎么处理？

·任务拓展·

家长带一名男孩来医院进行体格检查。体检结果：体重 11.3 kg，身长 81 cm，前囟门已闭，出牙 12 颗，胸围大于头围。

·任务落实·

1. 衡量儿童营养状况的最佳指标是什么？
2. 孩子最可能的年龄是多少？
3. 孩子能完成哪些精细运动？

·任务评价·

评价内容	内容细分	分值	评分记录分配			备注
			自我评价	学生互评	教师评价	
专业知识						
专业能力						
职业素养						

任务三 体格测量

·任务目标·

1. 知识目标　掌握儿童体格生长评价常用方法；掌握儿童体格生长评价内容；熟悉体格生长评价注意事项；熟悉与体格生长发育有关的其他系统发育。了解儿童神经心理发育及评价。

2. 能力目标　能选择合适的正常儿童体格生长标准参照值作为比较，正确评价和测量儿童生长发育状况。

3. 素养目标　具有正确评价体格生长的能力，以及指导儿童及其家庭进行有效沟通的能力，为儿童及其家庭提供帮助。

· 临床案例 ·

家长带一名男孩来医院进行体格检查。体格检查结果：体重 10.6 kg，身长 81 cm，前囟已闭，出牙 12 颗，胸围大于头围。

思维引导

1. 衡量儿童营养状况的最佳指标是什么？
2. 孩子最可能的年龄是多少？
3. 孩子能完成哪些精细运动？
4. 如何正确测量他的头围、胸围和上臂围？

· 任务实施 ·

一、护理评估

（一）症状

男孩，诉求体格生长发育是否正常。

（二）体征

体重 10.6 kg，身长 81 cm。

（三）辅助检查

前囟已闭，出牙 12 颗，胸围大于头围。

（四）处理原则

进一步评估生长发育的其他指标；正确判断年龄；评估其生长发育是否正常。

（五）心理-社会状况

家长担忧孩子的生长发育是否正常。

二、护理思维与实践训练

家长担心体格发育是否正常
↓
焦虑

（一）护理目标　正确评估生长发育，消除家长的担忧、焦虑。

（二）护理措施

- 心理护理：安慰家长，减轻焦虑，配合评估。
- 完善评价的指标，正确评估患儿的生长发育状况。
- 告知家长关于儿童生长发育的规律和相关知识。

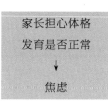

三、健康指导

1. 坚持合理运动 儿童生长发育的每一时期，都可以选择与年龄相适应的运动方式，运动可有效刺激生长激素的分泌，并刺激骨骼的生长，促进儿童发育。

2. 保证充足睡眠 生长激素的分泌规律为白天少、入睡增加，儿童要确保熟睡时间。

3. 适当加强营养 日常多食虾类与海产品，睡前喝一杯温牛奶，正确补充含有丰富精氨酸的食物，可刺激生长激素的分泌。

4. 及早识别异常 对于影响儿童生长发育的因素，如肥胖、性早熟、矮小症，要早期诊断，早期干预。

四、护理评价

从家长带患儿体检开始，通过规范的生长发育评价和健康宣教，让家长熟悉儿童生长发育评价的指标，能正确评估患儿的生长发育，并消除焦虑。

议一议

以小组为单位讨论：儿童生长发育的重要指标及测量方法。

· 任务拓展 ·

患者信息

姓名：韦某某　　性别：男　　年龄：3 岁

民族：汉　　家长姓名：张某某　　家长职业：自由职业

出生地：浙江舟山市　　供史者：张某某(患儿母亲)

主　诉：要求体检，评估生长发育。

体检结果：体重 12.6 kg，身长 99 cm，能跑，会数数。

· 任务落实 ·

1. 正确测量该孩子的其他生长发育指标。
2. 孩子应该具有哪些适应周围人和物的能力及行为？
3. 孩子的生长发育总体评价是否正常？

· 任务评价 ·

评价内容	内容细分	分值	评分记录分配			备注
			自我评价	学生互评	教师评价	
专业知识						

续表

评价内容	内容细分	分值	评分记录分配			备注
			自我评价	学生互评	教师评价	
专业能力						
职业素养						

任务四 儿童保健

·任务目标·

1. 知识目标　掌握免疫规划程序的具体内容；熟悉各年龄期儿童特点及保健；了解儿童游戏的功能、常见儿童体格锻炼的方式、常见意外事故种类。

2. 能力目标　能正确指导家长处理预防接种的反应，解答家长关于常见预防接种的疑惑。能指导家长采取合适的措施促进儿童健康成长。能根据儿童年龄的特点，指导家长选择合适的玩具，采取适当的游戏和体格锻炼的方法。能举例说明儿童常见事故伤害发生的原因，并列出相应的预防措施。

3. 素养目标　具备人文关怀理念、沟通交流技巧、团队合作精神、自主学习能力。

·临床案例·

患儿，女，96 天。近日持续腹泻，每日 5～6 次，无发热。按免疫规划程序，今天该患儿应该接种脊髓灰质炎疫苗和百白破疫苗。

思维引导

1. 该患儿能不能按计划进行预防接种?
2. 如果患儿是健康的，能不能同时接种脊髓灰质炎疫苗和百白破疫苗?

·任务实施·

一、护理评估

（一）症状

女婴，96 天，腹泻数日，5～6 次/日。

（二）体征

无发热，生命体征正常。

（三）辅助检查

身高、体重正常。

（四）处理原则

评估患儿能不能正常按计划接种免疫疫苗。

（五）心理-社会状况

家长咨询孩子能不能按计划进行预防接种。

二、护理思维与实践训练

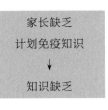

家长缺乏计划免疫知识 → 知识缺乏

（一）护理目标　家长知晓计划免疫相关知识。

（二）护理措施

- 评估患儿情况，确定患儿能不能按计划接种疫苗。
- 告知家长，两种疫苗接种的间隔时间和注意事项。
- 指导家长增加有关计划免疫的知识。

·病情进展·

患儿腹泻止。出生后第108天，接种百白破疫苗以后，第二天出现发热，T 38.1℃，吃奶少。无咳嗽，大小便正常。家长带孩子到门诊就诊。

思维引导

1. 分析患儿出现发热的原因？
2. 常见预防接种的反应有哪些？如何处理？
3. 患儿出现疫苗接种后的全身反应有哪些？如何处理？

一、护理评估

（一）症状

自感发热1天。

（二）体征

T 38.1℃，HR 120次/分，R 32次/分。腹平软。全身皮肤完整无皮疹。

（三）辅助检查

实验室检查：血常规 Hb 124 g/L，WBC 10.3×10^9/L，中性粒细胞比例71%。

（四）处理原则

评估患儿的发热和全身反应，属于疫苗接种的一般反应，无需特殊处理。

（五）心理-社会状况

评估家长对“预防接种反应和处理”相关知识的了解程度。

二、护理思维与实践训练

体温过高
发热 T 38.1℃

(一)护理目标　体温恢复正常。

(二)护理措施

- 遵医嘱应用药物，观察药效。
- 协助家长做好物理降温和生活护理。
- 观察患儿的体温变化。
- 观察患儿有无其他不良反应。

知识缺乏

(一)护理目标　家长了解相关知识。

(二)护理措施

- 将预防接种的程序、注意事项、一般反应及处理告知家长。
- 确认家长的认知已达要求并能适当复述。
- 发放宣教资料。

三、健康指导

1. 协助家长学习预防接种的相关知识。
2. 指导家长能正确评估患儿的接种反应。
3. 指导家长一般反应的处理方法。

知识窗

疫苗接种反应及处理

疫苗对于人体来说是一种异物，在诱导人体免疫系统产生对特定疾病的保护力时，疫苗本身的生物学特性和人体的个体差异(如健康状况、过敏性体质、免疫功能、精神因素)可能会导致少数儿童出现一些不良反应。

1. 一般反应　局部反应：接种后数小时至 24 h 左右，注射部位可出现红、肿、热、痛，有时还伴有局部淋巴结肿大。反应程度因个体差异而不同，反应持续时间一般为 2～3 天。全身反应：一般于接种后 24 h 内出现不同程度的体温升高，多为中、低度热，持续 1～2 天。可伴有头晕、食欲减退、腹泻、全身不适、乏力等。多数儿童的一般反应是轻微的，无须特殊处理，适当休息，多饮水即可。反应较重者，可对症处理，如局部热敷；反应严重者，如局部红肿持续扩大，高热不退，应到医院就诊。

2. 异常反应　极少数儿童可能出现晕厥、过敏性休克、过敏性皮疹、血管神经性水肿等。过敏性休克一般于注射疫苗后数秒或数分钟内发生，一旦发生，应立即抢救。晕厥多因精神或心理因素所致，在紧张、空腹、疲劳或室内闷热等情况下发生，一旦发生，应立即安置患儿平卧，头稍低，可针刺或按压人中、合谷穴，给予少量热水或糖水，并随时准备皮下或静脉注射 1∶1000 肾上腺素。必要时，发生异常反应的儿童应尽快转医院继续治疗。

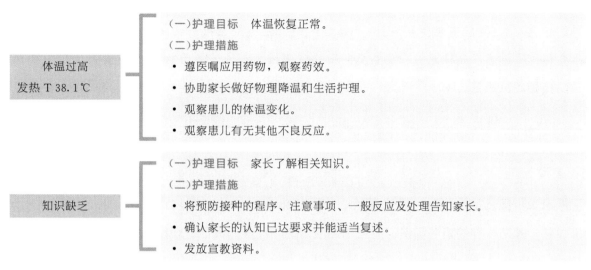

3. 偶合症　是指受种者正处于某种疾病的潜伏期，或者存在尚未发现的基础疾病，接种后巧合发病(复发或加重)。因此，偶合症的发生与疫苗接种无关，仅是时间上的巧合。疫苗接种率越高、品种越多，发生偶合症的概率越大。预防偶合症的主要措施为严格掌握预防接种的禁忌证。

四、护理评价

从家长带患儿就诊开始，通过规范的护理实施方案和健康宣教，使患儿的体温降至正常；让家长熟悉预防接种的相关知识；能正确评估患儿的反应和其他一般反应的处理。

议一议

以小组为单位讨论：儿童常见事故伤害的预防。

·任务拓展·

患者信息

姓名：石某某	性别：男性	年龄：3 岁
语言：普通话	身长：93 cm	体重：14 kg

供史者：患儿母亲

现病史：患儿，男，3 岁 5 月。昨日 17 时左右在家中不慎误食纽扣电池 1 枚。后无呕吐及腹痛，无发热及咳嗽，无胸闷，面色正常，夜间急诊收治住院。

既往史：平时体健，否认药物过敏史，否认重大疾病及治疗病史。

个人史：胎产次：G_1P_1，出生体重 3.25 kg。无难产史。母乳喂养至 9 个月，4 个月后添加蛋黄、米粥、肉泥等辅食，无偏食。

生长发育史：正常。生长发育与同龄人相仿，3 个月抬头，4 个半月能翻身，能逗笑，6 个月能坐、始出牙，8 个月能爬。9 个半月能站立。1 周岁能行走。

家族史：否认类似疾病家族史。

体格检查：T 36.9℃，P 122 次/分，R 26 次/分，BP 未测。神志清楚，自主体位。体重 14 kg，身长 94 cm，合作良好。无皮疹，全身淋巴结未触及肿大。头部及其器官外形正常，听力正常。听诊可闻及金属似的“拍击音”。腹部外形平坦，无压痛和反跳痛，无包块，肝脾肋下未扪及。肠鸣音活跃，4～5 次/分，移动性浊音(－)。四肢脊柱无畸形，神经系统正常。面色红润，腹壁皮下脂肪 1.1 cm，眼球活动灵活，瞳孔大小正常，对光反应灵敏，腹壁反射引出。

初步诊断：胃内异物？

辅助检查：实验室检查：血常规 Hb 116 g/L，WBC 8.4×10^9/L，中性粒细胞比值 41.1%，淋巴细胞比值 52.1%，血小板计数 280×10^9/L，凝血功能正常。

·任务落实(分组角色扮演、情景模拟)·

1. 如何确定胃内异物？需要做哪些检查？

2. 目前应对患儿哪些方面做重点观察？

3. 在积极准备后，患儿行“胃内异物取出术”，术后返回病房，作为责任护士该如何实施护理？

·任务评价·

评价内容	内容细分	分值	评分记录分配			备注
			自我评价	学生互评	教师评价	
专业知识						
专业能力						
职业素养						

任务五 儿科相关护理操作

·任务目标·

1. 知识目标　掌握儿科常用护理技术操作的目的。熟悉约束保护方法，蓝光箱、保温箱使用的操作步骤。

2. 能力目标　能为儿童正确应用保温箱及实施光照疗法。

3. 素养目标　具备实施儿科常用护理技术所需的爱伤观念、慎独精神及评判性思维能力。

·临床案例·

患儿，女，2 天，因吃奶差、呼吸急促 1 天而入院。患儿胎龄 35 周，出生体重 1.8 kg，体温 35.0℃，听诊双肺呼吸音低。

思维引导

1. 如果该患儿需要使用保温箱保暖，其保温箱的温度应该设置多少？其依据是什么？

2. 如果该患儿需要管饲喂养，宜选择经口还是经鼻留置胃管？为什么？

· 任务实施 ·

护理评估

（一）症状

女婴，2 天，吃奶差、呼吸急促 1 天。

（二）体征

体温 35.0℃，呼吸 48 次/分，心率 130 次/分，听诊双肺呼吸音低。

（三）辅助检查

头围 34 cm，胸围 33 cm，前囟 1.6 cm×1.6 cm。身高 49 cm，体重 1.8 kg。

（四）处理原则

评估病情，及时对症处理。

（五）心理-社会状况

家长担忧孩子的健康状况。

知识窗

1. 入保温箱条件　体重＜2000 g 者；体温偏低或不升者，如新生儿硬肿病；需要保护性隔离者如新生儿剥脱性皮炎。

2. 出保温箱条件　体重增加到 2000 g 以上，室温 22～24℃时能维持正常体温，一般情况良好，吸吮力良好者，可允许出保温箱；在保温箱中生活 1 个月以上，体重不到 2000 g，一般情况良好者，遵医嘱灵活掌握。

3. 注意事项

(1)注意将患儿体温维持在 36.5～37.5℃，使用肤控模式时应注意探头是否脱落，造成患儿体温不升的假象，导致箱温调节失控。

(2)保温箱所在房间室温应维持在 24～26℃，以减少辐射散热，避免放置在阳光直射、有对流风或取暖设备附近，以免影响箱内温度。

(3)操作应尽量在保温箱内集中进行，如喂奶、换尿布及检查，并尽量减少开门次数和时间，以免箱内温度波动。

(4)接触患儿前，必须洗手，防止交叉感染。

(5)注意观察患儿情况和保温箱状态，如保温箱报警，应及时查找原因，妥善处理，严禁骤然提高保温箱温度，以免患儿体温上升造成不良后果。

(6)保持保温箱的清洁，每天清洁保温箱，并更换蒸馏水，每周更换保温箱 1 次，彻底清洁、消毒，定期进行细菌监测。

·病情进展·

该患儿入院第 3 天出现巩膜、皮肤黄染病逐渐加重。体温 36.7 ℃，听诊及肺呼吸音正常，需要光疗 6 h。

思维引导

1. 患儿光疗时需要全身裸露吗？
2. 患儿在光疗过程中可能会出现哪些不良反应？

一、护理评估

（一）症状

出生第 5 天出现巩膜、皮肤黄染并逐渐加重。

（二）体征

体温 36.7 ℃，哭声响，听诊两肺呼吸音正常。

（三）辅助检查

影像学检查：胸部 X 线检查提示正常；心电图检查未见异常；实验室检查：血清胆红素 210 μmol/L，结合胆红素 42 μmol/L。

（四）处理原则

评估患儿黄疸的程度，遵医嘱行蓝光照射。

（五）心理-社会状况

评估家长担忧程度，适当宽慰。

二、护理思维与实践训练

巩膜、皮肤黄染
↓
黄疸

（一）护理目标　黄疸减轻。

（二）护理措施

- 给予家长心理安慰，帮助家长增加新生儿黄疸的相关知识。
- 做好生命体征和病情的观察，做好蓝光照射准备。
- 严密观察患儿皮肤黄染情况，蓝光照射期间监测生命体征变化，及时对症处理。
- 遵医嘱做好输液等治疗，评价治疗效果。
- 做好相关健康教育，教会家长蓝光照射治疗期间的生活护理。
- 观察蓝光治疗的不良反应，如发热、腹泻、皮疹。

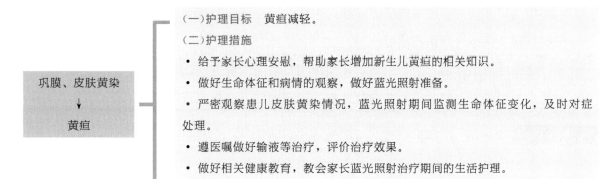

光照疗法（photopheresis）又称光疗，是一种通过荧光照射，降低新生儿血清未结合胆红素水平的方法，是新生儿高胆红素血症的辅助疗法，主要通过一定波长的光线使新生儿血液中脂溶性未结合胆红素转变为水溶性异构体，易于从胆汁和尿液中排出体外，从而降低新生儿胆红素

水平。其中以波长 450 nm 的蓝光最为有效，绿光、日光灯或太阳光也有此效果，其中双面光优于单面光。光疗按照射时间可分为连续光疗和间断光疗，对于黄疸较重的患儿，一般照射时间较长，但以不超过 4 天为宜。光疗的不良反应有发热、皮疹、核黄素(维生素 B_2)缺乏、腹泻、低血钙、贫血、青铜症等，应注意观察。

· 评估和准备 ·

1. 评估患儿 了解日龄、体重、黄疸、胆红素检查结果、生命体征、反应等情况。

2. 准备

(1)环境准备：保持适宜的环境温度(26～28 ℃)，尽量保持患儿安静。

(2)物品准备：遮光眼罩，光疗箱、光疗灯或光疗毯，光疗灯管和反射板应清洁无灰尘，光疗箱需预热至适宜温度。

(3)护士准备：操作前洗手。

· 操作步骤 ·

1. 核对医嘱，做好解释工作。

2. 将患儿全身裸露，以增加照射皮肤面积，用尿布遮盖会阴部，尿布应尽量缩小面积，或用柔软的带子将折叠或裁剪的尿布穿过患儿会阴后系于腰间，男婴注意保护阴囊；佩戴遮光眼罩，避免光线损伤患儿的视网膜。光疗箱附近如有其他患儿，也应遮挡设备，避免对其他患儿造成影响。给患儿剪短指甲，双足外踝处用透明薄膜保护性黏贴，防止患儿烦躁引起皮肤抓伤。

3. 记录开始照射时间。

4. 每 4 h 测体温、脉搏、呼吸一次，每 3～4 h 喂乳一次，根据患儿体温调节保箱温，维持患儿体温稳定。

5. 光疗时需经常更换体位，仰卧、俯卧交替，常巡视，防窒息。

6. 观察患儿精神反应、生命体征、皮肤、大小便，四肢张力有无变化及黄疸情况并记录。

7. 按时巡视，保持光疗箱的清洁。

8. 光疗结束后测量体温，脱下眼罩，更换尿布，清洁全身皮肤。

9. 患儿出箱后记录出箱时间及蓝光箱灯管的使用时间，清洁消毒蓝光箱。

· 注意事项 ·

1. 患儿入箱前需进行皮肤清洁，禁忌在皮肤上涂粉剂和油类。

2. 患儿光疗时随时观察患儿眼罩、会阴遮盖物、皮肤保护贴等有无脱落，注意皮肤有无异常。

3. 患儿光疗时较烦躁容易移动体位，因此在光疗过程中，注意观察患儿在光疗箱中的位置，及时纠正不良体位。

4. 患儿光疗时，体温维持在 36.5～37.3℃，如体温高于 37.8℃或者低于 35℃，应暂时停止光疗并对症处理。

5. 光疗过程中患儿出现哭闹不止、高热、惊厥、皮疹、呕吐、拒奶、腹泻及脱水等症状时，及时与医生联系，并妥善处理。

6. 光疗超过 24 h 会造成体内核黄素缺乏，一般光疗的同时或光疗后应补充核黄素，以防止继发的红细胞谷胱甘肽还原酶活性降低，导致溶血。

7. 每日擦拭光疗灯管及反射板，保持清洁，防止灰尘影响光照的强度。

8. 光疗灯管与患儿的距离需遵照设备说明调节，使用时间达到设备规定时限也必须更换。

三、健康指导

1. 协助家长做好光照期间的生活护理，如喂奶、换尿不湿、擦澡。

2. 指导家长能初步观察患儿的病情。

3. 指导家长注意手卫生和安全护理，防止发生意外，如呛咳、窒息、坠床。

知识窗

青铜症

青铜症是指患儿光疗后数小时，皮肤、尿液、泪液呈青铜色。目前发现当血清结合胆红素高于 68.4 μmol/L，并且血清谷丙转氨酶、碱性磷酸酶升高时，光疗可使皮肤呈青铜色。可能是由于胆汁淤积，胆红素化学反应产物经胆管排泄障碍导致。患儿体内的铜卟啉浓度明显升高，铜卟啉光疗后容易形成棕褐色物质，患儿的皮肤、血浆、肝、脾呈青铜色，但脑脊液和大脑并不受影响，所以无神经系统损害。青铜症患儿在光疗前就有肝功能损害，光疗并不损害肝功能，当光疗停止后，青铜症可逐渐消退，没有明显的后遗症，但消退时间可较长，需 2～3 周。对于高结合胆红素血症和胆汁淤积症的患儿不宜进行光疗，出现青铜症后应停止光疗，关注患儿肝功能变化，积极治疗原发病，促进肝功能恢复及光氧化产物的排泄。

四、护理评价

从患儿住院开始，通过规范的护理实施方案和健康宣教，及时采用保温箱和蓝光箱治疗，使患儿的体温恢复正常，黄疸明显减轻；使家长熟悉相关护理照顾方法。

议一议

以小组为单位讨论：儿科常见护理操作有哪些？你觉得哪几项操作比较有难度？

·任务拓展·

患者信息

姓名：王某某　　性别：男性　　年龄：3 岁 4 月

语言：普通话　　身高：92 cm　　体重：15 kg

供史者：患儿母亲

现病史：患儿 2 天前在家中无明显诱因地出现发热，最高体温 40.2℃，无寒战、抽搐，无嗜睡激惹，无咳嗽气促，伴呕吐，日均 2～3 次，非喷射性，为少量胃内容物，无胆汁及咖啡色样物，无腹痛腹泻。查血常规示白细胞偏高，呼吸道四项抗原未见异常，门诊给予头孢曲松钠 1 g 静脉滴注 1 次(3.28)后无好转。今日患儿仍有发热、呕吐并出现恶心、伴轻度腹痛，再次到我院就诊。查血常规示白细胞及超敏 C-反应蛋白明显升高，胃肠道 B 超未见异常，给予头孢曲松钠 1 g 静脉滴注 1 次及补液后，为进一步治疗，门诊以“急性感染性腹泻病”收入院。自患病以来，精神良好，食欲良好，睡眠良好，体重无明显变化，大便正常，小便正常。

既往史：平时体健，否认药物过敏史，否认重大疾病及治疗病史。曾因新生儿肠炎、肺炎及支气管炎，分别在本院住院治疗 3 次，均痊愈出院。

个人史：胎产次 G_3P_3，出生体重 2.3 kg，无难产史。母乳喂养至 17 天，4 个月后添加蛋黄、米粥、肉泥等辅食，1 岁后过渡至普通饮食，无偏食。

生长发育史：生长发育与正常同龄儿比较相仿，3 个月抬头，4 个月能翻身，能逗笑，6 月能坐，认识父母，1 岁会走。

家族史：否认类似疾病家族史。患儿有 2 个哥哥，大者 11 岁，小者 8 岁，均体健。

体格检查：意识清晰，脉搏 141 次/分，呼吸 26 次/分，血压：未测，体温 37.1℃，自主体位，病容急性面容，体重 15 kg，身高 92 cm，合作良好。皮肤、黏膜：色泽正常，弹性正常，皮疹无出血及瘀斑，皮温正常，毛细血管充盈时间 1 s。全身浅表淋巴结未触及肿大。头部及其器官外形正常，听力正常，眼结膜正常，瞳孔两侧等大等圆、对称，对光反射灵敏。腹部：外形平坦，蠕动波无，腹部软，无压痛，无反跳痛，无包块，肝肋下未扪及。胆囊墨菲征(Murphy sign)(－)。脾肋下未扪及，肾区叩痛无，肠鸣音正常，3～5 次/分，移动性浊音(－)。补充专科情况：哭声正常，面色红润，前囟闭，腹壁皮下脂肪 1.4 cm，眼球活动灵活，瞳孔大小：左 2.4 mm、右 2.4 mm，对光反应灵敏。腹壁反射引出，提睾反射引出。

初步诊断：急性感染性腹泻病。

辅助检查：血常规：白细胞(WBC)14.2×10^{9}/L，中性粒细胞(NE)比例 76.1%，淋巴细胞(LY)比例 14.5%，红细胞(RBC)4.78×10^{12}/L，血红蛋白(Hb)134 g/L，血小板(PLT)215×10^{9}/L，超敏 C-反应蛋白(CRP)0.5 mg/L。B 超：腹腔内未见明显肠套叠声像图。

·任务落实·

请分组讨论：

1. 常见儿科护理技术操作的注意事项有哪些？

2. 应用

(1)能够对婴儿实施皮肤护理、沐浴护理。

(2)能够对婴儿实施正确的抚触护理。

(3)能够正确进行鼻胃管置管操作，并对患儿实施鼻饲喂养和经口喂养。

(4)合理采用有效的婴儿约束方法。

(5)能够对婴儿实施静脉输液；在教师指导下，熟悉经外周中心静脉置管及植入式静脉输液港的操作方法。

(6)能够在教师指导下进行股静脉穿刺。

(7)能够对婴儿实施灌肠操作。

·任务评价·

评价内容	内容细分	分值	评分记录分配			备注
			自我评价	学生互评	教师评价	
专业知识						
专业能力						
职业素养						

·项目检测·

项目检测及参考答案

·项目总结·

项目一儿科基础主要介绍了儿科护理学的服务对象是自胎儿至青春期的儿童，以及他们不同于成人的特征和需要、与儿童健康息息相关的生长发育的特点和影响因素。每个任务就拓展知识展开小组讨论、情景模拟和角色扮演，引导学生形成正确的临床思维能力。通过收集和评估患儿的健康史和身心状况等，正确地对患儿的健康问题进行评估、诊断、护理和预防。培养学生独立观察、综合分析和解决问题的能力，从而为患儿提供优质、高效的护理。

项目二　新生儿及新生儿常见疾病患儿的护理

■ 项目聚焦 ■

一声啼哭，小儿呱呱坠地。儿童从母亲子宫内来到子宫外，并不是都能平稳适应，针对不同类型的新生儿，其外观表现、生理特点有着明显区别。而且，新生儿出生后的适应不良会并发多种疾病，如新生儿缺氧缺血性脑病、颅内出血、肺透明膜病、黄疸、败血症、寒冷损伤综合征等，新生儿期的这些疾病多表现为发病快、病情重，如果不及时治疗，可能会导致严重后遗症，甚至死亡。因此，应全面熟悉新生儿及新生儿常见疾病的护理，并熟练应用专业知识分析新生儿状况或者病情特点，并采取有效措施为儿童的成长保驾护航。

■ 目标描述 ■

通过学习，学生能区分正常足月儿和早产儿的特点，并能按照护理程序对新生儿疾病患儿实施整体护理。树立以患儿为中心的服务理念，具有良好的心理素质和沟通能力，具有探究学习、终身学习、分析问题和解决问题的能力。

任务一　新生儿分类、特点与护理

·任务目标·

1. 知识目标　掌握新生儿的概念及分类；熟悉足月儿、早产儿的特点。

2. 能力目标　能对正常足月儿及早产儿进行全面的护理评估，针对出现的护理问题，提供整体护理和健康指导。

3. 素养目标　能关爱、守护新生儿，具有良好的职业道德。学会尊重生命，具有高度的责任心、爱心、团队合作精神。

·临床案例·

男婴，出生后 4 h，母亲是 G_1P_1，32^{+2} 周顺产娩出，出生体重 1600 g，身长 45 cm，血性羊水，出生时哭声弱，皮肤青紫，呼吸表浅，心率 108 次/分，吸吮能力弱。给予刺激足底后哭声可。

体格检查：体温 35.5 ℃，心率 140 次/分，呼吸 55 次/分，体重 1600 g，身长 45 cm，早产儿貌，全身皮肤发亮、薄嫩多皱纹，皮肤黏膜无黄染，未见皮疹及出血点，脐未脱，头发分条不清，耳舟不清，耳软不易复位，睾丸未降至阴囊，指(趾)甲未达指端，足底纹浅，口周无发绀，胸廓无畸形，双肺呼吸音粗，未闻及干、湿啰音，心音有力，心律齐，未闻及病理性杂音，腹软，腹部膨隆呈蛙腹，右肋下 1 cm 触及肝，质软，脾未触及，四肢肌张力低，病理反射未引出。

思维引导

1. 作为一名儿科护士，请对该患儿进行分类。
2. 请对新生儿进行护理评估并制订护理计划。

·任务实施·

一、护理评估

(一)健康史

了解患儿的胎龄、妊娠情况、孕检、出生体重和身长等一般情况。了解患儿分娩过程情况，出生后 Apgar 评分情况。了解家族史，有无遗传性疾病、遗传倾向性疾病及传染病病史。

(二)身体状况

评估患儿相关症状，对其进行全身体格检查，评估有无明显的器质性病变，评估各个系统情况。

(三)心理-社会状况

评估患儿家庭经济及环境状况；父母角色是否称职；了解父母心理状况，是否存在焦虑。

(四)辅助检查

血、尿、大便常规，血型；血、肝、肾功能及空腹血糖新生儿筛查等。

(五)处理原则

进行新生儿分类，评估患儿各系统情况，发现异常及时治疗，做好父母健康宣教。

二、护理思维与实践训练

新生儿刚出生，想了解分类情况
↓
知识缺乏 1

(一)护理目标　满足患儿家属了解新生儿分类的愿望。

(二)护理措施

• 根据胎龄分类　①足月儿：指胎龄满 37 周至未满 42 周(259～293 天)的新生儿。②早产儿：指胎龄未满 37 周(＜259 天)的新生儿。③过期产儿：指胎龄满 42 周及以上(≥294 天)的新生儿。

• 根据出生体重分类　①正常出生体重儿：指出生体重为 2500～4000 g 的新生儿。②低出生体重儿：指出生体重不足 2500 g 的新生儿；其中出生体重不足 1500 g 者又称极低出生体重儿，出生体重不足 1000 g 者又称超低出生体重儿；低出生体重儿一般为早产儿和小于胎龄儿。③巨大儿：指出生体重超过 4000 g 的新生儿，包括正常和有疾病者。

新生儿刚出生，想了解分类情况
↓
知识缺乏 1

• 根据出生体重与胎龄的关系分类 ①适于胎龄儿：指出生体重在同胎龄儿平均体重的第 10～90 百分位的新生儿。②小于胎龄儿：指出生体重在同胎龄儿平均体重的第 10 百分位以下的新生儿；我国习惯将足月而体重在 2500 g 以下的新生儿称为足月小样儿，是小于胎龄儿中最常见的一种。③大于胎龄儿：指出生体重在同胎龄儿平均体重的第 90 百分位以上的新生儿。

• 高危儿包括以下几种情况 ①母亲疾病史：母亲有糖尿病、感染、慢性心肺疾病等。②母孕史：母亲年龄≥35 岁或＜16 岁，孕期有阴道流血、妊娠高血压、先兆子痫、羊膜早破、胎盘早剥、前置胎盘等。③异常分娩史：各种难产、手术产、分娩过程中使用镇静和镇痛药等。④异常新生儿：出生时 Apgar 评分小于 7 分、脐带绕颈、多胎儿、早产儿、小于胎龄儿、巨大儿、各种先天性畸形等。

宝宝刚出生想知道如何从外观区分早产儿和足月儿
↓
知识缺乏 2

(一)护理目标　满足患儿家属从外观区分早产儿和足月儿的需求。

(二)护理措施

• 正常新生儿哭声响亮，肌肉有一定的张力，四肢屈曲，皮肤红润，皮下脂肪丰满，全身覆盖胎脂，胎毛少，头发分条清楚，耳软骨发育良好，耳廓清楚，乳晕清楚，乳头突起，乳腺结节＞4 mm，指(趾)甲达到或超过指(趾)端，足底纹遍及整个足底，男婴睾丸已降至阴囊，女婴大阴唇遮盖小阴唇。

• 早产儿哭声弱，四肢呈伸直状，皮肤薄嫩多皱纹，发亮有水肿，胎毛多，头发细软而乱，耳壳软、耳舟不清楚，乳晕不清，乳腺无结节或＜4 mm，指(趾)甲未达指(趾)端，足底纹少，男婴睾丸未降或未全降至阴囊，女婴大阴唇不能遮盖小阴唇。

体温 35.5 ℃
↓
与体温调节功能差等有关

(一)护理目标　维持早产儿体温稳定。

(二)护理措施

• 早产儿所处室内室温应保持在 24～26 ℃，相对湿度在 55%～65%。

• 根据早产儿的体重、胎龄及病情，采取不同的保暖措施。一般体重＜2000 g 者，应尽早放入保温箱内保暖；体重＞2000 g 者在保温箱外保暖，可通过头戴帽、母体胸前怀抱、使用热水袋等措施保暖。

• 暴露操作应在远红外辐射床保暖下进行，并尽量缩短操作时间。

吸吮能力弱，喂养困难
↓
与早产儿吸吮能力弱有关

(一)护理目标　合理进行早产儿喂养。

(二)护理措施

• 有吸吮、吞咽能力者一般在出生后 2～4 h 试喂 10%葡萄糖液 1～2 次，无呕吐者可于出生后 6～8 h 开始喂奶，最好母乳喂养，无法母乳喂养者可使用适合早产儿的配方乳，喂乳量及间隔时间根据出生体重和耐受力而定，以不发生胃潴留及呕吐为原则。

• 有吞咽能力、无吸吮能力者用滴管或小匙喂养。

• 吸吮、吞咽能力均不全者，采取鼻饲喂养或遵医嘱采用肠道外营养。每日测体重 1 次，以了解增长情况及营养是否足够。理想的体重是每日增加 25～30 g，最低应达 15 g(生理性体重下降期除外)。

• 早产儿出生后应肌内注射维生素 K_1 0.5～1 mg，每日 1 次，连用 3 天。此外还应补充维生素 A、C、D、E 和铁剂。

护理问题	护理目标与措施
呼吸表浅 ↓ 与呼吸中枢不成熟、肺发育不良、呼吸肌无力有关	(一)护理目标　维持早产儿有效呼吸。 (二)护理措施 • 早产儿仰卧时可在肩下放置小软枕，避免颈部弯曲、呼吸道梗阻。 • 呼吸暂停时可采用拍打足底、托背、放置水囊床垫等方法，帮助早产儿恢复自主呼吸，反复发作者可遵医嘱给予氨茶碱静脉输注。 • 发生低氧血症时应立即吸氧，一般主张低流量间断吸氧，吸氧浓度以维持动脉血氧分压在 50～70 mmHg 或经皮血氧饱和度在 85％～95％为宜，切忌常规给氧，因早产儿视网膜发育不良，吸入高浓度氧气或长期吸氧可产生视网膜病变导致失明。

三、健康指导

1. **促进母婴情感交流**　向母亲宣传母乳喂养的优点并指导其正确喂养，鼓励提早吸吮，促进情感交流，有利于新生儿身心发育。

2. **宣传育儿保健知识**　向家长讲解喂养、保暖、皮肤清洁等日常护理知识，提醒家长按时进行预防接种，及时合理添加辅食。

3. **新生儿筛查**　对可疑者建议进行先天性甲状腺功能减退症、苯丙酮尿症和半乳糖血症等先天性代谢性疾病或遗传性疾病的筛查。

4. 指导父母如何冲调奶粉、如何沐浴、何时预防接种、何时门诊随访等，以使他们得到良好的信息支持和树立照顾患儿的信心。

知识窗 1

觅食反射是检查者用手指触摸婴儿口角周围皮肤，婴儿出现头转向刺激侧并张口的动作，正常儿饱食后不易引出，饥饿时呈亢进状态。

吸吮反射是检查者用手指轻轻触碰婴儿上、下唇或将乳头、奶嘴放入婴儿口内，婴儿出现有力的吸吮动作，正常儿饱食后不易引出，饥饿时呈亢进状态。

拥抱反射是将婴儿处于仰卧位，检查者用力拍打床面后，婴儿出现双臂伸直外展，双手张开，然后上肢屈曲内收，双手握拳呈拥抱状。

握持反射是检查者将物品或手指放入婴儿手心中，婴儿立即将其握紧，若检查者上提手指，婴儿可短暂被拉起。

知识窗 2

发展性照顾是 20 世纪 80 年代在美国、日本和中国台湾地区发展起来的一种新生儿护理模式。此模式的护理目标是使小儿所处的环境与子宫内尽可能相似，并帮助小儿以有限的能力适应子宫外的环境。护士尽量减少对小儿的不良刺激，各种操作集中进行，把灯光调暗、用毯子覆盖保温箱或调小监护仪报警声音来减少声、光刺激，使小儿卧于温暖、柔软的“新生儿鸟巢”中，提供非营养性吸吮、抚触，这种发展性照顾可使早产儿体重增长明显，生存能力增强，缩短住院时间，减少住院费用，提高早产儿的存活质量，最终不断提高人口素质。

四、护理评价

1. 能否进行正确的新生儿分类。
2. 早产儿是否得到合理、充足的营养。
3. 早产儿是否发生感染，或者患儿发生感染后是否得到及时发现和处理。

议一议

以小组为单位讨论：如何诊断新生儿是足月儿还是早产儿？足月儿和早产儿在护理上有什么区别？

·任务拓展·

患者信息

姓名：王某某之子　　性别：男性　　年龄：出生后 3 h

语言：尚无　　身长：45 cm　　体重：1600 g

供史者：患儿母亲

现病史：患儿是 G_1P_1，母亲因“胎盘早期剥离”收入产科，入院后反复监测胎心率慢，即行剖宫产娩出，出生体重 1650 g，身长 45 cm，血性羊水，出生时哭声弱，皮肤青紫，呼吸表浅，心率 110 次/分。给予气道清理，刺激足底后哭声可。出生后 1 min Apgar 评分为 7 分，5 min 为 9 分，以“早产，低出生体重儿”收入新生儿重症监护室。

既往史：母亲怀孕期间患儿体检未见异常。

个人史：胎产次 G_1P_1，出生体重 1600 g。Apgar 评分同上。

生长发育史：无。

家族史：否认类似疾病家族史。

体格检查：体温 35.6℃，心率 150 次/分，呼吸 60 次/分，体重 1600 g，身长 45 cm，早产儿貌，全身皮肤发亮、薄嫩多皱纹，皮肤黏膜无黄染，未见皮疹及出血点，脐未脱，头发分条不清，耳舟不清，耳软不易复位，睾丸未降至阴囊，指(趾)甲未达指端，足底纹浅，口周无发绀，胸廓无畸形，双肺呼吸音粗，未闻及干、湿啰音，心音有力，心律齐，未闻及病理性杂音，腹软，腹部膨隆呈蛙腹，右肋下 1 cm 触及肝，质软，脾未触及，四肢肌张力低，病理反射未引出。

初步诊断：早产儿，低出生体重儿

辅助检查：无。

·任务落实(分组角色扮演、情景模拟)·

1. 如何进行新生儿分类?
2. 目前应对患儿哪些方面做重点评估及观察?
3. 进入新生儿病房，作为责任护士该如何实施护理?

·任务评价·

评价内容	内容细分	分值	评分记录分配			备注
			自我评价	学生互评	教师评价	
专业知识						
专业能力						
职业素养						

任务二 新生儿缺氧缺血性脑病患儿的护理

·任务目标·

1. 知识目标 掌握新生儿缺氧缺血性脑病患儿的身体状况、护理问题和护理措施；熟悉新生儿缺氧缺血性脑病的病因、处理原则；了解新生儿缺氧缺血性脑病的概念和发病机制。

2. 能力目标 能对新生儿缺氧缺血性脑病患儿进行全面的护理评估，针对出现的护理问题，提供整体护理和健康指导。

3. 素养目标 培养学生批判性思维，具备对新生儿疾病的评估能力、与新生儿家长的沟通与合作能力，以具备爱心、耐心、细心、热心、责任心(“五心”)为特质的职业素养。

·临床案例·

日龄 6 h 的新生儿，女，系 G_1P_1，孕 36 周剖宫产娩出，出生体重 3.1 kg。出生时羊水Ⅱ°污染，1 min Apgar 评分为 2 分，复苏后 5 min Apgar 评分为 5 分，10 min Apgar 评分为 8 分。患儿出生后 3 h 抽搐 1 次，表现为双眼凝视，四肢强直，口唇发绀，予“立即苯巴比妥钠 50 mg 静脉注射”后好转，现转入新生儿科治疗。

体格检查：T 36.0 ℃，P 110 次/分，R 40 次/分，BP 56/30 mmHg，体重 3.15 kg，头围 34 cm。患儿反应差，易激惹，前囟饱满，张力高，四肢肌张力高，握持、牵拉、吸吮、拥抱反射减弱，觅食反射消失。头颅 B 超示脑实质回声增强，结构模糊，脑室变窄，提示脑水肿。

思维引导

1. 应从哪些方面来评估该患儿？
2. 对于患儿出现的症状，护士应该采取哪些护理措施？

·任务实施·

一、护理评估

（一）健康史

1. 了解患儿的性别、年龄等一般信息。

2. 了解患儿患病时间和起病情况、主要症状的发生发展、伴随症状、治疗和护理过程。

3. 了解患儿既往健康状况，是否有外伤、手术史，是否有食物、药物过敏史，是否接种疫苗。

4. 了解患儿出生史，有无早产、低出生体重等，是否有难产，母亲孕期有无合并症，有无胎盘早剥，有无脐带脱垂，患儿出生后有无严重、持续的发绀情况。

5. 追问家族史，母亲既往妊娠有无死胎、死产史及不明原因死亡史，注意排除遗传代谢性疾病；母亲有无糖尿病，孕期是否合并低钙血症，母亲有无药物滥用史。

（二）身体状况

评估患儿相关症状，进行全身体格检查，注重详细询问孩子有无发热、面色苍白，有无呕吐，注意有无颅内出血、颅内高压的临床表现。

（三）心理-社会状况

评估家属有无焦虑不安、情绪低落、烦躁易怒等。

（四）辅助检查

头颅 B 超检查可确诊是否有脑水肿，脑功能检测可反映脑功能情况，血常规检查鉴别是否有感染因素，血氨检查可排除是否有遗传代谢性疾病，凝血功能检查可了解有无凝血功能紊乱。

（五）处理原则

维持机体内环境稳定，控制各种神经症状，重点是“三维持”（维持良好的通气功能、维持脑和全身良好的血液灌注、维持血糖在正常高值）和“三对症”（控制惊厥、降低颅内压、消除脑干症状）。

二、护理思维与实践训练

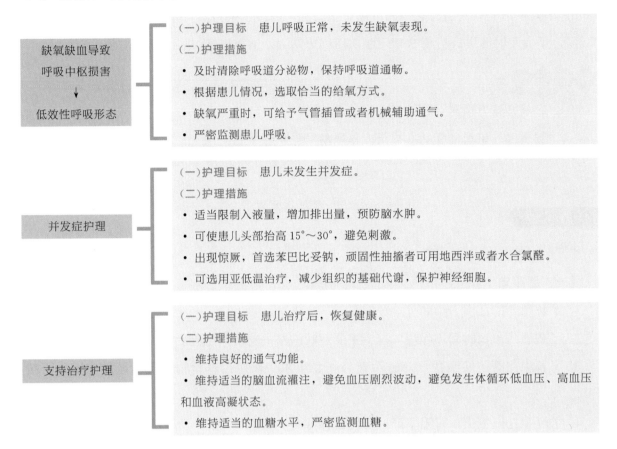

缺氧缺血导致呼吸中枢损害 → 低效性呼吸形态

(一)护理目标　患儿呼吸正常，未发生缺氧表现。

(二)护理措施

- 及时清除呼吸道分泌物，保持呼吸道通畅。
- 根据患儿情况，选取恰当的给氧方式。
- 缺氧严重时，可给予气管插管或者机械辅助通气。
- 严密监测患儿呼吸。

并发症护理

(一)护理目标　患儿未发生并发症。

(二)护理措施

- 适当限制入液量，增加排出量，预防脑水肿。
- 可使患儿头部抬高15°～30°，避免刺激。
- 出现惊厥，首选苯巴比妥钠，顽固性抽搐者可用地西泮或者水合氯醛。
- 可选用亚低温治疗，减少组织的基础代谢，保护神经细胞。

支持治疗护理

(一)护理目标　患儿治疗后，恢复健康。

(二)护理措施

- 维持良好的通气功能。
- 维持适当的脑血流灌注，避免血压剧烈波动，避免发生体循环低血压、高血压和血液高凝状态。
- 维持适当的血糖水平，严密监测血糖。

三、健康指导

1. 环境适宜　保持室内温度在22～24℃，相对湿度在55%～65%，定时通风，每天2次，每次30 min，避免对流风直吹患儿。

2. 饮食指导　延迟开奶，根据病情选择不同的喂养方法，喂奶后患儿应右侧卧位，头偏向一侧，避免呕吐时呕吐物吸入气管或反流引起窒息。另要注意不宜过早喂养高浓度配方奶，避免发生出血性坏死性肠炎。

3. 心理指导　向家长讲解本病的严重性、预后及可能出现的后遗症，并给予心理上的安慰，减轻家长焦虑情绪。

4. 预防指导　指导孕妇重视围生期保健，做好孕妇产前检查，及时发现高危妊娠并处理，避免新生儿窒息。

5. 康复训练　建议家长尽早进行新生儿行为测定，早期发现脑损伤引起的异常；及早进行功能锻炼和智力开发，可减轻后遗症的症状；教会家长对患儿进行功能训练，增强战胜疾病的自信心。

知识窗

亚低温疗法

亚低温疗法是目前国际上较公认的治疗新生儿缺氧缺血性脑病的有效方法，是一种以物理方法将患儿的体温降低到预期水平以达到治疗疾病目的的方法，主要应用于轻、中度足月患儿。目前多项高质量研究证据表明，亚低温疗法可以降低新生儿缺氧缺血性脑病的病死率和 18 个月时严重伤残的发生率，但远期效果尚不确定。

知识窗 2

项目	轻度新生儿缺氧缺血性脑病	中度新生儿缺氧缺血性脑病	重度新生儿缺氧缺血性脑病
意识	兴奋、抑制交替	嗜睡、迟钝	昏迷
肌张力	正常	减低	松软
拥抱反射	活跃	减弱	消失
吸吮反射	正常	减弱	消失
惊厥	可有肌肉阵挛	常有	频繁发生
中枢性呼吸衰竭	无	无或轻	常有
瞳孔改变	无	缩小	不对称或扩大
前囟张力	正常	正常或稍饱满	饱满紧张
脑电图	正常	低电压、癫痫样波	暴发抑制
病程及预后	症状持续 72 h 以内，预后好，后遗症少	多数 2 周症状消失，不消失者如存活，可有后遗症	病死率高，存活者症状久，多有后遗症

四、护理评价

通过优质有效的护理措施，患儿相关症状得到改善和缓解；并发症得到及时发现和处理；家长基本掌握新生儿缺氧缺血性脑病的护理和预后知识。

议一议

以小组为单位讨论：不同程度的新生儿缺氧缺血性脑病都有哪些主要症状？根据患儿不同的身体状况，该如何实施护理措施？

·任务拓展·

患者信息

姓名：沐某之女	性别：女	年龄：出生后 6 h
民族：汉	家长姓名：沐某	家长职业：工人
出生地：浙江杭州市	供史者：沐某(患儿母亲)	

主　诉：生后反应差 6 h，抽搐 1 h。

现病史：患儿，女，G_1P_1，孕 36 周剖宫产娩出，出生体重 3.1 kg。患儿于入院前 3 h 抽搐 1 次，表现为双眼凝视，四肢强直，口唇发绀，予“立即苯巴比妥钠 50 mg 静脉注射”后患儿抽搐停止，现转入新生儿科治疗。

既往史：既往体健，否认输血史，否认药物过敏史，出生后已预防接种。

出生史：第 1 胎第 1 产，胎龄 36 周，单胎，剖宫产娩出，出生体重 3.1 kg，出生时羊水Ⅱ°污染，1 分钟 Apgar 评分为 2 分，患儿无自主呼吸，全身发绀，心率 60 次/分，肌张力弱，产房内给予气管插管，心脏按压，复苏气囊正压通气抢救后，患儿呼吸心率恢复，产后 5 分钟 Apgar 评分为 5 分，10 分钟 Apgar 评分为 8 分，反应比较差。

喂养史：出生后 1 h 开奶，混合喂养，每次量不等。

家族史：父亲年龄 32 岁，既往体健；母亲年龄 26 岁，孕期合并“妊娠期肝内胆汁淤积综合征”，无感染性疾病史、无胎膜早破，无不洁产检及分娩史，无糖尿病史，无滥用药物史；家族成员中未发现患有遗传病、精神病等病史。

体格检查：T 36℃，R 45 次/分，P 110 次/分，BP 56/30 mmHg，体重 3.2 kg，身长 51 cm，头围 34 cm。反应差，激惹，哭声单一，皮肤巩膜无黄染，皮肤无苍白发花，无皮疹及出血点，前臂毛细血管再充盈时间为 2 s。前囟平，张力稍高，头颅无血肿。双肺呼吸音清，未闻及啰音。心音低纯，心律齐，未闻及杂音。腹软，未见肠形和肠蠕动波，未扪及包块，肝肋下 1 cm，脾未触及。脐带未脱落，脐轮无红肿，脐窝无分泌物。四肢肌张力增高，握持、牵拉、吸吮、拥抱反射减弱，觅食反射消失。

初步诊断：新生儿缺氧缺血性脑病。

辅助检查：头颅 B 超示脑实质回声增强，结构模糊，脑室变窄，提示脑水肿。脑功能(aEEG)监测提示上边界电压＞10 uV 和下边界电压＜5 uV。

·任务落实(分组角色扮演、情景模拟)·

1. 如何对患儿进行护理评估？

2. 目前应对患儿在哪些方面做重点观察？

3. 在药物治疗后，护士该如何实施护理？

4. 实施亚低温疗法时，如何护理？

· 任务评价 ·

评价内容	内容细分	分值	评分记录分配			备注
			自我评价	学生互评	教师评价	
专业知识						
专业能力						
职业素养						

任务三 新生儿颅内出血患儿的护理

· 任务目标 ·

1. 知识目标　掌握新生儿颅内出血的身体状况、护理问题和护理措施；熟悉新生儿颅内出血的病因、处理原则；了解新生儿颅内出血的概念和发病机制。

2. 能力目标　能对颅内出血的新生儿进行全面的护理评估，针对出现的护理问题，提供整体护理和健康指导。

3. 素养目标　培养学生批判性思维，具备对新生儿疾病的评估能力、与新生儿家长的沟通与合作能力，具备以爱心、耐心、细心、热心、责任心（“五心”）为特质的职业素养。

· 临床案例 ·

日龄 45 h 的新生儿，男，系 G_1P_1，孕 38 周经产钳助产娩出，出生体重 4.5 kg。患儿入院前 15 h 无明显诱因地出现抽搐 1 次，表现为双眼眨动，四肢屈曲强直抖动，持续 3 min 左右缓解，精神差，拒奶，嗜睡，转入新生儿室。

体格检查：T 36.5 ℃，P 145 次/分，R 40 次/分，BP 60/30 mmHg，体重 4.51 kg，身长 52 cm，头围 34 cm。精神反应差，哭声弱，颜面、躯干皮肤中重度黄染，皮肤略苍白，无皮疹及出血点。前囟隆起，头颅左顶部可触及约 4 cm×5 cm 大小的血肿，边界清晰，未超越骨缝，波动感(＋)。四肢肌张力正常，无水肿，新生儿原始反射减弱。头颅 CT 示左枕部颅骨内板下方新月形高密度区，脑脊液检查结果可见均匀血性和皱缩细胞。

思维引导

1. 应从哪些方面来评估该患儿？

2. 对于患儿出现的症状，护士应该采取哪些护理措施？

·任务实施·

一、护理评估

(一)健康史

1. 了解患儿的性别、年龄等一般信息。

2. 了解患儿患病时间和起病情况、主要症状的发生发展、伴随症状、治疗和护理过程。

3. 了解患儿既往健康状况，是否有外伤、手术史，是否有食物药物过敏史，是否接种疫苗。

4. 了解患儿出生史，分娩方式，是否存在产伤、宫内窘迫及产时窒息，患儿有无早产、低出生体重；了解新生儿出生后开始喂养时间及喂养方式，注意有无因饥饿原因导致低血糖引发惊厥。

5. 追问家族史，了解母亲孕期有无感染性疾病史、胎膜早破，是否有不洁产检及分娩史，了解有无感染性因素存在；了解有无孕母糖尿病、子痫、胎盘早剥和子宫异常等疾病病史。

(二)身体状况

评估患儿相关症状，对其进行全身体格检查，注重详细询问患儿有无发热、反应弱、拒奶、肌张力改变、尖叫、肢体无力、贫血、黄疸的临床表现。

(三)心理-社会状况

评估患儿家属有无焦虑不安、情绪低落、烦躁易怒等。

(四)辅助检查

及时进行头颅B超、CT、MRI及血常规、血生化、脑脊液检查。

(五)处理原则

缓解近期症状，及时发现和预防远期症状，一般有支持疗法、止血、控制惊厥、降低颅内压、治疗脑积水。

二、护理思维与实践训练

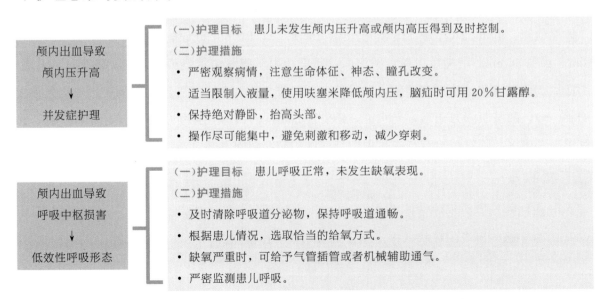

颅内出血导致颅内压升高 → 并发症护理

(一)护理目标　患儿未发生颅内压升高或颅内高压得到及时控制。

(二)护理措施

- 严密观察病情，注意生命体征、神态、瞳孔改变。
- 适当限制入液量，使用呋塞米降低颅内压，脑疝时可用20%甘露醇。
- 保持绝对静卧，抬高头部。
- 操作尽可能集中，避免刺激和移动，减少穿刺。

颅内出血导致呼吸中枢损害 → 低效性呼吸形态

(一)护理目标　患儿呼吸正常，未发生缺氧表现。

(二)护理措施

- 及时清除呼吸道分泌物，保持呼吸道通畅。
- 根据患儿情况，选取恰当的给氧方式。
- 缺氧严重时，可给予气管插管或者机械辅助通气。
- 严密监测患儿呼吸。

治疗护理

（一）护理目标　患儿治疗后，恢复健康。

（二）护理措施

- 做好使用止血剂（维生素 K_1、酚磺乙胺等）的护理。
- 做好使用止惊剂（苯巴比妥、地西泮）的护理。
- 做好使用呋塞米或甘露醇的护理。
- 做好颅内出血后遗症的宣教和功能锻炼。

三、健康指导

1. 环境适宜　保持室内温度在 22～24 ℃，相对湿度在 55%～65%，定时通风，每天 2 次，每次 30 min，避免对流风直吹患儿。

2. 饮食指导　出血早期禁止直接哺乳，不要抱起喂哺，以免加重出血，注意观察患儿的吃奶情况。

3. 心理指导　向家长讲解本病的严重性及可能出现的后遗症，解答病情，给予安慰，减轻紧张、焦虑情绪。

4. 预防指导　指导孕妇重视围生期保健，做好孕妇产前检查，及时发现妊娠危险因素，预防胎儿早产，提高分娩相关技术，减少因难产所致新生儿出现产伤和窒息；预防反复穿刺等医源性损伤导致颅内出血；防止脑血流量突然和（或）持续过多等脑血流动力学紊乱因素。

5. 康复训练　如有后遗症，教会家长功能锻炼和智力开发技术，对患儿早期干预、动态监测，减轻后遗症症状，增强战胜疾病的信心。

知识窗

颅内出血的后遗症

新生儿严重的颅内出血常有严重的后遗症，主要后遗症为脑积水，由于出血之后大量的红细胞碎片及纤维蛋白阻塞脑脊液循环的通路，因此可发生脑室扩大、脑积水、脑室周围白质损害，还有可能发生继发性癫痫、认知功能障碍、视觉损害、神经发育迟滞峰等表现。新生儿颅内出血的后遗症和出血部位、出血量密切相关，一般早产儿脑室周围-脑室内出血，Ⅰ级和Ⅱ级远期预后较好，Ⅲ级部分预后不良，Ⅳ级预后较差，对这些早产儿应尽早治疗，少数甚至需要长期的功能锻炼。

四、护理评价

通过优质有效的护理措施，患儿相关症状得到改善和缓解；并发症得到及时发现和处理；家长基本掌握颅内出血的护理和预后知识。

议一议

以小组为单位讨论：不同类型的新生儿颅内出血都有哪些主要症状？根据患儿不同的身体状况，该如何实施护理措施？

· 任务拓展 ·

患者信息

姓名：赵某之子　　性别：男　　年龄：出生后 45 h

民族：汉　　家长姓名：赵某　　家长职业：银行职员

出生地：浙江杭州市　　供史者：赵某(患儿母亲)

主　诉：出生后反应差 1 天，抽搐 1 次。

现病史：患儿，男，系 G_1P_1，孕 38 周经产钳助产娩出，出生体重 4.5 kg。患儿入院前 15 h 无明显诱因地出现抽搐 1 次，表现为双眼眨动，四肢屈曲强直抖动，持续 3 min 左右缓解，精神差，拒奶，嗜睡，转入新生儿室。

既往史：既往体健，否认输血史，否认药物过敏史，出生后已预防接种。

出生史：第 1 胎第 1 产，胎龄 38 周，单胎，产钳助产娩出，出生体重 4.5 kg，出生时否认窒息抢救史，Apgar 评分不详，胎盘正常。

喂养史：出生后 1 h 开奶，母乳喂养，每次量不等，按需喂养。

家族史：父亲年龄 40 岁，既往体健；母亲年龄 38 岁，既往体健，孕期无感染性疾病、无胎膜早破，无不洁产检及分娩史，无糖尿病病史，无药物滥用史；否认家族成员中遗传病、精神病等病史。

体格检查：T 36.5 ℃，P 145 次/分，R 40 次/分，BP 60/30 mmHg，体重 4.51 kg，身长 52 cm，头围 34 cm。精神反应差，哭声弱，颜面、躯干皮肤中重度黄染，皮肤略苍白，无皮疹及出血点。前囟隆起，头颅左顶部可触及约 4 cm×5 cm 大小的血肿，边界清晰，未超越骨缝，波动感(+)。双肺呼吸音清，未闻及啰音。心音有力，心律齐，未闻及杂音。腹软不胀，未见肠形和肠蠕动波，未扪及包块，肋下 1 cm 触及肝，脾未触及。脐带未脱落，脐轮无红肿，脐窝无分泌物。四肢肌张力正常，无水肿，新生儿原始反射减弱。

初步诊断：新生儿颅内出血。

辅助检查：头颅 CT 示左枕部颅骨内板下方新月形高密度区，脑脊液检查可见均匀血性和皱缩细胞，血常规示 WBC 9.3×10^9/L，Hb 120 g/L，网织红细胞比例 7.9%。

· 任务落实(分组角色扮演、情景模拟) ·

1. 如何对患儿进行护理评估？
2. 目前应对患儿在哪些方面做重点观察？
3. 当患儿出现呼吸不规则、瞳孔大小不等时，护士该如何实施护理？

·任务评价·

评价内容	内容细分	分值	评分记录分配			备注
			自我评价	学生互评	教师评价	
专业知识						
专业能力						
职业素养						

任务四 新生儿肺透明膜病患儿的护理

·任务目标·

1. 知识目标　掌握新生儿肺透明膜病的身体状况、护理问题和护理措施；熟悉新生儿肺透明膜病的病因、处理原则；了解新生儿肺透明膜病的概念和发病机制。

2. 能力目标　能对肺透明膜病的新生儿进行全面的护理评估，针对出现的护理问题，提供整体护理和健康指导。

3. 素养目标　培养学生批判性思维，具备对新生儿疾病的评估能力、与新生儿家长的沟通与合作能力，具备以爱心、耐心、细心、热心、责任心（“五心”）为特质的职业素养。

·临床案例·

日龄 3 h 的新生儿，男，G_1P_1，孕 31 周，剖宫产出，出生体重 1.5 kg。患儿 2 h 前出现呼吸困难，表现为呼吸急促、呼气性呻吟，颜面青紫，低流量吸氧后青紫可缓解，但呼吸困难逐渐加重，转入新生儿重症监护室。

体格检查：T 36.0℃，P 160 次/分，R 65 次/分，BP 55/30 mmHg，体重 1.5 kg。神志清楚，精神反应差，前囟平软，呻吟、呼吸急促，有鼻翼煽动、三凹征，口唇发绀，口吐白色泡沫，四肢肌张力降低，原始反射弱。胸部 X 线片示双肺呈普遍性透过度降低，毛玻璃样改变。

思维引导

1. 应从哪些方面来评估该患儿?
2. 对于患儿出现的症状，护士应该采取哪些护理措施?

·任务实施·

一、护理评估

（一）健康史

1. 了解患儿的性别、年龄等一般信息。

2. 了解患儿患病时间和起病情况、主要症状的发生发展、伴随症状、治疗和护理过程。

3. 了解患儿既往健康状况，是否有外伤、手术史，是否有食物、药物过敏史，是否接种疫苗。

4. 了解患儿出生史，分娩方式，有无早产、低出生体重、窒息、低体温等。

5. 追问家族史，了解母亲孕期有无糖尿病病史，有无胎膜早破、前置胎盘、胎盘早剥史，有无产前类固醇激素治疗史。

（二）身体状况

评估患儿相关症状，对其进行全身体格检查，重点关注呼吸困难的程度、胸廓是否扁平及肺部听诊情况。

（三）心理-社会状况

评估患儿家属有无焦虑不安、情绪低落、烦躁易怒等。

（四）辅助检查

及时进行 X 线、血气分析、血常规检查，也可辅助羊水检测和胃液振荡实验。

（五）处理原则

纠正缺氧、气管插管机械通气，以确保通换气功能正常，并应用肺泡表面活性物质（PS）替代疗法。

二、护理思维与实践训练

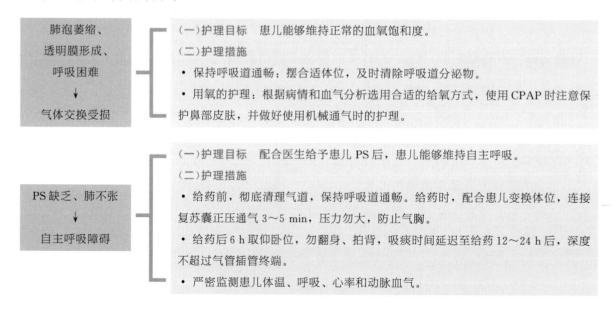

肺泡萎缩、透明膜形成、呼吸困难
↓
气体交换受损

（一）护理目标　患儿能够维持正常的血氧饱和度。

（二）护理措施

- 保持呼吸道通畅：摆合适体位，及时清除呼吸道分泌物。
- 用氧的护理：根据病情和血气分析选用合适的给氧方式，使用 CPAP 时注意保护鼻部皮肤，并做好使用机械通气时的护理。

PS 缺乏、肺不张
↓
自主呼吸障碍

（一）护理目标　配合医生给予患儿 PS 后，患儿能够维持自主呼吸。

（二）护理措施

- 给药前，彻底清理气道，保持呼吸道通畅。给药时，配合患儿变换体位，连接复苏囊正压通气 3～5 min，压力勿大，防止气胸。
- 给药后 6 h 取仰卧位，勿翻身、拍背，吸痰时间延迟至给药 12～24 h 后，深度不超过气管插管终端。
- 严密监测患儿体温、呼吸、心率和动脉血气。

辅助呼吸、皮肤柔嫩、免疫力差
↓
有感染的风险

（一）护理目标　患儿未发生感染。

（二）护理措施

- 做好口腔护理。
- 做好鼻部皮肤护理。
- 做好各项消毒隔离工作。

三、健康指导

1. 环境适宜　保持室内温度在 22～24℃，相对湿度在 55%～65%。

2. 饮食指导　保证营养供给，不能吸吮、吞咽者可用鼻饲或静脉补充营养。

3. 心理指导　向家长解答病情，给予安慰，减轻紧张、焦虑情绪，让家长了解治疗过程和进展，取得配合。

4. 预防指导　指导孕妇重视围生期保健，做好孕妇产前检查，及时发现妊娠的高危因素，预防胎儿提前娩出；尽可能避免胎龄<39 周择期剖宫产，胎龄<39 周的产妇产前使用 1 个疗程激素治疗，可降低肺透明膜病的发生率。

5. 出院指导　教会家长居家照顾患儿的相关知识和注意事项，为患儿出院后得到良好的照顾打下基础。

知识窗

肺表面活性物质（PS）

肺表面活性物质是由Ⅱ型肺泡上皮细胞合成和分泌的一种磷脂蛋白混合物，主要由 70%～80%的磷脂、10%的蛋白质和 10%的中性磷脂组成。肺泡表面活性物质对新生儿正常肺功能的维护起重要作用，其主要作用是降低肺泡液气平面的张力、防止呼气末肺塌陷，4 种表面活性物质蛋白在肺表面活性物质功能和代谢上起重要作用。

应用：对于胎龄较小和出生体重较低的早产儿，出生后最好立即经气管插管缓慢给予 PS，可预防肺透明膜病的发生或减轻肺透明膜病的严重程度；对于已确诊肺透明膜病的患儿，应立即给予 PS。对部分仍在进展期的肺透明膜病患儿，需使用第二剂或第三剂 PS。

四、护理评价

通过优质有效的护理措施，患儿呼吸困难症状得到改善和缓解，不需要辅助通气可以维持自主呼吸，没有医院感染的发生，家长基本掌握肺透明膜病的护理和预后知识。

议一议

以小组为单位讨论：新生儿肺透明膜病的主要症状，根据患儿不同的身体状况，该如何实施护理措施？

·任务拓展·

患者信息

姓名：杨某某之子　　性别：男　　年龄：出生后 3 h

民族：汉　　家长姓名：杨某某　　家长职业：公务员

出生地：浙江杭州市　　供史者：杨某某(患儿母亲)

主　诉：进行性呼吸困难 3 h。

现病史：患儿，男，系 G_1P_1，孕 31 周，剖宫产出，出生体重 1.5 kg。患儿 2 h 前出现呼吸困难，表现为呼吸急促、呼气性呻吟，颜面青紫，低流量吸氧后青紫可缓解，但呼吸困难逐渐加重，转入新生儿重症监护室。

既往史：既往体健，否认输血史，否认药物过敏史，出生后已预防接种。

出生史：第一胎第一产，胎龄 31 周，单胎，剖宫产娩出，出生体重 1.5 kg，出生时否认窒息抢救史，Apgar 评分不详，胎盘正常。

喂养史：出生后 1 h 开奶，母乳喂养，每次量不等，按需喂养。

家族史：父亲年龄 26 岁，既往体健；母亲年龄 23 岁，孕期有妊娠高血压综合征，血压最高 160/90 mmHg，无发热、胎膜早破等病史，无特殊用药史，否认家族成员中遗传病、精神病等病史。

体格检查：T 36.0℃，P 160 次/分，R 65 次/分，BP 55/30 mmHg，体重 1.5 kg。神志清楚，精神反应差，前囟平软，呻吟、呼吸急促，有鼻翼扇动、三凹征阳性，口唇发绀，口吐白色泡沫，胸廓对称扁平，双肺呼吸音粗，未闻及干湿啰音，未闻及杂音，腹平软，肝右肋下 1 cm，质软，脾左肋下未及，肠鸣音正常，脐带未脱落，结扎完好，四肢无水肿及硬肿，四肢肌张力降低，原始反射弱。

初步诊断：新生儿肺透明膜病。

辅助检查：胸部 X 线片示双肺呈普遍性透过度降低，毛玻璃样改变。

·任务落实(分组角色扮演、情景模拟)·

1. 如何对患儿进行护理评估？

2. 目前应对患儿在哪些方面做重点观察？

3. 在患儿出现进行性加重的呼吸困难时，护士该如何实施护理？

·任务评价·

评价内容	内容细分	分值	评分记录分配			备注
			自我评价	学生互评	教师评价	
专业知识						

续表

评价内容	内容细分	分值	评分记录分配			备注
			自我评价	学生互评	教师评价	
专业能力						
职业素养						

任务五 新生儿黄疸与新生儿溶血病患儿的护理

·任务目标·

1. 知识目标　掌握新生儿黄疸与新生儿溶血病患儿的身体状况、护理问题和护理措施；熟悉新生儿黄疸与新生儿溶血病的病因、处理原则；熟悉胆红素的代谢特点；了解新生儿黄疸与新生儿溶血病的概念和发病机制。

2. 能力目标　能对新生儿黄疸与新生儿溶血症患儿进行全面的护理评估，能准确鉴别生理性和病理性黄疸，可以针对出现的护理问题，提供整体护理和健康指导。

3. 素养目标　培养学生批判性思维，具备对新生儿疾病的评估能力、与新生儿家长的沟通与合作能力，具备以爱心、耐心、细心、热心、责任心（“五心”）为特质的职业素养。

·临床案例·

日龄 40 h 的新生儿，女，系 G_1P_1，孕 38 周自然分娩，出生体重 3.5 kg。患儿入院前 35 h 无明显诱因地出现颜面皮肤黄染。精神及进奶可，无发热、嗜睡、拒奶、抽搐等症状。分娩医院给予单面蓝光照射治疗 12 h，皮肤黄疸无缓解，波及躯干及四肢，为进一步治疗转入新生儿室。

体格检查：T 36.5 ℃，P 145 次/分，R 42 次/分，BP 60/30 mmHg，体重 3.45 kg，身长 52 cm，头围 34 cm。精神反应可，哭声响亮，颜面、躯干、四肢皮肤黄染，手心、足心黄染。前囟平软，头颅无血肿。脐带未脱落，脐轮无红肿，脐窝无分泌物。经皮测胆红素 18 mg/dl，血总胆红素达 317.5 μmol/L，直接胆红素 15.6 μmol/L，ABO 血型为 A 型，Rh 血型为阳性，新生儿库姆斯（Coombs）试验（+），游离抗体试验（+）。

思维引导

1. 应从哪些方面来评估该患儿？
2. 目前患儿最突出的护理问题是什么？
3. 如何对患儿家属进行健康指导？

· 任务实施 ·

一、护理评估

(一)健康史

1. 了解有无母子血型不合条件，尤其 ABO、Rh 系统。ABO 系统溶血母亲首胎可发生，但 Rh 系统溶血首胎发生概率很小。

2. 了解新生儿出生后的喂养时间及喂养方式。

3. 了解新生儿胎便排出时间。

4. 了解是否存在宫内窘迫及产时窒息。

5. 了解家族籍贯，有无黄疸、贫血家族病史，是否有 G-6PD 酶缺陷病。

6. 了解母亲孕期有无感染性疾病病史、胎膜早破，是否有不洁产检及分娩史，了解有无感染性因素存在。

(二)身体状况

评估患儿相关症状，对其进行全身体格检查，注意检查黄疸的程度、色泽，观察患儿是否出现胆红素脑病的表现。

(三)心理-社会状况

评估患儿家属有无焦虑不安、情绪低落、烦躁易怒等。

(四)辅助检查

初步进行经皮测胆红素，进一步完善肝功能(胆红素)检查、血常规检查、免疫血清试验(改良 Coombs 试验、抗体释放试验、游离抗体含量测定)。

(五)处理原则

缓解近期症状，及时发现和预防远期症状，避免胆红素脑病的发生。

二、护理思维与实践训练

胆红素值高 ↓ 并发症护理

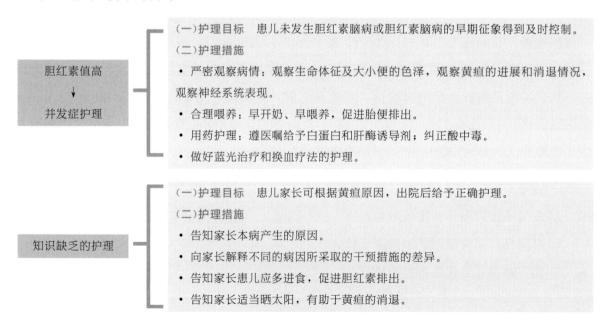

(一)护理目标　患儿未发生胆红素脑病或胆红素脑病的早期征象得到及时控制。

(二)护理措施

- 严密观察病情：观察生命体征及大小便的色泽，观察黄疸的进展和消退情况，观察神经系统表现。
- 合理喂养：早开奶、早喂养，促进胎便排出。
- 用药护理：遵医嘱给予白蛋白和肝酶诱导剂；纠正酸中毒。
- 做好蓝光治疗和换血疗法的护理。

知识缺乏的护理

(一)护理目标　患儿家长可根据黄疸原因，出院后给予正确护理。

(二)护理措施

- 告知家长本病产生的原因。
- 向家长解释不同的病因所采取的干预措施的差异。
- 告知家长患儿应多进食，促进胆红素排出。
- 告知家长适当晒太阳，有助于黄疸的消退。

光疗护理

(一)护理目标　患儿光疗时，未发生不良反应。

(二)护理措施

- 观察患儿有无发生抽搐、呼吸暂停等状况，观察患儿皮肤状况。
- 光疗期间注意保护眼睛和会阴部。
- 光疗期间在两次喂奶间加喂5%葡萄糖水10 ml/kg。
- 当血清胆红素<171 μmol/L时，可停止光疗。

三、健康指导

1. 环境适宜　保持室内温度在22～24℃，相对湿度在55%～65%，定时通风，每天2次，每次30 min，避免对流风直吹患儿。

2. 饮食指导　按需调整喂养方式，确保奶量的摄入。

3. 心理指导　向家长讲解本病的严重性及可能出现的后遗症，解答病情，给予安慰，减轻紧张焦虑情绪。

4. 预防指导　指导孕妇重视围生期保健，做好孕妇产前检查，及时发现高危妊娠。

5. 出院指导　家长了解本病的治疗和护理过程，取得配合。若为母乳性黄疸，继续母乳喂养或改为隔次母乳喂养，黄疸消退后恢复；葡萄糖-6-磷酸脱氢酶(G6PD)缺乏者，禁用樟脑丸、禁食蚕豆及其制品、避免使用磺胺等诱发溶血的药物。如有后遗症，教会家长功能锻炼和智力开发技术，对患儿进行早期干预。

知识窗

生理性黄疸和病理性黄疸的鉴别

项目	生理性黄疸	病理性黄疸
出现时间	出生后2～3天	出生后24 h内或其他时间
高峰时间	出生后4～5天	不一定
持续时间	足月儿<2周	足月儿>2周
	早月儿<4周	早产儿>4周或退而复现
黄疸程度	足月儿<221 μmol/L	足月儿>221 μmol/L
	早产儿<256 μmol/L	早产儿>256 μmol/L
进展速度	<85 μmol/L	>85 μmol/L
胆红素值	<34 μmol/L	>34 μmol/L
伴随症状	一般情况良好，食量正常	一般情况差，伴有原发病的表现

四、护理评价

通过优质有效的护理措施，患儿相关症状得到改善和缓解；并发症得到及时发现和处理；

家长基本掌握新生儿黄疸与新生儿溶血病的护理和预后知识。

议一议

以小组为单位讨论：不同类型的新生儿黄疸都有哪些主要症状？根据患儿不同的身体状况，该如何实施护理措施？如何有效地实施光照疗法？

·任务拓展·

患者信息

姓名：王某之女　　性别：女　　年龄：出生后 40 h

民族：汉　　家长姓名：王某　　家长职业：教师

出生地：浙江杭州市　　供史者：王某(患儿母亲)

主　诉：发现皮肤黄染 35 h。

现病史：患儿，女，G_1P_1，孕 38 周自然分娩，出生体重 3.5 kg。患儿入院前 35 h 无明显诱因地出现颜面皮肤黄染。精神及进奶可，无发热、嗜睡、拒奶、抽搐等症状。分娩医院给予单面蓝光照射治疗 12 h，皮肤黄疸无缓解，波及躯干及四肢，为进一步治疗转入新生儿室。

既往史：既往体健，否认输血史，否认药物过敏史，出生后已预防接种，新生儿遗传代谢性疾病及听力筛查已做(双耳通过)。否认家族中有蚕豆病等类似遗传疾病史，否认围产期窒息缺氧病史。

出生史：第 1 胎第 1 产，胎龄 38 周，单胎，自然分娩，出生体重 3.5 kg，出生时否认窒息抢救史，Apgar 评分不详，羊水清，胎盘正常。

喂养史：出生后半小时开奶，母乳喂养，每次量不等，按需喂养。出生后 24 h 内已排尿及胎便。

家族史：父亲年龄 40 岁，血型不详，既往体健；母亲年龄 38 岁，O 型血，既往体健；否认家族成员中遗传病、精神病等病史。

体格检查：T 36.5℃，R 42 次/分，P 145 次/分，BP 60/30 mmHg，体重 3.45 kg，身长 52 cm，头围 34 cm。精神反应可，哭声响亮，颜面、躯干、四肢皮肤黄染，手心、足心黄染，皮肤无苍白发花，无皮疹及出血点。前囟平软，头颅无血肿。双肺呼吸音清，未闻及啰音。心音有力，心律齐，未闻及杂音。腹软不胀，未见肠形和肠蠕动波，未扪及包块，肋下 1 mm 触及肝，脾未触及。脐带未脱落，脐轮无红肿，脐窝无分泌物。四肢肌张力正常，无水肿，新生儿反射可正常引出。

初步诊断：新生儿溶血病。

辅助检查：经皮测胆红素 18 mg/dl，血总胆红素 317.5 μmol/L，直接胆红素 15.6 μmol/L；新生儿 Coombs 试验(＋)，游离抗体测定抗 A(＋)。

· 任务落实(分组角色扮演、情景模拟) ·

1. 如何对患儿进行护理评估?

2. 目前应对患儿在哪些方面做重点观察?

3. 实施光疗或者换血疗法时，护士该如何实施护理?

· 任务评价 ·

评价内容	内容细分	分值	评分记录分配			备注
			自我评价	学生互评	教师评价	
专业知识						
专业能力						
职业素养						

任务六 新生儿败血症患儿的护理

· 任务目标 ·

1. 知识目标　掌握新生儿败血症患儿的身体状况、护理问题和护理措施；熟悉新生儿败血症的病因、处理原则；了解新生儿败血症的概念和发病机制。

2. 能力目标　能对新生儿败血症患儿进行全面的护理评估，可以针对出现的护理问题，提供整体护理和健康指导。

3. 素养目标　培养学生批判性思维，具备对新生儿疾病的评估能力、与新生儿家长的沟通与合作能力，具备以爱心、耐心、细心、热心、责任心(“五心”)为特质的职业素养。

· 临床案例 ·

患儿，女，出生 15 天，G_3P_2，孕 39 周剖宫产娩出，出生体重 3.3 kg。昨日患儿开始出现吃奶减少，精神反应稍差，今日 15 时家长发现患儿发热，测体温 39 ℃，为进一步治疗前来就诊。

体格检查： T 39.1 ℃，P 150 次/分，R 45 次/分，BP 65/30 mmHg，体重 3.45 kg，身长 52 cm，头围 34 cm。患儿精神反应欠佳，哭声低，吃奶减少，睡眠可，大便较前减少，小便多。脐部残端有脓性分泌物渗出，腹略胀气，肝肋下 3 cm 可触及，脾肋下 1 cm 可触及，质软。血白细胞 27×10^9/L，中性粒细胞比值 88%，淋巴细胞比值 12%。

思维引导

1. 应从哪些方面来评估该患儿?
2. 对于患儿出现的症状,护士应该采取哪些护理措施?

·任务实施·

一、护理评估

(一)健康史

1. 了解患儿的性别、年龄等一般信息。

2. 了解患儿的患病时间和起病情况、主要症状的发生发展、伴随症状、治疗和护理过程。

3. 了解患儿既往健康状况,是否有外伤、手术史,是否有食物药物过敏史,是否接种疫苗;了解母亲孕期有无产道感染史、侵袭性操作或检查史、羊水穿刺史;了解新生儿产后是否有动脉置管、气管插管、挑"马牙"、挤压乳房、脐部感染等。

4. 了解患儿出生史,有无早产、低出生体重、窒息、低体温等。

5. 了解分娩史,是否有胎膜早破、急产、消毒不严、产钳助产等。

(二)身体状况

评估患儿相关症状,对其进行全身体格检查,注意检查是否有脐炎、肺炎、皮肤黏膜损伤等情况,是否有周围循环不良的表现,是否有黄疸、肝脾大、出血倾向等情况。

(三)心理-社会状况

评估患儿家属有无焦虑不安、情绪低落、烦躁易怒等。

(四)辅助检查

细菌培养,明确感染病原体,完善血常规检查,白细胞总数$>20\times10^9/L$,CRP≥15 μg/ml提示败血症。

(五)处理原则

缓解近期症状,及时发现和预防远期症状。

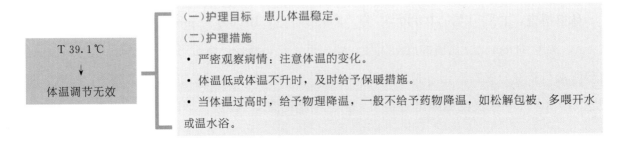

二、护理思维与实践训练

T 39.1℃
↓
体温调节无效

(一)护理目标 患儿体温稳定。

(二)护理措施

- 严密观察病情:注意体温的变化。
- 体温低或体温不升时,及时给予保暖措施。
- 当体温过高时,给予物理降温,一般不给予药物降温,如松解包被、多喂开水或温水浴。

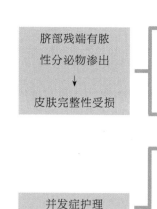

脐部残端有脓性分泌物渗出→皮肤完整性受损

(一)护理目标　脐部皮肤完整无破损。

(二)护理措施

• 彻底清除感染伤口，用3%H_2O_2及75%乙醇局部消毒，可加用抗生素，促进皮肤早日愈合，防止感染继续蔓延扩散。

• 保持脐部清洁干燥。

并发症护理

(一)护理目标　患儿未发生并发症或得到及时处理。

(二)护理措施

• 观察病情 加强巡视。

• 如患儿出现面色青灰、呕吐、脑性尖叫、前囟饱满、两眼凝视，提示有脑膜炎的可能。

• 如患儿面色青灰、臀部皮肤出现花斑等考虑感染性休克。

三、健康指导

1. 环境适宜　保持室内温度在22～24℃，相对湿度在55%～65%，定时通风，每天2次，每次30 min，避免对流风直吹患儿。

2. 饮食指导　首选母乳喂养，防止溢奶和窒息。

3. 心理指导　向家长讲解本病的严重性及可能出现的后遗症，解答病情，给予安慰，减轻紧张、焦虑情绪。

4. 预防指导　指导家长做好皮肤的常规护理，避免感染。

5. 出院指导　家长了解本病的治疗和护理过程，解释使用抗生素治疗需较长的疗程，以便取得配合，指导家长对婴儿加强护理，保持清洁卫生。

知识窗

早发性和晚发型败血症的鉴别

项目	早发型败血症	晚发型败血症
出现时间	出生后7天内起病	出生后7天后起病
感染时间	感染发生在出生前或出生时	感染发生在出生时或出生后
感染途径	常有胎膜早破、宫腔内感染等病史	常有脐炎、肺炎或由皮肤黏膜等侵入
病原菌	以大肠埃希菌为主	以金黄色葡萄球菌等机会致病菌为主

四、护理评价

通过优质有效的护理措施，患儿相关症状得到改善和缓解，体温可以维持稳定，皮肤完整无破损，未发生并发症，家长基本掌握新生儿出院后的护理和预后知识。

议一议

以小组为单位讨论：不同类型的新生儿败血症都有哪些主要症状？根据患儿不同的身体状况，该如何实施护理措施？

·任务拓展·

患者信息

姓名：徐某某之女　　性别：女　　年龄：出生后 15 天

民族：汉　　供史者：患儿母亲

主　诉：吃奶减少 1 天，发热 2 h。

现病史：患儿，女，G_3P_2，孕 39 周因母亲“瘢痕子宫”剖宫产娩出，出生体重 3.3 kg，患儿入院前 1 天开始出现吃奶减少，精神反应稍差，今日 13:00 家长发现患儿发热，测体温 39 ℃，为进一步治疗前来就诊。

既往史：既往体健，否认输血史，否认药物过敏史，出生后已预防接种，新生儿遗传代谢性疾病及听力筛查已做(双耳通过)。否认家族中有“蚕豆病”等类似遗传疾病史。

出生史：第 3 胎第 2 产，胎龄 39 周，单胎，剖宫产娩出，出生体重 3.3 kg，出生时否认窒息抢救史，Apgar 评分不详，羊水清，脐绕颈 2 周，胎盘正常。

喂养史：出生后 1 h 开奶，母乳喂养，每次量不等，按需喂养。

家族史：父亲年龄 40 岁，既往体健；母亲年龄 38 岁，既往体健；哥哥年龄 8 岁，既往体健；否认家族成员中遗传病、精神病等病史。

体格检查：T 39.1℃，P 150 次/分，R 45 次/分，BP 65/30 mmHg，体重 3.45 kg，身长 52 cm，头围 34 cm。患儿精神反应欠佳，哭声低，吃奶减少，睡眠可，大便较前减少，小便多。脐部残端有脓性分泌物渗出，腹略胀气，肝肋下 3 cm 可触及，脾肋下 1 cm 可触及，质软。

初步诊断：新生儿败血症。

辅助检查：血白细胞 27×10^9/L，中性粒细胞比值 88%，淋巴细胞比值 12%。

·任务落实(分组角色扮演、情景模拟)·

1. 如何对患儿进行护理评估？
2. 目前应对患儿在哪些方面做重点观察？
3. 目前患儿主要护理诊断及护理措施是什么？

· 任务评价 ·

评价内容	内容细分	分值	评分记录分配			备注
			自我评价	学生互评	教师评价	
专业知识						
专业能力						
职业素养						

任务七 新生儿寒冷损伤综合征患儿的护理

· 任务目标 ·

1. 知识目标　说出新生儿寒冷损伤综合征的临床表现，说明新生儿寒冷损伤综合征的病情分度。

2. 能力目标　能有效护理新生儿寒冷损伤综合征的患儿，能为新生儿寒冷损伤综合征的患儿家属实施健康教育。

3. 素养目标　学会与患儿及家属进行良好的沟通，尊重生命，具有关心患儿、尽全力保障患儿生命安全的职业情怀。

· 临床案例 ·

张某，男，出生后 5 天，妈妈发现他近 2 天来吃奶少，不哭，身体发凉，今日来诊，发现小腿皮肤暗红发硬。拟诊断为新生儿寒冷损伤综合征。

思维引导

1. 如何正确评估患儿目前的身体状况？
2. 需要为患儿母亲讲解的本病的护理知识包括哪些内容？

· 任务实施 ·

一、护理评估

（一）健康史

评估患儿出生史，有无早产、窒息、胎膜早破、脐部感染及保暖不当；评估患儿硬肿出现的时间、部位、程度及进展情况，有无反应低下、全身冰凉等症状。

（二）身体状况

评估患儿的精神状态，测量患儿生命体征、尿量，有无皮肤硬肿发生及硬肿程度如何，有无出现多器官功能损害。

1. 皮肤硬肿 不能移动，呈暗红色或青紫色，按之有轻度凹陷。硬肿发生顺序为：小腿→大腿外侧→整个下肢→臀部→面颊→上肢→全身。

2. 全身表现 ①低体温：体温常降至35℃以下，严重者甚在30℃以下。可出现四肢甚至全身冰冷，少吃、少哭、少动、反应低下等。②多器官功能改变：早期表现为心音低钝、心率减慢、微循环障碍，严重时可并发休克、弥散性血管内凝血(DIC)、急性肾衰竭等多器官衰竭表现，肺出血是主要死因。③易出现肺炎、败血症等感染性疾病。

（三）心理-社会状况

评估家长对本病的知晓程度及家长的心理状态。

（四）辅助检查

常有pH值下降，血糖水平降低；伴DIC时血小板数量减少、凝血酶原时间及凝血时间延长、纤维蛋白原水平降低；急性肾衰竭者可呈现血尿素氮及肌酐水平升高。

（五）处理原则

复温是治疗的关键。同时，要供给患儿足够的热量，纠正器官功能衰竭、缺氧及酸中毒等。有感染者选用抗生素，有出血或出血倾向者用止血剂。

二、护理思维与实践训练

体温过低

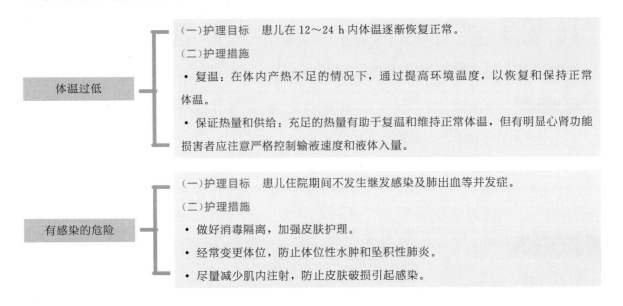

(一)护理目标　患儿在12～24 h内体温逐渐恢复正常。

(二)护理措施

- 复温：在体内产热不足的情况下，通过提高环境温度，以恢复和保持正常体温。
- 保证热量和供给：充足的热量有助于复温和维持正常体温，但有明显心肾功能损害者应注意严格控制输液速度和液体入量。

有感染的危险

(一)护理目标　患儿住院期间不发生继发感染及肺出血等并发症。

(二)护理措施

- 做好消毒隔离，加强皮肤护理。
- 经常变更体位，防止体位性水肿和坠积性肺炎。
- 尽量减少肌内注射，防止皮肤破损引起感染。

营养失调

（一）护理目标　患儿能摄入充足的能量和营养，体重开始增长。

（二）护理措施

- 合理喂养：轻者能吸吮者可经口喂养；吸吮无力者用滴管、鼻饲或静脉营养保证能量供给。
- 热量开始按每天 210 kJ/kg(50 kcal/kg)供给，并逐渐增至 419～502 kJ/kg(100～120 kcal/kg)。
- 早产儿或伴产热衰竭患儿适当增加热量。

潜在并发症：肺出血、DIC

（一）护理目标　患儿不发生并发症，或发生并发症时被及时发现并得到适当的处理。

（二）护理措施

- 注意体温、脉搏、呼吸、硬肿范围及程度、尿量、有无出血症状等，详细记录护理单。
- 备好抢救药物和设备，一旦出现病情突变，能分秒必争地组织有效抢救。
- 介绍本病相关知识，指导患儿家长加强护理，注意保暖，保持适宜的环境温湿度；鼓励母乳喂养，保证足够的热量。

三、健康指导

1. 介绍本病相关知识。
2. 指导患儿家长注意保暖，控制适宜的温湿度。
3. 鼓励母乳喂养，保证足够的热量。

知识窗

分度	肛温	腋-肛温差	硬肿范围	全身情况及器官功能改变
轻度	≥35 ℃	>0	<20%	无明显改变
中度	<35 ℃	≥0	20%～50%	反应差、功能明显低下
重度	<30 ℃	<0	>50%	休克、DIC、肺出血、急性肾衰竭

四、护理评价

通过优质有效的护理措施使患儿体温恢复正常，未出现皮肤破损及感染，无休克、DIC、肺出血等多器官功能衰竭并发症。

议一议

以小组为单位讨论：可能引起新生儿寒冷损伤综合征的原因，新生儿寒冷综合征复温时应遵循的原则有哪些？

· 任务拓展 ·

患者信息

姓名：孙某某　　性别：男　　年龄：3 岁

民族：汉　　婚姻：未婚　　职业：无

身长：96.8 cm　　体重：14.65 kg　　供史者：患儿母亲

现病史：患儿，男，3 岁，昨日发现患儿不吃奶，下肢皮肤凉，发硬。

既往史：患儿出生后各项指标基本正常，否认围产期窒息缺氧史。否认出生后重大疾病史。

家族史：无遗传史。

体格检查：T 34 ℃(肛)、反应差，哭声微弱，全身皮肤凉，大腿、小腿及下腹部皮肤硬，有凹陷性水肿。双肺(－)，心音低钝，腹稍胀，肋下 1.0 cm 可触及肝，脾(－)。

辅助检查：部分凝血酶时间＞60 s，纤维蛋白原＜1.1 g/L。

初步诊断：新生儿寒冷损伤综合征。

· 任务落实(分组角色扮演、情景模拟) ·

1. 分析导致新生儿寒冷损伤综合征的病因有哪些?
2. 向家长介绍皮肤护理的方法，讲解体温、呼吸、皮肤硬肿的观察方法。

· 任务评价 ·

评价内容	内容细分	分值	评分记录分配			备注
			自我评价	学生互评	教师评价	
专业知识						
专业能力						
职业素养						

· 项目检测 ·

项目检测及参考答案

·项目总结·

项目二新生儿及新生儿常见疾病患儿的护理主要介绍了新生儿的分类及护理要点、常见新生儿疾病的特点及护理要点。每个任务就拓展知识展开小组讨论、情景模拟和角色扮演，引导学生形成正确的临床思维能力。通过收集和评估患儿的健康史和身心状况等，正确地对患儿的健康问题进行评估、诊断、护理和预防。培养学生独立观察、综合分析和解决问题的能力，从而为患儿提供优质、高效的护理。

项目三　儿童常见疾病患儿的护理

■ 项目聚焦 ■

儿童是祖国的花朵，民族的希望。科学育儿，让儿童身心健康地成长是一项任重而道远的工作。但儿童时期机体处于不断生长发育的阶段，自身防护能力较弱，易受各种不良因素影响而导致疾病的发生，且一旦造成损伤，往往会影响一生。因此，应特别注意儿童常见疾病患儿的护理工作，并熟练应用专业知识分析儿童身心状况，并采取有效护理措施，为儿童的成长保驾护航。

■ 目标描述 ■

通过学习，学生能按照护理程序对儿童常见疾病患儿实施整体护理。树立以患儿为中心的服务理念，具有良好的心理素质和沟通能力，具有探究学习、终身学习、分析问题和解决问题的能力。

任务一　营养性疾病患儿的护理

· 任务目标 ·

1. 知识目标　描述营养性疾病患儿的身体状况，指出营养性疾病患儿的病因及护理原则。
2. 能力目标　学会运用护理程序，制订营养性疾病患儿的饮食护理计划，做好健康指导。
3. 素养目标　尊重患儿，平等对待。

子任务 1　蛋白质-能量营养不良

· 临床案例 ·

患儿，男，2 岁，因“不愿进食伴消瘦 1 年”入院。入院前 1 年患儿反复腹泻，食欲差，每日奶量不足 200 ml，进食量少，生长发育逐渐落后，运动功能发育迟缓，精神萎靡，面色苍白，睡眠不安，皮肤干燥，头发枯黄，消瘦。血常规示 Hb 95 g/L，血清铁、锌低于参考值，其余正常。

思维引导

1. 根据以上信息和检查可做出什么诊断?
2. 针对患儿应采取哪些护理措施?

·任务实施·

一、护理评估

（一）健康史

评估患儿喂养史，详细询问患儿喂养食物、喂养方式及饮食习惯和生长发育情况；有无消化系统解剖或功能上的异常及其他病史；是否为早产、双胎等。

（二）身体状况

测量患儿身高(长)、体重，并与同年龄、同性别健康儿童正常标准相比较，判断有无营养不良及其程度；测量皮下脂肪厚度；检查有无精神改变、水肿、肌张力下降等情况。分析血清总蛋白、白蛋白、维生素及微量元素的浓度有无下降，有无血清酶活性、血浆胆固醇降低。

（三）心理-社会状况

了解患儿的心理个性发育情况、家庭亲子关系、家庭经济状况及父母角色是否称职；了解父母的育儿知识水平及对疾病的认知程度。

（四）辅助检查

血清白蛋白浓度降低；胰岛素样生长因子 1(IGF-1)水平降低。

（五）处理原则

处理原则包括祛除病因、调整饮食、改善消化功能，积极处理并发症等。

二、护理思维与实践训练

精神萎靡，面色苍白，头发枯黄，消瘦 → 营养失调

(一)护理目标　遵循饮食调整原则，增加能量及营养素的摄入，体重逐渐增加。

(二)护理措施

- 能量供给根据病情程度逐渐递增，待体重恢复，供给正常需要量。
- 蛋白质供给逐步增加。除乳制品外，可给予蛋类、肝泥、肉末、鱼粉等高蛋白质食物。必要时可给予酪蛋白水解物、氨基酸混合液或要素饮食。
- 维生素及微量元素的补充：每日给予新鲜蔬菜和水果，应从少量逐渐增多，以免引起腹泻。
- 尽量保证母乳喂养。
- 建立良好的饮食习惯，纠正偏食、挑食、吃零食的不良习惯，早餐要吃饱，午餐应保证供给足够的能量和蛋白质。
- 促进消化、改善食欲。

有感染的危险

(一)护理目标　患儿不发生感染等并发症或发生时被及时发现并得到适当的处理。

(二)护理措施

- 做好保护性隔离，避免交叉感染。
- 保持皮肤、口腔清洁。
- 保持生活环境舒适和卫生。

潜在并发症：低血糖、维生素A缺乏	(一)护理目标　患儿不发生并发症或发生时被及时发现并得到适当的处理。 (二)护理措施 • 密切观察患儿的病情变化。 • 特别在夜间或清晨时，若患儿出现低血糖表现，应立即报告医生并静脉注射25%～50%葡萄糖溶液抢救。 • 定期测量体重、身高及皮下脂肪厚度，以评估患儿恢复情况。

三、健康指导

1. 向患儿家长介绍科学育儿及相关疾病知识。
2. 尽量母乳喂养，改变不良饮食习惯。
3. 按时完成预防接种，预防感染。
4. 及时矫正先天畸形，做好发育监测。

知识窗

营养不良分型

1. 消瘦型营养不良　常见于慢性疾病或长期饥饿者。主要为能量摄入不足导致严重的肌肉和脂肪消耗，但免疫力、伤口愈合能力和应激能力尚可，精神、食欲尚可。

2. 低蛋白血症型营养不良　常见于长期蛋白质摄入不足患儿。主要表现为生化指标异常，如淋巴细胞计数降低和血浆白蛋白明显下降，患儿的臂围和脂肪储备可在正常范围，所以一些人体测量指标仍正常。但内脏蛋白量迅速下降，毛发易脱落，水肿，伤口延迟愈合。对此型患儿应进行有效的营养支持，否则可因免疫受损而导致败血症或严重的真菌感染。

3. 混合型营养不良　是临床上最常见类型，常由能量和蛋白质摄入量均不足导致。此型常见于消化道疾病、晚期肿瘤等患儿。这类患儿原本能量储备就少，在应激状态下，机体蛋白质急剧消耗，极易发生伤口不愈合和感染等并发症，病死率高。

四、护理评价

评价患儿进食量是否增加，何时能耐受正常饮食；体重是否增加，何时恢复正常；家长是否了解合理喂养、防治营养不良的有关知识；患儿不良的饮食习惯是否得到纠正；是否发生并发症。

议一议

以小组为单位讨论：不同程度营养不良患儿的临床表现，如何正确评估患儿的身体状况？

·任务拓展·

患者信息

姓名：张某　　　　性别：女　　　　年龄：10个月

民族：汉　　　　身长：72.4 cm　　　　体重：6.2 kg

供史者：患儿母亲

现病史：患儿，女，11个月，近2个月患儿出现生长缓慢，体重不增。

既往史：患儿出生后生长发育基本正常，无围产期窒息缺氧史。否认出生后重大疾病史。

家族史：无。

体格检查：精神较差，消瘦，贫血貌、皮下脂肪少，皮肤松弛，弹性差，浅表淋巴结无肿大，前囟1 cm×1 cm，稍凹陷；头发稀少、干枯，甲床苍白；角膜无软化，睑结膜、口唇黏膜苍白；双肺呼吸音正常；心音正常；腹软，腹壁皮下脂肪0.2 cm，肝肋下2.5 cm，质软，肠鸣音减弱。体形消瘦，体重低，贫血貌，皮下脂肪少，皮肤弹性差，前囟凹陷，肠鸣音减弱。

辅助检查：

1. 血常规检查　白细胞(WBC)6.1×10^9/L，中性粒细胞(N)比值37%，淋巴细胞(LY)比值62%，血红蛋白(Hb)83 g/L。

2. 大便常规检查　黄色稀糊便，白细胞0～1个/HP，红细胞2～3个/HP，隐血试验弱阳性。

3. 血生化检查　丙氨酸转氨酶(ALT)56.3 IU/L，天冬氨酸转氨酶(AST)59 IU/L，血清总蛋白(TP)49 g/L，白蛋白(Alb)29 g/L，前白蛋白79 mg/L，血尿素氮(BUN)3.0 mmol/L，血肌酐(Scr)32.7 μmol/L；K^+ 3.5 mmol/L、Na^+ 132 mmol/L、Cl^- 98 mmol/L，空腹血糖3.5 mmol/L。

4. 血清铁7.2 μmol/L，转铁蛋白饱和度8%，红细胞游离原卟啉1.4 μmol/L。

5. 血清钙2.29 mmol/L，磷1.52 mmol/L，碱性磷酸酶(ALP)150 IU/L。

6. 血清维生素A 350 μg/L，维生素E 8.5 mg/dl，25-羟维生素D_3 43 ng/ml。

初步诊断：蛋白质-能量营养不良(中度)，营养性缺铁性贫血。

·任务落实(分组角色扮演、情景模拟)·

1. 分析出现营养不良的病因。

2. 如何正确指导家长对患儿进行饮食护理？

·任务评价·

评价内容	内容细分	分值	评分记录分配			备注
			自我评价	学生互评	教师评价	
专业知识						

续表

评价内容	内容细分	分值	评分记录分配			备注
			自我评价	学生互评	教师评价	
专业能力						
职业素养						

子任务 2　单纯性肥胖症

· 临床案例 ·

张某于 3 年前无明显诱因地出现体重增加过快，其余主诉无异常，门诊以“肥胖查因”收入院。患儿 3 年来，精神、食欲、睡眠好，大小便无异常，体力下降、体重增加过快。

思维引导

1. 根据以上信息和检查可做出什么诊断?
2. 针对患儿应采取哪些护理措施?

· 任务实施 ·

一、护理评估

（一）健康史

详细询问患儿饮食情况和每日运动情况；有无家族肥胖史；了解患儿有无精神创伤及心理障碍等因素。

（二）身体状况

1. 症状　评估患儿疲劳感情况，是否用力时出现气短或腿痛。严重单纯肥胖者是否出现气急、发绀等。

2. 体征　观察患儿脂肪堆积情况，患儿皮下脂肪是否丰满，分布是否均匀。严重肥胖者可因皮下脂肪过多，导致胸腹、臀部及大腿皮肤出现皮纹，是否有扁平足及膝外翻。性发育是否提前，身高是否低于同龄儿。

（三）心理-社会状况

评估患儿是否因体态肥胖，出现自卑、胆怯、孤独等心理障碍。

（四）辅助检查

血清甘油三酯、胆固醇水平增高，血胰岛素水平增高。严重单纯性肥胖症患儿肝 B 超检查常有脂肪肝。

（五）处理原则

处理原则以饮食和运动疗法为主，不宜采用药物或手术治疗。

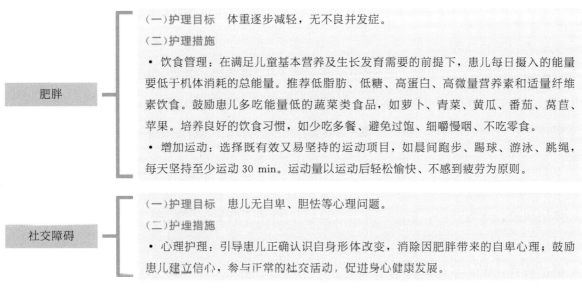

二、护理思维与实践训练

肥胖

（一）护理目标　体重逐步减轻，无不良并发症。

（二）护理措施

• 饮食管理：在满足儿童基本营养及生长发育需要的前提下，患儿每日摄入的能量要低于机体消耗的总能量。推荐低脂肪、低糖、高蛋白、高微量营养素和适量纤维素饮食。鼓励患儿多吃能量低的蔬菜类食品，如萝卜、青菜、黄瓜、番茄、莴苣、苹果。培养良好的饮食习惯，如少吃多餐、避免过饱、细嚼慢咽、不吃零食。

• 增加运动：选择既有效又易坚持的运动项目，如晨间跑步、踢球、游泳、跳绳，每天坚持至少运动 30 min。运动量以运动后轻松愉快、不感到疲劳为原则。

社交障碍

（一）护理目标　患儿无自卑、胆怯等心理问题。

（二）护理措施

• 心理护理：引导患儿正确认识自身形体改变，消除因肥胖带来的自卑心理；鼓励患儿建立信心，参与正常的社交活动，促进身心健康发展。

三、健康指导

1. 宣讲科学喂养及单纯性肥胖症的相关知识，明确儿童养成良好饮食习惯的重要性。
2. 强调坚持饮食和运动治疗。
3. 定期到门诊实施生长发育监测。

知识窗

人体成分分析是应用多频率生物电阻抗测试原理，采用多点触摸式电极法来测试人体各部分生物阻抗，检测人体指标及成分（如身高、体重、细胞内外水分、蛋白质、体脂含量、无机盐、肌肉量、腰臀比例）。简单来说，人体成分分析可以帮助患儿进行营养检测，让我们直观地了解患儿目前身体状况，为后期制定干预方案提供更精确的数据支持。

四、护理评价

体重逐步减轻，未发生并发症；患儿及家长均掌握了平衡膳食、科学锻炼的方法；患儿自卑、胆怯等心理消除。

议一议

如何指导患儿控制体重？

· 任务拓展 ·

患者信息

姓名：张某　　性别：男　　年龄：4 岁

民族：汉　　身高：102 cm　　体重：22.4 kg

供史者：患儿母亲

现病史：患儿，男，4 岁，因“体重增长较快 2 年”来就诊。儿童平时食量较大，2 年前患儿食量明显增大，喜欢油腻食物和甜食，平时不喜欢活动，喜欢看电视。

既往史：足月顺产儿，出生体重 3500 g，身长 50 cm；既往无特殊疾病史，按计划预防接种。

家族史：患儿父亲肥胖，无其他疾病家族史。

体格检查：体形较胖，脂肪分布均匀，皮肤色泽无特殊，甲状腺未触及，心肺未见异常，肝未触及，四肢未见异常，双侧睾丸容积 2 ml。体重 22.4 kg，身高 102 cm。

辅助检查：WBC 8.1×10^9/L，N 0.46×10^9/L，Hb 122 g/L，血小板(PLT) 180×10^9/L，血脂、血糖、皮质醇、胰岛素样生长因子 I 均正常。

初步诊断：单纯性肥胖症。

· 任务落实(分组角色扮演、情景模拟) ·

1. 分析单纯性肥胖症的病因。

2. 设计单纯性肥胖症患儿的运动处方。

· 任务评价 ·

评价内容	内容细分	分值	评分记录分配			备注
			自我评价	学生互评	教师评价	
专业知识						
专业能力						
职业素养						

子任务 3　营养性维生素 D 缺乏性佝偻病

· 临床案例 ·

患儿，女，5 个月。人工喂养，尚未添加辅食。近 1 月余爱哭，睡觉时易惊、多汗。

查体：枕秃明显，用手指轻按枕骨或顶骨后部有乒乓球感。

思维引导

1. 该患儿的临床诊断是什么？

2. 该患儿主要的护理问题有哪些？

· 任务实施 ·

一、护理评估

（一）健康史

详细询问孕母妊娠期是否补充维生素制剂，患儿喂养方法、食物转换情况，患儿生活环境及户外活动情况，患儿是否早产或双胎。

（二）身体状况

评估患儿精神症状，测量患儿身高(长)、体重，并与同年龄、同性别健康儿童正常参照值相比较，判断有无生长发育迟缓、神经系统发育迟缓，是否有骨骼畸形、免疫力低下等，了解患儿血生化和 X 线检查改变。

（三）心理-社会状况

评估患儿的生活环境；评估患儿家长对佝偻病的认知程度及对患儿骨骼改变的心理反应等。

（四）辅助检查

1. 血生化检查 早期血清 25-(OH)D_3 明显降低，是最可靠的诊断标准。血钙稍低，血磷降低，血清碱性磷酸酶增高。

2. 骨骼 X 线检查 长骨骨骺端钙化带稍模糊；活动期钙化带消失，干骺端呈毛刷样、杯口样改变，骨骺软骨带增宽，骨密度减低，骨皮质变薄。

（五）处理原则

控制活动期，预防骨骼畸形。以口服维生素 D 为主，剂量为每日 2000～4000 U，持续应用 1 个月后改为 400～800 U/d。对于口服困难或存在腹泻等情况影响吸收者，可采用大剂量突击疗法，维生素 D 一次 15 万～30 万 U 肌内注射，1 个月后再改为 400～800 U/d。当有低钙血症表现、严重佝偻病和营养不良时需补充钙剂。同时，注意加强营养，膳食中保证足够的乳量，及时添加转换期食物，坚持每日户外活动。严重骨骼畸形者可考虑手术治疗。

二、护理思维与实践训练

有感染的危险

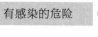

（一）护理目标 患儿不发生感染或发生感染后能及时处理。

（二）护理措施

- 保持室内空气清新，预防交叉感染和呼吸道感染。
- 加强皮肤护理。

人工喂养，未添加任何食物 ↓ 营养失调	(一)护理目标　患儿能获得足量的维生素 D，佝偻病症状逐渐改善。 (二)护理措施 • 增加户外活动，出生 1 个月后可让婴儿逐渐坚持户外活动。夏季可在阴凉处活动，尽量多暴露皮肤。 • 冬季也要保证每日 1～2 h 户外活动时间，如在室内活动时应开窗，使紫外线能够透过。 • 调整饮食，给予富含维生素 D、钙、磷和蛋白质的食物。 • 遵医嘱给予维生素 D 制剂，使用药物剂量大时宜选择单纯维生素 D 制剂，密切观察病情，预防维生素 D 中毒。
知识缺乏：患儿家长缺乏佝偻病相关知识	(一)护理目标　患儿家长能说出佝偻病的预防和护理要点。 (二)护理措施　向患儿家长解释骨骼畸形的原因和预后，根据患儿和家长的接受程度，介绍护理的目的与方法，使其主动配合。
潜在并发症：骨骼畸形、药物不良反应	(一)护理目标　患儿不发生维生素 D 中毒及骨骼畸形或发生后能及时处理。 (二)护理措施 • 衣着柔软、宽松，避免过早、过久坐、立、行，以防骨骼畸形。 • 重症患儿护理时应避免重压和强力牵拉，以防骨折。 • 对有骨骼畸形者应加强体格锻炼，如胸廓畸形患儿可做俯卧位抬头展胸运动。 • “O”形腿者按摩股外侧肌，“X”形腿者按摩股内侧肌，并指导家长正确使用矫正器。

三、健康指导

1. 向孕妇介绍有关疾病的病因、预防、护理及科学育儿等知识。妊娠后期适量补充维生素 D(800 U/d)，增加胎儿维生素 D 的贮存。鼓励孕母多户外活动，食用富含钙、磷、维生素 D 和蛋白质的食物。

2. 6 个月内婴儿不建议直接接受阳光照射，以免损伤皮肤。新生儿出生后第 2 周开始补充维生素 D 400～800 U/d；早产儿、低出生体重儿、双胎儿出生后即应补充维生素 D 800～1000 U/d，3 个月后改为 400～800 U/d，均补充至 2 周岁，不同地区、不同季节可适当调整剂量。对婴幼儿更应加强户外活动，给予预防量的维生素 D 和钙剂。

知识窗

儿童维生素 D 缺乏诊断标准

维生素 D 缺乏需根据血清 25-(OH)D_3 水平来确诊，同时需依据其高危因素、临床表现、相关影像学检查结果等做出综合判断。

1. 高危因素　日照不足、未预防性补充维生素 D。

2. 临床表现　维生素 D 不足甚至轻度缺乏常无特异性临床表现，少数患儿可出现易激惹、烦躁不安、哭闹不止等非特异性神经精神症状。

3. 实验室检查　血清 25-(OH)D_3 水平是评价维生素 D 水平的最佳指标，是维生素 D 缺乏和佝偻病早期诊断的主要依据，应逐步开展。

四、护理评价

患儿血清 25-(OH)D_3 含量是否增加；临床症状是否减轻或消失；是否发生感染或发生感染后是否能得到及时处理；是否发生骨骼畸形及维生素 D 中毒，或发生后是否能及时处理；家长能否说出佝偻病的预防和护理知识并能正确应用。

议一议

以小组为单位讨论：不同时期佝偻病的临床表现；若选用口服给药法，维生素 D 的治疗应维持多久？

·任务拓展·

患者信息

姓名：林某　　性别：女　　年龄：10 个月

民族：汉　　身长：73 cm　　体重：9 kg

供史者：患儿母亲

现病史：哭闹、多汗 1 个月，至今不能扶站。

既往史：否认重大疾病史。

家族史：无。

体格检查：生命体征正常，W 9 kg，H 73 cm，发育、营养尚可，前囟 2.0 cm×1.5 cm，枕秃，未出牙，肋缘外翻，肝右肋下 1 cm，脾(—)，轻度“O”形腿。肌张力正常，神经系统未见异常。

辅助检查：大便及尿常规未见异常。血清钙、磷正常，血碱性磷酸酶升高。腕部正位 X 线片示骨骺端钙化带模糊不清，呈杯口状改变。

初步诊断：营养性维生素 D 缺乏性佝偻病。

·任务落实(分组角色扮演、情景模拟)·

1. 患儿可能的临床诊断是什么？依据有哪些？
2. 患儿存在哪些护理诊断？
3. 应采取哪些护理措施？

·任务评价·

评价内容	内容细分	分值	评分记录分配			备注
			自我评价	学生互评	教师评价	
专业知识						

续表

评价内容	内容细分	分值	评分记录分配			备注
			自我评价	学生互评	教师评价	
专业能力						
职业素养						

子任务 4　维生素 D 缺乏性手足搐搦症

·临床案例·

患儿，8 个月，反复全身惊厥 6 次而就诊，出生后母乳喂养，未加辅食，每次发作时，突然发生肢体抽动，面肌痉挛，发作时神志不清，伴有大小便失禁，每次持续 1 min 左右，伴口周发绀，发作后精神萎靡而入睡，醒后吃奶好，玩耍如常，不发热。

体检：体温 37 ℃，生长发育正常，营养状况好，精神好，方颅，前囟大，未出牙，可见肋骨串珠。急查血钙 1.6 mmol/L。

思维引导

1. 根据以上描述你认为该患儿发生了什么？
2. 本病由哪些原因引起？
3. 针对该患儿的情况该如何处理？

·任务实施·

一、护理评估

（一）健康史

评估患儿喂养史、户外活动及补充维生素 D 等情况；有无维生素 D 缺乏性佝偻病史及接受维生素 D 治疗情况等。

（二）身体状况

评估患儿是否出现惊厥、惊厥持续时间及发作次数，发作时手足痉挛情况，有无出现呼吸困难等。隐匿型：血清钙在 1.75～1.88 mmol/L。①面神经征：以手指尖或叩诊锤轻叩患儿颧弓与口角间的面颊部，引起眼睑和口角抽动为阳性，新生儿可呈假阳性。②腓反射：以叩诊锤叩击膝下外侧腓骨小头处腓神经，引起足向外展者为阳性。③低钙束臂征(陶瑟征)：以血压计袖带包裹上臂，充气使血压维持在收缩压与舒张压之间，5 min 内该手出现痉挛症状为阳性。

（三）心理-社会状况

评估患儿家长对本病的病因、治疗、预防和急救措施的认知程度；评估患儿及家长恐惧、焦虑等心理反应。

（四）辅助检查

X 线检查示初期长骨骨骺端钙化带正常或稍模糊；活动期钙化带消失，干骺端呈毛刷样、杯口样改变。

（五）处理原则

处理原则包括立即对症急救处理，迅速控制惊厥与喉痉挛，吸氧。补充钙剂及维生素 D。

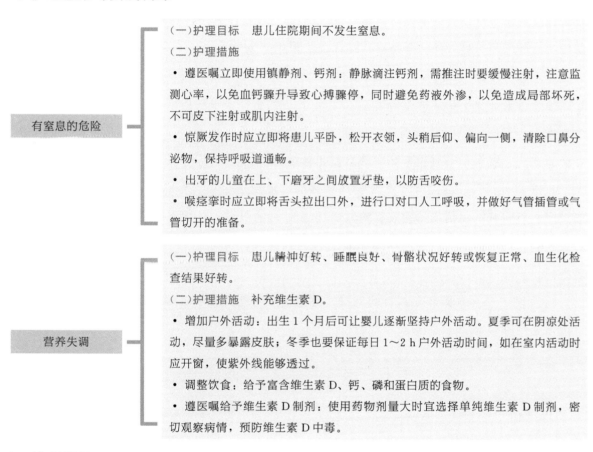

二、护理思维与实践训练

有窒息的危险

（一）护理目标　患儿住院期间不发生窒息。

（二）护理措施

- 遵医嘱立即使用镇静剂、钙剂：静脉滴注钙剂，需推注时要缓慢注射，注意监测心率，以免血钙骤升导致心搏骤停，同时避免药液外渗，以免造成局部坏死，不可皮下注射或肌内注射。
- 惊厥发作时应立即将患儿平卧，松开衣领，头稍后仰、偏向一侧，清除口鼻分泌物，保持呼吸道通畅。
- 出牙的儿童在上、下磨牙之间放置牙垫，以防舌咬伤。
- 喉痉挛时应立即将舌头拉出口外，进行口对口人工呼吸，并做好气管插管或气管切开的准备。

营养失调

（一）护理目标　患儿精神好转、睡眠良好、骨骼状况好转或恢复正常、血生化检查结果好转。

（二）护理措施　补充维生素 D。

- 增加户外活动：出生 1 个月后可让婴儿逐渐坚持户外活动。夏季可在阴凉处活动，尽量多暴露皮肤；冬季也要保证每日 1～2 h 户外活动时间，如在室内活动时应开窗，使紫外线能够透过。
- 调整饮食：给予富含维生素 D、钙、磷和蛋白质的食物。
- 遵医嘱给予维生素 D 制剂：使用药物剂量大时宜选择单纯维生素 D 制剂，密切观察病情，预防维生素 D 中毒。

三、健康指导

指导家长惊厥及喉痉挛发作时的应对方法，如使患儿平卧，松开衣领，头偏向一侧，同时呼叫医护人员。

知识窗

维生素 D 中毒

维生素 D 摄入过量可引起中毒。维生素 D 中毒剂量的个体差异大。儿童每日服用 2 万～5 万 IU，或每日 2000 IU/kg，连续数周或数月即可发生中毒。敏感儿童每日 4000 IU，连续 1～3 个月即可中毒。

1. 发病机制　维生素 D 摄入过量，可使体内维生素 D 反馈作用失调，血清 1，25-$(OH)_2D_3$ 浓度增加，肠吸收钙、磷增加，血钙浓度过高，降钙素调节使血钙沉积于骨与其他器官组织，影响其功能。如钙盐沉积于肾可产生肾小管坏死和肾钙化，严重时可发生肾萎缩、慢性肾功能损害；钙盐沉积于小支气管与肺泡，损害呼吸道上皮引起溃疡或钙化灶；如在中枢神经系统、心血管系统的重要器官组织出现较多钙化灶，则可产生不可逆的损害。

2. 临床表现　早期症状为厌食、恶心、倦怠、烦躁不安、低热，继而出现呕吐、顽固性便秘、体重下降。重症者出现惊厥、血压升高、烦渴、尿频、夜尿，甚至脱水、酸中毒；尿中出现蛋白质、红细胞、管型等，继而发生慢性肾衰竭。

早期血钙增高>3 mmol/L(12 mg/dl)，尿钙强阳性(Sulkowitch 试验)，尿常规可异常。X 线检查可见长骨干骺端钙化带增宽(>1 mm)，致密，骨干皮质增厚，骨质疏松或骨硬化；颅骨增厚，呈现环形密度增高带；重症者大脑、心、肾、大血管、皮肤等有钙化灶。可出现氮质血症、脱水和电解质紊乱。肾 B 超示肾萎缩。

3. 护理要点　①立即停用维生素 D 和钙剂，限制钙盐和富含钙的食物摄入。②加速钙的排泄，口服氢氧化铝或依地酸二钠减少肠道对钙的吸收，使钙从肠道排出；口服泼尼松可抑制肠内钙结合蛋白的生成而降低肠道对钙的吸收；也可试用降钙素。注意保持水电解质平衡。

4. 预防　严格掌握维生素 D 的用量，必要时先检查血清钙、磷、碱性磷酸酶，再决定是否需要用维生素 D。

四、护理评价

1. 患儿是否精神好转，骨骼的状况是否得到改善。
2. 患儿是否有窒息。
3. 患儿及家长是否掌握维生素 D 缺乏性手足搐搦症的相关护理知识。

议一议

以小组为单位讨论：患儿抽搐应首先采取什么措施？患儿抽搐的主要原因有哪些？

·任务拓展·

患者信息

姓名：张某　　　　性别：女　　　　年龄：8 个月

民族：汉　　　　　　　　　　身长：70.4 cm　　　　　　　体重：6 kg

供史者：患儿母亲

现病史：因全身反复惊厥来院就诊，出生后母乳喂养，未加辅食，发作时突然肢体抽动，面肌痉挛，意识不清，大小便失禁，伴口周发绀，持续 1 min，发作后精神萎靡而入睡，醒后吃奶好，玩耍如常，不发热。

既往史：否认出生后重大疾病病史。

家族史：无。

体格检查：体温 37 ℃，生长发育正常，营养状况好，精神好，方颅，前囟大，未出牙，可见肋骨串珠。

辅助检查：急查血钙 1.6 mmol/L。

初步诊断：维生素 D 缺乏性手足搐搦症。

· 任务落实(分组角色扮演、情景模拟) ·

1. 分析导致维生素 D 缺乏性手足搐搦症的原因有哪些？

2. 如何正确指导家长对患儿进行饮食护理？

· 任务评价 ·

评价内容	内容细分	分值	评分记录分配			备注
			自我评价	学生互评	教师评价	
专业知识						
专业能力						
职业素养						

任务二　消化系统疾病患儿的护理

· 任务目标 ·

1. 知识目标　掌握消化系统常见疾病患儿的护理问题和护理措施；熟悉消化系统常见疾病的病因、临床表现、护理要点。

2. 能力目标　能对消化系统常见疾病患儿进行护理评估，能针对出现的护理问题，提供整体护理和健康指导。

3. 素养目标　培养学生评判性思维能力，与患儿、患儿家长的沟通与合作能力，以及全心全意为儿童及其家庭服务的职业素养。

子任务1　口炎

· 临床案例 ·

患儿，女，3岁，入院第1天。家长反应患儿有发热、口腔疼痛、拒食现象。

体格检查： T 38.2℃，P 88次/分，R 28次/分，神志清楚，精神欠佳，口腔散在小溃疡3颗，直径在1～2 mm，表面有黄白色纤维素性分泌物覆盖，双侧颌下淋巴结肿大。

实验室检查： WBC12.1×10^9/L。初步诊断：单纯疱疹性口炎。

思维引导

1. 该患儿为何会拒食？
2. 针对患儿此种状况，护士应该如何护理？

· 任务实施 ·

一、护理评估

（一）健康史

询问患儿喂养情况，有无相关的疾病及药物使用史。

（二）身体状况

测量患儿生命体征，检查口腔黏膜，颌下淋巴结有无肿大。

（三）心理-社会状况

患儿有无因发热和疼痛引起哭闹、烦躁；家长有无因患儿拒食出现焦虑、担忧情绪。

（四）辅助检查

血常规示白细胞总数及分类判断有无病毒或细菌感染。

（五）处理原则

处理原则以清洁口腔和局部涂药为主，发热时遵医嘱使用退烧药，有继发细菌感染者遵医嘱使用有效抗生素。

二、护理思维与实践训练

口腔疼痛、拒食
↓
疼痛

（一）护理目标　减轻疼痛。

（二）护理措施

- 饮食以微凉流质或半流质为宜，避免酸、咸、辣、热、粗、硬等刺激性食物。
- 在清洁口腔及局部涂药时，动作要轻、快、准，用棉签在溃疡面上滚动式涂抹，不可摩擦，以免使患儿疼痛加重。
- 疼痛影响进食者可在餐前用2%利多卡因涂抹局部。

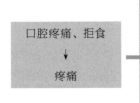

三、健康指导

1. 指导家长培养小儿建立良好的口腔卫生习惯，如正确的刷牙方法、饮食后要漱口、不要吮手指；宣传科学、均衡的营养可提高机体免疫力，避免挑食、偏食，培养良好的饮食习惯。

2. 向家长介绍口炎的常见病因和护理要点，指导家长清洁口腔及局部涂药的方法。

3. 指导家长做好餐具的清洁消毒工作，要专人专用，母乳喂养婴儿的母亲需要勤换内衣，在喂奶前后要用温水清洗乳头。

知识窗

鹅口疮

口腔黏膜表面覆盖白色乳凝块样小点或小片状物，可逐渐融合成大片，不易擦去，若强行剥离后局部黏膜可呈现潮红、粗糙，可有渗血。不痛，不流涎，一般不影响吃奶，全身症状不明显。重症患儿可见全部口腔均被白色斑膜覆盖，甚至可蔓延到咽、喉、食管、气管、肺等处，同时出现低热、拒食、吞咽困难、呼吸困难等。

四、护理评价

通过实施优质有效的护理措施，患儿口腔黏膜破损是否逐渐恢复正常；体温是否恢复正常、口腔疼痛是否逐渐减轻；进食是否好转；家长能否掌握口炎的预防、护理知识。

议一议

以小组为单位讨论：小儿口炎都有哪些症状？根据患儿不同的身体状况，该如何实施护理措施？

·任务拓展·

患者信息

姓名：张某某	性别：女	年龄：5 岁
民族：汉	身高：102 cm	体重：18 kg
供史者：患儿母亲		

现病史：患儿，女，2 天前面色潮红，皮肤发烫，体温 38.9 ℃，哭闹时家长发现在患儿左侧颊黏膜出现成簇小疱疹，但饮食不受影响。昨天起患儿除了发热外还出现拒食、流涎，哭闹越发厉害，遂来院就诊。

既往史：既往体健，无心脑血管疾病、内分泌疾病、肾病等病史，无肝炎、麻疹、结核等病史，否认手术、创伤、输血史，无食物或药物过敏史，按接种程序进行预防接种。

个人史：G_1P_1，胎龄 39 周，单胎，顺产分娩，出生体重 3.3 kg，出生时无窒息抢救史。出生后母乳喂养，6 个月开始添加米粉、蛋黄等辅食。

家族史：双亲既往体健。非近亲结婚，否认家族中肺炎、肝炎、心脑血管疾病、结核病、内分泌疾病等病史，否认家族成员中有食物或药物过敏史及遗传性疾病、精神病等病史。

体格检查：T 38.9 ℃，P 88 次/分，R 32 次/分，体重 18 kg。生长发育正常，营养状态良好，神志清楚，精神萎靡。查体合作，双侧瞳孔等大正圆，光反射灵敏，口唇色红，咽部充血，扁桃体无异常。口腔可见多个直径 1～2 mm 的溃疡，表面有黄白色分泌物覆盖，双侧颌下淋巴结肿大。颈软，颈静脉无怒张，气管居中，甲状腺无肿大，胸廓对称，双肺呼吸音清，未闻及干、湿啰音。心率：88 次/分，律齐，心音有力，听诊未闻及明显杂音。腹平软，无压痛、反跳痛，肝、脾肋下未触及。

初步诊断：单纯疱疹性口炎。

辅助检查：血常规示 WBC 11.2×10^9/L，L 46.7%。血生化示肝、肾功能正常，

·任务落实（分组角色扮演、情景模拟）·

1. 如何对患儿进行护理评估？
2. 应对患儿哪些方面做重点观察？
3. 在给患儿口腔局部涂药时，护士应如何指导家长？

·任务评价·

评价内容	内容细分	分值	评分记录分配			备注
			自我评价	学生互评	教师评价	
专业知识						
专业能力						
职业素养						

子任务 2　腹泻

·临床案例·

患儿，女，8 个月。因“腹泻、呕吐 2 天，加重 1 天”入院。家长主诉患儿 2 天前开始流清水鼻涕伴单声咳嗽，偶有呕吐，呕吐物为胃内容物，量不多，非喷射状。昨天开始出现腹泻，排蛋花汤样便，每日 10 次左右，量中等。食欲缺乏，精神欠佳，尿量稍少。母亲 G_1P_1，足月儿，

顺产分娩，混合喂养，6 个月开始添加强化铁米粉。

体格检查：T 37.6℃，P 120 次/分，R 38 次/分，体重 7.6 kg。精神萎靡，皮肤干燥，弹性差，前囟和眼窝凹陷，口腔黏膜干燥，咽红，出牙 4 颗。双肺(－)，心音有力，腹稍胀，肠鸣音减弱。四肢尚温暖，膝跳反射正常，肛周皮肤发红。

辅助检查：血钠 136 mmol/L，血钾 3.2 mmol/L，血 HCO_3^- 16 mmol/L。

思维引导

1. 根据病史考虑该患儿腹泻的可能原因是什么？
2. 该患儿是否需要补液？在补液过程中，应注意观察哪些内容？
3. 如何做好该患儿的臀部皮肤护理？

·任务实施·

一、护理评估

（一）健康史

询问患儿的喂养方式、进食量、进食次数，近日有无添加新的辅食或进食大量果汁等，有无不洁饮食史，有无食物或药物过敏史，是否长期应用抗生素。

（二）身体状况

测量患儿生命体征；观察粪便性状、量、次数；评估患儿体重、前囟、眼窝、皮肤黏膜、末梢循环状况和尿量等；评估有无低钾血症和代谢性酸中毒等症状；检查肛周皮肤有无发红、糜烂、破损。

（三）心理-社会状况

评估家长对患儿患病的心理反应，对小儿腹泻的认知、小儿喂养知识和日常护理知识的掌握程度等；评估患儿家庭的居住环境、经济状况、卫生习惯等。

（四）辅助检查

1. 大便常规 无或偶见白细胞考虑病毒和非侵袭性细菌感染，疑为病毒感染者可进一步做病毒学检查；有较多白细胞者考虑各种侵袭性细菌感染；大便涂片可见真菌孢子和菌丝者考虑真菌性肠炎。

2. 血生化和血气分析 血钠水平可提示脱水性质，血钾水平可反映体内缺钾的程度等；血气分析可了解酸碱失衡的性质和程度。

（五）处理原则

处理原则包括调整饮食，预防和纠正脱水、电解质及酸碱平衡紊乱，合理用药，加强护理，预防并发症。

二、护理思维与实践训练

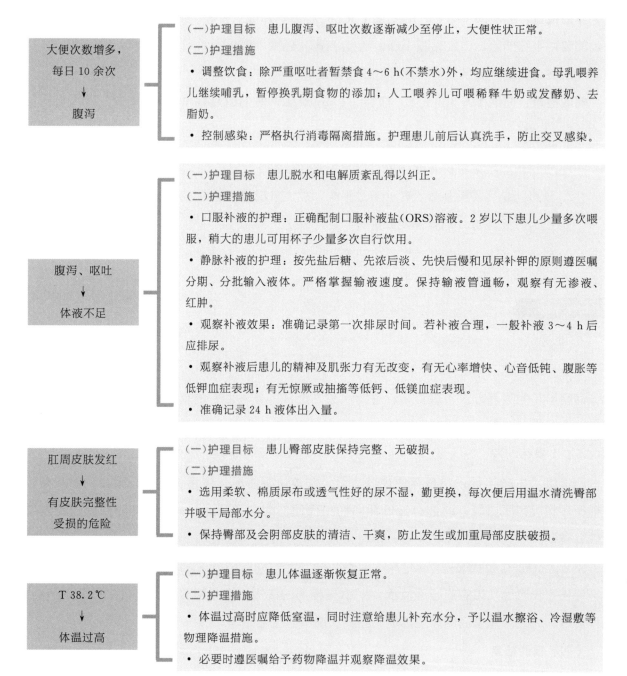

大便次数增多，每日 10 余次 → 腹泻

(一)护理目标　患儿腹泻、呕吐次数逐渐减少至停止，大便性状正常。

(二)护理措施

• 调整饮食：除严重呕吐者暂禁食 4～6 h(不禁水)外，均应继续进食。母乳喂养儿继续哺乳，暂停换乳期食物的添加；人工喂养儿可喂稀释牛奶或发酵奶、去脂奶。

• 控制感染：严格执行消毒隔离措施。护理患儿前后认真洗手，防止交叉感染。

腹泻、呕吐 → 体液不足

(一)护理目标　患儿脱水和电解质紊乱得以纠正。

(二)护理措施

• 口服补液的护理：正确配制口服补液盐(ORS)溶液。2 岁以下患儿少量多次喂服，稍大的患儿可用杯子少量多次自行饮用。

• 静脉补液的护理：按先盐后糖、先浓后淡、先快后慢和见尿补钾的原则遵医嘱分期、分批输入液体。严格掌握输液速度。保持输液管通畅，观察有无渗液、红肿。

• 观察补液效果：准确记录第一次排尿时间。若补液合理，一般补液 3～4 h 后应排尿。

• 观察补液后患儿的精神及肌张力有无改变，有无心率增快、心音低钝、腹胀等低钾血症表现；有无惊厥或抽搐等低钙、低镁血症表现。

• 准确记录 24 h 液体出入量。

肛周皮肤发红 → 有皮肤完整性受损的危险

(一)护理目标　患儿臀部皮肤保持完整、无破损。

(二)护理措施

• 选用柔软、棉质尿布或透气性好的尿不湿，勤更换，每次便后用温水清洗臀部并吸干局部水分。

• 保持臀部及会阴部皮肤的清洁、干爽，防止发生或加重局部皮肤破损。

T 38.2℃ → 体温过高

(一)护理目标　患儿体温逐渐恢复正常。

(二)护理措施

• 体温过高时应降低室温，同时注意给患儿补充水分，予以温水擦浴、冷湿敷等物理降温措施。

• 必要时遵医嘱给予药物降温并观察降温效果。

三、健康指导

1. 向家长强调调整饮食的重要性，指导家长科学合理地喂养小儿，同时注意饮食卫生。

2. 向家长讲解儿童腹泻的常见病因、诱因，及时解答家长的问题，缓解其紧张和焦虑情绪。

3. 建议小儿接种轮状病毒活疫苗，可每年 7～10 月给婴幼儿接种 1 次。

4. 指导家长如何正确洗手及如何做好污染尿布及衣物的处理、患儿 24 h 液体出入量的监测及脱水表现的早期观察。

知识窗

乳糖不耐受性腹泻

乳糖不耐受性腹泻是由于乳糖酶分泌少，不能完全消化分解母乳或牛乳中的乳糖所引起的非感染性腹泻，又称乳糖酶缺乏症。婴幼儿腹泻后因肠道黏膜受损，会使小肠黏膜上的乳糖酶水平降低，导致奶中乳糖消化不良，引起乳糖不耐受性腹泻，特别是轮状病毒性肠炎后，容易继发乳糖不耐受。母乳和牛乳中的糖类主要是乳糖，小肠尤其是空肠黏膜表面绒毛的顶端乳糖酶的分泌量减少或活性不高就不能完全消化和分解乳汁中乳糖，部分乳糖被结肠菌群酵解成乳酸、氢气、甲烷和二氧化碳。乳酸刺激肠壁，增加肠蠕动而出现腹泻。二氧化碳在肠道内产生胀气和增加肠蠕动，使儿童表现出烦躁不安，偶尔还可能诱发肠痉挛出现肠绞痛。乳糖不耐受患儿食用含双糖(包括乳糖、蔗糖、麦芽糖)的饮食可使腹泻加重，所以应采用无乳糖配方奶粉。

四、护理评价

通过实施优质有效的护理措施，评估患儿大便次数是否减少；脱水、电解质及酸碱平衡紊乱是否得到纠正，尿量有无增加；体温及体重是否恢复正常；臀部皮肤是否保持完整无破损；家长能否掌握儿童喂养知识及腹泻的预防、护理知识。

议一议

以小组为单位讨论：小儿腹泻都有哪些主要症状？根据患儿不同的身体状况，该如何实施护理措施？

·任务拓展·

患者信息

姓名：张某某　　性别：女　　年龄：1岁8个月

民族：汉　　身长：80 cm　　体重：10 kg

供史者：患儿母亲

现病史：患儿于入院前2天出现咳嗽，为阵发性单声咳嗽，无痉挛性咳嗽及犬吠样咳嗽，有痰，无喘息。1天前出现呕吐，呕吐物为胃内容物、量不多，继而腹泻，为黄色水样便，每日10余次，量多，未见脓血，自服药物(具体不详)效果不佳而入院。

既往史：既往体健，无肺炎、心脑血管疾病、肾病、内分泌疾病等病史，无肝炎、结核、麻疹等病史，否认输血史、食物药物过敏史，出生后已按接种程序进行预防接种。

个人史：G_2P_2，胎龄39周，单胎，顺产分娩，出生体重2.9 kg，出生时无窒息抢救史。出生后母乳喂养，5个月开始添加米粉、蛋黄等辅食。

家族史：双亲既往体健。非近亲结婚，否认家族中肺炎、心脑血管疾病、结核病、内分泌疾病等病史，否认家族成员中有遗传性疾病、精神病等病史。

体格检查：T 37.4℃，P 96次/分，R 26次/分，体重10 kg。生长发育正常，营养良好，神志清楚，精神萎靡，时有烦躁不安。皮肤干燥，弹性差，口腔黏膜明显干燥，哭时眼泪减少，眼窝和前囟凹陷，口渴，6 h无排尿。全身皮肤黏膜完整，无破损，无黄染，无皮疹，无出血点，肛周皮肤发红。头颅正常，双侧瞳孔等大正圆，光反射灵敏。唇红，咽部充血，扁桃体无肿大。颈软，气管居中，甲状腺无肿大，胸廓对称，心肺无异常。肋下未触及肝、脾，腹胀、肠鸣音减弱。四肢尚温暖。

初步诊断：重型腹泻、中度等渗性脱水、中度酸中毒。

辅助检查：肝、肾功能正常，血钠132 mmol/L，血钾3.3 mmol/L，血HCO_3^- 12 mmol/L。

·任务落实(分组角色扮演、情景模拟)·

1. 如何对该患儿进行护理评估？

2. 目前应对该患儿的哪些方面做重点观察？

3. 目前患儿存在的主要护理诊断是什么？应采取哪些护理措施？

·任务评价·

评价内容	内容细分	分值	评分记录分配			备注
			自我评价	学生互评	教师评价	
专业知识						
专业能力						
职业素养						

子任务3　儿童液体疗法

·临床案例·

患儿，女，8个月。因“腹泻、呕吐2天，加重1天”入院。家长主诉患儿2天前开始流清水鼻涕伴单声咳嗽，偶有呕吐，呕吐物为胃内容物，量不多，非喷射状。昨天开始出现腹泻，排蛋花汤样便，每日10次左右，量中等。食欲缺乏，精神欠佳，尿量稍少。母亲G_1P_1，足月儿，顺产分娩，混合喂养，6 个月开始添加强化铁米粉。

体格检查：T 37.6℃，P 120 次/分，R 38 次/分，体重 7.6 kg，精神萎靡，皮肤干燥，弹性差，前囟和眼窝凹陷，口腔黏膜干燥，咽红，出牙 4 颗，双肺(—)，心音有力，腹稍胀，肠鸣音减弱，四肢尚温暖，膝跳反射正常，肛周皮肤发红。

辅助检查：血钠 136 mmol/L，血钾 3.2 mmol/L，血 HCO_3^- 16 mmol/L。

思维引导

1. 该患儿是否需要补液？
2. 如果补液，如何制定补液方案？
3. 在补液过程中，应该重点观察哪些内容？

·任务实施·

一、护理评估

（一）健康史

询问患儿的喂养方式、进食量、进食次数、近日有无添加新的辅食或进食大量果汁等，有无不洁饮食史，有无对食物或药物过敏史，是否长期应用抗生素。

（二）身体状况

测量生命体征，观察精神状态、皮肤黏膜干燥度及皮肤弹性，注意囟门、眼窝、腹部有无凹陷及程度，尿量有无减少及具体尿量，口唇有无干裂、口渴是否明显等。

（三）心理-社会状况

评估家长关于小儿喂养、饮食卫生、疾病护理等方面的知识掌握程度，是否存在因担心患儿预后而产生焦虑。

（四）辅助检查

血生化检查测定血钠水平可提示脱水性质，血钾、血镁和血钙水平可反映有无电解质紊乱等；血气分析可了解酸碱失衡的性质和程度。

（五）处理原则

一旦小儿确诊脱水，应立即判断其脱水程度和脱水性质，并根据脱水程度和性质遵医嘱进行补液，纠正脱水、电解质及酸碱平衡紊乱，遵医嘱科学合理用药，加强护理，预防并发症。

二、护理思维与实践训练

皮肤干燥，弹性差，前囟和眼窝凹陷 ↓ 体液不足	(一)护理目标　患儿脱水得以纠正。 (二)护理措施 • 口服补液的护理：正确配制 ORS 溶液。2 岁以下患儿少量多次喂服，稍大的患儿可用杯子少量多次自行饮用。 • 静脉补液的护理　遵医嘱实施三定分段补液法。第 1 天的补液，定量：轻度脱水 90～120 ml/kg，中度脱水 120～150 ml/kg，重度脱水 150～180 ml/kg。定性：累计损失量(发病后至补液时损失的水和电解质量，占补液总量的 1/2)。部分液体的选择：低渗性脱水补 2/3 张含钠液，等渗性脱水补 1/2 张含钠液，高渗性脱水补 1/3 张含钠液。继续损失量指补液开始后因呕吐、腹泻、胃肠引流等继续损失的液体量，一般腹泻患儿每日补 10～40 ml/kg，可适当增减，部分液体常选择 1/3～1/2 张含钠液。生理需要量指维持基础代谢所需要的量，婴幼儿每日需要量 60～80ml/kg，部分液体常选择 1/5～1/4 张含钠液。定速：累计损失量在开始补液的 8～12 h 补充充足，滴速每小时 8～10 ml/kg，继续损失量和生理需要量在 12～16 h 内补充，滴速约每小时 5 ml/kg。
血钾 3.2 mmol/L ↓ 潜在并发症：低钾血症	(一)护理目标　患儿电解质紊乱(低钾血症)得以纠正。 (二)护理措施 • 监测血钾浓度，观察有无出现低钾血症的表现，及时遵医嘱补钾。 • 严格掌握补钾原则。总量不能多，速度不能快，每日补钾总量为 200～300 mg/kg，静脉滴注时钾的浓度≤0.3%，静脉滴注时间不少于 8 h。 • 遵循见尿补钾原则。 • 补钾一般需要持续 4～6 天，严重者时间要更长。

三、健康指导

1. 向家长强调调整饮食的重要性，指导家长合理喂养，注意小儿饮食卫生。

2. 向家长讲解脱水和电解质紊乱的常见原因、危害及补液的重要性。

3. 指导家长如何正确洗手及做好污染尿布及衣物的处理、患儿 24 h 液体出入量的监测及脱水表现的早期观察。

知识窗

小儿静脉补液常用溶液

一、非电解质溶液

常用 5%和 10%葡萄糖注射液，前者为等渗溶液，后者为高渗溶液，因输入体内后葡萄糖迅速被氧化成二氧化碳、水和能量，或转变成糖原储存，失去其渗透压的作用，故葡萄糖注射液被视为无张力溶液，主要用于补充水分和提供部分能量。

二、电解质溶液

1. 0.9%氯化钠注射液(生理盐水)　为等渗溶液，含 Na^+ 和 Cl^- 各为 154 mmol/L，Cl^- 的含量比血浆高，若大量或长期应用可造成高氯性酸中毒。

2. 5%葡萄糖氯化钠注射液　为等渗溶液，该液的效用与0.9%氯化钠注射液完全相同，并能补充能量。

3. 5%碳酸氢钠注射液　为高渗溶液，在抢救重度酸中毒时，可不稀释而直接静脉推注，但不宜多用，以免引起细胞外液高渗状态。可用5%或10%葡萄糖溶液稀释3.5倍，即1.4%碳酸氢钠溶液，它是等渗含钠碱性溶液，常用于纠正酸中毒。

4. 10%氯化钾注射液　为高渗溶液，用于补充钾离子。使用时遵循见尿补钾原则；严格控制稀释浓度，一般静脉滴注浓度为0.2%，最高浓度不超过0.3%；滴注速度不宜过快，每日总钾溶液补给的时间不得少于6～8 h；总量不宜过大；不可直接静脉推注，以免发生心肌抑制、心搏骤停。

三、混合溶液

将各种溶液按不同比例配成混合溶液，可减少或避免各自的缺点，更加适合于不同情况补液的需要。常用混合溶液的组成见下表。

溶液	0.9%氯化钠	5%或10%葡萄糖	1.4%碳酸氢钠	张力
2：1等张含钠液	2份	—	1份	等张
2：3：1含钠液	2份	3份	1份	1/2张
4：3：2含钠液	4份	3份	2份	2/3张
1：1含钠液	1份	1份	—	1/2张
1：2含钠液	1份	2份	—	1/3张
1：4含钠液	1份	4份	—	1/5张

四、护理评价

通过实施优质有效的护理措施，患儿相关症状是否得到改善和缓解，患儿脱水、电解质及酸碱平衡紊乱是否得到纠正，尿量有无增加，家长是否能掌握小儿喂养知识及腹泻的预防、护理知识。

议一议

以小组为单位讨论：儿童液体疗法都有哪些原则？根据患儿不同的身体状况，该如何实施液体疗法的护理措施？

·任务拓展·

患者信息

姓名：李某某	性别：男	年龄：13个月
民族：汉	身长：75 cm	体重：9 kg

供史者：患儿父亲

现病史：患儿于入院前 1 天无明显诱因地出现腹泻，每日 10 余次，排黄色水样便，量多，未见脓血，同时有呕吐、量少。近 2 天开始咳嗽，为阵发性单声咳嗽，无痉挛性咳嗽及犬吠样咳嗽，有痰，无喘息，自服药物(药名、用量不详)效果不佳而入院。

既往史：既往体健，无肺炎、心脑血管疾病、肾病、内分泌疾病等病史，无肝炎、麻疹、结核病等病史，否认手术、创伤、输血史，无食物或药物过敏史，出生后按接种程序进行预防接种。

个人史：母亲 G_1P_1，胎龄 38 周，单胎，顺产分娩，出生体重 3.1 kg，出生时否认窒息抢救史。母乳喂养，6 个月添加米粉、蛋黄等辅食。

家族史：双亲既往体健。非近亲结婚，否认家族成员中心脑血管疾病、肺炎、结核病、内分泌疾病等病史，否认家族成员中有遗传性疾病、精神病等病史。

体格检查：T 37.3℃，P 110 次/分，R 30 次/分，体重 9 kg。生长发育正常，营养一般，神志清楚，精神萎靡，时有烦躁不安。皮肤干燥，口渴明显，皮肤弹性差，哭时眼泪少，前囟和眼窝凹陷，6 h 无排尿。全身皮肤黏膜完整、无破损、无黄染、无皮疹、无出血点，肛周皮肤发红。头颅正常，双侧瞳孔等大等圆，对光反射灵敏。唇红，咽充血，扁桃体无肿大。颈软，气管居中，甲状腺无肿大，胸廓对称，心肺无异常。肋下未触及肝、脾，腹胀，肠鸣音减弱。膝跳反射减弱，四肢尚温暖。

初步诊断：重型腹泻，中度等渗性脱水，低钾血症，代谢性酸中毒(中度)。

辅助检查：肝、肾功能正常，血钠 135 mmol/L，血钾 3.0 mmol/L，血 HCO_3^- 12 mmol/L。

·任务落实(分组角色扮演、情景模拟)·

1. 如何对该患儿进行护理评估?
2. 该患儿来院后首先要采取的护理措施是什么?
3. 请为该患儿制定第一天的补液护理措施。

·任务评价·

评价内容	内容细分	分值	评分记录分配			备注
			自我评价	学生互评	教师评价	
专业知识						
专业能力						
职业素养						

任务三 循环系统疾病患儿的护理

·任务目标·

1. 知识目标　掌握先天性心脏病、病毒性心肌炎患儿的身体状况、护理问题和护理措施；熟悉先天性心脏病、病毒性心肌炎的分类和护理要点；了解先天性心脏病的血流动力学改变。

2. 能力目标　能对先天性心脏病、病毒性心肌炎患儿进行全面的护理评估，针对出现的护理问题，提供整体护理和健康指导。

3. 素养目标　具有关爱儿童、尊重生命的职业情怀；学会与患儿进行良好的沟通，具备高度的责任心、爱心和团队合作精神；培养临床综合思考和分析能力。

子任务 1　先天性心脏病

·临床案例·

患儿，男，18 个月，出生后不久就出现口唇青紫，且进行性加重，哭闹后青紫加剧伴气促。患儿会行走后常出现蹲踞现象，此次入院是因早起喂奶后出现阵发性呼吸困难，烦躁和青紫加重，进而晕厥。

体格检查：T 36.5 ℃，P 102 次/分，R 30 次/分，BP 94/58 mmHg，体重 10 kg，身长 78 cm。青紫明显，唇、指(趾)、甲床、球结膜均为青紫色，杵状指(趾)，营养不良，双肺呼吸音清晰，腹软，肋下未触及肝、脾，神经系统(—)。

辅助检查：血常规示 Hb 168 g/L。胸部 X 线显示右心室肥大，心影呈“靴形”。心电图显示心电轴偏右，右心室肥大。

思维引导

1. 对于上述患儿出现的症状，该患儿最有可能的诊断是什么？

2. 患儿吃奶时出现阵发性呼吸困难，烦躁和青紫加重，并伴晕厥。此种情况作为护士应该如何处理？

·任务实施·

一、护理评估

（一）健康史

了解母亲的妊娠史、用药史、家族史，特别是怀孕前 3 个月内有无接触病毒、放射线，有无吸烟、饮酒等，有无代谢性疾病病史，家族中有无先天性心脏病患儿。询问患儿有无出现青紫，青紫出现的时间，是否喜欢蹲踞，有无出现阵发性呼吸困难和晕厥；询问患儿发育情况，身高、体重情况，与同龄儿相比有无出现活动耐力下降，有无喂养困难、苍白多汗、反复感染等。

(二)身体状况

患儿出生后不久出现口唇青紫，且进行性加重，哭闹后青紫加剧伴气促。患儿会行走后常出现蹲踞现象，符合法洛四联症的临床表现。

(三)心理-社会状况

评估患儿是否因病导致生长发育落后，是否对正常的生活、学习、玩耍等造成限制，是否出现焦虑、抑郁、自卑或恐惧等心理。评估患儿家长是否因本病的治疗和检查复杂、预后无法预测、费用高等原因出现焦虑、恐惧等心理状况。了解患儿的家庭背景、父母文化程度、经济状况等，必要时提供社会、基金等援助。

(四)辅助检查

1. 实验室检查 法洛四联症可见周围血红细胞计数增多，血红蛋白和血细胞比容增高。

2. 心电图 法洛四联症表现为心电轴右偏、右心室肥大，也可出现右心房肥大。

3. 胸部X线检查

	房间隔缺损	室间隔缺损	动脉导管未闭	法洛四联症
房室情况	右房、右室大；心影呈梨形	缺损较小时，无变化；缺损较大时，左、右心室增大，左心房增大	直径较小时，无变化；直径较大时，左心室、左心房增大	右心室大；心影呈靴形
肺动脉段	凸出			凹陷
肺野	充血			清晰
肺门“舞蹈”	明显			

注：肺门“舞蹈”指肺动脉总干及分支随心脏搏动出现忽明忽暗的影像学特点。

4. 超声心动图 是一种应用于先天性心脏病的无创检查手段，能观测到血液分流位置、方向，预估分流大小，也可以查看缺损的位置和大小。法洛四联症可见主动脉内径增大并向右偏移，右心室内径扩大，流出道狭窄，左心室内径缩小。

(五)处理原则

1. 内科治疗 缺氧发作治疗：①轻症采用膝胸卧位可缓解；②及时吸氧保持安静；③皮下注射吗啡，目的是抑制呼吸中枢和消除呼吸急促；④静脉使用碳酸氢钠，纠正酸中毒现象；⑤重症患儿可静脉缓慢注射β受体阻滞剂减慢心率，缓解发作；⑥口服普萘洛尔可预防再次发作。

2. 手术治疗

(1)姑息术 适用于4岁之前，或红细胞增多的患儿，需要在体循环和肺循环之间建立通道，具体手术方式有以下几种。①锁骨下动脉与肺动脉吻合术：适用于6个月以内的婴儿；

②Glenn 分流术：适用于 1～1.5 岁的患儿，也可适用于没有肺动脉高压的患儿；③Rastelli 分流术：适用于肺动脉发育极差的患儿。

(2)根治术：开胸手术，轻症患儿可在 5～9 岁行一期根治术，症状明显者可在出生后 6～12 个月行根治术；重症患儿先行姑息术，待一般症状改善后，肺血管发育好后再行根治术。

3. 预后　本病预后与肺动脉狭窄程度、并发症及手术早晚相关，若不及时手术，自然生存率平均为 10 年左右。

二、护理思维与实践训练

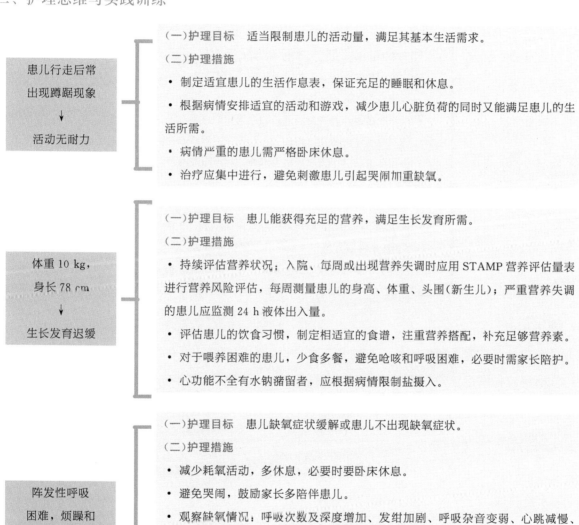

患儿行走后常出现蹲踞现象
↓
活动无耐力

(一)护理目标　适当限制患儿的活动量，满足其基本生活需求。

(二)护理措施

- 制定适宜患儿的生活作息表，保证充足的睡眠和休息。
- 根据病情安排适宜的活动和游戏，减少患儿心脏负荷的同时又能满足患儿的生活所需。
- 病情严重的患儿需严格卧床休息。
- 治疗应集中进行，避免刺激患儿引起哭闹加重缺氧。

体重 10 kg，身长 78 cm
↓
生长发育迟缓

(一)护理目标　患儿能获得充足的营养，满足生长发育所需。

(二)护理措施

- 持续评估营养状况：入院、每周或出现营养失调时应用 STAMP 营养评估量表进行营养风险评估，每周测量患儿的身高、体重、头围(新生儿)；严重营养失调的患儿应监测 24 h 液体出入量。
- 评估患儿的饮食习惯，制定相适宜的食谱，注重营养搭配，补充足够营养素。
- 对于喂养困难的患儿，少食多餐，避免呛咳和呼吸困难，必要时需家长陪护。
- 心功能不全有水钠潴留者，应根据病情限制盐摄入。

阵发性呼吸困难，烦躁和青紫加重
↓
缺氧护理

(一)护理目标　患儿缺氧症状缓解或患儿不出现缺氧症状。

(二)护理措施

- 减少耗氧活动，多休息，必要时要卧床休息。
- 避免哭闹，鼓励家长多陪伴患儿。
- 观察缺氧情况：呼吸次数及深度增加、发绀加剧、呼吸杂音变弱、心跳减慢、渐进性跛行及晕厥，严重时可能发生抽搐。
- 患儿一旦发生缺氧症状，应采取膝胸卧位，面罩吸氧，遵医嘱使用吗啡抑制呼吸中枢，口服普萘洛尔减缓心率，静脉使用碳酸氢钠纠正酸中毒。
- 当患儿出现膝胸卧位时不应立即将其拉起，而应时刻陪伴在旁，防止跌倒或坠床。
- 护理操作集中进行，减少对患儿的刺激。

并发症护理

(一)护理目标　患儿未发生并发症。

(二)护理措施

- 法洛四联症患儿发热、呕吐、脱水等都会造成体液减少、血液浓缩，促使血栓形成，严重时会引发脑血栓。因此需重点观察患儿是否出现肢体无力、言语不清、头晕头疼、意识不清、呕吐等脑血栓症状，一旦发现就需要注意液体的补充，必要时给予静脉输液。
- 观察患儿有无出现呼吸困难、心率加快、端坐呼吸、吐泡沫样痰、水肿、少尿、肝大等心力衰竭症状，一旦出现上述症状，应立即将患儿置于半卧位，吸氧，遵医嘱使用强心剂、利尿剂和扩血管药物。

防感染护理

(一)护理目标　患儿未出现感染。

(二)护理措施

- 注意保护性隔离，预防接触传染病患者。
- 检查是否按时接种疫苗。
- 严格无菌操作，并指导患儿和家属如何正确洗手。
- 注意观察体温变化，根据天气状况及时增减衣物，避免受凉造成呼吸道感染。
- 患儿在进行泌尿道或牙科手术前，应预防性给予抗生素，防止感染性心内膜炎发生。
- 心脏手术 6 个月内暂缓预防接种。
- 预防呼吸道感染：保持室内空气流通、新鲜；限制访客人数，避免交叉感染；秋冬季注意保暖；每日监测咳嗽、体温等症状。
- 预防消化道感染：饮食干净、新鲜、易消化，需煮熟后食用，避免给予腌制、生冷等饮食；多饮水；少食多餐，减少胃肠道负担。

三、健康指导

1. 指导家长掌握 4 种先天性心脏病的日常护理，制订适合患儿的生活计划。
2. 指导家长掌握正确的用药方法，以及预防感染和其他并发症的相关护理措施。
3. 告知家长患儿需定期复查，调整心功能达到最佳状态再进行手术。

知识窗 1

心导管检查和介入治疗的护理

术前护理

1. 术前一天做好备皮工作。
2. 开放静脉通路，术前做好青霉素皮试及碘过敏试验，遵医嘱预防性使用抗生素。
3. 术前禁食 6 h，避免术中由呕吐引起的窒息。
4. 对于法洛四联症患儿，术前可进行静脉滴注防止血液栓塞的药物。
5. 如术中要使用其他药物，应提前备好药品。
6. 对于需要做左、右心导管检查的年幼患儿，需提前估计失血量是否会超过患儿总血量的 10%，如超过应提前查验血型术前备血。

术后护理

1. 术后去枕平卧 6 h。穿刺部位不同，卧床时间也不同，股静脉穿刺者应卧床 12 h，股动脉穿刺者应卧床 24 h，防止局部产生血肿。

2. 穿刺点覆盖敷料点式压迫 2 h，检查有无渗血，一旦渗血应重新包扎止血。

3. 术后定时监测生命体征和氧饱和度，观察足背动脉的搏动情况，注意比较穿刺侧和对侧的搏动感、肢端体温等有无差异。

4. 遵医嘱用药，特别是法洛四联症患儿应补充足量的液体，防止血栓。

5. 术后禁食 6 h，可先喂食少量温开水，无呛咳和呕吐后方可逐步进食。

6. 注意观察有无出现残余分流、封堵器滑脱、心律失常、血栓等并发症。

7. 家长应遵医嘱在 6 个月内坚持给患儿口服小剂量阿司匹林至封堵器完全内化。

8. 告知家长术后定期复诊。

知识窗 2

胎儿血液循环的特点

心脏胚胎发育

心脏于妊娠第 2 周开始发育，约于第 4 周开始循环，到第 8 周形成心脏四腔、主动脉及肺动脉。因此妊娠第 2～8 周是心脏发育的关键期，也是发生畸形的重要时期。

胎儿的血液循环

胎盘中的动脉血从脐静脉流入胎儿体内，在肝的下缘分成两支，一支经静脉导管流入下腔静脉，另一支进入肝与门静脉汇合后经肝静脉流出，两路血液于下腔静脉汇合后与来自下半身的静脉血混合，一起流入右心房。此混合血液(以动脉血为主)约 1/3 经卵圆孔进入左心房、左心室，流入升主动脉，供应心脏、脑和上肢等上半身的血液循环，回流到上腔静脉再次进入右心房、右心室，与来自下腔静脉的血液一起进入肺动脉。但由于胎儿此时的肺部处于压缩状态，压力过高，因此只有少量的血液可以进入肺完成肺循环。而大部分血液(80%)会通过动脉导管与来自升主动脉的血液汇合后进入降主动脉(以静脉血为主)，供应腹腔器官和下肢(下半身)的血液循环，最后经两条脐动脉回到胎盘。

胎儿出生后的改变

1. 脐血管改变　脐血管在脐带结扎后 6～8 周完全闭锁，形成韧带。

2. 卵圆孔关闭　出生后形成功能上的关闭，大概在出生后 5～7 个月形成解剖学关闭。

3. 动脉导管关闭　出生后 15 h 形成功能上的关闭，出生后 3～4 个月 80%的婴儿、1 岁时 95%的婴儿形成解剖学关闭。

各年龄儿童心脏、心率及血压的特点

1. 心脏　心脏重量与体重比值比成人大，心尖冲动点随年龄增长而改变。

2. 心率　随年龄增大而逐渐减慢。体温升高1℃，心率增加10～15次/分，睡眠时减少10～12次/分。

	新生儿	<1岁	2～3岁	4～7岁	8～14岁
正常心率(次/分)	120～140	110～130	100～120	80～100	70～90

3. 血压　随着年龄增加血压逐渐升高。新生儿正常收缩压平均为60～70 mmHg，1岁为70～80 mmHg，2岁以后血压可按公式计算：收缩压=(年龄×2+80)mmHg，舒张压为收缩压的2/3。

四、护理评价

1. 评价患儿　①活动耐力是否提升；②营养摄入是否满足机体需要；③生长发育是否接近同龄儿童；④是否出现感染；是否出现心力衰竭、缺氧发作或脑血栓，如有是否得到及时治疗。

2. 评价家长　①焦虑情绪是否得到缓解；②是否对疾病知识有所了解；③是否能够积极配合治疗。

议一议

以小组为单位讨论：4种先天性心脏病的相似点和区别(包括但不限于分类、临床症状、并发症、心脏体征、X线表现、治疗措施、护理措施等)。

·任务拓展·

患者信息

姓名：王某某　　性别：男　　年龄：18个月

民族：汉　　身长：78 cm　　体重：10 kg

供史者：患儿母亲

现病史：患儿出生后不久就出现口唇青紫，且进行性加重，哭闹后青紫加剧伴气促。患儿会行走后常出现蹲踞现象，此次入院是因早起喂奶后出现阵发性呼吸困难，烦躁和青紫加重，进而晕厥。

既往史：否认药物过敏史，否认传染病史，无手术外伤史。

个人史：母亲 G_1P_1，足月顺产，出生时无窒息抢救史，出生体重 2.7 kg，母乳喂养，母亲孕期健康。

家族史：否认高血压、糖尿病、肿瘤等家族史。

体格检查：T 36.5℃，P 102 次/分，R 30 次/分，BP 94/58 mmHg，体重 10 kg，身长 78 cm。青紫明显，唇、指(趾)、甲床、球结膜均为青紫色，杵状指(趾)，营养不良，双肺呼吸音清晰，腹软，肋下未触及肝、脾，神经系统(－)。

初步诊断：法洛四联症。

辅助检查：血常规示 Hb 167 g/L。胸部 X 线显示右心室肥大，心影呈“靴形”。心电图显示心电轴偏右，右心室肥大。

·任务落实(分组角色扮演、情景模拟)·

1. 如何对患儿进行全面的护理评估(包括病史询问、体格检查等)？
2. 患儿目前出现了什么问题，应该如何进行抢救？
3. 根据护理评估结果对患儿进行护理诊断，并实施相应的护理措施。

·任务评价·

评价内容	内容细分	分值	评分记录分配			备注
			自我评价	学生互评	教师评价	
专业知识						
专业能力						
职业素养						

子任务 2　病毒性心肌炎

·临床案例·

患儿，女，4 周岁，间断咳嗽 1 周，乏力伴心悸 2 天。患儿于 1 周前出现无明显诱因咳嗽、低热，家中自服布洛芬混悬液退热。2 天前咳嗽加重，疲乏无力、心悸，遂前往医院治疗。

体格检查：T 37.0℃，P 135 次/分，R 30 次/分，心脏轻度扩大，第一心音低钝。

辅助检查：血清肌酸激酶(CK)及其同工酶(CK-MB)、心肌肌钙蛋白 T(cTnT)均升高。心电图显示心动过速、室性期前收缩，多导联 ST 段改变和 T 波低平。

思维引导

1. 对于该患儿出现的症状，最有可能的诊断是什么？
2. 患儿首要的护理诊断/问题是什么？相应的护理措施如何实施？

· 任务实施 ·

一、护理评估

（一）健康史

询问患儿有无呼吸道感染或消化道感染史，是否常伴有发热、全身不适、咽痛、腹痛腹泻和皮疹等。

（二）身体状况

间断咳嗽 1 周，乏力伴心悸 2 天。患儿于 1 周前无明显诱因咳嗽、低热，家中自服布洛芬混悬液退热。2 天前咳嗽加重，疲乏无力、心悸，遂前往医院治疗。

（三）心理-社会状况

评估患儿家属对此病的了解程度，缓解其焦虑、恐惧情绪。

（四）辅助检查

1. 实验室检查

(1)血常规：急性期白细胞总数轻度增高，以中性粒细胞为主；部分患儿呈现红细胞沉降率加快。

(2)心脏生化指标：早期血清肌酸激酶(CK)及其同工酶(CK-MB)、乳酸脱氢酶(LDH)及其同工酶(LDH_1)、血清谷草转氨酶(SGOT)升高。心肌肌钙蛋白 T(cTnT)升高是高度特异性指标。恢复期可检测到抗心肌抗体。

(3)病原性检测：早期可以从患儿咽拭子、痰液、血液、心包液等分离出病毒，但需搭配血清抗体测定。

(4)PCR：疾病早期可通过 PCR 技术检测出病毒。

(5)心肌活体标本检测：为诊断“金标准”。

2. 心电图 呈持续性心动过速，可见 ST 段改变和 T 波低平、双向或倒置，QT 间期延长，QRS 波群低电压。常出现不同程度的心律失常，包含各种期前收缩、室性心动过速和室上性心动过速、心房颤动/心室颤动、各级房室传导阻滞。

3. 胸部 X 线检查 心影正常或增大，合并大量心包积液时心影显著增大，心功能不全时呈两肺淤血。

（五）处理原则

本病为自限性疾病，主要处理措施有休息、改善心肌营养和增强心肌功能。可使用大量维生素 C、辅酶 Q_{10}、1,6-二磷酸果糖（FDP）等保护心肌和清除自由基，可改善心肌功能、减轻心肌炎性反应及抗心源性休克。本病预后多数良好，病死率较低。多数数周或数月后痊愈。但也有少数患儿会出现暴发性病毒性心肌炎，严重时可因心源性休克、心力衰竭或严重心律失常在数小时或数天内死亡。

二、护理思维与实践训练

患儿乏力

伴心悸 2 天

↓

活动无耐力

（一）护理目标　限制患儿活动量，达到治疗的目的。

（二）护理措施

- 急性期严格卧床休息，至体温平稳后 3～4 周。
- 恢复期限制活动量，总休息时间不少于 6 个月。
- 重症患儿伴有心脏扩大、心力衰竭等应延长卧床时间，待病情好转、心力衰竭控制、心功能恢复后再逐渐开始活动。

并发症护理

（一）护理目标　患儿未发生并发症。

（二）护理措施

- 观察患儿精神状态、面色、心率、心律、呼吸等生命体征。重症患儿应 24 h 持续进行心电监护，一旦出现心律失常应立即报告医生采取紧急处理。
- 观察患儿有无出现胸闷、气促、心悸等表现，一旦发现应给予吸氧，烦躁者可遵医嘱予以镇静剂。
- 观察患儿有无出现呼吸困难、心率加快、端坐呼吸、吐泡沫样痰、水肿、少尿、肝大等心力衰竭症状，一旦出现上述症状，应立即将患儿置于半卧位，吸氧，遵医嘱使用小剂量强心药，注意有无出现新的心律失常。此期静脉补液要注意滴速，以免加重心脏负担。
- 观察患儿是否出现意识模糊、反应迟钝、面色苍白、发绀、四肢厥冷、血压下降等心源性休克症状。一旦出现，遵医嘱使用扩血管药物。

三、健康指导

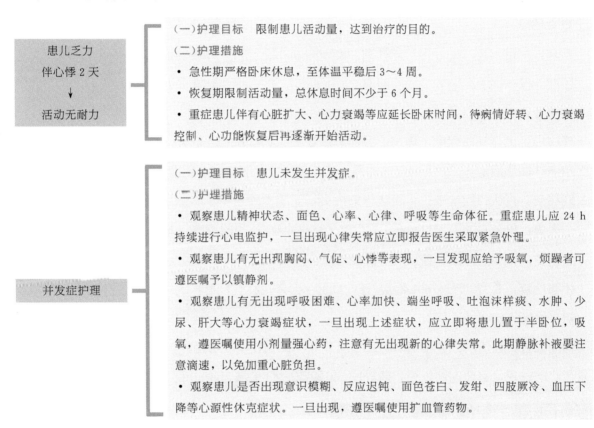

1. 指导家长了解病毒性肺炎的病因、治疗手段和预后，减轻焦虑情绪。
2. 告知家长病毒性肺炎患儿休息的重要性。
3. 告知家长患儿需预防呼吸道、消化道感染，避免去人群聚集的地方。
4. 指导家长了解心律失常药物的名称、剂量、用法和注意事项，使其能有效配合治疗。
5. 告知家长患儿出院后需定期门诊复查。

四、护理评价

1. 评价患儿　①活动耐力是否恢复正常；②是否出现心律失常、心力衰竭或心源性休克等，如出现是否得到及时治疗。

2. 评价家长 ①焦虑情绪是否得到缓解；②是否对疾病知识有所了解；③是否能够积极配合治疗。

议一议

以小组为单位讨论：病毒性心肌炎患儿的观察要点。

· 任务拓展 ·

患者信息

姓名：童某　　性别：女　　年龄：4 周岁

民族：汉　　身高：101 cm　　体重：14.7 kg

供史者：患儿父亲

现病史： 患儿间断咳嗽 1 周，乏力伴心悸 2 天。1 周前无明显诱因地出现咳嗽、低热，家中自服布洛芬混悬液退热。2 天前咳嗽加重，疲乏无力、心悸，遂前往医院治疗。

既往史： 否认药物过敏史，否认传染病史，无手术外伤史。

个人史： 母亲 G_2P_1，足月顺产，出生时无窒息抢救史，出生体重 3 kg，母乳喂养，母孕期健康。

家族史： 否认高血压、糖尿病、肿瘤等家族史。

体格检查： T 37.0℃，P 135 次/分，R 30 次/分，心脏轻度扩大，第一心音低钝。

初步诊断： 病毒性心肌炎。

辅助检查： 血清肌酸激酶(CK)及其同工酶(CK-MB)、心肌肌钙蛋白 T(cTnT)升高。心电图显示心动过速、室性期前收缩，多导联 ST 段改变和 T 波低平。

· 任务落实(分组角色扮演、情景模拟) ·

1. 如何对患儿进行全面的护理评估(包括病史询问、体格检查等)?

2. 患儿今晨呕吐后出现脉搏细弱、面色苍白、四肢厥冷、发绀、血压 73/44 mmHg，请问出现了什么情况？请模拟抢救流程对患儿进行急救。

· 任务评价 ·

评价内容	内容细分	分值	评分记录分配			备注
			自我评价	学生互评	教师评价	
专业知识						
专业能力						

续表

评价内容	内容细分	分值	评分记录分配			备注
			自我评价	学生互评	教师评价	
职业素养						

任务四 呼吸系统疾病患儿的护理

·任务目标·

1. 知识目标　呼吸系统常见疾病患儿的身体状况、护理问题及护理措施；熟悉呼吸系统常见疾病的病因、护理原则；了解儿童呼吸系统解剖生理特点、呼吸系统常见疾病的发病机制、辅助检查。

2. 能力目标　能对呼吸系统常见疾病患儿进行护理评估，确定正确的护理问题、制定护理方案和根据具体案例进行健康宣教。学会按照护理程序对呼吸系统常见疾病患儿实施整体护理。

3. 素养目标　培养科学严谨、实事求是的工作态度和关爱患儿、全心全意为患儿服务的职业素养和情操。

子任务1　急性上呼吸道感染

·临床案例·

患儿，女，18个月。1天前因受凉后开始发热，体温39.4℃，轻度流鼻涕，鼻塞，咽痛，无咳嗽咳痰，无呕吐及腹泻等症状。患儿精神较差、食欲缺乏。

体格检查：T 39.7℃，P 149次/分，R 47次/分，咽部红肿充血，扁桃体无肿大。

实验室检查：WBC 8.3×10^9/L，N 71%，E 20%，心肺无特殊。

思维引导

1. 对于患儿出现的症状，护士应该采取哪些护理措施？
2. 指导家长如何提高患儿体质。

·任务实施·

一、护理评估

（一）健康史

了解患儿的既往健康情况、既往用药史，有无惊厥史等。

（二）身体状况

评估患儿的相关症状，对其进行血常规检查，排除继发下呼吸道感染和其他系统并发症，例如肾炎、心肌炎。

（三）心理-社会状况

评估患儿有无焦躁等情绪问题，评估患儿家长有无因为担忧而出现焦虑不安、烦躁等情况。

（四）辅助检查

病毒感染时白细胞计数偏低或正常，中性粒细胞减少，淋巴细胞相对增高。细菌感染时白细胞计数升高，中性粒细胞增高。

（五）处理原则

病毒性上呼吸道感染为自限性疾病，无须特殊治疗。注意休息、多饮水、居室通风，做好体温监测，注意消毒隔离，预防并发症的发生。

二、护理思维与实践训练

T 39.7℃
↓
体温过高

（一）护理目标 患儿体温恢复到正常水平。

（二）护理措施

- 卧床休息，保持室内安静、温度适中、通风良好。衣被不可过厚，以免影响机体散热。
- 保持皮肤清洁，及时更换被汗液浸湿的衣被。加强口腔护理。
- 每 4 h 测量体温一次，并准确记录，如为超高热或有热性惊厥史者须 1～2 h 测量一次。退热处置 1 h 后复测体温，并随时注意有无新的症状或体征出现，以防惊厥发生或体温骤降。
- 如有虚脱表现，应加强保暖，饮热水，严重者给予静脉补液。体温超过 38.5℃时给予药物降温。
- 若婴幼儿虽有发热甚至高热，但精神较好，玩耍如常，在严密观察下可暂不处置。若有高热惊厥病史则应及早给予处置。

咽痛、鼻塞、
食欲缺乏
↓
舒适度减弱

（一）护理目标 患儿治疗后感到舒适，恢复健康。

（二）护理措施

- 保持室温在 18～22℃，相对湿度为 55%～65%，以减少空气对呼吸道黏膜的刺激。
- 保持口腔清洁，婴幼儿饭后喂少量的温开水以清洗口腔，年长儿饭后漱口，口唇涂油类以免干燥。
- 及时消除鼻腔及咽喉部分泌物和干痂，保持鼻孔周围的清洁，并用凡士林、液状石蜡等涂抹鼻黏膜和鼻下皮肤，减轻分泌物的刺激。
- 嘱患儿不要用力擤鼻。以免炎症经咽鼓管向中耳发展引起中耳炎。
- 如婴儿因鼻塞妨碍吸吮，可在哺乳前 15 min 用 0.5%麻黄碱滴鼻，使鼻腔通畅，保证吸吮。年长儿咽部不适时可给予润喉含片或者雾化吸入。
- 保证充足的营养和水分。给予富含营养、易消化的饮食，少食多餐，多饮水。

三、健康指导

1. 儿童居室应宽敞、整洁、采光好。室内应采取湿式清扫，经常开窗通气，成人应避免在儿童居室内吸烟，保持室内的空气新鲜。

2. 合理喂养儿童，婴儿鼓励进行母乳喂养，及时进行食物转化，保证摄入足量的蛋白质、维生素及微量元素；营养平衡，纠正偏食。

3. 多带儿童进行户外活动，多晒太阳，加强体格锻炼，增强体质，加强呼吸肌的肌力与耐力，增强呼吸系统对环境的适应能力。

4. 在气候变化剧烈时，及时增减衣服，注意保暖，避免着凉，剧烈活动出汗后要及时更换衣物。

5. 在上呼吸道感染较为高发的季节，避免带儿童去人员较多、通风不足的公共场所。体弱儿童建议注射流感疫苗增加对感染的防御能力。

知识窗

流行性感冒简称流感，是流感病毒引起的急性呼吸道感染，也是一种传染性强、传播速度快的疾病。其主要通过空气中的飞沫、人与人之间的接触或与被污染物品的接触传播。典型的临床症状是急起高热、全身疼痛、显著乏力和轻度呼吸道症状。一般秋冬季节是高发期，所引起的并发症和死亡现象非常严重。主要影响鼻、喉、支气管，偶尔影响肺。感染通常持续约1周，特征是突发高热、肌肉酸痛、头痛和严重不适、干咳、喉痛和鼻炎。多数感染者在1～2周内康复，无需进行医学治疗，但是对幼儿、老年人和患有其他严重疾病者，可因为内在情况导致严重的并发症和死亡。预防流感，除了要勤洗手、多喝水、多吃蔬菜、增强免疫力、注意劳逸结合以外，易感人群还可注射流感疫苗。

四、护理评价

通过实施优质有效的护理措施，患儿的体温降至正常范围，不舒适症状得到改善和缓解，未发生并发症；患儿家属能正确监测体温，能说出上呼吸道感染的预防要点。

议一议

以小组为单位讨论：急性上呼吸道感染的并发症有哪些？根据不同的并发症，该如何进行病情观察？

·任务拓展·

患者信息

姓名：朱某某　　　　性别：女　　　　年龄：11个月

民族：汉　　身长：72 cm　　体重：8.5 kg

供史者：患儿母亲

现病史：患儿2天前因受凉出现发热，轻度咳嗽，咳少量黏痰，鼻塞严重，吃奶时影响呼吸而哭闹不止，烦躁不安，心肺无特殊。

既往史：平时身体健康，无药物过敏史，无传染病病史和手术外伤史。

体格检查：T 39.3℃，P 146次/分，R 48次/分。

初步诊断：急性上呼吸道感染。

辅助检查：WBC 8.8×10^9/L，N 73%，E 20%。

·任务落实(分组角色扮演、情景模拟)·

1. 该患儿有哪些健康问题？应该重点处理什么问题？
2. 针对该患儿，护士应做好哪些方面的护理措施？

·任务评价·

评价内容	内容细分	分值	评分记录分配			备注
			自我评价	学生互评	教师评价	
专业知识						
专业能力						
职业素养						

子任务2　急性气管支气管炎

·临床案例·

患儿，男，5岁，因“发热、咳嗽5天”，诊断为“支气管炎”入院。稍有咳嗽，咳痰不畅，鼻塞伴流清涕，无气促喘息，最高体温为38.6℃(耳温)，精神尚可，食欲减退。

体格检查： T 36.6℃，P 102次/分，R 26次/分，咽部红，充血明显，双侧扁桃体Ⅰ度肿大，两肺呼吸音粗，未闻及啰音。

辅助检查：WBC 8.9×10^9/L，N 64.8%，L 24.6%，胸片结果：双肺纹理增粗。

思维引导

1. 该患儿目前最主要的健康问题是什么？可采取哪些有效措施？
2. 如何指导家长预防患儿感染此类疾病？

·任务实施·

一、护理评估

（一）健康史

了解患儿有无上呼吸道感染病史、用药史，有无免疫功能不良等相关疾病，是否为过敏性体质等。

（二）身体状况

评估患儿的相关症状，特别是咳嗽的时间、性状，痰液的性状、量等；对该患儿进行肺部听诊、胸部X线检查，排除肺部感染、结核和其他疾病。

（三）心理-社会状况

评估患儿有无因咳痰不畅而出现焦躁等情绪问题，评估患儿家长有无因为担忧而出现恐惧与担忧等情况。

（四）辅助检查

了解患儿的血常规情况，观察白细胞计数、中性粒细胞和淋巴细胞的比值等情况。

（五）处理原则

处理原则主要是对症治疗和控制感染。

1. 一般治疗 同急性上呼吸道感染。经常变换体位，多饮水，适当进行气道湿化，利于呼吸道分泌物咳出。

2. 对症治疗 除频繁咳嗽影响患儿休息外，一般不用镇咳剂或镇静剂，以免抑制其自然排痰。痰液黏稠时可用乙酰半胱氨酸、氨溴索和一些中药制剂。喘憋严重者可用支气管扩张剂，如沙丁胺醇雾化吸入；喘息严重时可加用泼尼松口服。

3. 控制感染 怀疑细菌感染时，可适当选用抗生素，如青霉素类、大环内酯类。

二、护理思维与实践训练

咳嗽、食欲减退
↓
舒适度减弱

（一）护理目标　患者治疗后感到舒适，恢复健康。

（二）护理措施

- 保持室内空气新鲜，温湿度适宜（温度为18～22℃，相对湿度为55%～65%）。
- 患儿应注意休息，避免剧烈的活动及游戏，以防咳嗽加重。卧床时须经常更换体位，使呼吸道分泌物易于排出。
- 给予营养丰富、清淡、易消化的饮食，鼓励患儿进食，但应少量多餐，以免因咳嗽引起呕吐。
- 由于患儿发热、咳嗽、痰多且黏稠，咳嗽剧烈时常引起呕吐等，故要保持口腔卫生，以增加舒适感。婴幼儿可在进食后喂适量开水，以清洁口腔。年长儿在晨起、餐后、睡前漱口。

痰液黏稠，不易咳出 ↓ 清理呼吸道无效	
	(一)护理目标　患儿能咳出痰液，呼吸道状况改善。
	(二)护理措施
	• 适当提高室内相对湿度(55%～65%)，以湿化空气，湿润呼吸道。
	• 鼓励患儿多饮水，使痰液稀释易于咳出。
	• 观察咳嗽、咳痰的性质，指导并鼓励患儿有效咳嗽；对咳嗽无力的患儿，经常更换体位、拍背，促使呼吸道分泌物排出及炎症消散；也可采用超声雾化吸入；当分泌物多影响呼吸时，可用吸引器吸痰，以及时清除痰液，保持呼吸道通畅。
	• 病情观察：注意观察呼吸变化，若有呼吸困难、发绀，应给予吸氧，并协助医生积极处理。

三、健康指导

1. 加强营养，增强体质。积极开展户外活动，进行体格锻炼，增强机体对气温变化的适应能力。

2. 积极预防营养不良、佝偻病、贫血和各种传染病，按时进行预防接种，增强机体对各种传染病的免疫能力。

四、护理评价

通过实施个性、有效的护理措施，患儿可以将痰液顺畅排出，使呼吸道通畅，咳嗽、胸痛等不舒适症状得到改善和缓解；患儿家属能学会翻身、拍背等帮助排痰的措施，了解急性气管支气管炎的疾病预防要点。

议一议

以小组为单位讨论：喘息性支气管炎最主要的健康问题有哪些？针对这些问题，该如何进行有效护理？

·任务拓展·

患者信息

姓名：王某某　　性别：男　　年龄：2岁4个月

民族：汉　　体重：15 kg　　供史者：患儿母亲

现病史：患儿4天前出现发热、咳嗽，后加重并出现气喘，患儿精神不佳，食欲减退，间断性咳嗽，同时痰鸣音明显，鼻塞、流清涕，呼吸急促，精神烦躁。

既往史：平时偶发感冒，皮肤偶发湿疹，有鸡蛋过敏史，无药物过敏史，无传染病史，无手术外伤史。

体格检查：T 38.7℃，P 148次/分，R 58次/分，血压86/62 mmHg，体重15 kg。全身皮肤正常，无浅表淋巴结肿大，咽部充血红肿，双侧扁桃体Ⅱ度肿大，无脓性分泌物，颈软。双肺呼吸音粗，可闻及中等强度哮鸣音及痰鸣音，三凹征阴性。心律齐，心音有力无杂音。腹软，肝脾未肿大，肠鸣音正常。

初步诊断：急性支气管炎。

辅助检查：

1. 血常规　WBC 4.8×10^9/L，N 43.3%，L 46.3%，Hb 118 g/L，RBC 4.16×10^{12}/L，PLT 192×10^9/L，CRP 1.11 mg/L。

2. 呼吸道感染病原体 IgM 检测　肺炎支原体 IgM 抗体(－)，衣原体 IgM 抗体(－)，腺病毒 IgM 抗体(－)，人呼吸道合胞病毒 IgM 抗体(－)。

3. 胸部 X 线　双肺纹理增多、增粗，双侧肺门影不大，纵隔、心影未见明显异常，双侧膈面光滑，双侧肋膈角锐利。

· 任务落实(分组角色扮演、情景模拟) ·

1. 该患儿主要有哪些健康问题？
2. 目前应对患者哪些方面做重点观察？
3. 在使用雾化吸入治疗时，护士该如何实施护理？

· 任务评价 ·

评价内容	内容细分	分值	评分记录分配			备注
			自我评价	学生互评	教师评价	
专业知识						
专业能力						
职业素养						

子任务 3　支气管肺炎

· 临床案例 ·

患儿，女，7 个月，发热咳嗽 6 天，加重并出现喘憋 1 天入院。患儿系人工喂养，平时经常感冒。6 天前患儿出现发热、咳嗽，当地医院给予退烧药、镇咳药等退热止咳处理后，体温反复升高，效果欠佳，1 天前出现喘憋，病情加重急诊入院。

查体：T 39.6℃，P 152 次/分，R 56 次/分。呼吸急促，口周青紫，双肺可闻及细湿啰音；心率 152 次/分，心律齐，肋下 2 cm 可触及肝。

X 线检查：两侧肺纹理增粗，双下肺有斑片状阴影。

思维引导

1. 该疾病的发病机制是什么?
2. 针对患儿主要的健康问题,护士应该采取哪些护理措施?
3. 护士应该如何观察病情并防止并发症的出现?

· 任务实施 ·

一、护理评估

(一)健康史

了解该患儿有无反复发作的呼吸道感染史,有无呼吸道传染病史;询问出生时是否足月是否顺产,出生后是否按时接种疫苗;有无免疫缺陷疾病病史等。

(二)身体状况

评估患儿咳嗽、痰液、体温等情况及变化过程;有无呼吸困难表现如鼻翼扇动、端坐呼吸、三凹征;有无循环、消化、神经等系统受累的临床表现。评估患儿血常规、胸部 X 线检查、病原学检查等检查结果。

(三)心理-社会状况

了解患儿既往是否有住院的经历,家庭经济情况如何,了解患儿父母的文化程度、对本病的认识程度等。评估患儿是否有因发热、缺氧等不适及环境陌生产生焦虑和恐惧,是否有哭闹、易激惹等表现。评估家长的心理状态,患儿家长是否有因患儿住院时间长、知识缺乏等产生焦虑不安、抱怨的情绪。

(四)辅助检查

1. 血常规 细菌性肺炎患者的白细胞总数增高,中性粒细胞常增高,血清 C-反应蛋白(CRP)浓度升高;病毒性肺炎患者的白细胞大多正常或降低,淋巴细胞常增高。

2. 病原学检查 采集咽拭子或气管分泌物做细菌培养或病毒分离鉴定;免疫学方法进行病原特异性抗原检测。

3. 胸部 X 线检查 早期可见肺纹理增粗,后可出现斑片状阴影,可有肺气肿及肺不张。

(五)处理原则

处理原则主要是控制炎症,改善通气功能,对症治疗,防治并发症。

1. 控制感染 根据不同病原体选择抗生素,使用原则为根据病原体选用敏感有效的药物;联合、早期、足量、足疗程治疗,重症宜静脉给药。

根据不同病原体选择抗生素。支原体肺炎首选大环内酯类,如红霉素、罗红霉素及阿奇霉素。肺炎链球菌肺炎首选青霉素或阿莫西林,如果青霉素过敏者选用大环内酯类抗生素如红霉素。金黄色葡萄球菌肺炎首选甲氧西林，耐药者首选万古霉素。流感嗜血杆菌肺炎可首选阿莫西林加克拉维酸或氨苄西林加舒巴坦。大肠埃希菌肺炎和肺炎克雷伯菌肺炎首选头孢他啶、头孢哌酮。

抗生素一般需用至体温正常后的5～7天，临床症状、体征消失后7天。葡萄球菌性肺炎用药至体温正常后2～3周，总疗程一般≥6周。支原体肺炎用药时间较长，至少用药2～3周。病毒感染者，应选用利巴韦林口服或静脉滴注，或使用干扰素等抗病毒药物。

2. 对症治疗 有缺氧症状时应及时吸氧；发热、咳嗽、咳痰者，给予退热、祛痰、止咳，保持呼吸道通畅；喘憋严重患儿可用支气管解痉剂；腹胀伴低钾者应及时补钾；中毒性肠麻痹者，需禁食和胃肠减压，也可使用酚妥拉明静脉注射等；纠正水、电解质、酸碱平衡紊乱。

3. 其他 中毒症状较重，出现呼吸衰竭、严重喘憋、休克等，可短期应用糖皮质激素。防治其他系统并发症。

二、护理思维与实践训练

喘憋、呼吸急促，口周青紫 ↓ 气体交换受损

(一)护理目标　患儿呼吸功能改善，发绀表现缓解。

(二)护理措施

• 休息：保持室内空气消新，室温控制在18～22℃、湿度为55%～65%，嘱患儿卧床休息，减少活动。注意被褥要轻暖，穿衣不要过多，以免引起不安和出汗；内衣应宽松，以免影响呼吸；勤换尿布，保持皮肤清洁，使患儿感觉舒适，以利于休息。治疗护理应集中进行，尽量使患儿安静，以减少机体的耗氧量。

• 氧疗：烦躁、口唇发绀等缺氧表现的患儿应尽早给氧，以改善低氧血症。一般采用鼻前庭导管给氧，氧流量为0.5～1 L/min，氧浓度不超过40%；缺氧明显者用面罩或头罩给氧，氧流量为2～4 L/min，氧浓度不超过55%～65%。出现呼吸衰竭时，应使用人工呼吸器。吸氧过程中应经常检查导管是否通畅，患儿缺氧症状是否改善，发现异常及时处理。

• 遵医嘱给予抗生素治疗，促进气体交换。

T 39.2℃ ↓ 体温过高

(一)护理目标　患儿体温降至39℃以下。

(二)护理措施

• 参照子任务1　急性上呼吸道感染高热护理措施。

潜在并发症：心力衰竭、中毒性肠麻痹、中毒性脑病

(一)护理目标　患儿不发生并发症或能及时发现和处理并发症。

(二)护理措施

• 注意观察患儿神志、面色、呼吸、心音、心率等变化。当患儿出现烦躁不安、面色苍白、呼吸>60次/分、心率>180次/分、心音低钝、奔马律、肝在短时间内急剧增大时，是心力衰蝎的表现，应及时报告医师，并减慢输液速度，准备强心剂、利尿剂，做好抢救的准备；若患儿咳粉红色泡沫样痰为肺水肿的表现，可给患儿吸入经20%～30%乙醇湿化的氧气，但每次吸入不宜超过20 min。

• 密切观察意识、瞳孔、囟门及肌张力等变化，若有烦躁或嗜睡、昏迷、呼吸不规则性肠麻痹及胃肠道出血，应及时通知医生。

潜在并发症：心力衰竭、中毒性肠麻痹、中毒性脑病	• 观察有无腹胀、肠鸣音是否减弱或消失、呕吐性质、是否有便血等，以便及时发现中毒性肠麻痹和胃肠道出血。 • 如患儿病情突然加重，出现剧烈咳嗽、呼吸困难、烦躁不安、面色青紫、胸痛及一侧呼吸运动受限等，提示出现了脓胸、脓气胸，应及时报告医师并配合胸腔穿刺或胸腔闭式引流。

三、健康指导

1. 指导家长加强患儿的饮食管理，培养良好的饮食习惯，加强营养。

2. 养成多运动多锻炼的好习惯，鼓励患儿进行户外活动，增强体质，改善呼吸功能。

3. 少去人多的空气不流通的公共场所，尽量避免接触其他呼吸道感染患儿。

4. 有佝偻病、营养不良、贫血及先天性心脏病的患儿应积极治疗原发病，增强抵抗力。

5. 教会家长观察和处理呼吸道感染时发热、咳嗽咳痰等的方法，定期进行健康检查。

四、护理评价

患儿能顺利有效地咳出痰液，呼吸道保持通畅；气促、发绀症状是否逐渐改善以至消失，呼吸平稳；住院期间体温及其他生命体征恢复正常；未发生或及时处理并发症。

议一议

以小组为单位讨论：引起小儿支气管肺炎不同的病原体有哪些？各自有哪些特点？

·任务拓展·

患者信息

姓名：何某某　　性别：男　　年龄：19 天

身长：51 cm　　体重：7.1 kg　　供史者：患儿母亲

现病史：患儿 2 天前出现鼻塞、气促，今日出现精神、反应差，口唇、甲床发绀，呼吸急促，由家属抱入院。

既往史：平时体健，否认药物或食物过敏史，无传染病史及手术外伤史。

家族史：否认家族精神病、遗传病等病史。

体格检查：T 37.3℃，P 180 次/分，R 68 次/分，患儿嗜睡，反应差，口唇、甲床发绀，呼吸急促不规则，可见明显三凹征，咽喉充血，两肺有大量痰鸣音及湿啰音，肋下可触及肝，约 3.5 cm，心率快，心律齐，新生儿反射减弱。

初步诊断：新生儿重症肺炎合并心力衰竭。

辅助检查：血氧分析：pH 7.28，动脉血氧分压(PaO_2)38 mmHg，动脉血二氧化碳分压($PaCO_2$)73 mmHg，血氧饱和度(SO_2)58%，吸入气中的氧浓度分数(FiO_2)20.9%，碱剩余(BE)−0.5mmol/L(吸氧状态)。

· 任务落实(分组角色扮演、情景模拟)·

1. 该患儿在哪些方面需要重点进行病情观察?

2. 在氧疗过程中，护士该如何实施护理?

3. 若该患儿需要使用强心药，用药前和用药后要注意观察哪些内容?

· 任务评价 ·

评价内容	内容细分	分值	评分记录分配			备注
			自我评价	学生互评	教师评价	
专业知识						
专业能力						
职业素养						

子任务 4　支气管哮喘

· 临床案例 ·

患儿，男，4 岁，因“咳嗽、咳痰 1 天、喘息 2 h”入院。患儿 1 天前无明显诱因地出现打喷嚏、咳嗽、咳白色黏液痰，2 h 前出现喘息入院就诊。该患儿出生时湿疹严重，有过敏性鼻炎，有反复咳嗽、喘息病史。患儿家长多次反复询问患儿疾病情况、药物副作用、疾病预后等问题。

体格检查： T 36.9℃，P 114 次/分，R 39 次/分。患儿精神尚可，胸廓饱满，听诊两肺广泛哮鸣音。

辅助检查： WBC 9.2×10^9/L，N 75%，E 6%。胸部 X 线片显示：两肺透亮度增加。

思维引导

1. 该患儿哪些症状、体征、辅助检查结果提示该患儿可能有哮喘?
2. 哮喘的发病机制是什么?
3. 对该患儿采取哪些护理措施?

· 任务实施 ·

一、护理评估

（一）健康史

了解患者既往健康情况、既往用药史、过敏史、发作史等。

（二）身体状况

评估患者的相关症状，对其进行血常规检查、胸部 X 线检查，与喘息性支气管炎相鉴别。

（三）心理-社会状况

评估患儿有无焦躁等情绪问题，评估患儿家长有无因为疾病反复发生而出现担忧、焦虑不安、烦躁等情况。

（四）辅助检查

了解哮喘患儿嗜酸性粒细胞计数可增高在 6%以上；重症哮喘或婴幼儿哮喘急性发作时进行胸部 X 线检查，可见两肺透亮度增加或肺气肿表现；肺功能测定适用于 5 岁以上患儿，第一秒用力呼气容积/用力肺活量（PEV_1/FVC）＜70%～75%提示气流受限，吸入支气管扩张剂 15～20 min 后 PEV_1/FVC 增加 12%或更多，表明可逆性气流受限，是诊断支气管哮喘的有利依据；特异性过敏原诊断，是诊断变态反应的首要手段，血清特异性 IgE 测定可了解患儿过敏状态。

（五）处理原则

坚持长期、规范、持续、个体化的哮喘护理原则。

1. 急性发作期 抗炎、平喘，快速缓解症状。常用药物有 β_2 受体激动剂（沙丁胺醇、特布他林）、茶碱类药物、抗胆碱药物等；病情较重的可静脉注射或口服糖皮质激素。

2. 慢性持续期和临床缓解期 避免诱发因素，进行抗感染治疗，防止气道重塑，预防复发。首选吸入糖皮质激素。

治疗目标：①控制症状，②维持正常活动状态，③维持肺功能水平尽量接近正常，④预防哮喘的急性发作，⑤尽量避免哮喘药物的不良反应，⑥预防哮喘导致的死亡。

二、护理思维与实践训练

喘息 → 低效型呼吸形态

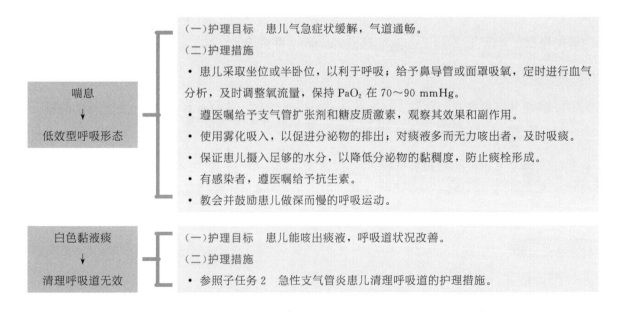

（一）护理目标　患儿气急症状缓解，气道通畅。

（二）护理措施

- 患儿采取坐位或半卧位，以利于呼吸；给予鼻导管或面罩吸氧，定时进行血气分析，及时调整氧流量，保持 PaO_2 在 70～90 mmHg。
- 遵医嘱给予支气管扩张剂和糖皮质激素，观察其效果和副作用。
- 使用雾化吸入，以促进分泌物的排出；对痰液多而无力咳出者，及时吸痰。
- 保证患儿摄入足够的水分，以降低分泌物的黏稠度，防止痰栓形成。
- 有感染者，遵医嘱给予抗生素。
- 教会并鼓励患儿做深而慢的呼吸运动。

白色黏液痰 → 清理呼吸道无效

（一）护理目标　患儿能咳出痰液，呼吸道状况改善。

（二）护理措施

- 参照子任务 2　急性支气管炎患儿清理呼吸道的护理措施。

焦虑 ↓ 病情反复发作，担心预后	(一)护理目标 患儿家长了解疾病及用药知识，情绪稳定。 (二)护理措施 • 哮喘发作时，守护并安抚患儿，鼓励患儿将不适及时告诉医护人员，尽量满足患儿合理的要求。 • 允许患儿及家长表达感情。 • 向患儿家长解释哮喘的诱因、治疗过程及预后，指导他们以正确的态度对待患儿，并发挥患儿的主观能动性。采取措施缓解患儿的恐惧心理。

三、健康指导

1. 呼吸功能锻炼指导

(1)腹部呼吸：患儿屈膝平躺，双手平放于身体两侧，用鼻连续吸气使腹部隆起；缩紧双唇呈口哨状，慢慢吐气直到吐完；重复以上呼吸动作10次。

(2)向前弯曲运动：指导患儿坐在椅上背伸直，头靠近膝部，腹肌收缩；慢慢抬头，上升躯干并由鼻吸气，上腹部隆起；胸部保持直立不动，由口将气慢慢呼出。

(3)胸部扩张运动：坐在椅上，将双手掌放在左、右两侧的最下肋骨上；深吸气，下肋骨向外扩张，然后由口呼气，肋骨内收；用手掌下压肋骨，尽可能将肺底的空气排出；重复以上动作10次。

2. 用药指导及预防知识宣教 指导家长给患儿加强营养，多进行户外活动，增强体质，尽量避免呼吸道感染，指导家长确认诱发哮喘的因素，避免接触各种过敏原及诱发因素(如寒冷刺激、进食鱼虾等易致过敏的蛋白质)；教会患儿家长对病情进行监测，分辨哮喘发作的早期征象、表现，掌握适当的处理方法；教会哮喘的用药方法，特别是吸入技术，预防药物不良反应；及时就医，控制哮喘严重发作。

知识窗

儿童哮喘的评估

对于每位哮喘患儿，哮喘的评估应该包括至少3个方面：一是哮喘控制评估(包括症状控制和将来不良后果危险因素的控制)；二是治疗方面问题评估，特别是吸入技术和依从性；三是并存疾病的评估。

以下主要介绍哮喘症状控制的评估指标：

在过去的4周中是否有以下情况？

1. 6岁及以上儿童白天症状>每周2次(≤5岁儿童为>每周1次)；

2. 因为哮喘而夜间惊醒；

3. 6岁及以上儿童应急药物使用>每周2次(≤5岁儿童为>每周1次)；

4. 任何由哮喘引起的活动受限。

4项中均无为控制良好，有其中任意的1～2项为部分控制，有其中任意的3～4项为未控制。

四、护理评价

了解儿童哮喘常见的诱因和发病机制，掌握哮喘患儿身心状况评估的相关知识；患儿呼吸道保持通畅，气急症状得到改善和缓解；能指导患儿家长坚持进行有效的呼吸功能锻炼。

议一议

以小组为单位讨论：儿童哮喘与喘息性支气管炎的区别有哪些？哮喘慢性持续期该如何治疗？

·任务拓展·

患者信息

姓名：何某某　　性别：女　　年龄：3 岁

民族：汉　　身长：92 cm　　体重：14.5 kg

供史者：患儿母亲

现病史：患儿 3 天前患“感冒”，出现打喷嚏、咳嗽、活动后有喘息，门诊给予雾化吸入。现出现咳喘加重，来院就诊。

既往史：患儿出生时有湿疹，数次感冒后发生喘息，用药后缓解。

家族史：母亲有过敏性鼻炎病史。

体格检查：T 36.9℃，P 138 次/分，R 50 次/分，神志清楚，较为烦躁。端坐呼吸不能平卧，呼吸时鼻翼扇动，三凹征较为明显，双肺布满哮鸣音，肋下未触及肝、脾。

初步诊断：哮喘。

辅助检查：SaO_2 92%，WBC 9×10^9/L，N 0.70，E 0.06。

·任务落实(分组角色扮演、情景模拟)·

1. 如何对患儿进行护理评估？
2. 该患儿药物护理的要点是什么？
3. 在病情缓解后，护士该如何指导家长进行正确有效的呼吸功能锻炼？

·任务评价·

评价内容	内容细分	分值	评分记录分配			备注
			自我评价	学生互评	教师评价	
专业知识						

续表

评价内容	内容细分	分值	评分记录分配			备注
			自我评价	学生互评	教师评价	
专业能力						
职业素养						

任务五 泌尿系统疾病患儿的护理

· 任务目标 ·

1. 知识目标 掌握泌尿系统常见疾病患儿的身体状况、护理诊断及护理措施；熟悉泌尿系统常见疾病的病因和护理原则；了解儿童泌尿系统解剖生理特点、泌尿系统常见疾病的发病机制、辅助检查。

2. 能力目标 能对泌尿系统常见疾病患儿进行正确的护理评估，确定护理诊断，制订合理的护理计划，实施个性化的健康宣教；学会按照护理程序对泌尿系统常见疾病患儿实施整体护理。

3. 素养目标 培养科学严谨的工作作风和同情关爱患儿、全心全意为患儿服务的职业情操。

子任务 1 急性肾小球肾炎

· 临床案例 ·

患儿，男，8岁，因“眼睑、下肢水肿、少尿2天”入院。患儿10天前患过感冒，未做特殊处理后自行缓解。2天前无明显诱因地出现眼睑水肿，自述尿量减少，1天前水肿明显加重，双下肢水肿，尿量显著减少，未见肉眼血尿。

体格检查： T 37.7℃，HR 102次/分，R 28次/分，BP 140/90 mmHg，患儿神志清楚，精神稍差，眼睑、颜面和双下肢有非凹陷性水肿，呼吸较规则，口唇、甲床无发绀，双肺呼吸音正常，心律齐，听诊无杂音，腹软，肋下未触及肝、脾，腹部移动性浊音(－)。

辅助检查： 尿蛋白(＋＋)，镜下见大量红细胞，WBC 3.8个/HPF；血常规中RBC、Hb轻度下降，链球菌溶血素(ASO)500U、补体C3减少；胸部X线未见异常。

思维引导

1. 该患儿出现了哪些症状？针对上述症状，护士应该采取哪些护理措施？

2. 对该患儿，护士应该重点做好哪些病情观察？

·任务实施·

一、护理评估

(一)健康史

了解患者既往健康状况、既往感染病史等。

(二)身体状况

评估患儿的体重、血压、水肿等相关症状，对其进行尿液检查，血常规检查、抗O抗体检查及肝肾功能检查，与肾病综合征进行鉴别。

(三)心理-社会状况

了解患儿是否因住院打乱了日常生活习惯而出现烦躁，有无因为不能上学而担心学习成绩下降等，评估患儿对疾病的认识程度及是否有紧张、担忧、情绪低落等心理状况。了解患儿家庭结构、经济状况、社会支持及应对方式等，评估家庭成员对急性肾炎的认识程度及有无焦虑和失望等心理，了解患儿对治疗和休息的配合情况。

(四)辅助检查

1. 尿液检查 镜下可见大量红细胞，尿蛋白(+～+++)，同时可见透明、颗粒或红细胞管型。

2. 血液检查

(1)血常规：白细胞轻度升高或正常，有轻度贫血，红细胞沉降率增快。

(2)血清抗链球菌抗体升高，如抗链球菌溶血素O(ASO)升高。

(3)血清总补体(CH50)及C3：病程早期可显著下降，6～8周左右恢复正常。

(4)少尿期可有轻度氮质血症，尿素氮和肌酐暂时升高。

(五)处理原则

急性肾小球肾炎为自限性疾病，无须特殊治疗。注意休息、多饮水、居室通风，做好呼吸道隔离，预防并发症的发生。

二、护理思维与实践训练

眼睑、颜面及双下肢水肿、高血压
↓
体液过多

(一)护理目标 患儿尿量增加，水肿消退。

(二)护理措施

• 休息：起病2周内患儿应卧床休息，待水肿消退、血压降至正常、肉眼血尿消失，可下床在室内轻微活动；红细胞沉降率正常可上学，但应避免体育运动和重体力活动，尿沉渣细胞绝对计数正常后方可恢复体力活动。

• 饮食管理：适当限制盐和水的摄入，有氮质血症者应适当限制蛋白质摄入，可给予优质动物蛋白0.5 g/(kg·d)，保证儿童生长发育的需要。

• 用药护理：遵医嘱给予利尿药和降压药，同时观察药物疗效和不良反应，要注意尿量、水肿及体重的变化并随时记录。

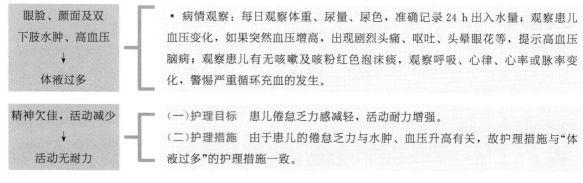

眼睑、颜面及双下肢水肿、高血压 ↓ 体液过多	• 病情观察：每日观察体重、尿量、尿色，准确记录 24 h 出入水量；观察患儿血压变化，如果突然血压增高，出现剧烈头痛、呕吐、头晕眼花等，提示高血压脑病；观察患儿有无咳嗽及咳粉红色泡沫痰，观察呼吸、心律、心率或脉率变化，警惕严重循环充血的发生。
精神欠佳，活动减少 ↓ 活动无耐力	(一)护理目标　患儿倦怠乏力感减轻，活动耐力增强。 (二)护理措施　由于患儿的倦怠乏力与水肿、血压升高有关，故护理措施与“体液过多”的护理措施一致。

三、健康指导

1. 向患儿及家长解释本病是一种自限性疾病，多数病例能治愈，预后良好。强调本病急性期休息及限制患儿活动的重要性。告知家长疾病不同时期饮食调整的重要性和必要性，并介绍适合的饮食食谱。

2. 告知患儿及家长，减少链球菌感染是预防本病的关键，一旦发生上呼吸道感染或皮肤感染等，应及早应用抗生素彻底治疗。

3. 指导家长及患儿出院后做好定期门诊复查和随访。

知识窗

世界肾脏日(world kidney day)，由国际肾脏病学会和国际肾脏基金联盟于 2006 年联合提议，每年 3 月的第二个星期四为世界肾脏日。据国际肾脏病学会和国际肾脏基金联合会公布的统计数字，(截至 2009 年)全球有 5 亿人的肾存在不同程度的损害，每年有数百万人因慢性肾脏病引发的心脑血管病死亡。全球有 150 多万人依靠肾透析或肾移植维持生命，这一数字预计在未来十年内将成倍增长。2016 年 3 月 10 日为第 11 个肾脏日，主题是“肾脏病与儿童”，首次聚焦儿童肾脏病，宣传口号是“早期行动，预防肾病，从儿童抓起。”因为儿童肾脏病的急性肾损伤或慢性肾脏病，均有可能影响其一生，严重影响成年后的生活质量，因此，早期发现，有效治疗，非常重要。

四、护理评价

通过及时有效的护理措施，患儿的尿量增加，水肿消退，乏力倦怠的状况有所改善，活动耐力逐渐增加，未发生其他并发症；家属能说出肾炎患儿的病情观察要点，日常活动的安排和随访的要求等知识。

议一议

以小组为单位讨论：急性肾小球肾炎的并发症有哪些？该如何进行病情观察？

· 任务拓展 ·

患者信息

姓名：朱某某　　性别：男　　年龄：5 岁

民族：汉　　身高：110 cm　　体重：18.5 kg

供史者：患儿及患儿母亲

现病史：患儿 13 天前患扁桃体炎，未用药治疗后缓解。一天因剧烈头痛、恶心呕吐、抽搐急诊入院。入院时呼之不应，双侧瞳孔等大等圆，对光反射迟钝，双侧巴宾斯基征阳性。入院第二天患儿双眼睑轻度水肿，尿少，乏力。

既往史：平时身体健康，否认药物食物过敏史，无传染病史，无手术外伤史。

家族史：否认家族遗传病、精神病等病史。

体格检查：T 36.6℃，P 94 次/分，R 24 次/分，BP 150/105 mmHg，神志清醒，精神状况欠佳。

初步诊断：急性肾小球肾炎。

辅助检查：尿常规：尿蛋白(＋)，红细胞(＋＋＋)；脑脊液检查：外观清，蛋白质(＋)，白细胞 9.8×10^6/L；血液检查："ASO"500U，补体 C3 减少。

· 任务落实(分组角色扮演、情景模拟) ·

1. 对该患儿进行护理评估的重点是什么？
2. 该患儿主要采取的护理措施有哪些？
3. 在使用降压药后，护士该如何进行用药护理？

· 任务评价 ·

评价内容	内容细分	分值	评分记录分配			备注
			自我评价	学生互评	教师评价	
专业知识						
专业能力						
职业素养						

子任务 2　肾病综合征

· 临床案例 ·

患儿，男，6 岁，全身水肿 1 周入院。1 周前于眼睑开始出现水肿，随后逐步累及全身。

体格检查：一般状态差，面色苍白，眼睑、面部明显水肿，按压为非凹陷性水肿，血压92/60 mmHg。

辅助检查：尿蛋白(＋＋＋)，红细胞 3 个/HP，未见红细胞管型。血浆白蛋白 14.8 g/L，球蛋白 0.6 g/L，白蛋白/球蛋白之比 0.73，血清总胆固醇 11.48 mmol/L。

思维引导

1. 对于上述患儿出现的症状，该患儿最有可能的诊断是什么？
2. 针对上述描述，请对患儿做出相关的护理诊断/问题？
3. 此种疾病应该如何治疗？治疗时应该注意什么？
4. 患儿明天出院，责任护士应该如何做健康宣教？

·任务实施·

一、护理评估

（一）健康史

若主要症状为水肿和蛋白尿，应询问水肿开始时间、持续时间、发生部位、发展顺序及程度；询问患儿 24 h 排尿频次及尿的色、质、量，有无泡沫等；询问患儿目前药物治疗情况，用药的种类、剂量、疗效及副作用；询问患儿是为初发还是复发。

（二）身体状况

患儿全身水肿 1 周入院。1 周前于眼睑开始出现水肿，随后逐步累及全身，一般状态差，面色苍白，眼睑、面部明显水肿，按压为非凹陷性水肿，血压高。

（三）心理-社会状况

单纯性肾病预后良好，但病程较长，较易复发，需评估患儿和家属的心理状态、精神压力和对本病的认知；患儿因长期服用糖皮质激素易产生库欣综合征等副作用，容易出现自卑、焦虑、烦躁、隐瞒、否认等情绪，需适时疏导。

（四）辅助检查

尿蛋白(＋＋＋)，红细胞 3 个/HP，未见红细胞管型。血浆白蛋白 14.8 g/L，球蛋白 0.6 g/L，白蛋白/球蛋白之比 0.73，血清总胆固醇 11.48 mmol/L。

（五）处理原则

1. 一般治疗

(1)休息：一般无需严格限制活动，严重高血压、水肿、低血容量患儿需要卧床休息。

(2)饮食：一般无需严格限制水、钠摄入，除严重高血压、水肿外。活动期适当限制蛋白质摄入，注意优质蛋白的补充。应用糖皮质激素时应注意补充维生素 D 及钙剂。

(3)防止感染：避免去人多的公共场所；一旦发生感染应立即就诊；疫苗接种需要在病情完全缓解且糖皮质激素暂停 6 个月后方可进行。

2. 利尿 水肿较重伴尿少者可使用利尿剂，但需严密观察患儿 24 h 液体出入量、体重变化及电解质紊乱。

3. 糖皮质激素 肾病综合征首选药物。

4. 免疫抑制剂 适用于对激素部分敏感、依赖、耐药、对激素副作用不耐受和复发的患儿。常用药物有环磷酰胺(CTX)、环孢素、雷公藤多苷等。

5. 抗凝治疗 使用肝素钠、尿激酶等防止血栓形成。

6. 其他治疗 如免疫调节剂、中医治疗。

二、护理思维与实践训练

眼睑、颜面明显水肿，按压为非凹陷性水肿
↓
体液过多

(一)护理目标 患儿尿量增加，水肿消退。

(二)护理措施

- 严重水肿的患儿需卧床休息，以减轻心脏和肾的负担，但卧床时需定时更换体位，防止血栓等并发症。
- 水肿时应限制钠的摄入，一般为 1～2 g/d，严重水肿时应＜1 g/d，待水肿好转后再逐渐增量。
- 遵医嘱使用利尿剂，使用期间应注意观察患儿 24 h 尿量、电解质紊乱、体重变化等情况，重点关注有无因大量利尿剂的使用而加重血容量不足，引起低血容量性休克或造成静脉血栓。
- 注意水肿皮肤的护理，保持皮肤干燥、清洁，勿受压；阴囊水肿时可用吊带托起。

血清白蛋白 14.8 g/L，球蛋白酶 0.6 g
↓
营养失调：低于机体需要量

(一)护理目标 患儿血清蛋白上升，营养状况接近正常儿童。

(二)护理措施

- 一般儿童不限制饮食，应给予易消化饮食。
- 热量：根据年龄不同而不同，一般为多糖和纤维。
- 脂肪：以植物性脂肪为宜。
- 蛋白质：应提供优质蛋白，摄入量为 1.5～2 g/(kg · d)。大量蛋白尿期间不宜摄入过多蛋白质，容易造成肾小球硬化；尿蛋白消失后长期使用激素应多补充蛋白质。
- 水和盐：一般不限制，除严重水肿时。
- 维生素 D 和钙：激素治疗期间，应每日补充维生素 D 400 U 和钙剂 800～1200 mg，防止骨质疏松。

血清白蛋白 14.8 g/L ↓ 有感染的危险

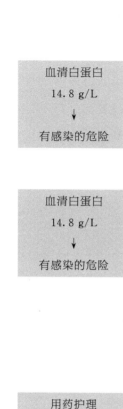

(一)护理目标　患儿未发生感染或发生感染时能够被及时发现并得到适当处理。

(二)护理措施

• 保护性隔离：肾病患儿由于体内蛋白质不足造成免疫力低下，因此应避免去人多的公共场所，减少病房探视人数，做到病室每日消毒。

• 皮肤、黏膜护理：由于高度水肿造成皮肤张力增加，皮肤由于受压导致血液循环不良，加之营养不良、激素等原因容易造成皮肤破损。保持皮肤干燥、清洁、

血清白蛋白 14.8 g/L ↓ 有感染的危险

及时更换内衣；保持床单位清洁、被褥柔软；水肿严重的患儿应使用气垫床，每1～2 h帮助患儿翻身，避免拖、拉、拽；阴囊水肿者可用吊带将阴囊托起；避免在水肿部位进行肌内注射，以免造成药物外渗。

• 会阴护理：每日用3%硼酸坐浴1～2次，预防尿路感染。

• 密切监测体温、血常规：一旦发现感染征兆应及时联系医生。

用药护理

(一)护理目标　患儿未出现药物副作用。

(二)护理措施

• 糖皮质激素：注意观察每日尿量、血压、尿蛋白和血浆蛋白恢复的情况；注意观察激素的副作用，例如库欣综合征、高血压、骨质疏松，遵医嘱及时补充钙剂和维生素D。

• 利尿剂：注意观察患儿尿量变化，定期监测电解质变化，以防止出现电解质紊乱；如果尿量过多应及时联系医生以防止出现低血容量性休克。

• 免疫抑制剂：注意有无白细胞计数下降、脱发、胃肠道反应、出血性膀胱炎等药物副作用，用药期间要叮嘱患儿多饮水。

• 抗凝药物：注意监测凝血时间及凝血功能。

三、健康指导

1. 指导家长多关心患儿，缓解其焦虑、烦躁等情绪；在恢复期可安排一些轻松的活动，也可逐步安排学习计划，增强患儿恢复的自信心。

2. 告知家长本病的相关知识要点。

3. 指导家长关于服用糖皮质激素的重要性及其相关副作用，必须按照计划服药，不可骤然停药。

4. 告知家长感染是本病最常见的并发症和复发诱因，因此需要有效预防感染。

5. 告知家长患儿应避免剧烈活动，如奔跑、打闹。

6. 教会家长如何用试纸监测患儿的尿蛋白变化，一旦发现异常及时就诊。

7. 告知家长预防接种需要在暂停糖皮质激素6个月后进行。

知识窗

肾炎性肾病综合征

此病为肾病综合征常见的类型，发病年龄常在学龄期。除水肿外，多伴有血尿、不同程度的高血压、血清补体下降和氮质血症等。辅助检查常见尿中红细胞增多。其预后较差。

四、护理评价

1. 评价患儿 水肿是否缓解，血浆白蛋白是否恢复，感染是否出现或出现后是否得到及时治疗，用药副作用是否出现。

2. 评价家长 是否对疾病知识有所了解，是否对激素药物有所了解，是否学会监测尿蛋白变化的方法，是否了解感染指征。

议一议

以小组为单位讨论：肾病综合征与肾小球肾炎的区别，并完成下表的填写。

比较项目	肾病综合征	肾小球肾炎
好发年龄		
病因		
临床特征		
辅助检查		
并发症		
治疗		
饮食		
休息		
用药护理		
观察病情		
健康宣教		

·任务拓展·

患者信息

姓名：赵某　　性别：男　　年龄：6 周岁

民族：汉　　身高：124 cm　　体重：26.8 kg

供史者：患儿父亲

现病史：患儿，男，6 岁，全身浮肿 1 周入院。1 周前于眼睑开始出现水肿，随后逐步累及全身。

既往史：否认药物过敏史，否认传染病病史，无手术外伤史。

个人史：G_1P_1，足月顺产，无窒息抢救史，出生体重 3.7 kg，母乳喂养，母孕期健康。

家族史：否认高血压、糖尿病、肿瘤等家族史。

体格检查：T 36.9℃，P 117 次/分，R 28 次/分，BP 92/60 mmHg，一般状态差，面色苍白，眼睑、面部明显水肿，按压为非凹陷性水肿。

初步诊断：单纯性肾病综合征。

辅助检查：尿蛋白(＋＋＋)，红细胞 3 个/HP，未见红细胞管型。血浆白蛋白 14.8 g/L，球蛋白酶 0.6 g，白蛋白/球蛋白 0.73，血清总胆固醇 11.48 mmol/L。

·任务落实(分组角色扮演、情景模拟)·

1. 如何对患儿进行全面的护理评估(包括病史询问、体格检查等)?

2. 医生给患儿开了糖皮质激素，责任护士需要对家长做哪些宣教?

3. 患儿今晨呕吐后出现心悸、头晕、乏力、呼吸加快、皮肤湿冷苍白、脉搏细弱、血压 76/40 mmHg，请问患儿出现了什么情况，请模拟抢救流程对患儿进行急救?

·任务评价·

评价内容	内容细分	分值	评分记录分配			备注
			自我评价	学生互评	教师评价	
专业知识						
专业能力						
职业素养						

任务六 血液系统疾病患儿的护理

·任务目标·

1. 知识目标　掌握血液系统常见疾病患儿的护理问题和护理措施；熟悉血液系统常见疾病的病因、临床表现、处理原则；了解血液系统常见疾病的发病机制。

2. 能力目标　能对血液系统常见疾病患儿进行全面护理评估，能针对出现的护理问题提供整体的护理和健康指导。

3. 素养目标　培养学生评判性思维能力，以及与患儿、患儿家长的沟通、合作能力，具备以爱心、耐心、细心、热心、责任心(“五心”)为特质的职业素养。

子任务 1　营养性缺铁性贫血

·临床案例·

患儿，女，13 个月，足月顺产，出生体重 2.9 kg，母乳喂养，6 个月开始除了添加少量自制米糊，至今未添加其他辅食。尚不能独立行走，近 20 天家长发现其精神状态不佳，食欲差，不爱活动，面色也越来越苍白，遂来院就诊。

体格检查：T 36.6℃，P 100 次/分，R 26 次/分，W 9 kg。皮肤苍白，口唇、甲床尤明显。心肺无异常。腹平软，肝右肋下 1 cm，脾左肋下刚扪及，质软。

辅助检查：RBC 3.2×10^{12}/L，Hb 82 g/L，WBC 10×10^{9}/L，中性粒细胞比值 43%，淋巴细胞比值 52%。血涂片示红细胞体积小，中央淡染区扩大，染色浅。血清铁蛋白 8.9 μg/L，血清铁 8.3 μmol/L，总铁结合力 76.1 μmol/L。

思维引导

1. 该患儿是否存在贫血？如果患有贫血属于何种程度？
2. 该患儿最可能的诊断是什么？
3. 患儿目前存在的主要护理诊断和护理问题有哪些？

·任务实施·

一、护理评估

（一）健康史

询问母亲孕期有无严重贫血，是否有早产、双胎、多胎及胎儿出血等，以评估患儿是否有先天储铁不足；了解患儿的喂养方式，添加辅食是否科学。年长儿是否存在挑食、偏食、厌食等；了解患儿生长发育状况；有无食物药物过敏史，有无肠息肉、钩虫病、膈疝、慢性腹泻、吸收不良综合征、反复感染等；青春期女孩还需要了解月经有无异常。

（二）身体状况

评估患儿皮肤黏膜、甲床颜色和毛发状况；了解患儿的精神状态、日常活动状况，年长儿有无头晕、耳鸣、眼前发黑等；中重度贫血患儿是否对其他系统产生了影响。

（三）心理-社会状况

评估患儿家长的心理状态，对本病相关知识的了解程度。对一些病情较重、病程较长的年长儿，由于体格、智力发育受到影响，不能与同龄儿童一样尽情运动、游戏，注意力，记忆力、理解力较前降低等，这些都会造成患儿情绪改变，产生焦虑、抑郁、自卑、厌学等心理，要予以重视和及时疏导。对有异食癖的患儿，家长和社会往往不能正确对待，会出现责备与嘲笑，甚至歧视，对患儿心理产生不良的影响，要予以重视并及时干预。

（四）辅助检查

1. 血常规 血红蛋白量降低，红细胞体积变小，中央淡染区增大。网织红细胞正常或轻度减少。

2. 骨髓检查 显示增生活跃，以中、晚幼红细胞增生为主。各期红细胞均较小，细胞质含量少，染色偏蓝，细胞质的成熟落后于细胞核。

3. 铁代谢的检查 血清铁蛋白、红细胞游离原卟啉、血清铁、总铁结合力和转铁蛋白饱和度等异常。

（五）处理原则

一旦确诊，应立即处理，关键是去除病因和铁剂治疗。

二、护理思维与实践训练

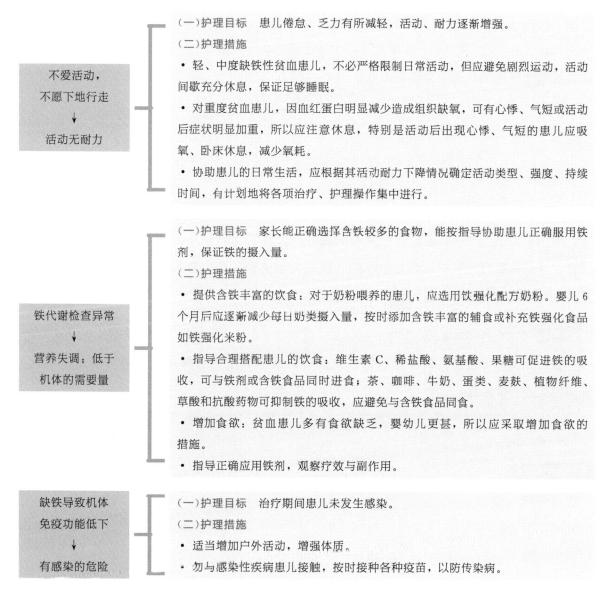

不爱活动，不愿下地行走
↓
活动无耐力

（一）护理目标 患儿倦怠、乏力有所减轻，活动、耐力逐渐增强。

（二）护理措施

- 轻、中度缺铁性贫血患儿，不必严格限制日常活动，但应避免剧烈运动，活动间歇充分休息，保证足够睡眠。
- 对重度贫血患儿，因血红蛋白明显减少造成组织缺氧，可有心悸、气短或活动后症状明显加重，所以应注意休息，特别是活动后出现心悸、气短的患儿应吸氧、卧床休息，减少氧耗。
- 协助患儿的日常生活，应根据其活动耐力下降情况确定活动类型、强度、持续时间，有计划地将各项治疗、护理操作集中进行。

铁代谢检查异常
↓
营养失调：低于机体的需要量

（一）护理目标 家长能正确选择含铁较多的食物，能按指导协助患儿正确服用铁剂，保证铁的摄入量。

（二）护理措施

- 提供含铁丰富的饮食：对于奶粉喂养的患儿，应选用铁强化配方奶粉。婴儿6个月后应逐渐减少每日奶类摄入量，按时添加含铁丰富的辅食或补充铁强化食品如铁强化米粉。
- 指导合理搭配患儿的饮食：维生素C、稀盐酸、氨基酸、果糖可促进铁的吸收，可与铁剂或含铁食品同时进食；茶、咖啡、牛奶、蛋类、麦麸、植物纤维、草酸和抗酸药物可抑制铁的吸收，应避免与含铁食品同食。
- 增加食欲：贫血患儿多有食欲缺乏，婴幼儿更甚，所以应采取增加食欲的措施。
- 指导正确应用铁剂，观察疗效与副作用。

缺铁导致机体免疫功能低下
↓
有感染的危险

（一）护理目标 治疗期间患儿未发生感染。

（二）护理措施

- 适当增加户外活动，增强体质。
- 勿与感染性疾病患儿接触，按时接种各种疫苗，以防传染病。

三、健康指导

1. 向家长及年长患儿讲解缺铁性贫血的病因和常见诱因。

2. 指导家长科学合理喂养小儿，提倡母乳喂养，及时添加铁含量丰富的辅助食品。

3. 遵医嘱正确使用铁剂，勿擅自增加剂量导致铁中毒。

4. 与年长儿父母沟通，了解其是否由于疾病影响了学习进度，如果有影响则与父母共同制订学习计划帮助患儿学业进步。

知识窗

儿童缺铁性贫血筛查

缺铁性贫血(IDA)是婴幼儿最常见的贫血类型，因此血红蛋白(Hb)测定是筛查儿童IDA最简单易行的指标。根据我国现阶段的社会经济现状，建议仅对缺铁的高危儿童进行筛查，包括早产儿、低出生体重儿，出生后4～6个月仍纯母乳喂养(未添加富含铁的食物及未采用铁强化配方乳)、不能母乳喂养的人工喂养婴儿及单纯牛乳喂养婴儿。早产儿和低出生体重儿建议在出生后3～6个月进行Hb检测，其他儿童可在9～12个月时检查Hb。具有缺铁高危因素的幼儿，建议每年检查Hb 1次。青春期儿童，尤其是女孩应常规定期进行Hb检测。

四、护理评价

通过优质有效的护理措施，患儿相关症状是否得到改善和缓解，患儿倦怠、乏力症状是否减轻，活动耐力是否增强。家长是否能说出及时添加含铁丰富辅食的意义，是否科学安排患儿的饮食，并能正确服用铁剂。患儿治疗期间是否发生感染、心力衰竭等并发症。家长及年长患儿是否知道本病病因及主要诱因，并主动配合治疗与护理。

议一议

以小组为单位讨论：营养性缺铁性贫血有哪些主要症状？根据患儿不同的身体状况，该如何实施护理措施？

·任务拓展·

患者信息

姓名：张某某　　性别：男　　年龄：13个月

民族：汉　　身长：72 cm　　体重：9 kg

供史者：患儿母亲

主　诉：发现面色苍白1月余。

现病史：患儿，男，13个月，患儿1月前因发热、咳嗽去医院就诊，当地医院发现患儿面色苍白，即给予血常规检查，诊断为“贫血”给予补血药服用，药名、量不详。服用两天后，因患儿不适而自行停药。近1周发现患儿面色苍白进行性加重，遂来院就诊。

既往史：自出生后至6个月经常腹泻。无肝炎、麻疹、结核病等病史。无食物或药物过敏史。无手术、创伤、输血史。

个人史：G_1P_1，胎龄39周，单胎，顺产分娩，出生体重2.9 kg，出生时无窒息抢救史。母乳喂养，6个月开始添加少量米糊，其他辅食未添加过。按序进行预防接种。

家族史：父、母亲既往体健。非近亲结婚，否认家族中肺炎、心脑血管疾病、结核病、内分泌疾病等病史，否认家族成员中遗传病、精神病等病史。

体格检查：T 36.8℃，P 98次/分，R 28次/分，BP 75/50 mmHg，身高72 cm，体重9 kg，神志清楚，营养一般，面容苍白，皮肤无黄染、无皮疹、无瘀点瘀斑，颈部可触及两枚绿豆大小淋巴结，腋窝、腹股沟淋巴结未触及。头颅正常，双侧瞳孔等大正圆，对光反射灵敏，唇红，咽部充血，扁桃体未见肿大，颈软，气管居中，甲状腺无肿大，胸廓对称，轻度肋膈沟，心肺正常。腹软，肋下1 cm触及肝、肋下未触及脾，肠鸣音正常。四肢肌张力正常。

初步诊断：缺铁性贫血。

辅助检查：WBC 4.3×10^9/L，RBC 3.12×10^9/L，Hb 64 g/L，PLT 153×10^9/L，平均红细胞容积(MCV)73 fl，平均红细胞血红蛋白量(MCH)23 pg，平均红细胞血红蛋白浓度(MCHC)25%。

·任务落实(分组角色扮演、情景模拟)·

1. 如何对该患儿进行护理评估?
2. 目前应对该患儿在哪些方面做重点观察?
3. 目前患儿存在的主要护理诊断及护理措施是什么?

·任务评价·

评价内容	内容细分	分值	评分记录分配			备注
			自我评价	学生互评	教师评价	
专业知识						
专业能力						
职业素养						

子任务2 营养性巨幼红细胞性贫血

·临床案例·

患儿，男，2岁。因面色发黄1个月，1天前出现面部震颤入院。母亲述其子18个月时才会行走和说少量短语，但是现在每天不愿意走路，不愿意说话、不愿意叫“爸爸和妈妈”，表现为烦躁、易怒，异于同龄儿，遂来院就诊。

体格检查： T 36.6℃，P 96 次/分，R 24 次/分，体重 11 Kg。食欲缺乏，面部虚胖，肤色发黄，右肋下 3.8 cm 可触及肝，左肋下 2.9 cm 可触及脾。

辅助检查： 血常规 RBC 2.1×10^{12}/L，Hb 63 g/L，WBC 3.7×10^{9}/L，中性粒细胞比值 36%，淋巴细胞比值 61%。血清叶酸 2 μg/L，血清维生素 B_{12} 60 ng/L。

思维引导

1. 该患儿是否存在贫血？如果有属于何种程度？
2. 该患儿最可能的诊断是什么？
3. 患儿目前存在的主要护理诊断和护理问题有哪些？

·任务实施·

一、护理评估

(一) 健康史

了解患儿的喂养方式、饮食习惯，日常喂养时的食物搭配是否科学、合理；了解是否挑食、偏食、厌食等；了解有无慢性疾病如肠息肉、慢性腹泻、钩虫病、吸收不良综合征、反复感染。

(二) 身体状况

观察患儿皮肤黏膜、口唇颜色及毛发、甲床情况，了解日常活动情况、精神状态，有无记忆力减退、注意力下降等现象。

(三) 心理-社会状况

评估年长患儿、患儿家长的心理状态，评估家长对营养性巨幼红细胞性贫血相关知识的了解程度、文化程度和经济状况。

(四) 辅助检查

1. 血常规 红细胞数、血红蛋白量均低于正常值，尤以红细胞数减少更为明显，呈大细胞性贫血。

2. 骨髓检查 增生明显活跃，以红系增生为主，粒、红系均为巨幼变，胞体变大，细胞核发育落后于细胞质。

3. 血清维生素 B_{12} 和叶酸测定均低于正常值。

(五) 处理原则

处理原则为补充维生素 B_{12} 和(或)叶酸。肌内注射维生素 B_{12}，每周 2～3 次，每次 100 μg；口服叶酸，每日 3 次，每次 5 mg。对有神经精神症状患儿遵医嘱使用镇静剂。

二、护理思维与实践训练

护理诊断	护理目标与措施
血清叶酸 2 μg/L，血清维生素 B_{12} 60 ng/L ↓ 营养失调：低于机体需要量	(一)护理目标　患儿精神状态好转，食欲增强，面色渐红润。 (二)护理措施 • 添加富含维生素 B_{12} 的食物，如肝、肾、肉类、蛋类、海产品。 • 添加富含叶酸的食物，如绿色新鲜蔬菜、水果、酵母、谷类和动物肝、肾。 • 注意饮食均衡，合理搭配。对年长儿要防止偏食、挑食，养成良好的饮食习惯；对年幼儿要耐心喂养，少量多餐。 • 科学烹调食物，注意食物的色、香、味、形的调配，以增加患儿食欲。 • 对震颤严重不能吞咽者可改用鼻饲。
不愿意走路 ↓ 活动无耐力	(一)护理目标　患儿活动耐力逐渐增强。 (二)护理措施 • 根据患儿的活动耐受情况，安排休息与活动。 • 一般不需严格卧床休息，严重贫血者适当限制活动，协助满足其日常生活需要。 • 烦躁、震颤、抽搐频繁者遵医嘱用镇静剂，同时防止发生外伤。

三、健康指导

1. 指导家长科学合理地喂养患儿，告知患儿应及时添加动物肝、肾、肉类、蛋类，以及绿色蔬菜、酵母、谷类等维生素 B_{12} 和叶酸含量丰富的食物。年长患儿应纠正偏食、挑食的不良饮食习惯。

2. 告诉家长患儿如果患有影响维生素 B_{12} 和(或)叶酸吸收、代谢障碍的肝胆、肠道疾病，应及时就诊治疗。

3. 患儿如果有智力和运动发育迟缓甚至倒退现象，指导家长积极配合医护人员做好康复训练，促进智力和体能的发育。

知识窗

儿童对叶酸和维生素 B_{12} 的需求

人体不能自己合成叶酸，必须依靠消化吸收食物中的叶酸，在十二指肠及近端空肠被吸收；绿色新鲜蔬菜、水果、酵母、谷类和动物肝、肾等含丰富叶酸，但经加热易被分解破坏，婴儿每天叶酸的需要量为 40～60 μg，儿童为 100 μg。正常人体干细胞的储存量仅为 5～20 mg，约供身体 4 个月之需，因此营养性巨幼红细胞性贫血主要由叶酸缺乏引起，需要量增加而补充量不足引起叶酸缺乏。

人体维生素 B_{12} 主要来自于动物的肝、肾、心、肌肉组织及蛋类、乳制品。羊乳几乎不含维生素 B_{12} 和叶酸，植物性食物中含量甚少。维生素 B_{12} 每天需要量婴儿期为 0.3 μg，儿童和青春期为 0.5～1.0 μg，正常人体内贮存量可供 3～5 年用，因此单纯食物中含量不足而致维生素 B_{12} 缺乏者罕见。

四、护理评价

通过优质有效的护理措施，患儿相关症状是否得到改善和缓解，患儿精神状态是否好转，食欲是否改善，面色是否逐渐红润。患儿运动能力是否逐渐增强，震颤或抽搐是否逐渐缓解。

议一议

以小组为单位讨论：营养性巨幼红细胞性贫血都有哪些主要症状？根据患儿不同的身体状况，该如何实施护理措施？

·任务拓展·

患者信息

姓名：张某某　　性别：女　　年龄：2 岁

民族：汉　　身长：78 cm　　体重：10 kg

供史者：患儿母亲

主　诉：皮肤毛发发黄 6 月余。

现病史：患儿，女，2 岁，6 个月前无明显诱因出现皮肤、毛发逐渐发黄、面色苍黄、身体虚胖并逐渐加重，性格易怒、时有烦躁，嗜睡、对外界反应迟钝，时有肢体震颤，甚至抽搐，遂来院就诊。

既往史：既往体健，无肺炎、肾病、心脑血管疾病、内分泌疾病等病史，无肝炎、麻疹、结核病等病史，否认手术、创伤、输血史，无食物或药物过敏史，出生后按序进行预防接种。

个人史：G_2P_1，胎龄 39 周，单胎，顺产分娩，出生体重 3.1 kg，出生时无窒息抢救史。母乳喂养，6 个月开始添加自制米糊辅食，尚未断奶。

家族史：双亲既往体健。非近亲结婚，否认家族中心脑血管疾病、结核病、肺炎、肾病、内分泌疾病等病史，否认家族成员中遗传性疾病、精神病等病史。

体格检查：T 36.1℃，P 116 次/分，R 24 次/分，W 10 kg，慢性病容，神志清醒，精神较差，抱入病房，面色蜡黄，肤色、甲床苍白，毛发纤细、稀疏，查体尚合作。全身皮肤黏膜完整、无破损、无黄染、无皮疹、无出血点。头形正常，双侧瞳孔等大正圆，对光反射灵敏，咽部无充血，颈软，颈部淋巴结无疼痛、无肿大。胸廓对称，听诊双肺呼吸音清晰，未闻及明显湿啰音。心界稍大，心率 116 次/分，律齐，心脏听诊无异常。腹平软，肝、脾稍大，肠鸣音正常。神经系统检查无明显异常。

初步诊断：营养性巨幼红细胞性贫血。

辅助检查：RBC 3.1×10^{12}/L，Hb 96 g/L，WBC 8.6×10^{9}/L，中性粒细胞比值 41%，淋巴细胞比值 56%。血涂片显示红细胞大小不等，以大细胞为多。

·任务落实(分组角色扮演、情景模拟)·

1. 如何对该患儿进行护理评估？
2. 目前应对该患儿在哪些方面做重点观察？
3. 目前患儿存在的主要护理诊断及护理措施是什么？

·任务评价·

评价内容	内容细分	分值	评分记录分配			备注
			自我评价	学生互评	教师评价	
专业知识						
专业能力						
职业素养						

子任务 3　免疫性血小板减少症

·临床案例·

患儿，女，6 个月，5 天前无明显诱因地出现阵发性单声咳嗽，无声嘶及气喘，3 天前发现双下肢、臀部出现散在的红色皮疹，无瘙痒感，未突出皮肤表面，在他院就诊，具体不详。1 天前双下肢皮疹持续增多，且右肩部可见大小约 3 cm×4 cm 的皮下淤血，鼻出血 1 次，无黑便、呕血。遂来院就诊。

体格检查：T 37.1℃，P 130 次/分，R 36 次/分，双下肢及臀部可见散在出血点，压之不褪色，无高出皮肤表面，右肩部可见一皮下出血，质稍硬，大小约 3 cm×4 cm，右肘关节可见一圈散在出血点及瘀斑(家长诉近日在他院曾抽血，抽血时用过止血带)。

辅助检查：WBC 8.7×10^9/L，淋巴细胞比值 71.1%，中性粒细胞比值 22.3%，PLT 9.0×10^9/L。

思维引导

1. 该患儿下肢及臀部出现散在出血点的原因可能是什么？
2. 该患儿最可能的诊断是什么？
3. 患儿目前存在的主要护理诊断和护理问题有哪些？

· 任务实施 ·

一、护理评估

(一)健康史

了解患儿患病时间和起病情况、主要症状的发生发展、伴随症状、治疗和护理过程;了解患儿既往健康状况,是否有外伤、手术、输血史,是否有食物或药物过敏史,是否按序接种疫苗,有无肺炎、心脑血管疾病、肾病、内分泌疾病等病史;了解患儿出生后喂养状况和生长发育史;了解家族史,是否有遗传病、精神病等。

(二)身体状况

评估患儿相关症状,对其进行全身体格检查,注意皮肤黏膜有无破损、有无出血点、瘀斑或紫癜,有无鼻出血、牙龈出血,有无便血、呕血、血尿等,有无贫血及贫血程度如何。

(三)心理-社会状况

评估年长患儿、家长有无焦虑不安、紧张、恐惧、情绪低落、烦躁易怒等。

(四)辅助检查

1. 血常规 血小板(PLT)计数常$<100\times10^9/L$,多在$20\times10^9/L$以下。出血轻重与血小板数量有关;PLT$<10\times10^9/L$,可出现广泛或自发性出血。但有些患儿 PLT$>30\times10^9/L$时出血症状严重,特别是伴发热或感染时,可发生颅内出血。

2. 骨髓检查 急性患儿的巨核细胞数正常或增加,成熟障碍,表现为幼稚巨核细胞明显增多。慢性患儿的巨核细胞数显著增多,包浆呈空泡变性。

(五)处理原则

加强护理,免疫抑制,必要时输注血小板和红细胞。

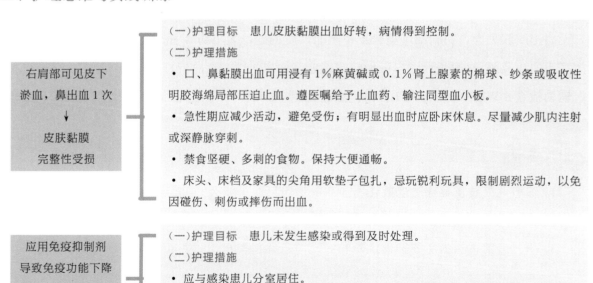

二、护理思维与实践训练

右肩部可见皮下淤血,鼻出血1次
↓
皮肤黏膜完整性受损

(一)护理目标 患儿皮肤黏膜出血好转,病情得到控制。

(二)护理措施

- 口、鼻黏膜出血可用浸有1%麻黄碱或0.1%肾上腺素的棉球、纱条或吸收性明胶海绵局部压迫止血。遵医嘱给予止血药、输注同型血小板。
- 急性期应减少活动,避免受伤;有明显出血时应卧床休息。尽量减少肌内注射或深静脉穿刺。
- 禁食坚硬、多刺的食物。保持大便通畅。
- 床头、床档及家具的尖角用软垫子包扎,忌玩锐利玩具,限制剧烈运动,以免因碰伤、刺伤或摔伤而出血。

应用免疫抑制剂导致免疫功能下降
↓
有感染的危险

(一)护理目标 患儿未发生感染或得到及时处理。

(二)护理措施

- 应与感染患儿分室居住。
- 保持出血部位清洁。
- 注意个人卫生,严格无菌技术操作。

皮肤黏膜出血 ↓ 恐惧	（一）护理目标　患儿及家长紧张恐惧逐渐好转。 （二）护理措施　出血及止血技术操作均可使患儿及家长产生紧张、恐惧心理，表现为不合作、烦躁、哭闹等，而使出血加重。故应关心、安慰患儿及家长，向其讲明道理，以取得合作。

三、健康指导

1. 指导家长如何避免小儿接触到尖锐玩具或工具，做好日常保护。患儿每天的活动量要适宜，不要做剧烈运动。

2. 指导家长不要自行喂服小儿药物，必须在医生的指导下使用。日常注意及时增减衣物，保持居室空气清新，尽量不要去人多空气浑浊的场所，预防呼吸道感染，以防加重病情或复发。

3. 指导家长当小儿出血时要及时止血并教会其如何止血，如果止血效果不佳需立即送诊治疗。

4. 脾切除患儿，告知家长患儿应定期门诊随诊。

知识窗

感染与免疫性血小板减少症（ITP）

在某些感染诱发或加重 ITP 的因素中，病毒感染(包括疫苗接种)及幽门螺杆菌(HP)感染最受关注，ITP 患儿在发病前常有呼吸道感染史。疫苗相关 ITP 发病率为 0.87/10 万～4/10 万，接种次数中位数为 2.6，麻疹或风疹自然感染后 ITP 的发病率为 6/10 万～1200/10 万；与 ITP 发病有关的病毒已知有十余种，以疱疹病毒科病毒、人细小病毒 B19 和人类免疫缺陷病毒尤为重要，还有腺病毒、EB 病毒、巨细胞病毒、麻疹病毒、风疹病毒、腮腺炎病毒、甲型和丙型肝炎病毒、呼吸道合胞病毒和柯萨奇病毒等。

HP 感染的 ITP 患儿经根除 HP 治疗后，血小板明显增加，且很少复发，支原体感染与 ITP 发病也相关。支原体感染除引起肺炎外，还可引起许多肺外表现，其机制可能是支原体对人体心、肺、肝、脑、肾及平滑肌等组织存在部分共同抗原，当感染人体后可产生相应组织的自身抗体，形成免疫复合物，导致多系统的免疫损伤，使血小板受损后被单核-巨噬细胞系统清除。

四、护理评价

通过优质有效的护理措施，患儿相关症状是否得到改善和缓解，患儿皮肤黏膜出血是否好转，皮肤是否完整无破损，家长焦虑不安、紧张、恐惧情绪是否得到改善，是否能基本掌握患儿出院后的护理知识。

议一议

以小组为单位讨论：免疫性血小板减少症都有哪些主要症状？根据患儿不同的身体状况，该如何实施护理措施？

· 任务拓展 ·

患者信息

姓名：李某某	性别：男	年龄：9 岁
民族：汉	婚姻：未婚	职业：无
身高：130 cm	体重：27 kg	供史者：患儿母亲

主诉：鼻出血 2 天，躯干和双下肢出现散在瘀点 3 天。

现病史：患儿，男，9 岁，小学生。3 天前患儿躯干、双下肢出现散在瘀点、瘀斑，无皮肤瘙痒，无呕血、便血、血尿，无腹痛。2 天前突然出现鼻出血，按压 15 min 左右止血。遂来院就诊。

既往史：平素体健，无肝炎、麻疹、结核、伤寒等传染病史，无药物、食物过敏史，无手术、创伤、输血史。

个人史：G_1P_1，剖宫产娩出，母乳喂养，6 个月添加辅食，饮食习惯良好。生长发育正常，按序进行预防接种。

家族史：双亲既往体健。非近亲结婚，否认家族中肺炎、心脑血管疾病、结核病、内分泌疾病等病史，否认家族成员中遗传性疾病、精神疾病等病史。

体格检查：T 36.3℃，P 76 次/分，R 22 次/分，BP 90/60 mmhg。神志清楚，营养良好，体格生长发育正常。精神欠佳，躯干和双下肢可见散在的针尖样瘀点。浅表淋巴结正常，头型正常，头发黑亮，双侧瞳孔等大正圆，对光反射灵敏，心肺正常。

初步诊断：免疫性血小板减少症。

辅助检查：血常规示血小板 $6\times10^9/L$。

· 任务落实(分组角色扮演、情景模拟) ·

1. 如何对该患儿进行护理评估？

2. 目前应对该患儿在哪些方面做重点观察？

3. 目前患儿存在的主要护理诊断及护理问题是什么？

·任务评价·

评价内容	内容细分	分值	评分记录分配			备注
			自我评价	学生互评	教师评价	
专业知识						
专业能力						
职业素养						

子任务 4　急性白血病

·临床案例·

患儿，男，3 岁，因发热、面色苍白 7 天入院。患儿 7 天前不明原因发热，体温 37.9～38.7 ℃，无咳嗽、流涕等症状，精神萎靡，面色苍白，食欲缺乏。剖宫产，生长发育正常，无特殊家族史。

体格检查：T 38.5 ℃，P 120 次/分，R 28 次/分，面色苍白，浅表淋巴结肿大，双下肢有瘀点、瘀斑，胸骨有压痛，肋下 3.2 cm 可触及肝，质中等。

辅助检查：血常规示 Hb 82 g/L，WBC 57×10^9/L，PLT 21×10^9/L，血中见幼稚淋巴细胞；骨髓中原始细胞和幼稚淋巴细胞占约 85%，以小细胞为主，大小一致。

思维引导

1. 该患儿最可能的临床诊断是什么？
2. 该患儿目前主要的护理问题有哪些？
3. 该患儿应采取哪些护理措施？

·任务实施·

一、护理评估

（一）健康史

了解患儿有无放射线、辐射、重金属等接触史及疾病感染史，家族中有无肿瘤患者；评估患儿本次发病情况、主要症状和体征等。

（二）身体状况

评估患儿贫血程度，注意有无出血倾向如瘀点、瘀斑、紫癜及黏膜出血，肝、脾、淋巴结有无肿大情况，有无骨痛、关节痛等。了解血常规、骨髓检查结果等。

（三）心理-社会状况

评估年长患儿及家长的心理状态、对突发疾病的应对能力、对白血病的认识程度和对护理的要求。评估家庭经济状况及其支持系统。

（四）辅助检查

1. 血常规　红细胞及血红蛋白均减少，呈正细胞正色素性贫血，网织红细胞数降低。血小板数降低。白细胞计数增高，以原始细胞和幼稚细胞增高为主。

2. 骨髓象　骨髓检查结果是确立诊断和判定疗效的重要指标。

3. 其他检查　如组织化学染色、溶菌酶检查、肝肾功能检查、胸部 X 线检查。

（五）处理原则

早诊断、早治疗；重视支持治疗；有条件应用造血干细胞移植等。

二、护理思维与实践训练

T 38.6℃ → 体温过高

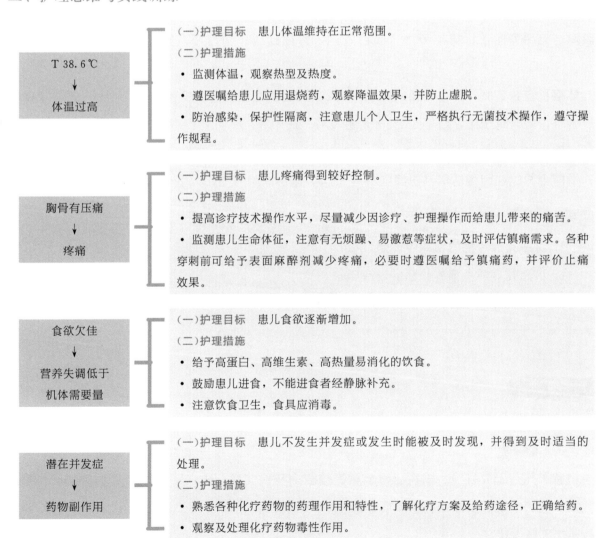

（一）护理目标　患儿体温维持在正常范围。

（二）护理措施

- 监测体温，观察热型及热度。
- 遵医嘱给患儿应用退烧药，观察降温效果，并防止虚脱。
- 防治感染，保护性隔离，注意患儿个人卫生，严格执行无菌技术操作，遵守操作规程。

胸骨有压痛 → 疼痛

（一）护理目标　患儿疼痛得到较好控制。

（二）护理措施

- 提高诊疗技术操作水平，尽量减少因诊疗、护理操作而给患儿带来的痛苦。
- 监测患儿生命体征，注意有无烦躁、易激惹等症状，及时评估镇痛需求。各种穿刺前可给予表面麻醉剂减少疼痛，必要时遵医嘱给予镇痛药，并评价止痛效果。

食欲欠佳 → 营养失调低于机体需要量

（一）护理目标　患儿食欲逐渐增加。

（二）护理措施

- 给予高蛋白、高维生素、高热量易消化的饮食。
- 鼓励患儿进食，不能进食者经静脉补充。
- 注意饮食卫生，食具应消毒。

潜在并发症 → 药物副作用

（一）护理目标　患儿不发生并发症或发生时能被及时发现，并得到及时适当的处理。

（二）护理措施

- 熟悉各种化疗药物的药理作用和特性，了解化疗方案及给药途径，正确给药。
- 观察及处理化疗药物毒性作用。

三、健康指导

1. 向家长及年长患儿讲解白血病相关知识。
2. 教会家长如何预防感染及识别出血早期征象，如有异常及时就诊。
3. 让家长及年长患儿掌握坚持定期化疗的重要性。

知识窗

积极推进非血缘造血干细胞移植的临床应用

异基因造血干细胞移植(allo-HSCT)是治愈多种造血系统良、恶性疾病及部分非血液系统疾病的重要手段之一。同胞全合供者是最佳的 allo-HSCT 供源选择。理论上，应有 25%的可能性能找到同胞全合的供者。实际上，在我国，由于计划生育政策的实施，找到同胞全合供者的概率明显下降，对城镇人群而言，则更加困难。这种状况在相当长的时期内将难以改变。因此，我国非血缘造血干细胞移植(URD-HSCT)已成为 allo-HSCT 的主体，且呈现稳定增长的态势。

循证医学证实，非血缘全合造血干细胞移植(MUD-HSCT)已取得与同胞相合造血干细胞移植(MRD-HSCT)相似的移植效果 但与血缘相合移植相比，URD-HSCT 的移植相关并发症和死亡率仍较高，移植物抗宿主病(GVHD)较低。目前，我国 URD-HSCT 的疗效技术与国际先进水平相当。MUD-HSCT 的发展，得益于人类白细胞抗原(HLA)配型技术的进步。

在缺乏同胞全合供体的情况下，脐血、非血缘供者、半相合供体可作为备选。然而，GVHD 和复发仍是影响干细胞移植的主要障碍。今后的突破应主要集中在配型技术的发展及 GVHD 的防治方面。

四、护理评价

通过优质有效的护理措施，住院期间患儿体温是否正常，能否得到充分休息，摄入的能量及营养素是否足够，体重有无增长，患儿是否感到疼痛及疼痛的控制效果，患儿恐惧心理是否减轻，患儿及家长对本病的认识是否增加，能否配合治疗和护理，有无战胜疾病的信心等。

议一议

以小组为单位讨论：白血病有哪些主要症状？根据患儿不同的身体状况，该如何实施护理措施？

·任务拓展·

患者信息

姓名：张某某	性别：女	年龄：2 岁
民族：汉	婚姻：未婚	职业：无
身长：80 cm	体重：10.5 kg	供史者：患儿母亲

主诉：面色苍白 8 天，持续发热 4 天。

现病史：患儿 8 天前无诱因出现发热、咳嗽，于当地医院输液行抗感染治疗(具体不详)。3 天后流涕、咳嗽好转，仍面色苍白。3 天前患儿发热同时伴血尿，偶伴大腿、肩部疼痛，无皮肤黏膜出血点，经抗感染治疗后体温可短暂下降，随后又持续低烧，遂就诊于当地医院，血常规示 WBC 4.58×10^9/L，Hb 97 g/L，PLT 35×10^9/L，骨髓穿刺示：增生活跃，粒红比为 0.33∶1，淋巴细胞增生活跃，主要为原始淋巴细胞及幼稚淋巴细胞，原始淋巴细胞比值为 0.71，POX 染色呈阴性反应，诊断为“急性白血病”，住院期间进行输血、输血小板治疗(具体不详)。为进一步治疗转至我院，门诊血常规示 WBC 3.29×10^9/L，中性粒细胞 1.56×10^9/L，PLT 12×10^9/L，以“急性白血病”收入院。

家族史：父亲年龄 46 岁，既往体健；母亲年龄 38 岁，既往体健。非近亲结婚，否认家族中肺炎、心脑血管疾病、结核病、内分泌疾病等病史，否认家族成员中遗传性疾病、精神病等病史。

既往史：无肝炎、结核病、麻疹等病史，无食物及药物过敏史，无手术、创伤史及输血史，按序进行预防接种。

个人史：G_1P_1，胎龄 40 周，顺产分娩，出生体重 3.1 kg，出生时无抢救及窒息史，母孕期健康。母乳喂养，5 个半月开始添加辅食，饮食习惯良好。智力及体力发育同正常同龄儿，3 个月抬头，6 个月翻身，7 个月会坐，8 月会爬，10 月会站，11 月会走，12 月会说话。按序进行预防接种。居住条件良好，睡眠规律，个人卫生习惯良好，户外活动较多，家庭周围环境良好，未饲养动物，否认毒物、药物及放射线接触史。

家族史：非近亲结婚，否认家族性遗传性疾病史及类似病史。

体格检查：T 37.3℃，P 100 次/分，R 26 次/分，BP 85/61 mmHg，体重 10.5 kg。神志清楚，查体合作。发育正常，营养良好，面色苍白。全身皮肤黏膜无黄染、溃疡、糜烂，双下肢可见散在针尖样出血点。全身浅表淋巴结未触及肿大。头颅正常，双侧瞳孔等大正圆，对光反射灵敏，唇红，咽部有充血。余正常。

初步诊断：急性白血病、上呼吸道感染。

辅助检查：血常规示红细胞计数及血红蛋白量都降低，网织红细胞计数降低；血小板减少；白细胞计数增高，主要是原始细胞和幼稚细胞增高。骨髓象示白细胞原始细胞和幼稚细胞高度增生，幼红细胞和巨核细胞均减少。

·任务落实(分组角色扮演、情景模拟)·

1. 如何对患儿进行护理评估？

2. 目前应对患儿在哪些方面做重点观察？

3. 目前患儿存在的主要护理诊断及护理问题是什么？

·任务评价·

评价内容	内容细分	分值	评分记录分配			备注
			自我评价	学生互评	教师评价	
专业知识						
专业能力						
职业素养						

任务七 神经系统疾病患儿的护理

子任务 1 化脓性脑膜炎

·任务目标·

1. 知识目标　掌握神经系统常见疾病的病因、身体状况、护理问题和护理措施；了解神经系统常见疾病的辅助检查与护理要点。

2. 能力目标　能对神经系统常见疾病患儿进行全面的护理评估，针对出现的护理问题，提供整体护理和健康指导。

3. 素养目标　能关爱、守护儿童，具有良好的职业道德，具有高度的责任心、爱心、团队合作精神。

·临床案例·

患儿，男，5 个月，因“发热、呕吐 2 天”入院。患儿于 2 天前开始发热，体温 38.8 ℃。呕吐 2～3 次，非喷射状，为胃内容物，伴哭闹、烦躁，无惊厥。于外院就诊化验血白细胞 13×10^{9}/L，中性粒细胞比值 78%，淋巴细胞比值 22%，未予诊治。病后患儿吃奶不好，精神差，无腹泻，无咳嗽，尿量尚可。

既往史：1 个月前发热，诊断为“上感”，治疗 5 天热退。

护理体检：T 39.2℃，P 142 次/分，R 39 次/分，BP 80/52 mmHg，体重 6.7 kg，身长 63 cm，头围 41 cm。急性病容。精神差，烦躁，易激惹。前囟 1.5 cm×1.5 cm，饱满，张力高。咽稍充血，双肺呼吸音清晰。心音有力，律齐。腹部平软，肋下 1 cm 触及肝，质中边锐，脾未触及。双膝腱反射对称引出，颈稍有抵抗，双侧克尼格征(－)，双侧巴宾斯基征(－)。脑脊液：外观混浊，白细胞 980×10^6/L，淋巴细胞比值 16%，蛋白质 1.3 g/L，糖 1.0 mmol/L，氯化物 108 mmol/L。脑脊液细菌涂片染色：肺炎链球菌。

思维引导

1. 你认为该患儿的疾病诊断是什么？依据是什么？
2. 对于该患儿出现的症状，护士应该采取哪些护理措施？
3. 患儿家属对患儿的病情感到害怕和焦虑，护士应该如何护理？

·任务实施·

一、护理评估

(一)健康史

详细询问患儿发病情况，有无呼吸道、胃肠道或皮肤等感染史；新生儿有无脐带感染史或出生时的感染史；婴幼儿是否患过中耳炎和鼻窦炎等。

(二)身体状况

评估患儿神志、精神状态及面色、生命体征(特别是体温和呼吸)。检查患儿前囟门是否隆起或紧张、神经系统有无阳性体征、有无脑膜刺激征等。有并发症者，注意评估有无头痛、呕吐、发热不退、小婴儿的颅缝等。

(三)心理-社会状况

婴幼儿患化脓性脑膜炎的病死率和后遗症的发生率较高，所以要重视评估患儿家属对疾病的认知程度，对治疗、护理知识的掌握程度，对患儿健康的需求；是否有焦虑和恐惧的心理状况。评估家庭对疾病治疗和护理的经济承受能力和社会的支持水平。

(四)辅助检查

1. 脑脊液检查 是确诊本病的重要依据。表现为外观混浊或呈乳白色，压力增高；白细胞显著增多达 $1\,000\times10^6$/L 以上，以中性粒细胞为主；糖和氯含量明显降低，糖常在 1.1 mmol/L 以下；蛋白质增多，多在 1.0 g/L 以上。脑脊液涂片和细菌培养是明确化脓性脑膜炎病菌的重要方法。

2. 血常规 白细胞明显增多，可达$(20\sim40)\times10^9$/L 以上，以中性粒细胞为主，可见中毒颗粒。

3. 血培养 病程早期做血培养可帮助确定致病菌。

4. 头颅 CT 可确定脑水肿、脑膜炎、脑室扩大、硬脑膜下积液等病理改变。

（五）处理原则

处理原则主要是应用抗生素控制感染、激素防止颅内粘连，还包括对症、支持治疗及并发症的治疗。

二、护理思维与实践训练

体温 39.2℃
↓
体温过高：
与细菌感染有关

（一）护理目标 患儿的体温维持在正常范围。

（二）护理措施

- 患儿为高热，要卧床休息，多饮水。
- 每 4 h 测体温 1 次，并观察热型及伴随症状。
- 体温超过 38.5℃时，及时给予物理降温或药物降温，以减少大脑氧的消耗，防止惊厥，并记录体温变化。
- 一旦发生惊厥，立即将患儿放平，松开衣扣，并将患儿头偏向一侧，拉好床档，防止坠床。

营养失调：低于机体需要量，与摄入不足、机体消耗增多有关

（一）护理目标 患儿的营养供给能满足机体的需要。

（二）护理措施

- 保证足够热量摄入，维持水电解质平衡。
- 神志清楚者给予高热量、高蛋白、高维生素、清淡、易消化的流质或半流质饮食，少量多餐，以减轻胃的饱胀感，防止呕吐发生。
- 意识障碍者给予鼻饲或静脉高营养。
- 对频繁呕吐而不能进食者，应注意观察呕吐情况包括有无合并消化道出血，并及时静脉输液。
- 定期监测体重，了解营养状况恢复情况。

有受伤的危险：
与惊厥发作有关

（一）护理目标 患儿无受伤的发生。

（二）护理措施

- 注意患儿安全，患儿应有专人看护。
- 惊厥发作时将患儿头偏向一侧，及时清除呕吐物，防止窒息。
- 躁动不安或惊厥时拉好床档防止发生坠床，给予口腔保护，防止舌咬伤。

喷射性呕吐
↓
潜在并发症：
脑疝

（一）护理目标 降低颅内压并及时发现患儿脑疝并处理。

（二）护理措施

- 减少刺激：由于患儿对环境刺激极敏感，微小声音或光线即可加重或引起颅内压增高，因此，病室应保持安静，避免光线刺激，减少探视，抬高床头 15°～30°，以减轻头部疼痛；注意保持呼吸道通畅；各种治疗、护理操作尽量集中进行，避免多次刺激。
- 密切观察病情变化：监测患儿生命体征、意识状态、瞳孔、囟门、血压等变化，及早采取应对措施。如呼吸节律不规则、瞳孔忽大忽小或两侧不等大、对光反应迟钝、血压升高，应警惕脑疝的发生。
- 遵医嘱使用脱水剂降低颅内压，使用抗生素控制感染。

三、健康指导

1. 根据患儿及家长的接受程度，介绍病情、用药原则及护理方法，使其能主动配合。及时缓解患儿的不适，取得患儿及家长的信任。

2. 需做腰椎穿刺的患儿，在检查前需向家长说明脑脊液检查的目的，告知穿刺后去枕平卧4～6 h。

3. 对恢复期和有神经系统后遗症的患儿，应根据患儿不同情况制订相应的功能训练计划，指导家长给予相应护理，促使病情尽可能地康复。

4. 加强卫生知识的宣传，预防呼吸道感染，提高人体免疫力。

知识窗

抗生素的使用对化脓性脑膜炎的治疗非常关键，合理的抗生素治疗和支持治疗降低了本病的死亡率，本病婴幼儿死亡率为10%。死亡率与病原菌(肺炎球菌脑膜炎死亡率最高)、患儿年龄(<6个月)、脑脊液中细菌量、治疗前惊厥持续时间(>4天)、并发合并症相关。10%～20%的幸存者遗留各种神经系统严重后遗症，常见的神经系统后遗症包括听力丧失、智力倒退、反复惊厥、语言能力延迟、视力障碍、行为异常。

四、护理评价

1. 患儿是否发生脑疝或发生时是否被及时发现并处理。

2. 患儿体温是否维持正常。

3. 患儿所需的能量、水分及其他营养物质是否满足生理需求。

4. 患儿意识、精神状况是否恢复，惊厥发作时是否有误吸、外伤的发生。

议一议

以小组为单位讨论：患儿出现脑膜炎的临床表现有哪些？根据患儿不同的年龄，临床表现有什么区别？

·任务拓展·

患者信息

姓名：张某某	性别：女	年龄：6个月
民族：汉	婚姻：未婚	职业：无
身长：68 cm	体重：7.2 kg	供史者：患儿家属

现病史：患儿2天前开始出现发热，体温39℃。呕吐2～3次/天，非喷射状，为胃内容物，伴哭闹、烦躁，无惊厥。于外院就诊化验血常规，白细胞14×10^9/L，中性粒细胞比值81%，淋巴细胞比值19%，给予青霉素静脉滴注治疗1次，无好转。病后患儿吃奶不好，精神差，无腹泻，无咳嗽，尿量可。

既往史：1个月前发热，诊断为“上呼吸道感染”，治疗6天热退。

出生史：G_1P_1，孕38周顺产，出生时体重3.1 kg，Apgar评分10分，无窒息抢救史，新生儿期健康。母妊娠期体健，无感染发热史。

喂养史：母乳喂养至今，未添加辅食。

生长发育史：3个月会抬头，5个月出牙，现能独立坐一会儿。

预防接种史：按程序预防接种，接种疫苗后无不良反应。

家族史：否认家族成员中遗传病、精神病、肿瘤等疾病家族史。

体格检查：T 38.8℃，P 138次/分，R 38次/分，BP 80/51 mmHg，急性面容，精神差，烦躁，易激惹，前囟1.5 cm×1.5 cm，饱满，张力高。咽充血，双肺呼吸音粗，未及干湿啰音。心音有力，律齐。腹部平软，肋下1 cm触及肝，质中边锐，脾未触及。双膝反射对称引出，颈稍有抵抗，双侧克尼格征(－)，双侧巴宾斯基征(－)。

辅助检查：脑脊液外观混浊，白细胞780×10^6/L，淋巴细胞比值6%，蛋白质1.3 g/L，糖1.0 mmol/L，氯化物108 mmol/L。脑脊液细菌涂片染色：肺炎链球菌。

初步诊断：化脓性脑膜炎。

·任务落实(分组角色扮演、情景模拟)·

1. 如何对患儿进行护理评估？

2. 目前应对患儿哪些方面做重点观察？

3. 颅内压过高，护士该如何实施护理？

·任务评价·

评价内容	内容细分	分值	评分记录分配			备注
			自我评价	学生互评	教师评价	
专业知识						
专业能力						
职业素养						

子任务 2　病毒性脑膜炎和病毒性脑炎

·临床案例·

患儿，女，6 岁，发热、乏力、纳差 1 天，伴双侧腮腺相继肿大，以耳垂为中心，张口进食时有疼痛。医生拟诊"流行性腮腺炎"，给予痄腮平口服、如意金黄散外敷等处理，病情无好转，体温仍持续不退并出现头痛、喷射性呕吐、嗜睡、颈项强直而收入院。

护理体检：体温为 37.8℃，脉搏 96 次/分，呼吸 25 次/分。急性病容，精神差，嗜睡。双侧腮腺肿大，以耳垂为中心，向前、下扩大，边缘不清，触之有弹性感、疼痛，表面皮肤不红。咽稍充血，双肺呼吸音清晰。心音有力，律齐。腹部平软，肋下 1cm 扪及肝，质中边锐，脾未触及。双膝腱反射对称引出，颈项强直，双克尼格征(+)，双巴宾斯基征(+)。血常规：白细胞 14×10^9/L。脑脊液检查：外观清亮，压力正常，白细胞 55×10^6/L，淋巴细胞 76%，蛋白 0.65 g/L，糖 3.2 mmol/L，氯化物 118 mmol/L，涂片和培养无细菌生长。脑电图以局限性异常慢波为背景活动。

思维引导

1. 你认为该患儿的疾病诊断是什么？依据是什么？
2. 护士应该采取哪些护理措施？

·任务实施·

一、护理评估

(一) 健康史

详细询问患儿发病情况，有无呼吸道、胃肠道或皮肤等感染史。

(二) 身体状况

评估患儿神志、精神状态及面色、生命体征(特别是体温和呼吸)，检查患儿囟门是否隆起或紧张，神经系统有无阳性体征，有无脑膜刺激征等。有并发症者，注意评估有无头痛、呕吐、发热不退、小婴儿的颅缝等。

(三) 心理-社会状况

评估患儿家属对疾病的认知程度，对治疗、护理知识的掌握程度，对患儿健康的需求；是否有焦虑和恐惧的心理状况。评估家庭对疾病治疗和护理的经济承受能力和社会的支持水平。

(四) 辅助检查

1. 脑脊液检查　外观清亮，压力正常或稍高，白细胞轻度升高，早期以中性粒细胞为主，晚期以淋巴细胞为主，蛋白质正常轻度升高，糖及氯化物含量正常，涂片和培养无细菌生长。

2. 病毒血清学检查　部分患儿脑脊液病毒分离及特异性抗体检查均为阳性。

3. 脑电图　以弥漫性或局限性异常慢波背景活动为特征。

4. 其他　头颅 CT、MRI 扫描可协助诊断。

（五）处理原则

本病病程为自限性，无特异性治疗方法。主要包括支持、对症治疗和抗病毒治疗。

二、护理思维与实践训练

体温过高：与病毒血症有关

（一）护理目标　患儿的体温维持在正常范围。

（二）护理措施

• 患儿为高热，要卧床休息，多饮水。

• 每 4 h 测体温 1 次，并观察热型及伴随症状。

• 体温超过 38.5℃ 时，及时给予物理降温或药物降温，以减少大脑氧的消耗，防止惊厥，并记录体温变化。

营养失调：低于机体需要量，与摄入不足、机体消耗增多有关

（一）护理目标　患儿的营养供给能满足机体的需要。（二）护理措施

• 保证足够热量摄入，维持水电解质平衡。

• 神志清楚者给予高热量、高蛋白、高维生素、清淡、易消化的流质或半流质饮食，少量多餐，以减轻胃的饱胀感，防止呕吐发生。

• 意识障碍者给予鼻饲或静脉高营养。

• 对频繁呕吐而不能进食者，应注意观察呕吐情况包括有无合并消化道出血，并及时静脉输液。

• 定期监测体重，了解营养状况恢复情况。

躯体移动障碍：与昏迷、肢体瘫痪有关

（一）护理目标　促进肢体及脑功能恢复。

（二）护理措施

• 去除影响患儿情绪的不良因素，创造良好的环境；针对患儿存在的幻觉、定向力错误的现象采取适当措施，提供保护性照顾。

• 保持肢体呈功能位置，病情稳定后及早帮助患儿逐渐进行肢体的被动或主动锻炼，注意循序渐进，采取保护措施。在改变锻炼方式时加强指导，耐心帮助，给予鼓励。

三、健康指导

1. 选择适当的方式解释对患儿采取头肩抬高侧卧位的目的，介绍预后，给患儿和家长心理支持。

2. 向家长介绍患儿日常生活护理及保护性看护的一般知识如翻身、拍背、清理口鼻分泌物等。

3. 出院后定期随访，鼓励并指导家长为患儿坚持进行智力训练及瘫痪机体的功能锻炼。

4. 按时接种麻疹、风疹、腮腺炎等疫苗；灭蚊、防蚊，预防接种乙型脑炎疫苗。

知识窗

脑性瘫痪简称脑瘫，是指从出生前到出生后1个月内脑发育早期，由多种原因引起的非流行性的脑损害及发育缺陷所致的中枢性运动障碍及姿势异常，并可伴有智力低下、癫痫、感知觉障碍、语言及精神行为异常等。

早期发现儿童脑性瘫痪：生后3个月还无站立或迈步表示动作者；常握拳，如已过4个月仍呈拇指内收，手不能张开者；抓物困难，如5个月以后还不能抓或只用一只手抓者；面部表情单调，有些则表现为表情淡漠者；吃奶无力，经常呛噎、吐奶，哭泣声微弱或阵阵尖叫者；发育比别的孩子晚，4～5个月不会翻身，7～8个月不会坐爬，过"百天"还不能抬头，4～5个月挺腰时头仍摇摆不定者；全身发软无力或四肢发紫，硬挺易惊，动作过多或少动者。

四、护理评价

1. 患儿是否发生脑疝或发生时是否被及时发现并处理。
2. 患儿体温是否维持正常。
3. 患儿意识、精神状况是否恢复，惊厥发作时是否有误吸、外伤的发生。

议一议

以小组为单位讨论：患儿病毒性脑炎和脑膜炎的区别有哪些？治疗及预后上有什么不同？

·任务拓展·

患者信息

姓名：王小虎	性别：男	年龄：7岁
民族：汉	婚姻：未婚	职业：学生
身高：124 cm	体重：23 kg	供史者：患者家属

现病史：患者于4天前"感冒"后出现头痛伴发热，最高体温达39℃，伴轻咳，曾呕吐数次，吐出胃内容物，非喷射性，无惊厥，在当地医院治疗，头痛不缓解病逐渐加重，伴呕吐、疲乏，脑电图中度异常，来我院急诊，收入院。病后患儿精神尚可，近2天来精神萎靡，二便正常，吃奶稍差。

既往史：4天前有"感冒病史"。

出生史：G_1P_1，孕 39 周顺产，出生时体重 3.4kg，Apgar 评分 10 分，无窒息抢救史，新生儿期健康。母妊娠期体健，无感染发热史。

喂养史：母乳喂养至 6 月，规律添加辅食，现普食。

生长发育史：3 个月会抬头，6 个月会坐，12 月独立行走。

预防接种史：按程序预防接种，无接种疫苗后不良反应。

家族史：否认家族成员中遗传病、精神病、肿瘤等类似的病史。

体格检查：T 38.8℃，P 138 次/分，R 38 次/分，BP 80/51mmHg，急性面容，精神差，烦躁，易激惹，饱满，张力高。咽充血，双肺呼吸音粗，未及干湿性 音。心音有力，律齐。腹部平软，肝脾肋下未触及。双膝反射对称引出，颈稍有抵抗，双则克尼格征(—)，双侧巴宾斯基征(—)。

辅助检查：脑电图示中度异常

初步诊断：病毒性脑膜炎。

·任务落实(分组角色扮演、情景模拟)·

1. 如何对患儿实施护理评估?
2. 目前应对患儿哪些方面做重点观察?
3. 患儿下一步需要进行什么检查，护士该如何实施配合及进行宣教?

·任务评价·

评价内容	内容细分	分值	评分记录分配			备注
			自我评价	学生互评	教师评价	
专业知识						
专业能力						
职业素养						

·项目检测·

项目检测及参考答案

·项目总结·

项目三儿童常见疾病患儿的护理主要介绍了儿童时期各系统的常见疾病及护理要点。每个任务就拓展知识展开小组讨论、情景模拟和角色扮演，引导学生形成正确的临床思维能力。通过收集和评估患儿的健康史和身心状况等，正确地对患儿的健康问题进行评估、诊断、护理和预防。培养学生独立观察、综合分析和解决问题的能力，从而为患儿提供优质、高效的护理。

项目四 内分泌和遗传性疾病患儿的护理

项目聚焦

近年来，随着经济发展和社会进步，儿科疾病谱发生了变化，小儿内分泌和遗传性疾病越来越受到社会、家长及儿科医生的关注。儿童时期由于内分泌功能与生长发育密切相关，其功能障碍常导致生长迟缓、性分化异常和激素功能异常，严重影响儿童体格和智力发育，易造成残疾，甚至死亡。对儿童危害较大、病死率和致残率较高的还有遗传为性疾病。因此，对于儿童内分泌疾病和遗传性疾病应给予及早关注。早期发现、早期诊断、早期治疗及合理的护理非常关键。

目标描述

通过学习，学生能认识到早期预防、筛查和诊断，对儿童内分泌疾病和遗传性疾病非常重要，及时治疗和正确护理能改善内分泌疾病和遗传性疾病患儿的预后，提高其生存质量。学生应树立以儿童为中心的服务理念，具有良好的心理素质和沟通能力，具有探究学习、终身学习、分析问题和解决问题的能力。

任务一 先天性甲状腺功能减退症患儿的护理

·任务目标·

1. 知识目标 熟悉先天性甲状腺功能减退症的病因，患儿的身体状况、护理措施；了解先天性甲状腺功能减退症的辅助检查与护理要点。

2. 能力目标 能对先天性甲状腺功能减退症在进行全面的护理评估，针对出现的护理问题，提供整体护理和健康指导。

3. 素养目标 能关爱、守护儿童，具有高度的责任心、爱心、团队合作精神。

·临床案例·

患儿，男，2岁，因“吃奶差、腹胀、便秘近2年”来诊。该患儿出生后不久即表现出喂养困难、吃奶差、少哭、少动、腹胀、便秘、哭声嘶哑，近2个月出现面部、眼睑水肿，至今不会说话，不会走路。母孕期体健，足月第1胎，出生时无窒息与发绀，体重3000 g。

护理体检：T 35.7℃，P 65 次/分，R 23 次/分，体重 9 kg，皮肤粗糙，毛发干枯，表情呆滞，声音嘶哑，眼距宽，鼻根低平，舌伸出口外，面部、眼睑水肿，双肺听诊无啰音，心音低钝，腹膨隆，有脐疝，四肢肌张力低。

实验室检查：血清三碘甲状腺原氨酸(T3)、甲状腺素(T4)下降，促甲状腺素(TSH)明显升高，X 线：骨龄落后。临床诊断为先天性甲状腺功能减退症。

思维引导

1. 接诊护士应该对患儿进行哪些护理评估?
2. 对于该患儿出现的症状，护士应该采取哪些护理措施?

·任务实施·

一、护理评估

(一)健康史

了解家族中是否有类似疾病；询问母亲孕期饮食习惯及是否服用过抗甲状腺药物，患儿是否有智力低下及体格发育较同龄儿落后；评估患儿精神、食欲、活动情况，是否喂养困难。

(二)身体状况

观察患儿是否有特殊面容，测量身高、体重、头围、上部量与下部量，检测智力水平。

(三)心理-社会状况

了解家长是否掌握与本病有关的知识，特别是服药方法和副作用观察，以及对患儿进行智力、体力训练的方法等，了解家庭经济及环境状况，父母角色是否称职；了解父母的心理状况，是否存在焦虑。

(四)辅助检查

分析手腕、膝关节 X 线片，血清 T3、T4、TSH 水平，甲状腺扫描，基础代谢率等检查结果。

(五)处理原则

本病应早期确诊，尽早治疗，以避免对脑发育的损害。不论何种原因引起者，一旦确诊立即治疗。甲状腺发育异常导致的先天性甲状腺功能减退症需终身服用甲状腺制剂替代治疗，不能中断，以维持甲状腺正常生理功能。常用药物有甲状腺素干粉片和左甲状腺素钠，开始剂量应根据病情轻重及年龄大小而不同，并根据患儿的发育状况随时调整剂量。

二、护理思维与实践训练

护理诊断	护理目标及措施
体温过低：与新陈代谢降低、活动量减少有关	（一）护理目标　患儿体温恢复正常。 （二）护理措施 • 患儿因基础代谢低下，活动量少导致体温低而怕冷，应注意室内温度，避免受凉。 • 因机体抵抗力低，易患感染性疾病，故应避免接触病原体或与传染性疾病患儿接触。 • 患儿皮肤干燥粗糙，非特异性免疫功能差，因此应加强皮肤护理，勤洗澡，防止皮肤感染。
营养失调：低于机体需要量，与喂养困难、食欲差有关	（一）护理目标　患儿营养均衡，体重增加。 （二）护理措施 • 对吸吮困难、吞咽缓慢者要耐心喂养，提供充足的进餐时间，必要时用滴管喂奶或鼻饲。 • 经治疗后，患儿代谢增强，生长发育加速，故必须供给高蛋白、高维生素、富含钙及铁的易消化食物，保证生长发育需要。

三、健康指导

1. **从围生期保健做起**　宣传新生儿筛查的重要性，本病在遗传性疾病中发病率最高，早发现至关重要。

2. **强调尽早开始替代治疗**　向家长讲解本病严重影响患儿的生长发育和智力发育，疗效取决于治疗开始的早晚。如在出生后3个月内治疗，预后较佳，智力绝大多数可达到正常；如未能及早诊断而在6个月后才开始治疗，虽然给予甲状腺素可改善生长状况，但智力仍会受到严重损害。因此，强调早发现、早诊断、早治疗，尽可能避免严重的神经系统损害。

3. **坚持终身服药**　讲解药物治疗的重要性，使家长和患儿了解终身服药的必要性，以坚持长期服药治疗，并掌握药物服用的方法及不良反应的观察方法。

4. 指导家长掌握患儿体温、脉搏、血压、体重的测量方法，协助家长制定患儿的饮食方案、行为及智力训练方案，并增强其战胜疾病的信心。

5. 治疗过程中注意随访，治疗开始时，每2周随访1次；血清TSH和T4正常后，每3个月随访1次；服药1～2年后，每6个月随访1次。

知识窗

甲状腺的主要功能是合成T4和T3。甲状腺激素的合成与释放受下丘脑分泌的促甲状腺激素释放激素（TRH）和垂体分泌的TSH控制。甲状腺激素的主要生理作用是加速细胞内氧化过程，促进新陈代谢，提高基础代谢率；促进蛋白质合成，增加酶活性；提高糖的吸收和利用；加速脂肪分解、氧化；促进细胞和组织的分化、成熟；促进钙、磷在骨质中的合成代谢和骨、软骨生长；促进肌肉、循环、消化系统的功能；促进中枢神经系统的生长发育。因此，当甲状腺功能不足时，可引起代谢障碍、生理功能低下、生长发育迟缓、智力发育障碍等表现。

四、护理评价

1. 患儿体温是否逐渐恢复正常。
2. 患儿是否营养均衡，体重是否增加。
3. 患儿大便是否通畅。
4. 患儿是否掌握基本的生活技能，无意外伤害发生。
5. 患儿及家长是否掌握了正确的服药方法及药效观察方法。

议一议

以小组为单位讨论：患儿出现甲状腺功能减退症的临床表现有哪些？根据患儿不同的年龄，临床表现有哪些不同？

·拓展任务·

患者信息

姓名：田某某　　性别：女　　年龄：8个月

民族：汉　　身长：58 cm　　体重：6.0 kg

供史者：患儿家属

现病史：患儿8个月来生长缓慢，平时2～3天1次大便。吃奶少，哭声低哑，睡眠时打鼾，皮肤凉，出汗少。出生后32天黄疸完全消退。生长发育较同龄儿落后，5个月会抬头，至今不会坐，不会笑，不认人。患儿病来饮食不佳，精神差，尿量可。

既往史：既往有反复上呼吸道感染病史。

出生史：G_1P_1，孕42周剖宫产，出生时体重3.1 kg，阿曾加评分10分，无窒息抢救史，新生儿期黄疸消退延迟。母妊娠期体健，无感染发热史。

喂养史：母乳喂养至今，规律添加辅食。

生长发育史：5个月会抬头，现尚不能坐。

预防接种史：按程序预防接种，无接种疫苗后不良反应。

家族史：否认遗传病、精神病、肿瘤等疾病的家族史。

体格检查：T 36.3℃，P 102次/分，R 32次/分，体重6.0 kg，身长58 cm，头围40 cm。前囟2 cm×2 cm，平软。皮肤粗糙，毛发干枯稀少，表情呆滞，眼睑水肿，眼距宽，鼻根低平，舌宽厚，伸出口外。双肺未见异常，心音低钝，律齐。腹膨隆，有脐疝2.5 cm×2.5 cm，四肢肌张力低。

辅助检查：无。

初步诊断：先天性甲状腺功能减退症。

·任务落实(分组角色扮演、情景模拟)·

1. 如何对患儿进行护理评估?

2. 目前应对患儿进行哪些方面的辅助检查?

3. 护士该如何实施护理?

·任务评价·

评价内容	内容细分	分值	评分记录分配			备注
			自我评价	学生互评	教师评价	
专业知识						
专业能力						
职业素养						

任务二 生长激素缺乏症患儿的护理

·任务目标·

1. 知识目标　熟悉生长激素缺乏症的病因、患儿身体状况、护理措施;了解生长激素缺乏症的辅助检查与护理要点。

2. 能力目标　能对生长激素缺乏症患儿进行全面的护理评估,针对出现的护理问题,提供整体护理和健康指导。

3. 素养目标　能守护儿童,提高观察与分析疾病的能力。

·临床案例·

男孩,5岁,因“身材矮小,体重、身高增长缓慢”就诊。患儿为足月儿,出生时身高47 cm,体重2750 g,1岁后增长缓慢明显,目前患儿能走,会跳,语言发育正常。

护理体检:T 36.5℃,P 108次/分,R 30次/分,身高82 cm,表情淡漠,前囟已闭,乳牙20个,心肺听诊无异常,腹软,肝右肋下2 cm,生长激素分泌刺激试验GH峰值<5 μg/L。临床诊断为生长激素缺乏症。

思维引导

1. 你认为该患儿的疾病诊断是什么?依据是什么?

2. 护士应该采取哪些护理措施?

·任务实施·

一、护理评估

(一)健康史

了解家族中是否有类似疾病；询问母亲孕期饮食习惯及是否服用过药物，患儿是否有智力低下及体格发育较同龄儿落后；评估患儿精神、食欲、活动情况。

(二)身体状况

观察患儿是否有特殊面容，测量身高、体重、头围、上部量与下部量，检测智力水平。检查是否有尿崩症症状，是否有颅内肿瘤可能，是否伴随头痛、呕吐、视野缺损等颅内压增高及视神经受压迫的症状和体征。

(三)心理-社会状况

患儿身材矮小，往往引起家长的严重焦虑。因本病患儿智力正常，随着年龄的增长会对自身疾病，尤其是自身形象的改变产生自卑感，应对患儿父母的心态和家庭经济现状给予正确的认定。

(四)辅助检查

1. 生长激素刺激试验 生长激素分泌功能的生理性试验包括运动试验和睡眠试验，可用作对可疑患儿的筛查。生长激素分泌功能的药物刺激试验为确诊试验，包括胰岛素、精氨酸、可乐定、左旋多巴试验，有两项不正常方可确诊生长激素缺乏症(GHD)。

2. 其他检查 如确诊为 GHD 可做头颅侧位摄片、CT 扫描、MRI 等检查，有助于明确病因。

(五)处理原则

用人生长激素替代疗法，治疗时年龄越小，效果越好，治疗应持续至骨骺愈合为止。

二、护理思维与实践训练

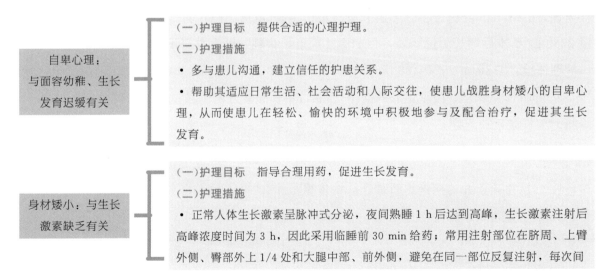

自卑心理：与面容幼稚、生长发育迟缓有关

(一)护理目标　提供合适的心理护理。

(二)护理措施

- 多与患儿沟通，建立信任的护患关系。
- 帮助其适应日常生活、社会活动和人际交往，使患儿战胜身材矮小的自卑心理，从而使患儿在轻松、愉快的环境中积极地参与及配合治疗，促进其生长发育。

身材矮小：与生长激素缺乏有关

(一)护理目标　指导合理用药，促进生长发育。

(二)护理措施

- 正常人体生长激素呈脉冲式分泌，夜间熟睡 1 h 后达到高峰，生长激素注射后高峰浓度时间为 3 h，因此采用临睡前 30 min 给药；常用注射部位在脐周、上臂外侧、臀部外上 1/4 处和大腿中部、前外侧，避免在同一部位反复注射，每次间

身材矮小：与生长激素缺乏有关	隔 2 cm。用药过程中注意监测身高、骨龄、第二性征的变化。 • 生长激素替代疗法在骨骺愈合以前均有效，应严格掌握药物用量，注意观察药物毒副作用，用药后观察患儿食欲、活动量及排便情况。若使用促合成代谢激素，应注意其毒副作用，此类药物有一定的肝毒性和雄激素作用，有促使骨骺提前愈合而使身高过矮的可能，因此需定期复查肝功能，严密随访骨龄发育情况。

三、健康指导

1. 向家长及患儿说明引起本病的原因，宣传解释本病需要坚持长期治疗，并强调替代疗法一旦终止，生长发育会再次减缓。教会家长掌握药物的剂量、使用方法和学会观察药物不良反应。用药期间应严密随访骨龄的发育情况。

2. 在治疗过程中，每 3 个月测量身高、体重 1 次，并记录生长发育曲线，观察疗效。

知识窗

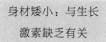

在人体内多数内分泌细胞集中形成经典的内分泌腺体，如脑垂体、甲状腺、甲状旁腺、肾上腺和胰岛；另一些内分泌细胞则分散存在于某些脏器，或者广泛分布于全身组织中。此外，还有一些神经细胞也具有内分泌功能。在正常状态时，各种激素在下丘脑-垂体-靶腺轴的各种反馈机制及相互调节作用下处于动态平衡状态。由于内分泌功能与生长发育密切关联，所以其功能障碍常导致生长迟缓、性分化功能异常，严重影响儿童体格和智力发育，易造成残疾或者夭折。

四、护理评价

1. 患儿生长发育评估是否到位。

2. 患儿用药指导是否到位。

议一议

以小组为单位讨论：患儿什么时候需要考虑生长激素缺乏症？治疗及预后上需要注意什么？

·拓展任务·

患者信息

姓名：田某某	性别：男	年龄：12 岁
民族：汉	身高：136 cm	体重：26 kg
供史者：患儿家属		

现病史：患儿6年来生长缓慢，5岁前身高与同龄儿童基本相同。近6年来生长发育逐渐落后于同龄儿(每年生长速度不详)，平时食欲欠佳，无多饮多尿，学习成绩中等，大便正常。患儿食欲可，精神差，尿量可。

既往史：既往有反复上呼吸道感染病史。

出生史：G_1P_1，孕42周剖宫产，出生时体重3.1 kg，阿普加评分10分，无窒息抢救史，新生儿期黄疸消退延迟。母妊娠期体健，无感染发热史。

喂养史：母乳喂养至今，规律添加辅食。

生长发育史：3个月会抬头，5个月出牙，6个月会坐，13个月会走。

预防接种史：按程序预防接种，接种疫苗后无不良反应。

家族史：父亲身高172 cm，母亲身高158 cm，否认遗传病、精神病、肿瘤等疾病家族史。

体格检查：T 36.3℃，P 102次/分，R 32次/分，体重26 kg，身高136 cm，匀称性矮小，体型微胖，娃娃脸，精神反应好，表情自如，心肺未见异常，腹脂堆积，肝脾未触及，外生殖器发育不良，阴茎、睾丸均小。

辅助检查：生长激素药物激发试验：5.58 ng/ml；骨龄：约8岁；垂体MRI：未见明显异常。

初步诊断：生长激素缺乏症。

·任务落实(分组角色扮演、情景模拟)·

1. 如何对患儿进行护理评估？
2. 目前需增加患儿哪些方面的辅助检查？
3. 护士该如何实施护理？

·任务评价·

评价内容	内容细分	分值	评分记录分配			备注
			自我评价	学生互评	教师评价	
专业知识						
专业能力						
职业素养						

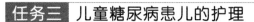

任务三 儿童糖尿病患儿的护理

·任务目标·

1. 知识目标　掌握儿童糖尿病患儿的身体状况和护理措施；了解儿童糖尿病的辅助检查与护理要点。

2. 能力目标　能对儿童糖尿病患儿进行全面的护理评估，针对出现的护理问题，提供整体护理和健康指导。

3. 素养目标　提高观察与分析疾病的能力，尊重生命，具有高度的责任心、爱心、团队合作精神。

·临床案例·

患儿，男，5岁，因"易渴多饮，夜尿增多，反复出现遗尿伴意识不清 3 h"来诊。患儿近期食量增加反而消瘦，既往反复患呼吸道感染。

护理体检：T 36.5℃，P 89 次/分，R 70 次/分，意识模糊，体质消瘦，心肺听诊无异常，腹软，皮下脂肪减少，肝右肋下 1 cm。

血生化检查：空腹血糖两次结果分别为 16.5 mmol/L 及 15.8 mmol/L，尿酮体(+)，尿糖(+)。临床诊断为糖尿病。

思维引导

1. 你认为该患儿存在哪些健康问题？列出护理诊断，说出理由。
2. 护士应该采取哪些护理措施？

·任务实施·

一、护理评估

（一）健康史

了解患儿有无糖尿病家族史，询问患儿发病前有无少尿、乏力、消瘦等情况。既往是否诊断过此病，是否进行过糖尿病治疗及相应的用药情况。

（二）身体状况

了解患儿有无多尿、多饮、多食、体重下降等表现，评估患儿有无呼吸深长，呼吸中有无酮味等糖尿病酮症酸中毒的表现，有无皮肤弹性差、眼窝凹陷等脱水的表现。

（三）心理-社会状况

1 型糖尿病需要终身治疗且可影响生长发育，应评估家长对本病相关知识的了解程度，家长是否因担心而出现焦虑、悲观、失望心理，年长儿是否因长期用药、身体矮小而出现自卑、孤僻心理；同时评估家庭的经济状况。

（四）辅助检查

了解尿常规、血糖检测、糖耐量试验、糖化血红蛋白等的检查结果。

（五）处理原则

糖尿病是终身的内分泌代谢性疾病，常采用胰岛素替代治疗、饮食控制、运动锻炼、血糖监测、健康教育和心理支持相结合的综合治疗方案。

二、护理思维与实践训练

反复呼吸道感染：与抵抗力下降有关

（一）护理目标　预防感染。

（二）护理措施

• 保持良好的卫生习惯，避免皮肤破损，应经常洗澡、洗头，保持皮肤清洁。

• 如发现细微伤口或毛囊炎应及时处理；酮症酸中毒时应遵医嘱合理使用抗生素，预防感染。

体型消瘦：低于机体需要量，与胰岛素缺乏致体内代谢紊乱有关

（一）护理目标　指导患儿饮食，控制饮食。

（二）护理措施

• 营养需要量与相同年龄、性别、体重及活动量的健康儿相似，每日所需热量(kcal)＝1000＋[年龄×(70～100)]，热量分布为碳水化合物占50%，蛋白质占20%，脂肪占30%。

• 按每日所需热量分给三餐进行补充，每餐的热量占1/5、2/5、2/5，每餐留少量食物作为餐间点心。

• 当游戏运动多时给少量加餐或减少胰岛素用量。

• 食物应富含蛋白质和纤维素，限制纯糖和饱和脂肪酸。

• 饮食需定时定量，并督促患儿吃完每餐所给食物，勿吃额外食品。详细记录进食情况。

用药不规范：与知识缺乏及患儿的自控能力差有关

（一）护理目标　指导正确胰岛素的使用。

（二）护理措施

• 有计划地按顺序在注射位置轮换进行注射，进针点之间需间隔1～2 cm，避免1个月内在同一部位注射2次。有条件者可使用胰岛素注射泵。

• 每次餐前用试纸复查尿糖，根据尿糖情况调整剂量。

• 防止胰岛素过量或不足：胰岛素长期治疗中应注意胰岛素过量引起索莫吉反应(Somogyi effect)、胰岛素不足引起黎明现象(dawn phenomenon)和胰岛素耐药等情况。

• 根据病情发展调整胰岛素剂量　①急性代谢紊乱期：自症状初现到临床确诊，需积极治疗；②暂时缓解期：多数患儿经确诊和适当治疗后症状消失、血糖下降、尿糖减少或转阴时，即出现暂时缓解期，此时胰岛B细胞恢复分泌少量胰岛素，患儿对外源性胰岛素的需要量减少，这种暂时缓解一般持续数周，最长达半年以上；③强化期：经过缓解期后，患儿出现血糖增高、尿糖不易控制现象，必须调整剂量，直到青春期结束为止；④永久糖尿病期：青春期发育后，病情渐趋稳定，胰岛素用量也较固定。

出现意识模糊等并发症表现：酮症酸中毒、低血糖

（一）护理目标　能正确实施糖尿病酮症酸中毒及低血糖患儿的护理。

（二）护理措施

• 密切观察病情，监测血气、电解质及血和尿液中糖、酮体的变化。立即建立两条静脉输液通道，一条为纠正脱水、酸中毒快速输液用；另一条为输入小剂量胰岛素降低血糖用，最好采用微量输液泵缓慢输入，并遵医嘱给予碱性溶液与补钾。积极寻找病因，常规做血、尿培养，以便及时发现感染源，遵医嘱使用有效抗生素控制感染。

• 胰岛素用量过大，或在注射胰岛素后作用最强的时间内没有按时和定量进餐，或增加活动量后均可引起低血糖。其典型表现为突发饥饿感、心慌、手抖、软弱、脉速、多汗，严重者出现惊厥、昏迷、休克甚至死亡。一旦发生应立即平卧，进食糖水或糖块，必要时静脉注射50%葡萄糖液40 ml。

三、健康指导

1. 糖尿病是终身性疾病，平时必须控制饮食，并合理安排患儿活动量，强调每日活动锻炼对降低血糖水平、增加胰岛素分泌、降低血脂的重要性。

2. 家长应督促患儿按时服药或注射胰岛素，定期进行血糖和尿糖的测定。鼓励和指导患儿及家长独立进行血糖和尿糖的监测，教会患儿或家长用纸片法监测末梢血糖值。给家长及患儿示教正确抽吸和注射胰岛素的方法，嘱咐患儿每次更换注射部位，注射完毕应轻轻按摩片刻，以避免药物的外渗并促进吸收。

3. 防止胰岛素不足或过量，家长和患儿应掌握低血糖的临床表现。定期随访指导以便调整胰岛素用量。教育儿童随身携带糖块及卡片，写上姓名、住址、病名、膳食治疗量、胰岛素注射量、医院名称及负责医师姓名，以便任何时候发生并发症可及时救治。

4. 坚持定期随诊，检查病情和用药的情况及血糖、体重等。

知识窗

糖尿病(diabetes mellitus，DM)是由于胰岛素绝对或相对缺乏引起的糖、脂肪、蛋白质、水及电解质代谢紊乱的慢性全身性内分泌代谢病。糖尿病可分为原发性糖尿病和继发性糖尿病两类，以原发性糖尿病占绝大多数。原发性糖尿病又分两型：胰岛素依赖型糖尿病(IDDM，即1型)和非胰岛素依赖型糖尿病(NIDDM，即2型)。儿童糖尿病绝大多数为1型糖尿病，病情多较成人重，易引起酮症酸中毒。

四、护理评价

1. 患儿是否得到合理、充足的营养。

2. 患儿是否发生并发症，或者患儿发生并发症后是否得到及时发现和处理。

议一议

以小组为单位讨论：如何诊断患儿是否出现酮症酸中毒或者低血糖？护理上需要注意什么？

·任务拓展·

患者信息

姓名：王某某　　性别：男　　年龄：3岁

民族：汉　　身长：90 cm　　体重：12 kg

供史者：患儿家属

现病史：患儿3 h前出现烦躁不安，并出现意识不清，呼之不应，无恶心、呕吐，无遗尿，无咳嗽、咳痰等不适，立即送至我院就诊。患儿病来未饮食，精神差，尿量可。

既往史：既往有反复上呼吸道感染病史。

出生史：G_1P_1，孕38周顺产，出生时体重3.1 kg，阿普加评分10分，无窒息抢救史，新生儿期健康。母妊娠期体健，无感染发热史。

喂养史：母乳喂养至6个月，规律添加辅食。

生长发育史：3个月会抬头，5个月出牙，6个月会坐，13个月会走。

预防接种史：按程序预防接种，接种疫苗后无不良反应。

家族史：否认遗传病、精神病、肿瘤等疾病家族史。

体格检查：T 36.5℃，P 92次/分，R 108次/分，意识模糊，烦躁，体质消瘦。心肺听诊未及明显异常，腹软，皮下脂肪减少，右肋下1 cm触及肝。

辅助检查：空腹血糖17.5 mmol/L；尿酮体(++)，尿糖(+++)。

初步诊断：糖尿病。

·任务落实(分组角色扮演、情景模拟)·

1. 如何对患儿进行护理评估？
2. 目前应对患儿哪些方面做重点观察？
3. 如何加强该患儿的健康宣教？

·任务评价·

评价内容	内容细分	分值	评分记录分配			备注
			自我评价	学生互评	教师评价	
专业知识						

续表

评价内容	内容细分	分值	评分记录分配			备注
			自我评价	学生互评	教师评价	
专业能力						
职业素养						

任务四 21-三体综合征患儿的护理

·任务目标·

1. 知识目标　掌握21-三体综合征的常见护理诊断和护理措施；熟悉21-三体综合征的病因、临床表现、护理原则；了解21-三体综合征的概念和发病机制。

2. 能力目标　能对21-三体综合征患儿进行全面护理评估，能针对出现的护理问题，提供整体护理和健康指导。

3. 素养目标　培养学生评判性思维能力、与患儿家长的沟通与合作能力，具备以爱心、耐心、细心、热心、责任心("五心")为特质的职业素养。

·临床案例·

患儿，女，1岁5个月，因伸舌流涎及说话少就诊。G_1P_1，足月顺产，出生体重2750 g，母亲35岁，父亲38岁，非近亲结婚，无遗传性疾病家族史。

体格检查：神志清楚，表情呆滞。体重10.8 kg，身长73 cm，头围48 cm，前囟1.0 cm×1.0 cm，眼裂小，双眼外眦上斜，眼距宽，鼻梁低，耳廓小，唇厚舌大，常伸舌、流涎，牙10颗，心前区可闻及Ⅲ/Ⅳ级收缩期杂音。四肢肌张力低下，手指粗短，通贯手，小指向内弯曲。普通饮食，食量少，食欲差，还不能独走，除"爸爸、妈妈"外，不会说其他话语，患儿父母非常焦虑，很想知道孩子是否患了严重疾病。

知识窗

1. 该患儿最可能的诊断是什么？需要进一步做什么检查以明确诊断？
2. 患儿主要的护理诊断/问题有哪些？
3. 护士应该怎样帮助患儿父母减轻焦虑？

· 任务实施 ·

一、护理评估

（一）健康史

了解患儿生活自理能力、生活环境、居住条件、卫生习惯等。了解患儿家族成员中是否有类似疾病发生，患儿父母是否近亲结婚，了解母亲的妊娠年龄，母亲孕期是否接触放射线、化学药物及患病毒感染性疾病。了解患儿既往健康状况，近期有无患感染性疾病。

（二）身体状况

评估患儿智力发育状况，有无特殊面容及伴发畸形。

（三）心理-社会状况

评估患儿及家长的心理状态、对疾病相关知识的了解程度。评估家长对患儿的关心程度、父母角色是否称职，以及家庭的经济承受能力和社会支持系统。

（四）辅助检查

1. 染色体核型分析　患儿第 21 号染色体比正常人多 1 条，染色体总数为 47 条。

2. 荧光原位杂交　用荧光条标记的 21 号染色体的相应片段序列做探针，与外周血中的淋巴细胞或羊水细胞进行荧光原位杂交，患儿的细胞中呈现 3 个 21 号染色体的荧光信号。

（五）处理原则

注意预防和治疗感染，如伴有其他畸形，可考虑手术矫治。加强康复训练，以提高患儿的生活自理的能力。

二、护理思维与实践训练

智力低下
↓
自理缺陷

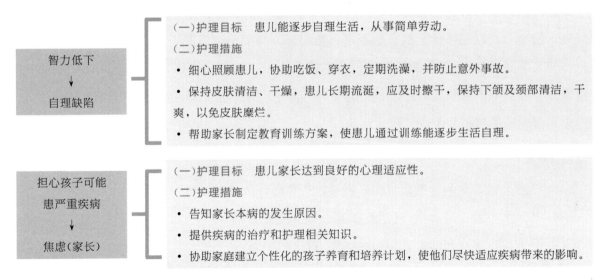

（一）护理目标　患儿能逐步自理生活，从事简单劳动。

（二）护理措施

- 细心照顾患儿，协助吃饭、穿衣，定期洗澡，并防止意外事故。
- 保持皮肤清洁、干燥，患儿长期流涎，应及时擦干，保持下颌及颈部清洁，干爽，以免皮肤糜烂。
- 帮助家长制定教育训练方案，使患儿通过训练能逐步生活自理。

担心孩子可能患严重疾病
↓
焦虑（家长）

（一）护理目标　患儿家长达到良好的心理适应性。

（二）护理措施

- 告知家长本病的发生原因。
- 提供疾病的治疗和护理相关知识。
- 协助家庭建立个性化的孩子养育和培养计划，使他们尽快适应疾病带来的影响。

三、健康指导

1. 创设舒适的居住环境，保持合适的室温和湿度，定时通风，但要避免对流风直吹患儿。

2. 向家长讲解本病的常见病因，解答病情，给予耐心劝导，减轻焦虑。

3. 高龄孕妇需要做羊水细胞检查。

4. 母亲在孕期要注意避免接受过量的 X 线照射，患病后遵医嘱使用药物，勿滥用药物。

5. 指导家长掌握患儿进行康复训练的重要性及训练方法。

知识窗

遗传咨询

遗传咨询是由咨询医师和咨询者即遗传病患儿本人、携带者或其家属就某种遗传病在一个家庭的发生、再发风险和防治上所面临的问题进行一系列的交谈和讨论，是家庭预防遗传病患儿出生的最有效方法。

遗传咨询的过程包括：收集患儿详细的病史和家族史，以评估疾病发生或复发的可能性；为患儿及家属提供遗传、检测、家庭管理、风险降低管理、可用资源的教育；加强知情选择和适当干预等方面的咨询服务。在检测结果处理和决策中，咨询医师提供准确信息并保证患儿与家庭的自主性至关重要，心理支持也是遗传咨询的基本组成部分。

四、护理评价

通过优质有效的护理措施，患儿是否逐步能自理生活，家长是否能达到良好的心理适应性，家长是否能基本掌握有关疾病的知识及对患儿进行教育、训练的技巧。

议一议

以小组为单位讨论：21-三体综合征有哪些主要症状？根据患儿不同的身体状况，该如何实施护理措施？

·任务拓展·

患者信息

姓名：王某某	性别：女	年龄：9 个月
民族：汉	身长：70 cm	体重：7 kg

供史者：患儿母亲

主诉：（母亲代诉）反应迟钝 7 个月。

现病史：患儿，女，9 月龄。家人于患儿出生后 1 个月发现患儿双眼上翻，对外界反应迟钝，遂到当地医院就诊，查染色体异常，诊断为 21-三体综合征，具体治疗不详。精神欠佳，食欲缺乏，夜间睡眠差，二便正常。

既往史：否认食物或药物过敏史，否认麻疹、结核、肝炎等传染病病史，按序进行预防接种。

个人史：孕期无异常，39 周胎龄，顺产分娩，出生后一切正常，1 个月后家长发现其较同龄儿童对外界的反应迟钝。无疫区疫水接触史。

家族史：否认家族遗传病史。

体格检查：神志不清，不能言语，抱入病房，眼距宽，眼裂小，鼻根低平，双眼外侧上斜，外耳小而圆，伸舌流涎。身材短小，头小而圆，头发稀疏量少。T 36.3 ℃，P 108 次/分，R 28 次/分，血压未测。余无异常。

初步诊断：21-三体综合征。

辅助检查：染色体核型分析显示第 21 号染色体比正常人多 1 条，细胞染色体总数为 47 条。

·任务落实(分组角色扮演、情景模拟)·

1. 如何对患儿进行护理评估？
2. 目前应对患儿在哪些方面做重点观察？
3. 目前患儿存在的主要护理诊断及护理问题是什么？

·任务评价·

评价内容	内容细分	分值	评分记录分配			备注
			自我评价	学生互评	教师评价	
专业知识						
专业能力						
职业素养						

任务五 苯丙酮尿症患儿的护理

·任务目标·

1. 知识目标　掌握苯丙酮尿症的常见护理问题和护理措施；熟悉苯丙酮尿症的病因、临床表现、处理原则；了解苯丙酮尿症的概念和发病机制。

2. 能力目标　能对苯丙酮尿症患儿进行全面的护理评估，能针对出现的护理问题，提供整体护理和健康指导。

3. 素养目标　培养学生批判性思维能力、与患儿家长的沟通与合作能力，具备以爱心、耐心、细心、热心、责任心（“五心”）为特质的职业素养。

·临床案例·

患儿，男，3岁，G_2P_1，患儿出生后母乳喂养，3个月后逐渐出现喂养困难，并有间歇性呕吐，易激惹。患儿自1岁左右出现行为异常，表现为兴奋不安、忧郁、多动、孤僻等，头发变黄，尿液及汗液有浓烈鼠尿臭味，常伴有皮肤湿疹、癫痫小发作，刚开始时患儿家长认为患儿只是性格不一样，但随年龄增长性格行为越来越异常，时有伤人和自残行为，为进一步治疗前来就诊。

体格检查： T 36.5℃，P 100次/分，R 20次/分，BP 90/60 mmHg，体重15 kg，发育正常，体型中等，智力落后，精神亢奋，检查不配合。全身皮肤白皙，部分皮肤可见少许湿疹，毛发发黄，全身有特殊气味。

神经系统检查： 生理反射存在，病理反射未引出。血苯丙氨酸浓度测定>1.2 mmol/L。

思维引导

1. 应从哪些方面来评估该患儿？
2. 对于患儿出现的症状，护士应该采取哪些护理措施？
3. 应如何帮助患儿母亲正确喂养？

·任务实施·

一、护理评估

（一）健康史

1. 了解患儿的性别、年龄等一般信息。

2. 了解患儿患病时间和起病情况、主要症状的发生发展、伴随症状、治疗和护理过程。

3. 了解患儿既往健康状况，是否有外伤、手术史，是否有食物或药物过敏史，是否接种疫苗，有无心脏病、肾病、内分泌疾病等病史。

4. 了解患儿出生后喂养状况和生长发育史。

5. 了解家族史，是否有遗传病、精神病等疾病家族史。

（二）身体状况

评估患儿相关症状，对其进行全身体格检查，注意检查智力落后程度、外貌和体味特征。

（三）心理-社会状况

评估患儿家属有无焦虑不安、情绪低落、烦躁易怒等。

（四）辅助检查

血苯丙氨酸浓度测定：正常浓度<0.12 mmol/L，典型苯丙酮尿症（PKU）患儿浓度

＞1.2 mmol/L，中度 PKU 患儿浓度为 0.36～1.2 mmol/L，轻度 PKU 患儿浓度为 0.12～0.36 mmol/L。

（五）处理原则

一旦确诊，应立即处理，给予低苯丙氨酸饮食，开始治疗年龄越小，预后越好。

二、护理思维与实践训练

行为异常，智力落后
↓
生长发育迟缓

（一）护理目标　患儿行为异常好转，癫痫得到控制。

（二）护理措施

- 制订周密的饮食计划，确保低苯丙氨酸饮食。
- 应尽早在 3 月龄之前开始治疗，超过 1 岁以后开始治疗，智力低下不可逆转。
- 幼儿应以淀粉类、蔬菜和水果等低蛋白饮食为主，忌用肉、蛋、豆类等高蛋白饮食。
- 定期随访，并注意生长发育情况。
- 饮食控制应至少持续到青春期后。

家长错误认知
↓
知识缺乏

（一）护理目标　家长能为患儿提供正确的家庭支持。

（二）护理措施

- 告知患儿家长本病的发生原因。
- 提供疾病的治疗和护理相关知识。
- 协助制定饮食治疗方案，提供遗传咨询。

皮肤异常
分泌物、湿疹
↓
皮肤护理

（一）护理目标　皮肤未发生损伤或发生损伤时得到及时处理。

（二）护理措施

- 观察病情 加强巡视。
- 保持皮肤干燥，对皮肤皱褶处特别是腋下、腹股沟应保持清洁。
- 有湿疹时应及时处理。

三、健康指导

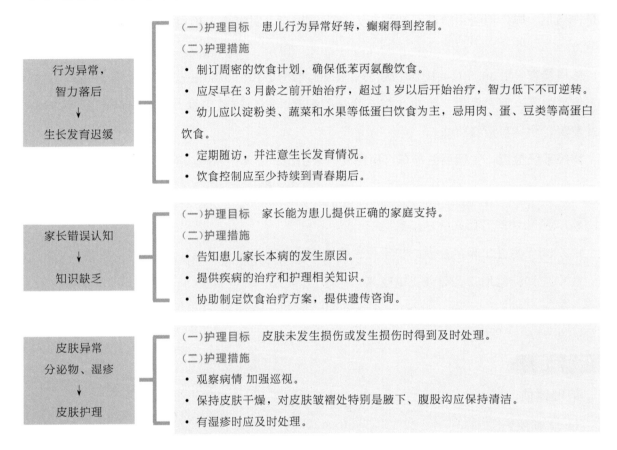

1. **环境适宜**　保持室内温度为 18～22℃，相对湿度为 55%～65%，定时通风，每天 2 次，每次 30 min，避免对流风直吹患儿。

2. **饮食指导**　选用低苯丙氨酸饮食，以淀粉类、蔬菜和水果等低蛋白饮食为主，忌用肉、蛋、豆类等高蛋白饮食。

3. **心理指导**　向家长讲解本病的严重性及可能出现的后遗症，解答病情，给予安慰，减轻紧张、焦虑情绪。

4. **预防指导**　做好遗传咨询，避免近亲结婚，新生儿出生后做好遗传病筛查。

5. **出院指导**　使家长了解本病的治疗和护理过程，解释选用低苯丙氨酸饮食的重要性，指导家长做好患儿皮肤的护理，保持清洁卫生。

知识窗

常用食物的苯丙氨酸含量（每 100 g 食物）

食物	蛋白质(g)	苯丙氨酸(mg)	食物	蛋白质(g)	苯丙氨酸(mg)
人奶	1.3	36	藕粉、麦淀粉	0.8	4
牛奶	2.9	113	北豆腐	10.2	507
籼米	7.0	352	南豆腐	5.5	266
小麦粉	10.9	514	豆腐干	15.8	691
小米	9.3	510	瘦猪肉	17.3	805
白薯	1.0	51	瘦牛肉	19.0	700
土豆	2.1	70	鸡蛋	14.7	715
胡萝卜	0.9	17	水果	1.0	—

四、护理评价

通过优质有效的护理措施，患儿相关症状得到改善和缓解，患儿行为异常好转，皮肤完整无破损，家长焦虑情绪得到改善，基本掌握新生儿出院后的护理知识。

议一议

以小组为单位讨论：苯丙酮尿症都有哪些主要症状？根据患儿不同的身体状况，该如何实施护理措施？

·任务拓展·

患者信息

姓名：陆某　　性别：男　　年龄：3 岁

民族：汉　　供史者：陆某某(患儿父亲)

主　诉：行为异常、鼠尿臭味 2 年。

现病史：患儿，男，3 岁，患儿出生后母乳喂养，3 个月后逐渐出现喂养困难，并有间歇性呕吐，易激惹。患儿自 1 岁左右出现行为异常，表现为兴奋不安、忧郁、多动、孤僻等，头发变黄，尿液及汗液有浓烈鼠尿臭味，常伴有皮肤湿疹、癫痫小发作，刚开始时患儿家长认为患儿只是性格不一样，但随年龄增长性格行为越来越异常，时有伤人和自残行为，为进一步治疗前来就诊。

既往史：既往体健，无高血压、糖尿病、肾病、内分泌疾病等病史，无肝炎、结核病等病史，否认输血史、药物过敏史，出生后已预防接种。

个人史：T_2P_1，胎龄 37 周，单胎，剖宫产娩出，出生体重 3.0 kg，出生时否认窒息抢救史。出生后母乳喂养，适时添加辅食，现为普食，3 个月抬头，7 个月会坐，15 个月会走路，智力发育稍落后，性格比较孤僻。

家族史：父亲年龄 46 岁，既往体健；母亲年龄 38 岁，既往体健。非近亲结婚，否认家族中肺炎、结核病、内分泌疾病等病史，否认遗传病、精神病等疾病家族史。

体格检查：T 36.5℃，P 100 次/分，R 20 次/分，BP 90/60 mmHg，体重 15 kg，发育正常，体型中等，智力发育落后，精神亢奋，检查不配合。全身皮肤白皙，部分皮肤可见少许湿疹，毛发发黄。头颅正常，双侧瞳孔等大等圆，对光反射灵敏，唇红，咽充血，扁桃体无肿大。颈软，气管居中，甲状腺无肿大，胸廓对称，双肺呼吸音清晰，未闻及干、湿啰音。心率 100 次/分，律齐，心音有力，心脏听诊未闻及明显杂音。腹软，肝、脾肋下未触及，肠鸣音正常。四肢肌张力正常。

初步诊断：苯丙酮尿症。

辅助检查：血苯丙氨酸浓度测定＞1.2 mmol/L。

· 任务落实(分组角色扮演、情景模拟) ·

1. 如何对患儿进行护理评估？

2. 目前应对患儿在哪些方面做重点观察？

3. 目前患儿主要的护理诊断及护理问题是什么？

· 任务评价 ·

评价内容	内容细分	分值	评分记录分配			备注
			自我评价	学生互评	教师评价	
专业知识						
专业能力						
职业素养						

· 项目检测 ·

项目检测及参考答案

·项目总结·

内分泌和遗传性疾病患儿的护理主要介绍了儿童时期内分泌和遗传性疾病的常见临床表现及护理要点。每个任务就拓展知识展开小组讨论、情景模拟和角色扮演，引导学生形成正确的临床思维能力。通过收集和评估患儿的健康史和身心状况等，正确地对患儿的健康问题进行评估、诊断、护理和预防。培养学生独立观察、综合分析和解决问题的能力，从而为患儿提供优质、高效的护理。

项目五　免疫性疾病患儿的护理

■ 项目聚焦 ■

免疫是机体的一种生理性保护反应，其本质为识别自身，排除异己；其功能包括免疫防御、免疫自稳和免疫监视。免疫防御是抵御病原微生物及毒素侵袭；免疫自稳是清除衰老、损伤或死亡的细胞，稳定机体内环境；免疫监视是识别和清除自身突变细胞和外源性非自身异质性细胞。若免疫功能失调或紊乱，可导致异常免疫反应。如免疫反应过低，可发生反复感染和免疫缺陷病；免疫反应过高，则引起变态反应或自身免疫病。传统观点认为儿童时期，特别是新生儿期免疫系统不成熟。的确是这样吗？儿童常见的免疫性疾病有哪些临床特点和护理要点呢？这些问题我们在这个项目中会详细介绍。

■ 目标描述 ■

通过学习，学生能准确描述儿童时期常见免疫性疾病的临床表现，并采取相应护理措施促进儿童健康成长。学生应树立以儿童为中心的服务理念，具有良好的心理素质和沟通能力，具有探究学习、终身学习、分析问题和解决问题的能力。

任务一　皮肤黏膜淋巴结综合征患儿的护理

·任务目标·

1. 知识目标　熟悉皮肤黏膜淋巴结综合征的病因、患儿的身体状况、护理措施；了解皮肤黏膜淋巴结综合征的辅助检查与护理要点。

2. 能力目标　能对皮肤黏膜淋巴结综合征患儿进行全面的护理评估，针对出现的护理问题，提供整体护理和健康指导。

3. 素养目标　能关爱、守护儿童，具有良好的职业道德。提高观察与分析疾病的能力，尊重生命，具有高度的责任心、爱心、团队合作精神。

·临床案例·

患儿，女，1岁4个月，因"发热5天，伴皮疹2天"入院。患儿5天前感冒后出现发热，体温为39～40℃，用抗生素治疗无效，服用退烧药后热退而复升，2天前出现全身皮疹。

护理体检：体温40℃，躯干、四肢见猩红热样皮疹，伴有肛周脱皮，双眼球结膜充血，唇红、干裂，口腔黏膜弥漫性充血，舌呈“杨梅舌”，颈部淋巴结肿大，双肺呼吸音清，心率120次/分，心尖部可闻及收缩期杂音，心音低钝，心律不齐，腹部无异常征，手足硬肿。临床诊断为川崎病。

思维引导

1. 接诊护士应该对患儿进行哪些护理评估？
2. 对于该患儿出现的症状，护士应该采取哪些护理措施？

·任务实施·

一、护理评估

（一）健康史

了解家族中是否有类似疾病；是否是过敏体质，存在免疫异常等情况；是否存在EB病毒、反转录病毒、链球菌、丙酸杆菌、立克次体、支原体等多种病原体感染的情况；评估患儿精神、食欲、活动情况，是否喂养困难。

（二）身体状况

评估患儿神志、精神状态及面色、生命体征状况。注意体温情况，是否存在稽留热或弛张热；关注皮肤是否存在皮疹、结痂，手脚是否蜕皮；眼结膜是否充血、存在草莓舌；颈部淋巴结是否有非化脓性增大；尤其关注心脏情况，是否出现心肌炎甚至冠状动脉病变等。有并发症者，注意评估有无呕吐、腹痛、腹泻、肝大、黄疸、无菌性脑膜炎、关节肿痛等。

（三）心理-社会状况

本病虽是自限性疾病，但病程长，少数可并发心脏损害，应注意评估家长对该病的了解程度，有无焦虑心理；评估患儿对住院及治疗有无恐惧感。

（四）辅助检查

1. 血液检查 轻度贫血，白细胞总数和中性粒细胞增多，有核左移。C-反应蛋白阳性、黏蛋白增加，红细胞沉降率增快，IgG、IgM、IgA均升高，血小板早期正常，第2～3周显著增高，血清转氨酶、心肌酶增高。

2. 心电图 ST段和T波改变、P-R间期和Q-T间期延长、低电压、心律失常。

3. 超声心动图 可见冠状动脉扩张及冠状动脉瘤，于病程的第2～3周检出率最高，1～2年恢复。

（五）处理原则

及早采用阿司匹林及丙种球蛋白控制炎症，预防或减轻冠状动脉病变的发生；病情严重者可考虑使用糖皮质激素；有血小板显著增多、冠状动脉病变、血栓形成者，加用潘生丁；并根据病情采用对症、支持疗法。

二、护理思维与实践训练

发热 5 天
↓
与感染、免疫反应等因素有关

（一）护理目标　患儿体温恢复正常。

（二）护理措施

- 保证病室适宜的温湿度，监测体温变化，注意热型及伴随症状。高热时使用退烧药，或物理降温（有皮疹时不用酒精擦浴）。保持皮肤清洁，出汗多时及时更换衣服，防止受凉。
- 急性发热期卧床休息，减少热能消耗。
- 保证患儿摄入充足水分和热量，给予高热量、高维生素、高蛋白的流质或半流质饮食，少量多餐。鼓励患儿多喝水或静脉补液。
- 注意观察药物的疗效和副作用：阿司匹林可引起胃肠道反应、肝功能损害和出血，丙种球蛋白可引起过敏反应，一旦发生应及时处理。

全身皮疹
↓
与小血管炎有关

（一）护理目标　保持患儿皮肤和黏膜完整。

（二）护理措施

- 口腔、眼的护理：观察口腔黏膜的病损情况、有无继发感染及进食能力。每日口腔护理 2～3 次，晨起、睡前、餐前、餐后漱口，注意口腔卫生，防止继发感染。给予少渣、易吞咽、营养丰富的流质或半流质食物，忌食生冷、辣、硬的食物。口唇干裂时可涂护唇油，口腔溃疡涂碘甘油以消炎止痛。每日用生理盐水洗眼 1～2 次，必要时涂眼膏，预防感染。
- 皮肤的护理：观察皮疹分布、数量、形态、颜色，每日详细记录皮疹的变化情况。保持皮肤清洁，衣着宽大、柔软，每次便后清洗臀部。勤剪指甲，防止抓伤。对半脱的痂皮应用干净剪刀剪除，切忌强行撕脱，防止出血和感染。

潜在并发症
↓
心脏受损

（一）护理目标　观察患儿是否出现异常情况。

（二）护理措施　密切监测患儿有无心血管损害的症状，如面色、精神状态、心率、心律、心音、心电图改变，如有异常应立即报告医生及时处理。

知识窗

川崎病按病程可为 4 期，不同阶段会有不同的症状。

Ⅰ期：急性期，通常病程≤10 天，临床表现为发热、结膜充血、皮疹、口腔病变、淋巴结肿大。

Ⅱ期：亚急性期，病程在第 12～28 天，表现为烦躁、脱皮，心脏表现如心包积液、房室瓣反流、心力衰竭、冠状动脉瘤形成。

Ⅲ期：恢复早期，病程在第 28～45 天，上述各种临床表现逐渐消失。

Ⅳ期：恢复晚期，数月到数年，患儿大多已恢复正常，部分伴有心脏病变，如心电图异常、心律失常、心脏扩大，甚至缺血性心肌病、心功能不全。

三、健康指导

1. 向家长讲解本病有关知识和护理要点，使他们学会观察病情。因心肌梗死及冠状动脉瘤破裂可能引起心源性休克甚至猝死，家长会产生紧张、恐惧、焦虑的心理，应给予安慰，并鼓励家长树立战胜疾病的信心。

2. 对于无冠状动脉病变的患儿，于出院后 1、3、6 个月及 1 年进行 1 次全面检查，对所有残留有冠状动脉病变的患儿密切随访，每 3～6 个月做 1 次超声心动图检查。多发或较大冠状动脉瘤尚未闭塞者不宜参加体育活动。

四、护理评价

1. 患儿体温是否逐渐恢复正常。

2. 患儿皮肤保护是否良好。

议一议

以小组为单位讨论：患儿出现皮肤黏膜淋巴结综合征的临床表现有哪些？护理上应该注意什么？

·任务拓展·

患者信息

姓名：王某某	性别：男	年龄：1 岁
民族：汉	婚姻：未婚	职业：无
身长：76 cm	体重：10.0 kg	供史者：患儿家属

现病史：患儿 1 周前开始出现发热，体温维持 39.0～40.2 ℃，无寒战，使用退烧药后体温可下降，但反复发热，2 天前全身出现荨麻疹样皮疹，伴瘙痒感，无破溃无流脓，伴哭闹、烦躁，无惊厥。于外院就诊查血常规，白细胞 14×10^9/L，中性粒细胞比值 81%，淋巴细胞比值 19%，给予青霉素静脉滴注治疗 1 次，无好转。病后患儿吃奶不好，精神差，无腹泻，无咳嗽，尿量可。

既往史：既往体健。

出生史：G_1P_1，孕 38 周顺产，出生时体重 3.1 kg，阿普加评分 10 分，无窒息抢救史，新生儿期健康。母妊娠期体健，无感染发热史。

喂养史：母乳喂养至 6 月龄，规律添加辅食，现改为普食。

生长发育史：3 个月会抬头，6 个月会坐，现能独立行走。

预防接种史：按程序预防接种，无接种疫苗后不良反应。

家族史：否认家族成员中遗传病、精神病、肿瘤等类似的病史。

体格检查：T 39.5 ℃，P 134 次/分，R 42 次/分，BP 83/52 mmHg，急性面容，精神差，烦躁，前囟 1.0 cm×1.5 cm，张力不高。眼结膜充血，皮肤可见斑丘疹，躯干多见，颈部可扪及多发肿大淋巴结，如花生米大小，嘴唇干裂，咽充血，双肺呼吸音粗，未闻及干、湿啰音。心音有力，律齐。腹部平软，肝肋下 1 cm，质中边锐，脾未触及，双侧巴宾斯基征(一)。

辅助检查：白细胞 $15.0\times10^9/L$，中性粒细胞比值 70%，淋巴细胞比值 30%。

初步诊断：皮肤黏膜淋巴结综合征。

·任务落实(分组角色扮演、情景模拟)·

1. 如何对患儿进行护理评估？
2. 目前应对患儿哪些方面做重点观察？
3. 对于冠状动脉受损患儿，护士该如何实施护理？

·任务评价·

评价内容	内容细分	分值	评分记录分配			备注
			自我评价	学生互评	教师评价	
专业知识						
专业能力						
职业素养						

任务二 过敏性紫癜患儿的护理

·任务目标·

1. 知识目标　掌握过敏性紫癜的临床表现和护理措施；熟悉过敏性紫癜的护理要点；了解过敏性紫癜的病因和发病机制。

2. 能力目标　能运用护理程序，对过敏性紫癜的患儿进行评估，并制定相应的护理措施；能运用所学知识，为患儿家属实施健康宣教。

3. 素养目标　具有严肃认真、慎独的工作态度，富有责任心、同理心。

·临床案例·

患儿，男，7 岁，5 天前无明显诱因地出现发热，T 38.4 ℃，无流涕，无咳嗽，1 天前出现双下肢皮疹，色鲜红，双侧对称，凸出皮面，压之不褪色，无瘙痒，伴双侧小腿疼痛，并逐渐增多，无恶心，无呕吐，无腹痛腹泻，无头晕头痛，胃口稍差，二便无恙。

思维引导

1. 该患儿可能发生了何种情况？应如何处理？
2. 该患儿首选护理诊断是什么？

·任务实施·

一、护理评估

（一）健康史

了解患儿有无引起过敏性紫癜的诱发原因，如有无特殊药物或食物过敏史，预防接种后有无不良反应，有无呼吸道感染。了解家族中是否有过敏性紫癜病史。了解本次发病皮肤紫癜、腹痛、蛋白尿、血尿等症状出现的时间及程度。

（二）身体状况

1. 皮肤紫癜 常为首发症状，多见于四肢和臀部，且反复出现，以下肢伸面较多，分布对称，严重者累及上肢、面部及躯干。起初为紫红色斑丘疹，高出皮肤，压之不褪色，过后转为暗紫色，最终呈棕褐色而消退。少数重症患儿紫癜可融合成大疱并伴出血性坏死。皮肤紫癜一般在4～6周后消退，部分患儿数周、数月后又复发。

2. 胃肠道症状 约2/3的病例会发生胃肠道症状，一般以脐周或下腹部阵发性剧烈腹痛为主，可伴呕吐。部分患儿可发生肠套叠、肠梗阻，甚至肠穿孔，出现黑便或血便。

3. 关节症状 约1/3的病例会发生大关节肿痛和活动受限，如膝、踝、肘、腕。数日内可消失，不留后遗症。

4. 泌尿系统症状 30%～60%的病例存在肾损害。症状轻重不一，多数患儿出现血尿、蛋白尿及管型尿，伴血压升高和水肿，称为紫癜性肾病。少数呈肾病综合征表现。部分患儿肾损伤较轻，大多数能完全恢复，少数发展为慢性肾炎，严重者因慢性肾衰竭而死亡。

5. 其他表现 偶可发生颅内出血，导致瘫痪、昏迷、惊厥、失语等。可发生鼻出血、牙龈出血等。可累及循环系统发生心肌炎和心包炎，累及呼吸系统发生喉头水肿、哮喘、肺出血等。

（三）心理-社会状况

过敏性紫癜起病较急，易反复发作，并发肾损伤，给患儿和家长带来焦虑和紧张等，故应针对其病情和家庭情况给予解释，帮助其树立信心，积极配合治疗。

（四）辅助检查

尚无特异性诊断试验，以下试验有助于了解病程和并发症。

1. 周围血象 白细胞正常或增加，中性粒细胞和嗜酸性粒细胞计数可增高。血小板计数正常或上升，出血和凝血时间正常，部分患儿毛细血管脆性试验（+）。

2. 其他 肾受损可有血尿、蛋白尿、管型尿；大便隐血试验（+）。

3. 影像学检查 早期 X 线仅显示软组织肿胀，关节周围骨质疏松，关节附近呈现骨膜炎。晚期可见关节面破坏，以手腕关节多见。腹部超声检查有利于早期诊断肠套叠。

（五）处理原则

本病尚无特效治疗，主要是寻找致病因素，去除诱发因素，急性期注意休息，同时进行抗过敏治疗，积极防治合并症。绝大多数患儿可自行恢复，以支持治疗为主；但出现急性关节痛、腹痛及肾损伤时，应积极对症治疗。

二、护理思维与实践训练

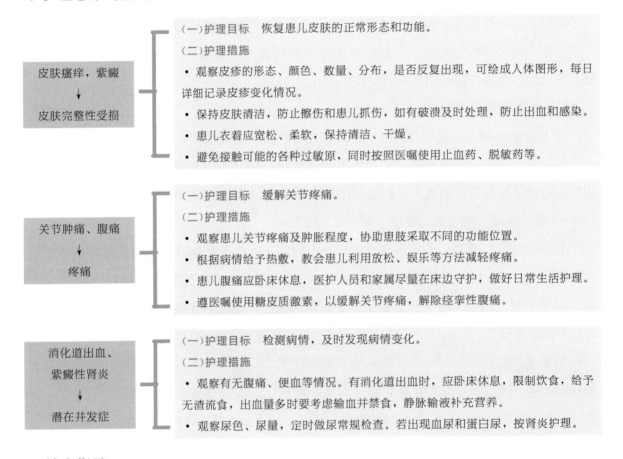

皮肤瘙痒，紫癜
↓
皮肤完整性受损

(一)护理目标 恢复患儿皮肤的正常形态和功能。

(二)护理措施

- 观察皮疹的形态、颜色、数量、分布，是否反复出现，可绘成人体图形，每日详细记录皮疹变化情况。
- 保持皮肤清洁，防止擦伤和患儿抓伤，如有破溃及时处理，防止出血和感染。
- 患儿衣着应宽松、柔软，保持清洁、干燥。
- 避免接触可能的各种过敏原，同时按照医嘱使用止血药、脱敏药等。

关节肿痛、腹痛
↓
疼痛

(一)护理目标 缓解关节疼痛。

(二)护理措施

- 观察患儿关节疼痛及肿胀程度，协助患肢采取不同的功能位置。
- 根据病情给予热敷，教会患儿利用放松、娱乐等方法减轻疼痛。
- 患儿腹痛应卧床休息，医护人员和家属尽量在床边守护，做好日常生活护理。
- 遵医嘱使用糖皮质激素，以缓解关节疼痛，解除痉挛性腹痛。

消化道出血、
紫癜性肾炎
↓
潜在并发症

(一)护理目标 检测病情，及时发现病情变化。

(二)护理措施

- 观察有无腹痛、便血等情况。有消化道出血时，应卧床休息，限制饮食，给予无渣流食，出血量多时要考虑输血并禁食，静脉输液补充营养。
- 观察尿色、尿量，定时做尿常规检查。若出现血尿和蛋白尿，按肾炎护理。

三、健康指导

1. 在春、秋季，避免去人群集中的公众场所，预防感染，防止受凉。

2. 过敏性紫癜可反复发作，指导家长和患儿学会观察病情，合理调整饮食；避免接触过敏原，并定期去医院复查，帮助患儿及家属树立战胜疾病的信心。

四、护理评价

通过全面观察，综合评估，积极寻找过敏性紫癜的诱发因素，并给予支持性治疗，积极防治合并症。

议一议

以小组为单位讨论：过敏性紫癜的症状，对过敏性紫癜患儿积极采取护理措施。

·任务拓展·

患者信息

姓名：赵某　　性别：男　　年龄：7岁

民族：汉　　体重：35 kg　　供史者：患儿母亲

现病史：患儿因“间断发热5天伴双下肢紫癜1天”入院。患儿于5天前无明显诱因地出现发热，T 38.4℃，无流涕，无咳嗽，于当地静脉滴注3天氨曲南后热退，停药当天晚再次发热，T 38.5℃，入院前1天双下肢出现皮疹，色鲜红，双侧对称，凸出皮面，压之不褪色，无瘙痒，伴双侧小腿疼痛，并逐渐增多，无关节痛，无腹痛，无呕吐，无鼻腔及牙龈出血，无便血，无酱油色尿等，病来饮食一般，二便正常。

既往史：1年前曾有肺炎支原体感染。否认过敏史。

体格检查：T 36.2℃，P 100次/分，R 22次/分，BP 90/65 mmHg。一般状态好，面色正常，咽部充血，心肺听诊无异常，双下肢及臀部散在紫癜，鲜红色，突出表面，压之不褪色，局部融合，无破溃，腹部柔软，无压痛及反跳痛，未触及肿块，四肢活动自如，无关节肿痛。

辅助检查：胸片未见异常。肝肾功能正常，肺炎支原体1：160阳性，幽门螺杆菌抗体阳性，抗链球菌溶血素O(抗“O”)929 IU/ml明显增高。

·任务落实(分组角色扮演、情景模拟)·

1. 该患儿可能出现了何种情况？

2. 应采取哪些护理措施？

·任务评价·

评价内容	内容细分	分值	评分记录分配			备注
			自我评价	学生互评	教师评价	
专业知识						
专业能力						
职业素养						

· 项目检测 ·

项目检测及参考答案

· 项目总结 ·

项目五免疫性疾病患儿的护理主要介绍了皮肤黏膜淋巴结综合征和过敏性紫癜的护理评估、护理目标和护理措施。每个任务就拓展知识展开小组讨论、情景模拟和角色扮演，引导学生形成正确的临床思维能力。通过收集和评估患儿的健康史和身心状况等，正确地对患儿的健康问题进行评估、诊断、护理和预防。培养学生独立观察、综合分析和解决问题的能力，从而为患儿提供优质、高效的护理。

项目六　结核病患儿的护理

■ 项目聚焦 ■

结核病是近年来生活中，以及临床医学中经常遇到的一种慢性感染性疾病。结核病是由于结核分枝杆菌侵犯人体引起相应脏器病变的一种传染病。结核病属于法定的国家传染病。结核病的诊断可以通过流行病学史资料、典型的结核临床症状，以及特异性的一些辅助检查来综合确诊。结核分枝杆菌可以侵犯不同的脏器，从而引起不同脏器的结核病变，最常见的就是肺结核。结核病好发于免疫力低下的人群，尤其是儿童。那么，结核病的临床表现有哪些？怎样护理结核病患儿呢？这些问题我们在这个项目中会详细介绍。

■ 目标描述 ■

通过学习，学生能准确描述出原发性肺结核和结核性脑膜炎患儿主要的临床表现，并采取相应护理措施促进儿童健康成长。树立以儿童为中心的服务理念，具有良好的心理素质和沟通能力，具有探究学习、终身学习、分析问题和解决问题的能力。

任务一　原发性肺结核患儿的护理

·任务目标·

1. 知识目标　掌握儿童结核病的流行病学特征，原发性肺结核的身体状况、护理诊断及护理措施；熟悉原发性肺结核的辅助检查和护理原则；了解原发性肺结核的预防措施。

2. 能力目标　运用护理程序对结核病进行分析，并根据个案特点进行完整的整体护理

3. 素养目标　具备对儿童疾病的评估能力、与患儿家长的沟通与合作能力，具备以爱心、耐心、细心、热心、责任心（“五心”）为特质的职业素养。

·临床案例·

患儿，女，7岁。因“低热、干咳、食欲减退2周”入院。2周前无明显诱因地出现午后低热，最高体温38.5℃，夜间易出汗，偶有咳嗽，无痰，活动后稍气促。患儿出生时因黄疸未接种卡介苗，家中爷爷有肺结核病史。

体格检查：神志清楚，面色苍白，精神稍倦，T 37.8℃，P 84次/分，R 19次/分，BP 90/60 mmHg。

辅助检查：胸部 X 线检查见肺内哑铃状阴影；结核菌素试验结果呈强阳性。

思维引导

1. 该患儿为什么会感染肺结核？
2. 该患儿主要的健康问题有哪些？该采取哪些护理措施？
3. 抗结核药物使用原则是什么？需密切监测哪些药物副作用？

·任务实施·

一、护理评估

（一）健康史

了解患者既往感染史，有无结核患者密切接触史，疫苗接种情况等。

（二）身体状况

观察患儿热型，有无盗汗、午后低热、食欲不佳、消瘦等结核中毒症状；观察有无疱疹性结膜炎、结节性红斑等结核过敏表现和胸内淋巴结高度肿大产生的压迫症状等。

（三）心理-社会状况

评估患儿及家长有无焦虑情绪；了解患儿及家长对疾病的了解程度；了解家庭的经济承受能力及社会支持系统等。

（四）辅助检查

1. 结核菌素试验 结果呈强阳性或由阴性转为阳性者，应做进一步检查。

2. 胸部 X 线检查 可同时做正、侧位胸部 X 线检查。局部炎性淋巴结相对较大而肺部的感染灶相对较小是原发性肺结核的特征。儿童原发性肺结核在胸部 X 线片上呈现典型哑铃状双极影者已少见。支气管淋巴结结核在儿童原发性肺结核中最为常见，分两种类型：炎症型和结节型。

3. CT 扫描 有助于诊断疑似肺结核但胸部 X 线片正常的病例。

4. 结核分枝杆菌检查 从痰液中找到结核分枝杆菌是重要的确诊依据。

（五）处理原则

1. 无明显症状的原发性肺结核 选用标准疗法，每日服用 NIH、RFP 和(或)EMB，疗程 2 个月。

2. 活动性原发性肺结核 宜采用直接督导下短程化疗。强化治疗阶段宜用 3～4 种杀菌药：INH、RFP、PZA 或 SM，2～3 个月后以 INH、RFP 或 EMB 巩固维持治疗。常用方案为 2HRZ/4HR。

二、护理思维与实践训练

体重偏低，低热盗汗，食欲下降
↓
营养失调：低于机体需要量

（一）护理目标　患儿体重增加，食欲恢复。

（二）护理措施

- 饮食管理：保证营养摄入。注意每天摄入食物的种类和量的选择，尽量提供患儿喜爱的食品，注意食物的制作，注重食物色香味齐全，增进患儿食欲，鼓励患儿进食。食物应以高热量、高蛋白、高维生素、富含钙质为宜，如牛奶、鸡蛋、瘦肉、鱼、新鲜水果、蔬菜，以增强抵抗力，促进机体修复和病灶愈合。
- 服用抗结核药物常见胃肠道不良反应，注意食欲变化。

体温 37.9℃
↓
体温过高

（一）护理目标　患儿体温降至正常范围。

（二）护理措施

- 发热患儿出汗多，应保持皮肤清洁，及时更换汗湿衣物，发热期间注意保暖；摄入高热量、高蛋白、高维生素，清淡、易消化的流质或半流质饮食，嘱患儿适当多饮水；发热期间多休息，根据病情采取合适的体位，避免剧烈活动。
- 定时测量体温，并准确记录，如有高热症状，遵医嘱对症处理。

精神疲倦、活动后气促
↓
活动无耐力

（一）护理目标　患儿乏力可改善，能坚持锻炼。

（二）护理措施

- 保证居室空气流通，温湿度适宜，阳光充足；保证每日充足睡眠，增强抵抗力；每日进行适当的户外活动，循序渐进地增加活动强度；与患儿家长一起养成良好的生活习惯，增加运动，积极锻炼。

家长希望了解疾病知识
↓
知识缺乏

（一）护理目标　家长掌握疾病防治、用药观察等知识。

（二）护理措施

- 向家长和患儿介绍原发性肺结核的病因、传播途径及消毒隔离措施，严禁随地吐痰。
- 向患儿及家长讲解抗结核药物的作用及使用方法，注意药物副作用的观察，指导患儿定期检查尿常规、肝功能等；患儿如出现不适，需及时就诊；使用链霉素的患儿，需注意有无听神经损害的表现，发现异常及时与医生联系。
- 告知家长坚持全程规律用药，定期复查。

三、健康指导

1. 向家长和患儿介绍原发性肺结核的病因、传播途径及消毒隔离措施，严禁随地吐痰。做好环境、用具等的消毒处理。

2. 指导家长观察患儿的病情变化，监测体温，观察热型及热度。

3. 指导坚持用药是治愈原发性肺结核的关键，告知家长治疗期间需坚持全程规律服药；指导观察药物疗效及副作用，发现不良反应及时就诊；强调定期复查，便于根据病情调整治疗方案。

4. 指导日常生活和饮食护理，加强体格锻炼。

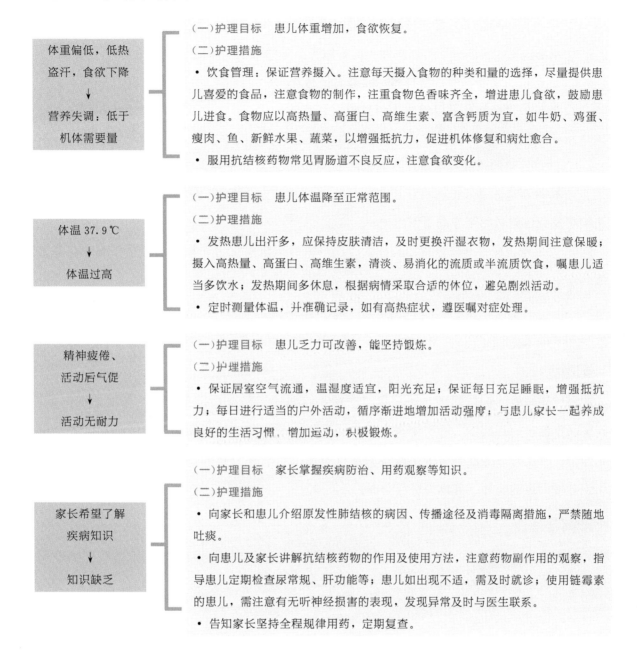

知识窗

WHO《儿童结核病的管理指南(2022年)》的6大更新要点

1. XpertUltra 快速分子检测应作为儿童和青少年结核病的初始检测。

2. 诊断检测涵盖非侵入性样本，比如粪便样本。

3. 儿童轻度肺结核可以使用4个月短疗程疗法替代6个月疗程疗法。短疗程疗法可以让患儿尽快重返学校，并节省治疗费用。

4. 结核性脑膜炎的推荐治疗方案也从12个月缩短至6个月。

5. 建议所有年龄段的儿童使用两种口服耐药性TB药物(贝达喹啉和德拉马尼)。口服药物可避免注射药物带来的副作用。

6. 卫生系统应该开发分散的和综合TB照护的结核病防治新模式，使结核病治疗更接近儿童生活的地区。

四、护理评价

通过优质有效的护理措施，患儿食欲增加，体温能控制在正常范围，活动能力逐渐增强；患儿家长学会重点观察患儿的身体状况及病情变化，了解抗结核药物的用药原则和可能会出现的副作用，发现异常能及时与医生取得联系；患儿家长掌握消毒隔离的知识，会对患儿居室空气和患儿使用过的痰杯、餐具等进行消毒。

议一议

以小组为单位讨论：结核菌素试验该怎样进行？如何进行结果判断？抗结核药物使用原则是什么？有哪些副作用？

·任务拓展·

患者信息

姓名：张晓彤	性别：女	年龄：11岁
民族：汉族	身高：156 cm	体重：90 kg

供史者：患儿父亲

现病史：患儿3周前无诱因地出现发热，以午后低热为主，体温最高38℃，伴乏力及胃肠道不适，当地医院给予“头孢呋辛及阿奇霉素”，行抗感染治疗症状缓解不明显，为进一步诊治来院。

既往史：既往体健，无过敏史。

家族史：父亲患耐多药结核病，目前正在治疗中。

体格检查：发育正常，浅表淋巴结未触及明显肿大，心率 85 次/分，律齐，双下肢无水肿。

初步诊断：原发性肺结核。

辅助检查：1. 肺部影像学。

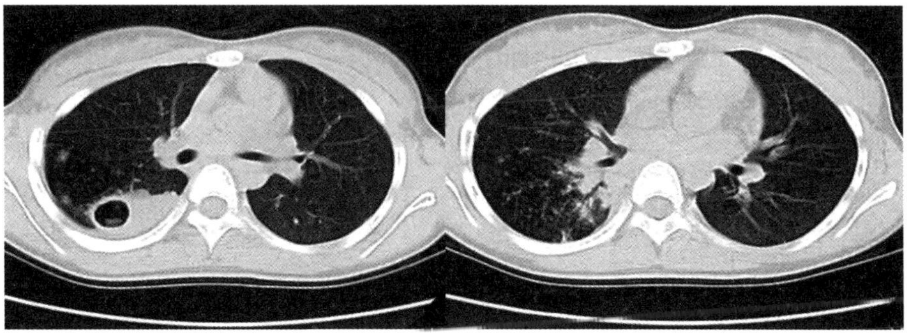

2. 血常规　大致正常。

3. 肝、肾功能检查　结果正常。

4. 痰培养、真菌培养均阴性。

5. 痰 x-pert 阳性，存在 rpoB 耐药基因突变。

·任务落实(分组角色扮演、情景模拟)·

1. 对患儿进行护理评估需要收集哪些资料？

2. 如何对患儿做好消毒隔离工作？

3. 如何对患儿家长进行健康教育？

·任务评价·

评价内容	内容细分	分值	评分记录分配			备注
			自我评价	学生互评	教师评价	
专业知识						
专业能力						
职业素养						

任务二　结核性脑膜炎患儿的护理

1. 知识目标　掌握儿童结核病的流行病学特征，结核性脑膜炎患儿的身体状况、护理诊断及护理措施；熟悉结核性脑膜炎的辅助检查和护理原则；了解结核性脑膜炎的预防措施。

2. 能力目标　运用护理程序对结核病进行分析，并根据个案特点进行完整的整体护理。

3. 素养目标　具备对儿童疾病的评估能力、与患儿家长的沟通与合作能力，具备以爱心、耐心、细心、热心、责任心（“五心”）为特质的职业素养。

· 临床案例 ·

9 岁男孩，最近不想吃饭、晚上爱出汗，妈妈感觉孩子明显瘦了，并发现原来活蹦乱跳的孩子突然不爱说话，不爱活动，且表现得烦躁、易怒。妈妈着急带孩子看病。经询问得知妈妈在假期带孩子去看望患过肺结核的奶奶。

思维引导

1. 患儿需要做哪些检查？

2. 对患儿应采取哪些护理措施？

· 任务实施 ·

一、护理评估

（一）健康史

询问患儿卡介苗接种史、结核病接触史、既往结核病史，近期有无急性传染病史。

（二）辅助检查

脑脊液检查显示脑脊液压力增高，外观无色透明，静置 12 h 后，有蜘蛛网状薄膜形成。血常规示白细胞 320×10^6/L，分类以淋巴细胞为主。糖和氯化物降低。

（三）处理原则

处理原则主要包括抗结核治疗和降低颅内压高压两个重点环节。

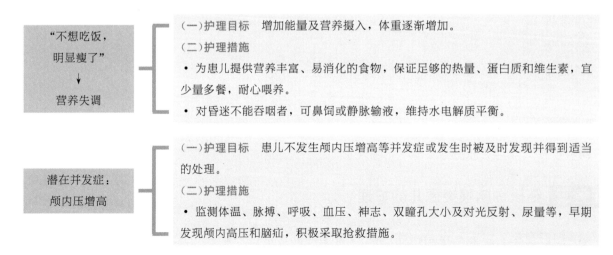

二、护理思维与实践训练

“不想吃饭，明显瘦了”

↓

营养失调

（一）护理目标　增加能量及营养摄入，体重逐渐增加。

（二）护理措施

- 为患儿提供营养丰富、易消化的食物，保证足够的热量、蛋白质和维生素，宜少量多餐，耐心喂养。
- 对昏迷不能吞咽者，可鼻饲或静脉输液，维持水电解质平衡。

潜在并发症：颅内压增高

（一）护理目标　患儿不发生颅内压增高等并发症或发生时被及时发现并得到适当的处理。

（二）护理措施

- 监测体温、脉搏、呼吸、血压、神志、双瞳孔大小及对光反射、尿量等，早期发现颅内高压和脑疝，积极采取抢救措施。

潜在并发症：颅内压增高	• 保持室内清洁、安静，患儿应卧床休息，尽量集中护理，减少对患儿的刺激。 • 惊厥发作时，应在上、下牙齿间放置牙垫以防止舌咬伤；放置床档，避免受伤或坠床；保持呼吸道通畅，给予吸氧，必要时进行人工辅助呼吸。 • 遵医嘱使用抗结核药、糖皮质激素、脱水剂和利尿药，并观察药物疗效及副作用。
焦虑	（一）护理目标　患儿家属焦虑、紧张的情绪有所缓解。 （二）护理措施 • 护士对待患儿的态度应和蔼可亲、关怀体贴，治疗操作时动作轻柔，为患儿提供生活照顾、缓解不适。 • 理解家长对患儿预后的担忧，应给予耐心解释和心理上的支持，使其配合治疗和护理。

三、健康指导

1. 强调出院后坚持服药、定期复查的重要性，指导家长严格坚持全程、合理用药。
2. 保证足够的休息时间，适当进行户外活动。
3. 告知加强营养的重要性。
4. 做好隔离防控措施，积极预防和治疗各种急性传染病。
5. 部分留有后遗症的患儿，应鼓励家长坚持对患儿进行康复治疗。

知识窗

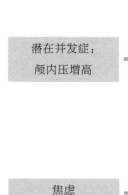

WHO推荐儿童结核病治疗方案（2014年）

WHO于2014年制订了国家结核病计划——《儿童结核病的管理指南》（第2版）。该指南推荐异烟肼（H）、利福平（R）、吡嗪酰胺（Z）、乙胺丁醇（E）为治疗儿童结核的一线用药；不推荐链霉素（S）作为治疗儿童肺结核和周围淋巴结结核的一线药物。对生活在HIV低流行或异烟肼低耐药地区，且人类免疫缺陷病毒（HIV）阴性的可疑或确诊的肺结核或结核性淋巴结炎患儿，建议治疗方案为2HRZ/4HR；对生活在HIV感染率高和（或）异烟肼耐药率高的地区，可疑（确诊）肺结核或结核性淋巴结炎、广泛性肺疾病的患儿，建议治疗方案为2HRZE/4HR；对疑似（确诊）的结核性脑膜炎、骨关节结核病患儿，建议治疗方案为2HRZE/10HR，总疗程为12个月。

四、护理评价

通过优质有效的护理措施，患儿食欲增加，体温能控制在正常范围，活动能力逐渐增强；患儿家长学会重点观察患儿的身体状况及病情变化，了解抗结核药物的用药原则和可能会出现的副作用，患儿家长掌握消毒隔离的知识，会对患儿居室空气和患儿使用过的痰杯、餐具等进行消毒。

议一议

原发性肺结核与结核性脑膜炎的脑脊液检查有什么区别？结合结核性脑膜炎的预后进行探讨。

· 任务拓展 ·

患者信息

姓名：刘静　　性别：女　　年龄：5 岁

民族：汉　　身高：100.3 cm　　体重：18.3 kg

供史者：患儿母亲

现病史：精神疲乏半个月，发热、头痛、呕吐 10 余天，最高体温 38.1℃，进食减少。

既往史：3 个月前曾患过“麻疹”，患儿卡介苗未接种。

家族史：母亲有结核病史。

体格检查：精神欠佳，消瘦，右眼外展受限，颈抵抗(+)，尼格(Kernig)征(+)，布鲁津斯(Brudzinski)征(+)，结核菌素(PPD)试验(−)。

辅助检查：脑脊液压力增高，外观无色透明或呈毛玻璃样，白细胞为 320×10^{6} L。

初步诊断：结核性脑膜炎。

· 任务落实(分组角色扮演、情景模拟) ·

1. 患儿处于疾病的哪一期？
2. 如何为家长进行疾病健康教育？

· 任务评价 ·

评价内容	内容细分	分值	评分记录分配			备注
			自我评价	学生互评	教师评价	
专业知识						
专业能力						
职业素养						

· 项目检测 ·

项目检测及参考答案

· 项目总结 ·

项目六结核病患儿的护理主要介绍了原发性肺结核和结核性脑膜炎患儿的临床表现及护理要点。每个任务就拓展知识展开小组讨论、情景模拟和角色扮演，引导学生形成正确的临床思维能力。通过收集和评估患儿的健康史和身心状况等，正确地对患儿的健康问题进行评估、诊断、护理和预防。培养学生独立观察、综合分析和解决问题的能力，从而为患儿提供优质、高效的护理。

项目七　危重患儿的护理

项目聚焦

儿童疾病起病急、变化快、病死率高，尤其各种危重症对儿童健康危害极大，要求儿科护士掌握危重症知识和技能，应用先进医疗仪器及监护技术，对危重症患儿进行连续、动态的观察和护理。儿童常见危重症包括惊厥、急性呼吸衰竭、充血性心力衰竭和心跳呼吸骤停等。这些常见危重症的症状及体征有哪些？如何运用 CPR 技术对心跳呼吸骤停患儿进行心肺复苏？这些问题我们在这个项目中会详细介绍。

目标描述

通过学习，学生能准确识别小儿惊厥、急性呼吸衰竭、充血性心力衰竭和心跳呼吸骤停的症状及体征，能运用 CPR 技术对心跳呼吸骤停患儿进行心肺复苏，并采取相应保健措施促进儿童健康成长，能树立以患儿为中心的服务理念，具有良好的心理素质和沟通能力，具有探究学习、终身学习、分析问题和解决问题的能力。

任务一　惊厥患儿的护理

·任务目标·

1. 知识目标　掌握惊厥患儿的身体状况、护理问题和抢救措施；熟悉惊厥的分类和护理要点；熟悉惊厥发生的原因。

2. 能力目标　能对惊厥患儿进行全方位的护理评估，针对出现的护理问题，提供整体护理和健康指导。

3. 素养目标　具有关爱儿童、尊重生命的职业情怀；具备高度的责任心、爱心和团队合作意识；培养临床综合思考和分析的能力。

·临床案例·

患儿，女，10 个月，因上呼吸道感染出现流涕、咳嗽和高热症状，今晨突然出现肢体强直，全身抽搐，口吐白沫伴无意识，持续约 1 min，遂立即送往医院就诊。

思维引导

1. 该患儿最有可能发生什么情况？是由什么原因引发的？

2. 针对上述情况，请对患儿做出正确的抢救。

· 任务实施 ·

一、护理评估

（一）健康史

询问患儿的出生史，包含有无窒息、缺氧缺血性脑病、颅内出血、产伤等疾病；了解患儿有无发热，有无呼吸道、泌尿道、消化道的感染史，有无脑外伤、癫痫；有无营养性疾病、代谢性疾病、遗传性疾病、中毒及心源性疾病等。

（二）身体状况

患儿今晨突然出现肢体强直，全身抽搐，口吐白沫伴无意识，持续约 1 min。

（三）心理-社会状况

评估患儿是否存在惊恐、焦虑、害怕后续发作的心理；评估患儿家属在患儿发病时是否存在恐惧、焦虑、担忧、紧张等情绪。

（四）辅助检查

无特异性检查，但为避免脑部疾病，可查头颅 CT。

（五）处理原则

1. **启动**　启动惊厥抢救应急预案；呼叫医生、护士，推抢救车、清空病房。

2. **止痉**　原地抢救，平躺去枕，解开衣领，头偏向一侧，清除口腔分泌物，吸氧；开通静脉通道，遵医嘱使用止痉药物；喉痉挛，舌外拉，做好气管切开的准备。

3. **防受伤**　准备舌垫防咬伤，勿撬；纱布垫于手心，防磨损；移除硬物，勿强压；专人看护，拉床档。

4. **密切观察**　观察患儿的生命体征、意识、瞳孔、行为、面色及神志等情况；保持病室安静，避免刺激；暂时禁食，避免误吸。

5. **对症治疗**　高热予以降温，稳定内环境。

6. **病因治疗**　针对不同病因采取对应治疗。

二、护理思维与实践训练

今晨突然出现肢体强直，全身抽动，口吐白沫伴无意识
↓
有窒息的危险

（一）护理目标　患儿在惊厥过程中未发生窒息。

（二）护理措施

- 惊厥发作时，原地抢救，勿搬动患儿。
- 去枕平卧，头偏一侧，松解衣领，清除口鼻腔分泌物。
- 吸氧，准备好开口器和气管插管用具，必要时可进行气管切开。
- 遵医嘱使用抗惊厥药物。
- 保持病室安静，避免刺激。
- 禁食，避免误吸导致窒息。
- 密切监测体温、血常规：一旦发现感染征兆应及时联系医生。

今晨突然出现肢体强直，全身抽动
↓
有受伤的危险

(一)护理目标　患儿在惊厥过程中未受伤。

(二)护理措施

- 就地抢救，移开可能伤害患儿的物品，勿强压或牵拉肢体，以免骨折或脱臼。
- 惊厥发作时，将纱布放在患儿手中和腋下，防止皮肤摩擦受伤。
- 已长牙的患儿可在臼齿间垫上牙垫，防止舌咬伤，但不可强行撬开。
- 床边拉起床档，防止坠床，栏杆处可放置棉垫，防止患儿抽搐时碰伤。
- 对有可能发生惊厥的患儿应专人看护，发现异常及时报告。

因上呼吸道感染出现流涕、咳嗽、高热
↓
体温过高

(一)护理目标　患儿体温恢复正常。

(二)护理措施

- 环境要求：定时通风，保持温湿度适宜，空气新鲜，但避免对流风直吹患儿。
- 营养和活动要求：保证充足的水分和营养，鼓励患儿多饮水，多食用富含维生素、易消化的清淡饮食，少食多餐，营养不足时进行静脉补液；指导患儿减少活动，适当休息。
- 体温观察：发热患儿每 4 h 记录一次，如有超高温或有热性惊厥史的患儿应每 1～2 h 测量一次，服用退烧药的患儿应每小时复测一次体温。
- 遵医嘱使用退烧药：体温超过正常可采用物理降温，例如温水擦浴、局部冷敷，指导家长操作；体温超过 38.5℃可遵医嘱使用对乙酰氨基酚、布洛芬等退烧药，但需间隔 4～6 h 服用一次。
- 防止热性惊厥，一旦发现及时告知医生，并积极参与抢救。

三、健康指导

1. 指导家长了解惊厥发生的原因。

2. 告知家长惊厥出现后的急救方法。惊厥一旦发作，切记不可摇晃或者抱起患儿，立即拨打 120 急救电话前往医院进行治疗。

3. 患儿如果是因为体温升高而引起的惊厥，指导家长要注意后期体温变动时及时降温，预防再次发作。

4. 告知家长预防接种需要在暂停糖皮质激素 6 个月后进行。

四、护理评价

从患儿入院到出院，通过规范的护理实施方案，患儿及家属能采取有效的应对方式，积极配合治疗。入院后家属与患儿焦虑缓解，情绪稳定，保证充足的睡眠；患儿在惊厥发生后未发生窒息、受伤，体温恢复正常。出院时针对患儿的基本情况给家长普及相关健康宣教，包括疾病的相关知识和急救措施。

议一议

以小组为单位讨论：热型惊厥发作时，护士应该如何抢救？

· 任务拓展 ·

患者信息

姓名：向某某　　性别：女　　年龄：10 个月

民族：汉　　身长：70.4 cm　　体重：7.8 kg

供史者：患儿母亲

现病史： 患儿，女，10 个月，因上呼吸道感染出现流涕、咳嗽和高热症状，今晨出现肢体强直，全身抽搐，口吐白沫伴无意识，持续约 1 min。

既往史： 否认药物过敏史，否认传染病史，无手术外伤史。

个人史： G_1P_1，足月顺产，无窒息抢救史，出生体重 2.8 kg，母乳喂养，母孕期健康。

家族史： 否认高血压、糖尿病、肿瘤等疾病家族史。

体格检查： T 38.7℃，P 134 次/分，R 35 次/分，BP 82/50 mmhg，氧饱和度 90%，神志清楚，咽红，前囟平软，颈无抵抗，肌张力正常。

初步诊断： 热性惊厥。

辅助检查： 白细胞 11.7×10^9/L，中性粒细胞比值 42%，淋巴细胞比值 58%，脑 CT 暂无异常。

· 任务落实(分组角色扮演、情景模拟) ·

1. 根据患儿突发的情况，小组分工合作进行急救演练。

2. 出院时，护士应该如何对家长进行宣教？

· 任务评价 ·

评价内容	内容细分	分值	评分记录分配			备注
			自我评价	学生互评	教师评价	
专业知识						
专业能力						
职业素养						

任务二　急性呼吸衰竭患儿的护理

· 任务目标 ·

1. 知识目标　掌握呼吸衰竭的病因及发病机制；掌握急性呼吸衰竭的症状和体征；概括急

性呼吸衰竭的辅助检查和治疗。

2. 能力目标　能运用护理程序对急性呼吸衰竭的患儿进行整体护理。

3. 素养目标　具有急救意识、团队协助精神。对生命保持敬畏之心。

·临床案例·

患儿，女，20 个月。因发热伴咳嗽 3 天入院，诊断为支气管肺炎。住院后患儿出现烦躁不安，哭声弱，面色发绀，T 39.2℃，P 186 次/分，R 62 次/分，心音低钝，肺部可闻及湿啰音，肋下 3.5 cm 触及肝，尿少。

思维引导

1. 该患儿可能发生了何种情况？应如何处理？

2. 该患儿的首选护理诊断是什么？

·任务实施·

一、护理评估

（一）健康史

了解患儿有无引起呼吸衰竭的原发疾病及诱发原因，如有无哮喘或呼吸道过敏史、有无异物吸入史、有无颅脑外伤和胸部外伤史等。了解本次发病呼吸困难、发绀、意识改变等症状出现的时间及程度。

（二）身体状况

评估患儿相关症状，对其进行全身体格检查，尤其是呼吸系统评估，如呼吸节律是否发生改变，出现不同程度的呼吸困难、发绀、烦躁、意识模糊，甚至昏迷、惊厥，呼吸道是否存在梗阻。

（三）心理-社会状况

极度的呼吸困难使患儿产生恐惧心理，长期使用呼吸机的患儿，易对呼吸机产生依赖心理，对自己的自主呼吸产生怀疑，担心停用呼吸机后会出现呼吸困难。家长因缺乏呼吸衰竭的有关知识、担心患儿病情及预后而出现担忧、焦虑、恐惧等心理。

（四）辅助检查

根据动脉血气分析结果，判断呼吸衰竭的类型、程度及酸碱平衡紊乱的程度。

Ⅰ型呼吸衰竭：PaO_2<60 mmHg(8.0 kPa)，$PaCO_2$ 正常。

Ⅱ型呼吸衰竭：PaO_2<60 mmHg(8.0 kPa)，$PaCO_2$>50 mmHg(6.65 kPa)。

（五）处理原则

积极治疗原发病，保持呼吸道通畅，合理用氧，改善呼吸功能，维持心、脑、肺、肾等重要器官的功能，纠正水、电解质和酸碱平衡紊乱，必要时，气管插管或切开，尽早使用人工辅助通气。

二、护理思维与实践训练

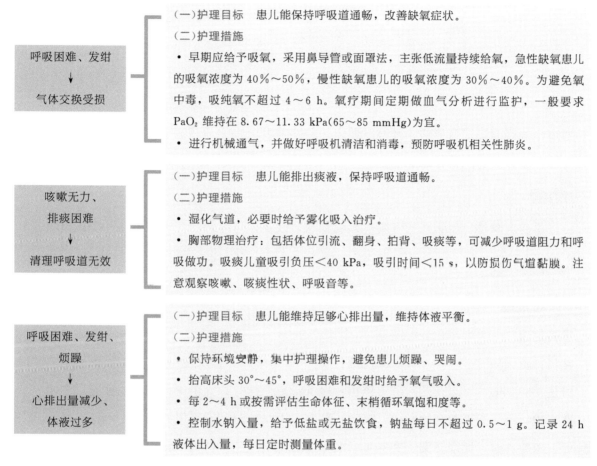

呼吸困难、发绀 → 气体交换受损

(一)护理目标　患儿能保持呼吸道通畅，改善缺氧症状。

(二)护理措施

• 早期应给予吸氧，采用鼻导管或面罩法，主张低流量持续给氧，急性缺氧患儿的吸氧浓度为 40%～50%，慢性缺氧患儿的吸氧浓度为 30%～40%。为避免氧中毒，吸纯氧不超过 4～6 h。氧疗期间定期做血气分析进行监护，一般要求 PaO_2 维持在 8.67～11.33 kPa(65～85 mmHg)为宜。

• 进行机械通气，并做好呼吸机清洁和消毒，预防呼吸机相关性肺炎。

咳嗽无力、排痰困难 → 清理呼吸道无效

(一)护理目标　患儿能排出痰液，保持呼吸道通畅。

(二)护理措施

• 湿化气道，必要时给予雾化吸入治疗。

• 胸部物理治疗：包括体位引流、翻身、拍背、吸痰等，可减少呼吸道阻力和呼吸做功。吸痰儿童吸引负压<40 kPa，吸引时间<15 s，以防损伤气道黏膜。注意观察咳嗽、咳痰性状、呼吸音等。

呼吸困难、发绀、烦躁 → 心排出量减少、体液过多

(一)护理目标　患儿能维持足够心排出量，维持体液平衡。

(二)护理措施

• 保持环境安静，集中护理操作，避免患儿烦躁、哭闹。

• 抬高床头 30°～45°，呼吸困难和发绀时给予氧气吸入。

• 每 2～4 h 或按需评估生命体征、末梢循环氧饱和度等。

• 控制水钠入量，给予低盐或无盐饮食，钠盐每日不超过 0.5～1 g。记录 24 h 液体出入量，每日定时测量体重。

三、健康指导

1. 儿童居住环境宽敞、整洁，保持良好的通风；少去人多拥挤、空气不流通的地方，预防感染。

2. 合理喂养，保证摄入足量的蛋白质。

3. 多进行户外运动，选择合适的运动方式，加强体格锻炼，加强呼吸功能。

知识窗

1. 长期氧疗患儿需注意警惕氧中毒，尤其是新生儿或早产儿，可发生支气管肺发育不良、早产儿视网膜病。

2. 如果患儿酸中毒以呼吸性酸中毒为主，则以改善肺通气、换气功能为主，不宜给予碱性液纠酸。

3. 不同吸氧方式时氧流量的选择及可能达到的最大吸氧浓度。

吸氧方式	适宜氧流量(L/min)	可能达到的最大吸氧浓度(%)
鼻导管	2~3	30%
面罩	5~8	35%~45%
头罩	5~8	50%~60%

四、护理评价

通过全面观察，综合评估，及时发现患儿急性呼吸衰竭的危重表现并采取有效的急救措施；掌握急性呼吸衰竭的症状和急救措施。能以时间就是生命的急救意识，挽救生命。

议一议

以小组为单位讨论：急性呼吸衰竭的症状，以及如何对急性呼吸衰竭患儿实施抢救。

·任务拓展·

患者信息

姓名：蒋某某　　性别：女　　年龄：1岁8个月

身长：87 cm　　体重：14 kg　　供史者：患儿家属

现病史： 患儿3天前开始发热、咳嗽，在家服用“感冒药”后不见好转。1天前，患儿出现呼吸急促，口唇青紫，烦躁哭闹，T 39 ℃就医。入院诊断为支气管肺炎，住院后患儿出现烦躁不安，哭声弱，面色发绀，T 39.2℃，P 186次/分，R 62次/分，心音低钝，肺部可闻及湿啰音，肋下3.5 cm触及肝，尿少。

既往史： 既往曾患肺炎1次。

体格检查： T 39.5℃，P 162次/分，R 48次/分，BP 67/45 mmHg，SO_2 80%，呼吸急促不规整，可见吸气三凹征，双肺呼吸音低，双肺可闻及散在湿啰音。心音低钝，肋下3.5 cm可触及肝。

辅助检查： 血气示 PaO_2 45 mmHg，$PaCO_2$ 55 mmHg。微量血糖3.9 mmol/L，WBC 10.94×10^9/L，白蛋白27.4 g/L，总胆红素94.5 μmol/L，谷草转氨酶87.4 μmol/L。

·任务落实(分组角色扮演、情景模拟)·

1. 如何对患儿进行护理评估？

2. 目前应对患儿哪些方面做重点观察？

·任务评价·

评价内容	内容细分	分值	评分记录分配			备注
			自我评价	学生互评	教师评价	
专业知识						
专业能力						
职业素养						

任务三 充血性心力衰竭患儿的护理

·任务目标·

1. 知识目标　掌握充血性心力衰竭的病因及发病机制；掌握充血性心力衰竭的症状和体征；概括充血性心力衰竭的辅助检查和治疗。

2. 能力目标　能运用护理程序对充血性心力衰竭的患儿进行整体护理。

3. 素养目标　具有爱伤观念、急救意识、团队协助精神。对生命保持敬畏之心。

·临床案例·

患儿，男，10个月，因咳嗽7天，呼吸困难1天入院。患儿7天前无明显诱因地出现咳嗽、喉中痰鸣，在家服药后不见好转，1天来咳嗽加重，出现呼吸急促，憋气，面色发绀，吃奶差，烦躁哭闹。自发病以来，精神欠佳，睡眠差。既往出生后1个月时心脏彩超示先天性心脏病——室间隔缺损。

思维引导

1. 该患儿哪些症状提示充血性心力衰竭？
2. 该患儿目前的主要护理问题是什么？
3. 目前应采取哪些护理措施？

·任务实施·

一、护理评估

（一）健康史

询问有无引起充血性心力衰竭的原发病及此次诱发原因。有无呼吸困难、咳嗽、水肿及青紫史。询问发现先天性心脏病及其他心脏疾病的具体时间。询问患儿饮食和生活方式、活动情况、尿量多少等。

(二)身体状况

评估患儿相关症状，对其进行全身体格检查，评估肺循环淤血和体循环淤血的表现；评估生命体征情况，如心率和呼吸加快；在短时间内肝大，达肋下 3 cm 以上。

(三)心理-社会状况

由于患儿病情发展迅速，家长无心理准备，开始表现为茫然不知所措，随后表现为焦虑、担心，甚至恐惧。

(四)辅助检查

了解心功能情况进行超声心动图检查，射血分数低于 55%和(或)短轴缩短率小于 25%提示收缩功能障碍。了解心律失常及心肌缺血引起的心力衰竭，做静息心电图，对洋地黄治疗具有指导意义。了解心脏大小及肺部情况，进行胸部 X 线检查，心胸比例>0.5 提示心脏增大(正常新生儿和婴儿心胸比例可达 0.55)，明显肺淤血、肺水肿提示左心衰竭。评估心力衰竭常见并发症及原发病，进行实验室检查(电解质、肝肾功能等)。

二、护理思维与实践训练

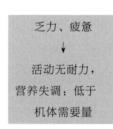

乏力、疲惫
↓
活动无耐力，营养失调：低于机体需要量

(一)护理目标　患儿能维持足够活动耐力和足够营养摄入。

(二)护理措施

- 根据活动耐力限制日常活动量。
- 指导患儿及其家长根据病情适当安排休息，避免情绪激动和过度活动。
- 少量多餐，防止过饱。给予高热量、高维生素、易消化饮食，并指导患儿家长合理喂养的方法。

三、健康指导

向患儿及家长介绍充血性心力衰竭的病因、诱因及防治方法，指导家长及患儿根据病情适当安排休息，避免过度活动和情绪激动；防止受凉感冒，注意营养；教会年长儿自我监测脉搏和控制活动量的方法，教会家长掌握患儿出院后的用药和家庭护理的方法。

知识窗

心力衰竭的临床诊断依据

1. 呼吸急促　呼吸频率：婴儿>60 次/分，幼儿>50 次/分，儿童>30 次/分。

2. 心动过速　心率：婴儿>160 次/分，幼儿>140 次/分，儿童>120 次/分，不能用发热或缺氧解释。

3. 心脏扩大　体检、胸片或超声心动证实。

4. 烦躁、喂养困难、体重增加、尿少、水肿、多汗、发绀、呛咳、阵发性呼吸困难(2 项以上)。

5. 肝大　婴幼儿肋下≥1 cm、儿童>1 cm 可触及肝；进行性肝大或伴触痛更有意义。

6. 肺水肿。

7. 奔马律。

以上 7 条中，满足 1～4 项可考虑心力衰竭，满足 1～4 项加 5～7 项中的 1 项；或 1～4 项中的 2 项加 5～7 项中 2 项即可确诊心力衰竭。

四、护理评价

通过全面观察、综合评估，及时发现患儿充血性心力衰竭的危重表现并采取有效的急救措施；掌握充血性心衰的症状和急救措施。能以时间就是生命的急救意识挽救生命。

议一议

以小组为单位讨论：充血性心力衰竭的症状，以及对充血性心衰患儿应该如何实施抢救？

·任务拓展·

患者信息

姓名：陈某某　　性别：女　　年龄：10 个月

民族：汉　　身长：68 cm　　体重：7 kg

供史者：患儿母亲

现病史： 患儿 7 天前无明显诱因地出现咳嗽、咳喘，在家服药后不见好转，1 天前咳嗽加重，出现呼吸急促，憋气，面色发绀，吃奶差，烦躁哭闹。自发病以来，精神欠佳，睡眠差，烦躁哭闹时加重。

既往史： 出生后 1 个月时心脏彩超示先天性心脏病——室间隔缺损。既往曾患肺炎 1 次。

体格检查： T 37.3 ℃，P 176 次/分，R 76 次/分，BP 68/50 mmHg，神志清楚，反应差，呼吸急促，面色发绀，鼻翼扇动，三凹征(+)。呼吸音粗，可闻及密集的中小水泡音，心音低钝，心前区可闻及收缩期吹风样杂音。双下肢无水肿。

辅助检查： 血常规 WBC 14.8×10^9/L，Hb 100 g/L，PLT 168×10^9/L。胸部 X 线片示心影增大，肺的循环血量增多，双肺内侧可见斑片状阴影。

·任务落实(分组角色扮演、情景模拟)·

1. 如何对患者实施护理评估？

2. 目前应对患者哪些方面做重点观察？

3. 在药物治疗后，护士该如何实施护理？

· 任务评价 ·

评价内容	内容细分	分值	评分记录分配			备注
			自我评价	学生互评	教师评价	
专业知识						
专业能力						
职业素养						

任务四 心跳呼吸骤停患儿的护理和小儿心肺复苏术

· 任务目标 ·

1. 知识目标　掌握心跳呼吸骤停的定义和护理措施；熟悉心跳呼吸骤停的临床表现、护理要点；了解心跳呼吸骤停的病因、发病机制和辅助检查。

2. 能力目标　能运用 CPR 技术对心跳呼吸骤停患儿进行心肺复苏的能力。

3. 素养目标　具有急救意识、团队协助精神。对生命保持敬畏之心。

· 临床案例 ·

患儿，男，5 岁，因发热、咽痛就诊，进行输液治疗。在急诊输液治疗过程中，患儿突然出现意识丧失，心电监护仪显示心电图波形平直，大动脉波动消失，血压测不出。

思维引导

1. 该患儿出现了什么情况？

2. 如何正确对患儿进行心肺复苏？

· 任务实施 ·

（一）健康史

了解患儿年龄、监护人姓名、联系方式等一般情况。了解出生史、生长发育史及生活史，既往健康情况、食物药物过敏史、心血管及呼吸系统疾病史等。

（二）身体状况

评估患儿心脏搏动、大动脉搏动消失，心音消失，意识突然丧失，瞳孔扩大、对光反射消失，呼吸停止，面色晦暗或发绀。

（三）心理-社会状况

评估患儿性格、监护人对治疗的配合度、家庭经济情况等。

（四）辅助检查

心电图可见电机械分离、心室颤动或心搏骤停。

（五）处理原则

现场抢救最重要，强调黄金 4 min，即在 4 min 中进行基础生命支持，并在 8 min 内进行高级生命支持。

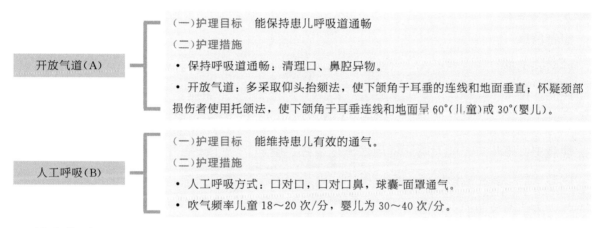

二、护理思维与实践训练

开放气道(A)

(一)护理目标　能保持患儿呼吸道通畅

(二)护理措施

- 保持呼吸道通畅：清理口、鼻腔异物。
- 开放气道：多采取仰头抬颏法，使下颌角于耳垂的连线和地面垂直；怀疑颈部损伤者使用托颌法，使下颌角于耳垂连线和地面呈 60°(儿童)或 30°(婴儿)。

人工呼吸(B)

(一)护理目标　能维持患儿有效的通气。

(二)护理措施

- 人工呼吸方式：口对口，口对口鼻，球囊-面罩通气。
- 吹气频率儿童 18～20 次/分，婴儿为 30～40 次/分。

三、健康指导

1. 如果心跳呼吸骤停的危险因素仍然存在，应告知家长促使其引起重视。
2. 告知家长积极参加心肺复苏的培训。
3. 指导家长保持小儿科学的作息制度，培养小儿良好的生活习惯。

知识窗

婴儿与儿童心肺复苏对比

	新生儿	婴儿(1 岁以下)	儿童(1 岁至青春期)
CPR 程序	A-B-C	C-A-B	C-A-B
按压部位	胸部中央两乳头连线正下方		乳头连线中点
按压深度	胸廓前后径 1/3，约 4 cm		胸廓前后径 1/3，约 5 cm
按压速度	100～120 次/分		同前
与通气比	1 名施救者 30∶2		同前
	2 名施救者 15∶2		
开放气道	颈部轻度后仰，下颌角与耳垂连线和地面呈 30°		同前，与地面呈 60°
检查脉搏	肱动脉		股动脉或颈动脉

四、护理评价

通过全面观察，综合评估，及时发现患儿心跳呼吸骤停，并采取有效的急救措施；掌握CPR的关键项。能以时间就是生命的急救意识挽救生命。

议一议

以小组为单位讨论：心跳呼吸骤停的急救措施，讨论心跳呼吸骤停高级生命支持的措施有哪些？

·任务拓展·

患者信息

姓名：顾某　　性别：男　　年龄：5岁

民族：汉　　婚姻：未婚　　职业：无

身高：120 cm　　体重：16 kg　　供史者：患儿母亲

现病史：患儿7天前无明显诱因地出现发热、咽痛，近1天患儿出现胸前区疼痛、呼吸费力，就诊于急诊。在急诊输液治疗过程中，患儿突然出现意识丧失，心电监护仪显示心电图波形平直，大动脉波动消失，血压测不出。

既往史：自然分娩，无难产史。

家族史：否认遗传病、精神病、肿瘤等疾病家族史。

体格检查：T 39.3℃，P 148次/分，R 45次/分，BP 71/43 mmHg。口周发绀，不能平卧，有轻度的三凹征。听诊心音低钝，节律稍不平；肝脾均明显肿大。

辅助检查：WBC 12.5×10^9/L，中性粒细胞比值67%，肌酸激酶同工酶(CKMB)40 U/L。彩色超声心动图显示左心室增大，二尖瓣轻度关闭不全，心功能低下。

·任务落实(分组角色扮演、情景模拟)·

1. 该患儿可能出现了何种情况？应采取哪些急救护理措施？

2. 进行此项急救护理措施时，应注意哪些关键点？

·任务评价·

评价内容	内容细分	分值	评分记录分配			备注
			自我评价	学生互评	教师评价	
专业知识						

续表

评价内容	内容细分	分值	评分记录分配			备注
			自我评价	学生互评	教师评价	
专业能力						
职业素养						

·项目检测·

项目检测及参考答案

·项目总结·

危重患儿的护理主要介绍了惊厥、急性呼吸衰竭、充血性心力衰竭和心跳呼吸骤停的症状及体征，以及小儿心肺复苏术。每个任务就拓展知识展开小组讨论、情景模拟和角色扮演，引导学生形成正确的临床思维能力。通过收集和评估患儿的健康史和身心状况等，正确地对患儿的健康问题进行评估、诊断、护理和预防。培养学生独立观察、综合分析和解决问题的能力，从而为患儿提供优质、高效的护理。